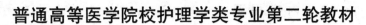普通高等医学院校护理学类专业第二轮教材

眼耳鼻咽喉口腔科护理学

（第2版）

（供护理学类专业用）

主　编　房民琴　李　颖
副主编　李玉兰　程文惠　黄慧萍
编　者　（以姓氏笔画为序）

U0285767

刘　佳（长治医学院附属和平医院）
严　艳（十堰市太和医院）
李　雪（贵州中医药大学）
李　颖（广东医科大学）
李玉兰（三峡大学第一临床医学院）
李丽华（安徽中医药大学第一附属医院）
房民琴（三峡大学第一临床医学院）
胡翠霞（安徽医科大学第一附属医院）
黄慧萍（北京大学口腔医院）
程　茜（华中科技大学同济医学院附属同济医院）
程文惠（西南医科大学附属医院）

中国健康传媒集团
中国医药科技出版社

内容提要

本书是"普通高等医学院校护理学类专业第二轮教材"之一,结合护士执业资格考试特点,根据眼耳鼻咽喉口腔科护理学教学大纲的基本要求和课程特点编写及修订而成。内容涵盖了眼科护理学、耳鼻咽喉科护理学及口腔科护理学的基本理论、基本知识和基本技能,以常见病、多发病及急危重症患者的护理为重点,运用护理程序的方法体现整体护理等内容。

本着培养应用型人才,适应行业发展、紧扣培养目标,本教材体现专业特色,设有案例引导、知识链接、考点提示及目标检测,力求理论联系实际,尽量反映最新护理知识和技术。本教材为书网融合教材,配套有 PPT、题库、知识点体系等数字资源,使教学资源更多样化、立体化,促进自主学习,提升学生能力,具有科学性、新颖性、实用性等特点。

本教材供本科护理学类专业教学使用,也适用于临床工作的护理人员参考使用。

图书在版编目(CIP)数据

眼耳鼻咽喉口腔科护理学/房民琴,李颖主编 . —2 版 . —北京:中国医药科技出版社,2022.8

普通高等医学院校护理学类专业第二轮教材

ISBN 978 - 7 - 5214 - 3225 - 1

Ⅰ.①眼… Ⅱ.①房… ②李… Ⅲ.①耳鼻咽喉科学 – 护理学 – 医学院校 – 教材 Ⅳ.①R473.76

中国版本图书馆 CIP 数据核字(2022)第 081556 号

美术编辑 陈君杞

版式设计 友全图文

出版 **中国健康传媒集团** | 中国医药科技出版社

地址 北京市海淀区文慧园北路甲 22 号

邮编 100082

电话 发行:010 – 62227427 邮购:010 – 62236938

网址 www.cmstp.com

规格 889mm × 1194mm $^1/_{16}$

印张 19 $^7/_8$

字数 636 千字

初版 2016 年 8 月第 1 版

版次 2022 年 8 月第 2 版

印次 2024 年 1 月第 2 次印刷

印刷 三河市万龙印装有限公司

经销 全国各地新华书店

书号 ISBN 978 - 7 - 5214 - 3225 - 1

定价 **58.00 元**

获取新书信息、投稿、为图书纠错,请扫码联系我们。

为了贯彻《中共中央、国务院中国教育现代化2035》"加强创新型、应用型、技能型人才培养规模"的战略任务要求，落实《国务院办公厅关于加快医学教育创新发展的指导意见》，紧密对接新医科建设对医学教育改革的新要求，满足新时代医疗卫生事业对人才培养的新需求，中国医药科技出版社在教育部、国家药品监督管理局的领导下，通过走访主要院校对2016年出版的全国普通高等医学院校护理学类专业"十三五"规划教材进行了广泛征求意见，有针对性地制定了第2版教材的出版方案，旨在赋予再版教材以下特点。

1.立德树人，融入课程思政

把立德树人贯穿、落实到教材建设全过程的各方面、各环节。课程思政建设应体现在知识技能传授中厚植爱国主义情怀，加强品德修养、增长知识见识、培养奋斗精神灌输，不断提高学生思想水平、政治觉悟、道德品质、文化素养等。医学教材着重体现加强救死扶伤的道术、心中有爱的仁术、知识扎实的学术、本领过硬的技术、方法科学的艺术的教育，培养医德高尚、医术精湛的人民健康守护者。

2.精准定位，培养应用人才

体现《国务院办公厅关于加快医学教育创新发展的指导意见》"立足基本国情，以服务需求为导向，以新医科建设为抓手，着力创新体制机制，分类培养研究型、复合型和应用型人才"的医学教育目标，结合医学教育发展"大国计、大民生、大学科、大专业"的新定位，注重人才培养应从疾病诊疗提升拓展为预防、诊疗和康养，以健康促进为中心，服务生命全周期、健康全过程的转变，精准定位教材内容和体系。教材编写应体现以医疗卫生事业需求为导向，以岗位胜任力为核心，以培养医工、医理、医文学科交叉融合的高素质、强能力、精专业、重实践的本科护理人才培养目标。

3.适应发展，优化教材内容

教材内容必须符合行业发展要求：体现医疗机构对护理人才在临床实践能力、沟通交流能力、服务意识和敬业精神等方面的要求；体现临床程序贯穿于教学的全过程，培养学生的整体临床意识；体现国家相关执业资格考试的有关新精神、新动向和新要求；注重吸收行业发展的新知识、新技术、新方法，体现学科发展前沿，并适当拓展知识面，为学生后续发展奠定必要的基础；满足以学生为中心而开展的各种教学方法的需要，充分发挥学生的主观能动性。

4.遵循规律，注重"三基""五性"

教材内容应注重"三基"（基本知识、基础理论、基本技能）、"五性"（思想性、科学性、先进性、启发性、适用性）；"内容成熟、术语规范、文字精炼、逻辑清晰、图文并茂、易教易学"；注意"适用性"，即以普通高等学校医学教育实际和学生接受能力为基准编写教材，满足多数院校的教学需要。

5.创新模式，提升学生能力

在不影响教材主体内容的基础上要保留"案例引导""学习目标""知识链接""目标检测"模块，去掉"知识拓展"模块。进一步优化各模块的内容，培养学生理论联系实践的实际操作能力、创新思维能力和综合分析能力；增强教材的可读性和实用性，培养学生学习的自觉性和主动性。

6.丰富资源，优化增值服务内容

搭建与教材配套的中国医药科技出版社在线学习平台"医药大学堂"（数字教材、教学课件、图片、视频、动画及练习题等），实现教学信息发布、师生答疑交流、学生在线测试、教学资源拓展等功能，促进学生自主学习。

本套教材凝聚了省属院校高等教育工作者的集体智慧，体现了凝心聚力、精益求精的工作作风，谨此向有关单位和个人致以衷心的感谢！

尽管所有参与者尽心竭力、字斟句酌，教材仍然有进一步提升的空间，敬请广大师生提出宝贵意见，以便不断修订完善！

数字化教材编委会

主　编　房民琴　李　颖
副主编　李玉兰　程文惠　黄慧萍
编　者　（以姓氏笔画为序）
　　　　刘　佳（长治医学院附属和平医院）
　　　　严　艳（十堰市太和医院）
　　　　李　雪（贵州中医药大学）
　　　　李　颖（广东医科大学）
　　　　李玉兰（三峡大学第一临床医学院）
　　　　李丽华（安徽中医药大学第一附属医院）
　　　　房民琴（三峡大学第一临床医学院）
　　　　胡翠霞（安徽医科大学第一附属医院）
　　　　黄慧萍（北京大学口腔医院）
　　　　程　茜（华中科技大学同济医学院附属同济医院）
　　　　程文惠（西南医科大学附属医院）

前 言 PREFACE

党的二十大报告指出，要办好人民满意的教育，全面贯彻党的教育方针，落实立德树人根本任务，培养德智体美劳全面发展的社会主义建设者和接班人。教材是教学的载体，高质量教材在传播知识和技能的同时，对于践行社会主义核心价值观，深化爱国主义、集体主义、社会主义教育，着力培养担当民族复兴大任的时代新人发挥巨大作用。眼耳鼻咽喉口腔科护理学是护理专业的专业必修课，是研究五官常见疾病发生、发展规律，并运用护理程序的方法诊断和处理患者的健康问题，以达到促进和保持患者健康的一门临床护理学科。

本版教材在第一版基础上修订完成，内容涵盖了眼耳鼻咽喉口腔科护理的基本理论、基本知识和基本技能，以常见病、多发病及急危重症患者的护理为重点，运用护理程序体现整体护理等内容，具有较强的独立性和专科特点及临床指导作用。在修订过程中遵循"立德树人、融入思政；精准定位、培养应用人才；适应发展、优化教材内容；遵循教材建设规律、注重'三基五性'；创新模式、提升学生能力"的编写原则和要求，坚持理论联系实际，培养临床实用型人才、注重护理实践能力的提高，更新和完善了最新的理论知识，增加了实用技能内容的学习，删除陈旧知识。在学习目标中增加了知识、技能及素质要求，使学生在学习中目标清晰；在案例引导中强化了案例的讨论，力求理论联系实际，以帮助学生提高分析问题、解决问题的能力；在知识链接中增加了最新相关理论知识，使学生深入掌握、理解教材正文中的知识点及相关理论知识和技术发展前沿；在考点提示中提供考试中出现频率较高的知识点；本章小结以思维导图的形式呈现在章末，帮助学生提纲挈领地全面了解所学内容；目标检测加入了病例分析题，检测学习知识的掌握及应用情况。同时，还结合护士执业资格考试等特点，满足多数院校护理学类专业应用型人才的培养需求。本教材为书网融合教材，即纸质教材有机融合电子教材、教学配套资源（PPT）、题库系统、数字化教学服务（在线教学、在线作业、在线考试），从而使教学资源更加丰富和多样化、立体化，实现教学信息发布、师生答疑交流、学生在线测试、教学资源拓展等功能，促进学生自主学习，提升学生能力。

本教材分三篇共十章，第一篇一至四章为眼科护理内容，由李颖、程文惠、李丽华、刘佳老师修订完成；第二篇五至七章为耳鼻咽喉科护理内容，由房民琴、李雪、程茜、胡翠霞老师修订完成；第三篇八至十章为口腔科护理内容，由李玉兰、黄慧萍、严艳老师修订完成。本教材供本科护理专业教学使用，也适用于临床工作的护理人员参考使用。

本教材在修订过程中得到了参编院校的大力支持，在此表示衷心感谢。受编者水平所限，书中难免存在不足之处，恳请护理同仁和读者不吝赐教并批评指正，以便今后进一步改进。

编 者
2024 年 1 月

目　录 CONTENTS

第一篇　眼科护理学

第二篇 耳鼻咽喉科护理学

第三篇　口腔科护理学

第一篇 眼科护理学

第一章 眼的应用解剖与生理

PPT

📖 学习目标

知识要求:

1. **掌握** 眼球的应用解剖与生理。

2. **熟悉** 眼附属器及视路的应用解剖与生理。

3. **了解** 眼眶的解剖结构、眼的血液循环和神经支配。

技能要求:

1. 能够对眼球前段及眼附属器进行初步检查。

2. 能够对视路各段发生病变或损害时所导致的视野异常进行评估。

素质要求:

理论联系临床,能根据所学解剖生理知识对眼科疾病有从浅至深的理解。

眼为视觉器官,包括眼球、视路和眼附属器三部分。外界光线经过眼球的屈光系统成像于视网膜上,视网膜感光后产生的神经冲动经视路传导至视中枢,在大脑视皮质整合产生视觉。眼附属器对眼球起保护、运动等作用。

第一节 眼球的应用解剖与生理

眼球近似球形,正常眼球的前后径出生时约为 16mm,3 岁时达 23mm,成年时平均为 24mm,垂直径为 23mm,水平径为 23.5mm。

眼球位于眼眶前部,借眶筋膜、韧带与眶壁相连,周围有眶脂肪垫衬,其前面有眼睑保护,后部受眶骨壁保护。眼球向前方平视时,一般突出于外侧眶缘 12～14mm,突出的程度受人种、颅骨发育、眼屈光状态等因素影响,但两眼间相差通常不超过 2mm。

眼球由眼球壁和眼球内容物组成(图 1-1)。

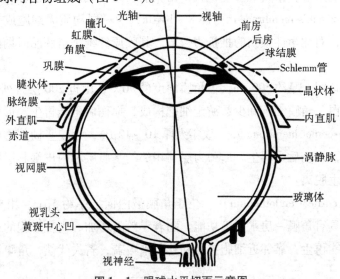

图 1-1 眼球水平切面示意图

一、眼球壁

眼球壁分为3层：外层为纤维膜，中层为葡萄膜，内层为视网膜。

（一）外层

外层为纤维膜（fibrous tunic），主要是纤维组织，由前1/6透明的角膜和后5/6瓷白色的巩膜构成，二者之间的移行处为角巩膜缘。纤维膜具有保护眼内组织、维持眼球形状的作用。

1. 角膜（cornea）　　位于眼球前部中央，呈略向前突的横椭圆形组织，表面光滑透明，无血管，是重要的屈光间质，其屈光力占眼球总屈光力的3/4。角膜前表面曲率半径约为7.8mm，后表面约为6.8mm，横径为11.5~12mm，垂直径为10.5~11mm。角膜厚度随部位、年龄、病理状态等改变而有所不同，正常情况下，中央部最薄，为0.5~0.55mm，周边部最厚，约1.0mm，随年龄的增加有变薄的趋势，即儿童较成人厚，成人较老年人厚。

角膜组织由前向后分为5层，依次是：上皮细胞层、前弹力层、基质层、后弹力层、内皮细胞层（图1-2）。

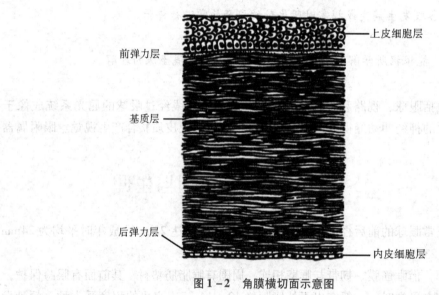

前弹力层————

基质层————

后弹力层————

————上皮细胞层

————内皮细胞层

图1-2　角膜横切面示意图

（1）上皮细胞层（corneal epithelium）　　厚40~50μm，占整个角膜厚度的10%，由5~6层上皮细胞组成，无角化，再生能力强，损伤后修复快且不留瘢痕，易与其内面的前弹力层分离。

（2）前弹力层（Bowman's membrane）　　厚8~14μm，为一层均质无细胞成分的胶原纤维膜，对机械性损伤的抵抗力较强，对化学性损伤的抵抗力较弱。其胶原纤维来自胚胎时期的角膜上皮，损伤后不能再生。

（3）基质层（stroma）　　厚约500μm，占角膜厚度的90%，由近200层排列规则的胶原纤维束薄板组成，由黏蛋白、糖蛋白、角膜细胞和少数游走细胞构成，损伤后不能再生，形成瘢痕。

（4）后弹力层（descemet membrane）　　成年人厚10~12μm，为较坚韧的透明均质膜，对化学物质和细菌毒素的抵抗力强，损伤后可再生。后弹力层与相邻的基质层和内皮细胞层的连接不紧密，在外伤或某些病理状态下易发生脱离。

（5）内皮细胞层（corneal endothelium）　　位于角膜最内面，厚约5μm，由单层六角形扁平细胞构成，细胞间连接紧密，具有角膜-房水屏障功能。随着年龄的增加，内皮细胞的密度会逐渐降低。在成人，内皮细胞损伤后不能再生，靠邻近细胞扩张和移行来覆盖，若失代偿，角膜将发生水肿和大疱性角膜病变。

角膜表面被泪液膜覆盖，可防止干燥，保持光学性能。由于角膜上无血管，其营养主要来自角膜缘血管网和房水，代谢所需的氧主要来自空气。角膜上皮层内含有丰富的三叉神经末梢，知觉非常敏感。

2. 巩膜（sclera） 质地坚韧，不透明，呈瓷白色，主要由致密且相互交错的胶原纤维组成。其外表面为眼球筋膜所包盖，前面被球结膜覆盖，于角巩膜缘处，角膜、巩膜、结膜和筋膜在此相互融合附着。巩膜为不完整的球形，前接角膜，角膜犹如手表的表盘嵌于巩膜组织中。在角、巩膜交界处内外均可见一浅沟，称为内巩膜沟和外巩膜沟，内巩膜沟后缘隆起，形成巩膜突，为睫状肌的附着处。后部视神经纤维束穿出眼球处呈网眼状，称为巩膜筛板。各部位巩膜厚度不同，最厚部分在后极部，约为1mm。从后极部向前逐渐变薄，至眼外肌附着处最薄，仅为0.3mm。组织学上巩膜可分为3层：①巩膜表层；②巩膜基质层；③巩膜棕黑板层。

巩膜与角膜、结膜共同构成眼内容的外部屏障，具有避光作用，同时，所有眼外肌都附着在巩膜壁上，当改变肌肉的附着点时可以改变眼球的位置和运动的方向。另外巩膜表层的知觉敏感，炎症时疼痛症状明显。

角巩膜缘（limbus）为角膜和巩膜的移行区形成的环带，是前房角及房水引流系统的所在部位，包含有小梁网及Schlemm管等组织结构，临床上又是许多内眼手术切口的标志部位。角巩膜缘比较薄弱，也是眼球钝挫伤时眼球破裂的常见部位。

（二）中层

中层为葡萄膜（uvea），因富含色素和血管，又称血管膜或色素膜，其主要功能为营养和遮光。葡萄膜由前到后依次为虹膜、睫状体和脉络膜。在巩膜突、涡静脉出口和视神经盘周围3个部位与巩膜紧密相连，其余各处均为潜在腔隙，称睫状体脉络膜上腔。

1. 虹膜（iris） 为一圆盘状膜，自睫状体前缘向中央延伸至晶状体前面，将眼球前部腔隙隔成前房与后房。表面有辐射状凹凸不平的皱褶称虹膜纹理和隐窝。中央有一圆孔即瞳孔，直径为2.5~4mm。虹膜周边与睫状体连接处为虹膜根部，此部很薄，当眼球受挫伤时，易从睫状体上离断。由于虹膜位于晶状体的前面，当晶状体脱位或手术摘除后，虹膜失去依托，在眼球转动时可发生虹膜震颤。

虹膜主要由前面的基质层和后面的色素上皮层构成。基质层内含黑色素细胞、血管和神经。瞳孔括约肌和瞳孔开大肌也分布于此层。黑色素细胞内的色素含量因年龄和种族不同而有所差异，并决定虹膜的颜色，棕色虹膜色素致密，蓝色虹膜色素较少。瞳孔括约肌位于虹膜基质深层近瞳孔缘处，收缩时使瞳孔缩小，受副交感神经支配；瞳孔开大肌则位于虹膜深层紧贴色素上皮层处，从虹膜根部一直延伸至瞳孔缘，收缩时瞳孔变大，受交感神经支配。光照下瞳孔缩小，称为瞳孔对光反射；注视近物时，瞳孔缩小，同时发生调节和辐辏，称为近反射。色素上皮层位于虹膜内面，内含致密黑色素，故虹膜后面呈现黑色。

2. 睫状体（ciliary body） 位于虹膜根部与脉络膜之间，为一宽6~7mm的环状组织，其矢状面呈三角形。巩膜突是睫状体基底部附着处。睫状体前1/3较肥厚，称睫状冠，宽约2mm，富含血管，内表面有70~80个纵行放射状突起，称睫状突；后2/3薄而平坦，称睫状体扁平部。扁平部与脉络膜连接处呈锯齿状，称锯齿缘，为睫状体后界。

睫状体主要由睫状肌和睫状上皮细胞组成。睫状肌由外侧的纵行、中间的放射状和内侧的环形三组肌纤维构成，受副交感神经支配，该肌收缩与舒张可以松弛或拉紧悬韧带，调节晶状体屈光度。睫状上皮细胞层由外层的色素上皮和内层的无色素上皮两层细胞组成。睫状体内富含血管和三叉神经末梢，炎症时可产生渗出物并引起显著疼痛。睫状突的前表面产生房水，维持眼压；后表面朝向玻璃体，可分泌糖胺聚糖进入玻璃体。

3. 脉络膜（choroid）　为葡萄膜的最后部，前起锯齿缘，后止于视神经盘周围，介于视网膜与巩膜之间，富含血管和色素细胞，平均厚 0.25mm。脉络膜的血管分布有三层：接近巩膜的血管最大，为大血管层；靠近视网膜的最细，为毛细血管层；两层之间为中血管层。

脉络膜的组织结构由外向内可分为五层：脉络膜上腔、大血管层、中血管层、毛细血管层和玻璃膜。血液供应主要来自睫状后短动脉，眼球内血液总量的 90% 在脉络膜，其中 70% 在脉络膜毛细血管层，主要营养视网膜神经上皮层的外层、视神经的一部分，并且通常是黄斑中心凹唯一的营养来源。

（三）内层

内层为视网膜（retina），是一层透明的膜，前起锯齿缘，后止于视神经盘，位于脉络膜的内侧。视网膜按胚胎发育来源可分为两层，外层为色素上皮层，内层为神经感觉层。两层间有潜在间隙，临床上视网膜脱离即由此处分离。视网膜上重要的标志有黄斑和视盘。

1. 黄斑（macula lutea）　视网膜后极部一无血管凹陷区，解剖上称中心凹，临床上称黄斑，是由于该区富含叶黄素而得名。其中央有一小凹，称为黄斑中心凹，是视网膜上视觉最敏锐的部位。在检眼镜检查时可见中心凹有一针尖大小的反光点，称中心凹反射。

2. 视盘（optic disc）　又称视乳头（optic papilla）、视神经盘，是距黄斑鼻侧约 3mm，大小约 1.5mm×1.75mm，边界清楚的橙红色圆盘状结构，是视网膜上视觉神经纤维汇集组成视神经、向视中枢传递穿出眼球的部位，也是视网膜中央动、静脉汇集出入的地方。视神经盘中央有小凹陷区，称为视杯或杯凹。视盘处没有视细胞，故无感受光线刺激的能力，称为生理盲点。

视网膜神经感觉层主要由三级神经元构成，光感受器是第一级神经元，分视锥细胞和视杆细胞两种。视锥细胞主要分布在黄斑区，感强光（明视觉）和色觉，此区受损可导致中心视力和色觉异常。视杆细胞分布在黄斑以外的视网膜周边部，感弱光（暗视觉）和无色视觉，若视杆细胞功能障碍，则产生夜盲。双极细胞为第二神经元，神经节细胞为第三神经元。

视网膜的功能是接受光线刺激并将其转化为神经冲动，经神经系统传至脑的视觉中枢产生视觉。

二、眼内容物

眼内容物包括房水、晶状体和玻璃体，为无血管和神经的透明物质，有一定的屈光指数，是光线进入眼内到达视网膜的通路，它们和角膜一起构成眼的屈光系统。

1. 房水（aqueous humor）　为透明液体，由睫状体的睫状突上皮产生，充满后房与前房。前房是由角膜、虹膜、瞳孔区晶状体、睫状体前部共同围成的腔隙，容积为 0.2ml；后房为虹膜后面、晶状体前面、晶状体赤道部、玻璃体前面、睫状体内面之间形成的一个不规则的腔隙，容积为 0.06ml。房水总量为 0.25～0.3ml，其主要成分是水，占总量的 98.5%，其他化学成分尚含有少量的氯化物、蛋白质、维生素 C、尿素及无机盐等。房水具有营养角膜、晶状体、玻璃体和维持正常眼压的功能。

房水处于动态循环中，由睫状突上皮产生后进入后房，经瞳孔到前房，再经前房角小梁网、Schlemm 管、集液管和房水静脉，最后进入巩膜表层的睫状前静脉而回到血液循环（图 1-3）。当房水循环发生障碍时可致眼压升高而发生青光眼。

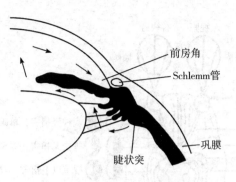

图1-3　前房角及房水循坏示意图

2. 晶状体（lens）　透明无血管，形如双凸透镜，位于虹膜之后、玻璃体之前，通过晶状体悬韧带与睫状体的冠部联系固定。晶状体前面的曲率半径约10mm，后面约6mm，前后两面交界处称晶状体赤道部，两面的顶点分别称晶状体前极和后极。晶状体的直径约9mm，厚4~5mm，厚度随年龄增长缓慢增加。

晶状体由晶状体囊和晶状体纤维组成。囊为一层具有弹性的均质基底膜，根据囊膜与赤道部的相对位置分为前囊和后囊，赤道部前为前囊，赤道部后为后囊。晶状体纤维由赤道部上皮细胞向前后伸展、延长而成。一生中晶状体纤维不断生成，并将旧的纤维挤向中心，逐渐硬化而形成晶状体核。晶状体核外较新的纤维称为晶状体皮质。晶状体富有弹性，随年龄增长晶状体核逐渐浓缩、增大，弹性逐渐减弱。

晶状体是眼的重要屈光介质之一，屈光指数约为1.44，可通过睫状肌的收缩与放松调整形状，起到调节作用；同时具有吸收紫外线，保护眼内组织的功能。

3. 玻璃体（vitreous body）　为透明的胶质体，由98%的水与2%的胶原和透明质酸组成，充满于玻璃体腔内，占眼球内容积的4/5，成人玻璃体容积约4.5ml。玻璃体前面有一凹面称玻璃体凹，以容纳晶状体，其他部分与视网膜和睫状体相贴。玻璃体无血管，其营养来自脉络膜和房水，无再生能力，除有屈光作用外，还具有黏弹性、渗透性和透明性，对光线的散射极少，并对晶状体、视网膜等周围组织有支持、减震和营养作用。随年龄增加，玻璃体内黏多糖解聚，可呈凝缩和液化状态，称玻璃体液化。

第二节　视　路

视路（visual pathway）是视觉信息从视网膜光感受器开始，到大脑枕叶皮质视觉中枢为止的全部视觉神经冲动传导的路径。视路包括视神经，经视交叉、视束、外侧膝状体、视放射、视皮质。视网膜神经纤维汇集于眼底后极部，形成视盘，其纤维通过巩膜筛板出眼球，形成视神经，向后通过视神经孔、视神经管进入颅内。两侧视神经来自视网膜鼻侧的纤维在蝶鞍处交叉到对侧，与同侧的视网膜颞侧纤维合成左、右视束。视束绕过大脑脚外侧终止于外侧膝状体更换神经元，新的视纤维经过内囊、颞叶形成视放射，终止于枕叶皮质纹状区的视中枢（图1-4）。

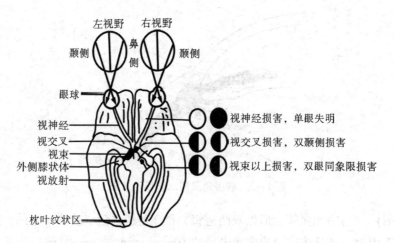

图 1 - 4　视路及其损害示意图

视神经是中枢神经系统的一部分，从视神经盘起全长约 40mm。按其部位划分为：眼内段、眶内段、管内段和颅内段四部分。眼内段是从视神经盘开始，神经节细胞的轴突组成神经纤维，成束穿过巩膜筛板出眼球，长约 1mm。筛板前的神经纤维无髓鞘，筛板以后开始有髓鞘包裹。眶内段自巩膜后孔至视神经孔之间，长 25～30mm，呈"S"形弯曲，以利于眼球转动。管内段即视神经通过视神经管的部分，长 6～10mm，鞘膜与骨膜紧密相连，以固定视神经。颅内段由颅腔入口至视交叉，约为 10mm。

视交叉位于两侧视神经交汇处，形状略方、稍扁。其周围组织非常复杂重要，发生病变时常影响视交叉而表现为相应的视野改变。

视束为视交叉向后的视路神经纤维。每一个视束包括来自同侧视网膜颞侧的不交叉纤维和对侧视网膜鼻侧的交叉纤维。即来自双眼右半侧的纤维构成右侧视束，来自双眼左侧的纤维构成左侧视束。

外侧膝状体属于间脑的一部分，位于大脑脚外侧，形如马鞍状。视束神经纤维进入此处更换神经元后，发出新的纤维形成视放射。视放射是联系外侧膝状体和枕叶皮质的神经纤维结构，为视路中最长的一段。

视皮质位于大脑枕叶后部内侧面的纹状区，即 Brodmann 17 区。此区被一个水平的距状裂分为上、下两唇，全部视觉纤维终止于此，所以，纹状区是视觉的最高中枢。

由于视觉纤维在视路各段排列不同，所以在神经系统某部位发生病变或损害时，对视觉纤维的损害各异，表现为特定的视野异常。因此，检出这些视野缺损的特征性改变，对中枢神经系统病变的定位诊断具有重要意义。

第三节　眼附属器的应用解剖与生理

眼附属器包括眼眶、眼睑、结膜、泪器和眼外肌。

一、眼眶

眼眶（orbit）为左右对称的两个四棱锥形骨腔，尖朝后通向颅腔，底面向前、向外朝向面部，眶的周围由骨质组成，前面为眼睑。眶内有眼球、眼外肌、泪腺、血管、神经和筋膜等，其间有脂肪填充，起软垫作用。眶内无淋巴管和淋巴结。

眼眶由 7 块颅骨构成，即额骨、蝶骨、筛骨、腭骨、泪骨、上颌骨和颧骨。成人眶深为 40～50mm，容积为 25～28ml。眼眶有四个壁：上壁、下壁、内侧壁和外侧壁。眼眶外侧壁较厚，其前缘稍偏后，眼球暴露较多，有利于开阔外侧视野，但也增加了外伤机会。其他三壁骨质较薄，较易受外力作用而发生骨折，且与额窦、筛窦、上颌窦毗邻。由于眼眶与鼻窦关系密切，鼻窦的炎症和肿瘤常累及眼眶内。

眼眶骨壁的主要结构见图1-5。

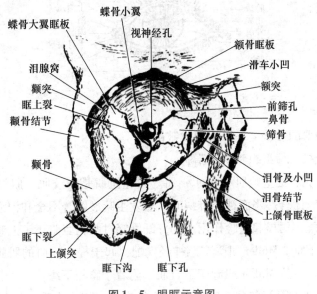

图1-5　眼眶示意图

1. 视神经孔和视神经管　视神经孔为位于眶尖部的圆孔，直径4~6mm，视神经管由此孔向后内侧，略向上方通入颅腔，长4~9mm，管中有视神经、眼动脉及交感神经纤维通过。

2. 眶上裂　位于视神经孔外上方，在眶上壁和眶外壁的分界处与颅中窝相通，有动眼神经、滑车神经、展神经、三叉神经第一支、眼上静脉和部分交感神经纤维通过。此处受损则累及通过的神经和血管，出现眶上裂综合征。

3. 眶下裂　位于眶外壁和眶下壁之间，有三叉神经第二支的分支眶下神经、眶下动脉、眼下静脉等通过。

4. 眶上切迹（或孔）　位于眶上缘的内1/3处，有眶上神经、三叉神经第一支（眼支）及血管通过。眶下孔位于眶下缘内1/3、离眶缘约4mm处，有眶下神经、三叉神经第二支通过。

此外，眶外上角有泪腺窝、内上角有滑车窝，内侧壁前下方有泪囊窝。泪囊窝前缘为泪前嵴，是泪囊手术的重要解剖标志。

二、眼睑

眼睑（eyelids）位于眼眶前部，覆盖于眼球表面，分上睑和下睑。上睑上界为眉，下睑下界与面颊部皮肤相连续，无明显分界。眼睑的游离缘称睑缘，上、下睑缘间的裂隙称睑裂，正常平视时，睑裂高度约8mm，上睑遮盖角膜上部1~2mm。其内外连接处分别称内眦和外眦，内、外眦之间的距离称为睑裂长度，成人为27~28mm。内眦处有一小的肉样隆起称泪阜，为变态的皮肤组织。泪阜的颞侧有一垂直的半月形黏膜皱襞称半月皱襞，相当于低等动物的第三眼睑。睑缘有前唇和后唇。前唇钝圆，有2~3行排列整齐的睫毛，毛囊周围有皮脂腺（Zeis腺）及变态汗腺（Moll腺）开口于毛囊。后唇呈直角，与眼球表面紧密接触。两唇间有一条灰色线，为皮肤与结膜的交界处。灰线与后唇之间有一排细孔，为睑板腺的开口。上下睑缘的内侧端各有一乳头状突起，其上有一小孔称泪点（图1-6）。眼睑的主要功能是保护眼球免受损伤，眼睑的瞬目运动可使泪液湿润眼球表面，保持角膜光泽。

组织学上将眼睑从外向内分为5层。

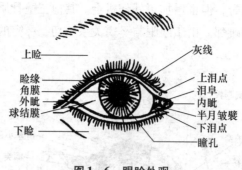

图 1 - 6　眼睑外观

1. 皮肤层　是人体最薄的皮肤之一，易形成皱褶。

2. 皮下组织层　为疏松结缔组织和少量脂肪。

3. 肌层　包括眼轮匝肌、提上睑肌和 Müller 肌。眼轮匝肌是横纹肌，肌纤维走行与睑裂平行呈环形，由面神经支配，司眼睑闭合。当面神经麻痹时，会发生睑裂闭合不全和泪溢。提上睑肌为眼睑的主要收缩肌，由动眼神经支配，司提起上睑作用。部分纤维穿过眼轮匝肌止于上睑皮肤下，形成重睑。动眼神经麻痹时会出现上睑下垂。Müller 肌受交感神经支配，起于提上睑肌的肌腹下面，止于睑板上缘和上穹隆部结膜，助提上睑。下睑 Müller 肌起于下直肌，附着于睑板下缘。

4. 睑板层　包括睑板和眶隔两部分。睑板是眼睑的支架组织，由致密结缔组织、丰富的弹力纤维和大量睑板腺组成。睑板内垂直排列的睑板腺（Meibom 腺）是全身最大的皮脂腺，开口于睑缘，分泌类脂质，参与泪膜的构成，对眼表面起润滑作用。

5. 结膜层　覆盖于眼睑后面透明的黏膜为睑结膜。

眼睑的血液供应分别来自颈外动脉的面动脉分支和颈内动脉的眼动脉分支。浅部静脉回流到颈内和颈外静脉，深部静脉回流到海绵窦。眼睑静脉没有静脉瓣，因此化脓性炎症有可能蔓延至海绵窦，而导致严重的后果。三叉神经的第一、二支分别司上睑和下睑的感觉。

三、结膜

结膜（conjunctiva）覆盖于眼睑后面和眼球、巩膜前表面的一透明的薄层黏膜，柔软光滑富有弹性。按解剖部位不同分为睑结膜、球结膜和穹隆结膜。如果以睑裂为口，角膜为底，结膜正好呈一囊状，即结膜囊（图 1 - 7）。不同位置结膜囊的深度不相等，上方和颞侧较深，其中颞上方最深，鼻侧较浅。

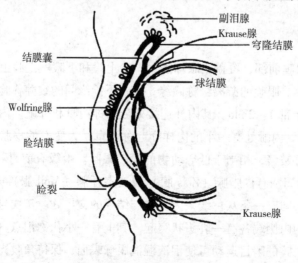

图 1 - 7　结膜囊示意图

1. 睑结膜 覆盖于睑板内面，与睑板紧密粘连，不能推动，正常情况下透明的结膜下可见垂直走行的小血管和部分睑板腺管。上睑结膜距睑缘后唇约2mm处，有一与睑缘平行的浅沟，称上睑下沟，较易存留异物。

2. 球结膜 覆盖于眼球前部巩膜表面，止于角巩膜缘，是结膜最薄、最透明的部分，球结膜与其下方组织结合疏松，可被推动。

3. 穹隆结膜 介于睑结膜和球结膜之间，呈环形。此部结膜组织疏松，多皱褶，便于眼球活动。

结膜组织内分布有杯状细胞和副泪腺，分泌黏液和泪液以湿润眼球表面，保护角膜和结膜。结膜血管来自眼睑动脉弓及睫状前动脉。眼睑动脉分布于睑结膜、穹隆结膜和距角膜缘4mm以外的球结膜，此动脉称结膜后动脉，充血时称结膜充血。睫状前动脉来自眼动脉的肌支，在角巩膜缘3~5mm处，一部分穿入巩膜，另一部分细小的巩膜上支继续前行组成角膜缘周围血管网，并分布于球结膜，称结膜前动脉，充血时称睫状充血。两种不同充血对眼部炎症部位的判断有重要意义。结膜受三叉神经分支支配。

四、泪器

泪器（lacrimal apparatus）包括泪腺和泪道两部分（图1-8）。

1. 泪腺 位于眼眶外上方的泪腺窝内，长约20mm，宽12mm，借结缔组织固定于眶骨膜上，提上睑肌外侧肌腱从中通过，将其分隔成较大的眶部泪腺和较小的睑部泪腺，正常时从眼睑不能触及。泪腺有10~12根排出管，开口于外侧上穹隆结膜。血液供应来自眼动脉分支的泪腺动脉。副泪腺位于穹隆结膜下，分泌泪液润湿结膜囊。

泪腺神经为混合神经，三叉神经眼支的分支司感觉，面神经的副交感纤维和颅内动脉丛的交感神经纤维司泪腺分泌。

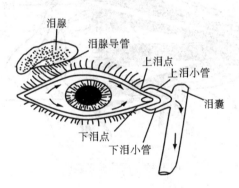

泪腺
泪腺导管
上泪点
上泪小管
泪囊
下泪点
下泪小管

图1-8 泪器示意图

2. 泪道 是泪液的排出通道，由泪小点、泪小管、泪囊和鼻泪管组成。

（1）**泪小点** 是泪液引流的起点，位于上、下睑缘后唇，距内眦6.0~6.5mm的乳头状突起上，直径为0.2~0.3mm的小孔，贴附于眼球表面。

（2）**泪小管** 为连接泪小点与泪囊的小管。从泪小点开始后的1~2mm泪小管与睑缘垂直，然后呈直角转为水平位，长约8mm。到达泪囊前，上、下泪小管多先汇合成泪总管后进入泪囊中上部，亦有直接进入泪囊的。

（3）**泪囊** 位于内眦韧带后面、泪骨的泪囊窝内。其上方为盲端，下方与鼻泪管相连接，长约10mm，宽约3mm。

（4）**鼻泪管** 位于骨性鼻泪管的管道内，上接泪囊，向下开口于下鼻道，全长约18mm。鼻泪管下端的开口处有一半月形瓣膜，称Hasner瓣，有阀门作用。此瓣膜如出生后仍未开放，可引发新生儿泪囊炎。

正常情况下16小时内泪液分泌量为0.5~0.6ml。当受到外来有害物质刺激时，可反射性分泌大量泪液而引起流泪，以冲洗和稀释有害物质。泪液排出到结膜囊后，经眼睑瞬目运动，分布于眼球的前表面，并聚于内眦处的泪湖，再通过泪小点和泪小管的虹吸作用，进入泪囊、鼻泪管到鼻腔，经黏膜吸收。泪液为弱碱性透明液体，还含有溶菌酶、免疫球蛋白等，泪液除润滑眼表外，还具有杀菌、预防感染的作用。

泪道的血液供应主要来自眼动脉、面动脉、颌内动脉分支。泪道的感觉神经纤维来自三叉神经的眼支和上颌支，运动神经来自面神经分支。

五、眼外肌

眼外肌（extraocular muscles）是司眼球运动的肌肉。每眼有6条眼外肌，即4条直肌和2条斜肌（图1-9）。4条直肌为上直肌、下直肌、内直肌和外直肌，它们均起自眶尖部视神经孔周围的总腱环，向前展开越过眼球赤道部，分别附着于眼球前部的巩膜上。直肌止点距角膜缘不同，内直肌最近为5.5mm，下直肌为6.5mm，外直肌为6.9mm，上直肌最远为7.7mm。内、外直肌的主要功能是使眼球向肌肉收缩的方向转动。由于上、下直肌走向与视轴呈23°，收缩时除使眼球上、下转动外，还有内转内旋、内转外旋的作用。2条斜肌是上斜肌和下斜肌。上斜肌起自眶尖总腱环，下斜肌起源于眶下壁前方的内侧角处，上颌骨鼻泪管开口外侧，止端均附着于眼球赤道后部的巩膜上。上、下斜肌的作用力方向与视轴呈51°，收缩时主要功能是分别使眼球内旋和外旋；其次要作用上斜肌为下转、外转，下斜肌为上转、外转。

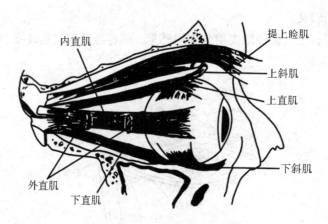

内直肌　　提上睑肌　　上斜肌　　上直肌　　下斜肌　　外直肌　　下直肌

图1-9　眼外肌示意图

眼外肌为横纹肌。外直肌受第Ⅵ对脑神经、上斜肌受第Ⅳ对脑神经支配，其余眼外肌皆受第Ⅲ对脑神经支配。血液供应来自眼动脉的内、外两个分支。

第四节　眼的血液循环与神经支配

一、血管及血液循环

1. 动脉　眼的动脉血管主要来自颈内动脉的分支眼动脉和颈外动脉的分支面动脉、颞浅动脉和眶下动脉。其中眼动脉发出的视网膜中央血管系统和睫状血管系统为眼球的主要供血系统。

（1）视网膜中央动脉（central retinal artery，CRA）　在眶尖部视神经孔附近由眼动脉发出，在眼球后9~12mm处从内下或下方进入视神经中央，再从视盘穿出，位于神经乳头表层，分为颞上、颞下、鼻上、鼻下4支，走行于视网膜神经纤维层内，逐级分支达周边部，继续分出小分支，分别供应视网膜鼻上、鼻下、颞上和颞下四个象限。颞侧的动脉又分别发出黄斑上下小动脉，在黄斑区形成密集的毛细血管网，但不进入中央区域，故在黄斑中心凹0.4mm左右的范围形成一个无血管区。

较大的视网膜中央动脉分支位于内界膜下，由于内界膜极薄，其下方的血管清晰可见，是极少数能直接观察到的动脉之一，临床上常通过观察来了解循环情况。小动脉又不断分支，形成毛细血管网，主要供给视网膜内5层。

（2）睫状血管　按部位和走行分为睫状后短动脉、睫状后长动脉和睫状前动脉。主要供视网膜、脉络膜、睫状体和虹膜的血管系统，也供应小部分其他眼组织。

2. 静脉　眼的静脉回流有3个方向：向后通过眼上静脉、眼下静脉经眶上裂回流至海绵窦，为主要回流方向，其次，向前通过眼静脉与内眦静脉吻合，回流至面静脉系统，向下经眶下裂汇入翼状静脉丛。

（1）视网膜中央静脉　与同名动脉伴行，穿过巩膜筛板于眼球后12mm处离开眼球。经眼上静脉或直接回流到海绵窦。

（2）涡静脉　位于眼球赤道部后方，共4~6条，汇集脉络膜及部分虹膜睫状体的血液，在直肌之间距角膜缘14~25mm处，斜穿出巩膜，经眼上静脉、眼下静脉回流到海绵窦。

（3）睫状前静脉　收集虹膜、睫状体的血液。上半部静脉血流入眼上静脉，下半部血流入眼下静脉，大部分经眶上裂注入海绵窦，一部分经眶下裂注入面静脉及翼状静脉丛，进入颈外静脉。

二、神经支配

眼部的神经包括视神经、运动神经、感觉神经和自主神经。视神经的相关内容见本章第二节。

1. 运动神经　眼球的运动由动眼神经、滑车神经、展神经和面神经支配。

（1）动眼神经（oculomotor nerve）　为第Ⅲ对脑神经，支配内直肌、上直肌、下直肌和下斜肌、提上睑肌。

（2）滑车神经（trochlear nerve）　为第Ⅳ对脑神经，支配上斜肌。

（3）展神经（abdchlear nerve）　为第Ⅵ对脑神经，支配外直肌。

（4）面神经（facial nerve）　为第Ⅶ对脑神经，支配眼轮匝肌。

2. 感觉神经　眼球及附属器的感觉由第Ⅴ对脑神经即三叉神经的第一支眼神经和第二支上颌神经的部分分支支配。

（1）眼神经（ophthalmic nerve）　分鼻睫状神经、额神经、泪腺神经三支。

（2）上颌神经（maxillary nerve）　分布于下睑的皮肤和黏膜、鼻翼皮肤、颊黏膜和上唇的黏膜。

3. 自主神经　眼的自主神经可分为交感神经和副交感神经。

（1）交感神经　支配提上睑肌、瞳孔开大肌、眶底平滑肌、泪腺。

（2）副交感神经　司缩瞳与调节、泪腺分泌、对光反射、近反射。

目标检测

答案解析

一、选择题

1. 眼球壁分为（ ）

    A. 纤维膜、虹膜、葡萄膜　　　　　B. 纤维膜、虹膜、视网膜

    C. 纤维膜、葡萄膜、视网膜　　　　D. 纤维膜、巩膜、视网膜

    E. 纤维膜、角膜、视网膜

2. 角膜组织学分五层，损伤后可再生的是（　　）

　　A. 角膜上皮层和基质层　　　　　　B. 角膜上皮层和内皮层

　　C. 角膜上皮层和后弹力层　　　　　D. 前弹力层和后弹力层

　　E. 内皮层和后弹力层

3. 视网膜脱离是指（　　）之间的脱离

　　A. 脉络膜和视网膜　　　　　　　　B. 全色素膜

　　C. 脉络膜和色素膜　　　　　　　　D. 视网膜神经感觉层和色素上皮层

　　E. 脉络膜和葡萄膜

4. 使眼球上转、外旋的肌肉是（　　）

　　A. 上直肌　　　　B. 下直肌　　　　C. 外直肌　　　　D. 上斜肌　　　　E. 下斜肌

5. 下列关于晶状体的说法，正确的是（　　）

　　A. 无色透明，富有弹性，外形似双凹透镜

　　B. 晶状体混浊称为白内障

　　C. 晶状体的屈光指数约为 1.44，约占整个眼总屈光度的 3/4

　　D. 晶状体随着年龄的增长弹性减弱，临床表现为近视

　　E. 晶状体由晶状体囊及晶状体核组成

6. 房水生成的部位是（　　）

　　A. 玻璃体　　　　B. 睫状突上皮　　　C. 巩膜　　　　D. 小梁网　　　　E. 角巩膜缘

7. （　　）是临床上许多内眼手术切口的标志性部位

　　A. 角膜　　　　B. 角巩膜缘　　　　C. 脉络膜　　　　D. 虹膜　　　　E. 巩膜

二、名词解释

1. 视路

2. 黄斑

3. 视盘

三、简答题

1. 简述晶状体的生理功能。

2. 简述房水的循环途径。

书网融合……

本章小结　　　　　　　　题库

第二章 眼科患者的护理概述

PPT

第一节 眼科患者的护理评估

护理评估是护理程序的第一步，指护士通过自己的感官、认知和检查方法，有计划、有目的、系统地收集患者资料的过程，并对收集到的资料信息进行分析、判断，明确护理对象存在的护理问题，从而为确定护理诊断、护理措施提供依据。护理评估是护理过程的基础与核心部分，评估是否全面、正确，将直接影响护理诊断、护理措施和护理质量。

眼科患者的护理评估需要结合其疾病特点进行有效评估。眼部疾病与全身疾病有着密切的联系。某些眼部疾病可伴有其他全身疾病的表现，如青光眼急性发作期可表现为头痛、恶心、呕吐等全身不适；部分全身疾病在眼部会有特征性改变，如糖尿病、高血压引起的视网膜病变，甲状腺功能亢进引起眼球突出，颈总动脉瘤引起颈交感神经麻痹致上睑下垂，颈内动脉瘤压迫眼球运动神经致眼球运动障碍等；视觉功能减退或丧失也会影响患者的工作、生活或心理，给个人、家庭和社会带来不同程度的影响。因此，护士在进行护理评估时，不但要评估患者的眼部状况，还要了解患者全身状况以及心理、社会、文化、经济情况等，这样才能做出全面的护理评估。

⇒ 案例引导

案例：患者，女，58 岁，因加班排练舞蹈节目至晚上 11 点，突感左眼胀痛、视物模糊，伴恶心、呕吐，在朋友陪同下立即前往医院检查，结果提示：右眼视力 0.8，左眼视力 0.02；右眼眼压 18mmHg，左眼眼压 45mmHg。

讨论：1. 对患者进行护理评估，其主要内容包括哪些？

2. 患者目前的护理诊断有哪些？

3. 护士应为患者采取哪些护理措施？

一、健康史

1. 现病史 本次发病情况、主诉、医疗诊断、目前治疗及用药情况，各项检查结果。

2. 既往健康情况

（1）病史 以往患病史、过敏史、外伤史等。

（2）药物史 许多药物可引起眼部疾病，如长期应用糖皮质激素可引起慢性开角型青光眼和白内障，诱发或加重单纯疱疹病毒性角膜炎等。

（3）个人史 可能与眼病相关的特殊嗜好，如生活习惯、职业与工作环境。

（4）家族史 与遗传有关的眼病在临床上也较常见，如视网膜色素变性、青光眼等。

（5）诱发因素 部分疾病的发生与某些特殊诱发因素有关，如情绪激动、在暗室停留时间过长、局部或全身使用抗胆碱药物等可诱发青光眼；剧烈咳嗽、便秘等可诱发结膜下出血、视网膜脱离等。

二、身体状况

1. 一般情况 包括生命体征、饮食、睡眠、大小便及四肢活动情况，心、肝、肾、肺等脏器功能，生活自理能力等。

2. 视功能障碍

（1）视力障碍 主要表现有视力下降、视物变形、视物模糊、眼前黑影飘动、重影、视野缩小等。一般无痛性突然视力下降主要见于视网膜动脉和静脉阻塞、缺血性视神经病变、视网膜脱离，视力逐渐下降见于屈光不正、白内障、慢性视网膜疾病、开角型青光眼；视力突然下降并伴眼痛见于急性闭角型青光眼、葡萄膜炎、角膜炎；一过性视力丧失常见于椎基底动脉供血不足、一过性缺血、视网膜动脉痉挛、视盘水肿、直立性低血压；视力下降但眼底正常见于弱视、中毒或肿瘤所致的视神经病变、球后视神经炎、癔症等。

（2）视物变形、眼前黑影飘动、闪光感 常见于视网膜脱离、中心性视网膜脉络膜病变、中心性浆液性脉络膜视网膜病变、黄斑水肿、视网膜脉络膜肿瘤、玻璃体混浊、视网膜脱离、眼外伤等。

（3）视野缺损 见于青光眼、视神经病变、视网膜脉络膜病变、癔症等。

（4）色觉异常 常见于色盲、色弱。

（5）夜盲 主要见于视网膜色素变性、视网膜发育不良、维生素 A 缺乏等。

（6）立体视觉异常 多见于斜视、弱视、异常视网膜对应。

（7）对比敏感度异常 见于屈光间质异常、视网膜及视神经系统病变。

3. 眼部感觉异常 主要有眼干、眼痒、眼痛、眼部异物感、畏光、流泪、疼痛等，见于细菌性、病毒性角膜或结膜炎等。

4. 眼球疼痛 见于青光眼、角膜炎、眼外伤、巩膜炎、屈光性眼痛等。

5. 流泪、溢泪、畏光 见于结膜炎、角膜炎、物理或化学刺激、泪器疾病、睑外翻等。

6. 眼外观异常 包括眼红、分泌物增多、瞳孔区发白、眼睑肿胀，眼球突出、眼位异常、眼部新生物等，其中包括结膜充血、睫状充血、混合充血（表 2 - 1）。

表 2 - 1 结膜充血与睫状充血的鉴别

	结膜充血	睫状充血
充血部位	近穹隆部充血显著	近角膜缘充血显著
颜色	鲜红	暗红
视力	正常	多有减退

续表

	结膜充血	睫状充血
血管形态	树枝状，粗大、弯曲	微细直行放射状
血管分支	清晰	不清晰
推动球结膜	血管随之移动	血管不移动
分泌物	有	无
常见疾病	结膜疾病	角膜炎、葡萄膜炎、青光眼
肾上腺素	可缓解	不易缓解

三、辅助检查

辅助检查包括全身检查和眼局部检查。辅助检查的目的和结果可帮助护理人员进一步明确患者的疾病和阳性体征。眼科护士应仔细、全面评估，通过评估辅助检查结果，结合临床表现，得出正确的护理诊断，实施有效的护理措施。

眼科辅助检查主要包括以下内容。

1. 视功能检查　包括视觉心理物理学检查和视觉电生理检查两大类，其中视觉心理物理学检查又包括视力、视野、色觉、暗适应、立体视觉、对比敏感度等。

2. 眼科影像学检查　包括角膜地形图、角膜共焦显微镜检查、角膜内皮镜检查、眼部超声检查、眼底血管造影、光学相干断层扫描（OCT）、血流成像 OCT、眼部 CT 和磁共振检查等。

四、心理 - 社会评估

1. 心理状况　视力障碍易引起患者恐惧、紧张等心理问题；视力下降到一定程度会严重影响患者的自理能力，从而影响患者的自尊和价值感，出现悲观、抑郁等严重心理问题。因此护士应及时评估患者的心理状态，实施有效的心理护理。

2. 社会状况　由于视觉的敏锐与否直接影响患者的工作、学习、生活方式、人际关系、文化程度、宗教信仰等方面的不同，对疾病的认知程度也各不相同。针对患者的社会支持状况，采取相应的护理措施。

第二节　眼科患者常用护理诊断

护理诊断是对有关需要用护理措施来解决或减轻现有的、潜在的健康问题的陈述。以下是眼科常见护理诊断。

1. 感知改变（视觉）（sensory/perceptual alterations，visual）　视力下降，与各种眼科疾病引起视功能下降或障碍有关。

2. 疼痛（pain）　与眼部干痒刺痛和烧灼感、治疗性强迫卧位、手术反应、缝线头刺激、眼压升高、局部感染等因素有关。

3. 自理缺陷（nursing diagnosis）　与单眼或双眼遮盖、视力下降或失明有关。

4. 便秘（constipation）　与食物结构改变、长期卧床、精神紧张、排便习惯改变有关。

5. 组织完整性受损（impaired tissue integrity）　与眼外伤、手术有关。

6. 功能障碍性悲哀（dysfunctional grieving）　与视功能障碍、视力减退或失明不能从事正常工作或学习有关。

7. 睡眠形态紊乱（sleep pattern disturbance） 与生活环境改变、特殊体位、长期卧床有关。

8. 自尊紊乱（self－esteem disturbance） 与视力丧失、面容改变有关。

9. 家庭应对无效（ineffective family coping） 与家庭成员对疾病缺乏防治及护理知识有关。

10. 焦虑（anxiety） 与对疾病认识不足、担心预后不良、病区环境陌生、视力改变致适应能力下降有关。

11. 恐惧（fear） 与视力急剧下降、害怕失明、对疾病预后缺乏信心有关。

12. 行走障碍（walking obstacle） 与视觉下降有关。

13. 有受伤的危险（risk for injury） 与视觉障碍、活动不便、病区环境陌生等因素有关。

14. 有感染的危险（risk for infection） 与手术创面存在、卫生习惯不良、机体免疫机制低下有关。

15. 潜在并发症（potential complication） 高眼压、伤口裂开、出血等，与外伤、术后活动过度、伤口张力过大、血管脆性异常及术后并发症等因素有关。

16. 知识缺乏（knowledge deficit） 缺乏疾病相关治疗及自我护理知识。

第三节 眼科患者常用检查

一、视功能检查

视功能检查包括视觉心理物理学检查（视力、视野、色觉、暗适应、立体视觉、对比敏感度）及视觉电生理检查两大类。

1. 视力（vision） 即视敏度（visualacuity），是指黄斑中心凹的视力功能，也就是眼分辨得出小目标物的能力。视力分为远视力和近视力，视力的好坏是衡量视功能是否正常的尺度，也是分析病情的重要依据。

（1）远视力检查法 采用对数视力表或国际标准视力表。①视力表及安装注意事项：表面清洁平整；表上有适当、均匀、固定不变的照明度，一般为400～1000Lux，避免由侧方及直接光线照射到被检者眼部以免引起不准确的检查结果；表的高度以视力表1.0（对数视力表上5.0）与被检眼等高为准；表与被检者距离5m，如室内距离不够5m时，则在2.5m处放一平面镜来反射视力表，此时最小一行视标应稍高过被检者头顶。②检查与记录方法：检查前应向被检者说明观察视力表的正确方法。两眼分别检查，先查裸眼视力，再查戴镜视力。检查一眼时，须以遮眼板完全遮住另一眼，注意勿压迫眼球，同时注意被检者偷看、眯眼看等情况。

检查时，让被检者先看清最大一行视标，自上而下，由大至小，直至查出能清楚辨认的最小一行视标。此行即为该眼的远视力。

如果被检者5m处仅能辨认表上最大的视标"0.1"行，就记录视力为"0.1"；如果能辨认"0.2"行E字缺口方向，则记录为"0.2"，以此类推。

检查时倘若对某行视标只能部分正确辨认，如"0.5"行有两个视标不能辨认，则记录"0.5－2"，如该行只能认出三个字，则记录为"0.4＋3"，以此类推。如被检者在5m距离外不能辨认任何视标时，则让被检者走近视力表，直到能辨认表上"0.1"视标为止。此时的计算方法为：视力＝0.1×被检者所在距离（m）/5（m），如在2m处能辨别最大视标，则视力为"0.04"（0.1×2/5＝0.04）。如被检者在1米处尚不能看清"0.1"行视标，则让其逆光检查数指，记录能看清的最远距离，例如在20cm处能看清指数，则记录为"20cm指数"或"CF/20cm"。如果将检查者的手指移至眼前仍不能辨认指数，可让其辨认是否有手在眼前晃动，记录其能看清手动指数的距离，如在 15cm 处可以看到，即记录为"HM/15cm"。对于不能辨认眼前手动者，应检查有无光感。光感检查在暗室内进行，遮盖一眼，不得透光。检查者持手电在被检者的眼前方，时亮时灭，让其辨认是否有光。如 5m 处不能辨认时，将光移近，记录能够辨认光感的最远距离，例如在 2 米处能看到灯光，记录为"光感/2m"。无光感者直接记录为"无光感"。有光感者还需要检查光定位，方法是嘱被检者注视正前方，在眼前 1m 远处，分别将手电灯光置于正前上、中、下，颞侧上、中、下，鼻侧上、中、下共 9 个方向，嘱被检者指出灯光方向，并记录，光定位能辨出记"＋"，不能辨出则记"－"。

（2）近视力检查法 常用近视力表有耶格（Jaeger）近视力表和标准视力表。检查时光源照在表上，但应避免反光，让被检者手持近视力表放在眼前 30cm 处，说出能辨认的最小行视标。如果在眼前 30cm 看不清视标，可增大或缩短距离，直到看清最小视标，记录检查结果。

2. 视野（visual field） 是指眼向正前方固视时所能看见的空间范围，它主要反映了黄斑以外视网膜的功能，又称为周边视力。临床上视野检查对于许多眼病的诊断有重要意义。

视野分为中心视野和周边视野。在注视点 30°范围内称为中心视野，30°范围以外称为周边视野。正常单眼视野的范围：颞侧约 90°，下方约 70°，鼻侧约 65°，上方约 55°。两眼同时注视时，大部分视野是互相重叠的。视野检查分动态检查和静态检查。动态检查是利用运动着的视标测定相等灵敏度的各点，连成曲线记录视野的周边轮廓。静态检查则是测定一子午线上各点的光灵敏度阈值，连成曲线以得出视野缺损的深度概念。

（1）面对面检查法（对比法） 简单易行，但准确性相对较差。仅作为视野初步检查。检查者视野正常，与被检者相对而坐，距离约 1m，两眼分别检查。检查右眼时，用眼罩遮盖左眼。检查者将手指置于自己与被检查者中间等距离处，分别从上下左右各方向，由周边向中心缓慢移动，如果两人同时看到手指，说明被检者的视野是正常的；如果检查者发现手指而被检者未发现手指，则说明被检者视野小于正常。

（2）弧形视野计检查法 主要用于检查周边视野，属于动态检查。有简易型与投射型两种。方法是：在自然光线或人工照明下进行，被检者坐于视野计前，下颏固定于颏架上，受检眼正对视野计中心，注视视野计弧上零度处的白色固定目标，另一眼用眼罩遮盖。视野计为 180° 的弧形，半径为 330mm，选用适宜的视标（常用的直径为 3mm 或 5mm），从圆弧周边向中心缓慢移动。嘱被检者刚一发现视标或辨出颜色时，立即告知。将此时视标在弧上的位置记录在周边视野表上。将圆弧转动 30°后再查，如此每隔 30°检查一次，直到圆弧转动一圈，最后把各点连接起来，就是该眼的视野范围。一般常检查白色及红色视野。

（3）Goldmann 视野计 临床应用较为广泛的视野计。既可查中心视野又可查周边视野，可用来做动态与静态检查。背景为半径 330mm 的半球，用 6 个可随意选用的不同大小光点作视标，光点的亮度可以调节，动态检查基本上同弧形视野计法。静态检查是指在经动态检查法中的可疑或查得的缺损部位所在子午线上，每隔 2°～10°检查一点，将视野计上的光点视标调到正常人看不见的弱亮度，显示 1 秒，若被检眼也看不到，则间隔 3 秒后再用强一级的亮度显示，依次逐步增加，直到被检眼看见，记录此时所用的光强度，然后用坐标记录或将各点连成曲线。由此对视野缺损得出一深度概念，亦即视野的立体检查。静态视野检查比动态检查有一定的优越性，对一些视网膜变性、黄斑病变、视神经炎等，能查出用一般方法不能查出的视野改变。

（4）自动视野计 采用静止光标检查视野，其结果提供灰阶图和数字图，取代了动态视野计的等视线图。目前常用的自动视野计是被公认为标准的 Humphrey field Analyzer（Humphrey 视野分析仪），它可以精确分析视野中每一个监测点随着时间改变阈值的变化，从数值变化中得出对青光眼进展程度的分析判断。

3. 色觉 是视觉器官的重要功能之一，正常人能辨别各种颜色，凡不能准确辨别各种颜色者为色觉障碍。临床上按色觉障碍的程度不同，可分为色盲与色弱。色盲以红绿色盲较为多见。

色觉的检查方法较多，现多采用假同色表（色盲本）检查法。常用的国外检查表有石原忍氏表、司狄林（Stilling 氏）表及拉布金（paoKNH）表等，国内检查表有俞自萍检查表等，通常采用其中一种检查，遇有疑问时，可用其他检查表来对照。检查时，将色盲本置于明亮的自然光线下（但阳光不得直接照射在色盲本上），距离被检者 40 ~ 50cm，让被检者迅速读出色盲本上的数字或图形，每图不得超过 5 秒。按色盲本所附的说明，判定是否正确，是哪一种色盲或色弱。

4. 暗适应 视网膜对弱光的感受性是由视杆细胞决定的，随照明强度变化而变化。当一个人由明处进入暗处时，在最初的一瞬间会看不见，之后由于视杆细胞内视紫红质的再合成，视网膜对弱光的敏感度逐渐增强，才逐渐能看到一些东西，这个过程叫暗适应（dark adaptation）。临床上维生素 A 缺乏症、青光眼、某些视网膜及视神经疾病，均可使视网膜感光的敏感度下降。

简易的检查方法是对比法，受检者与暗适应功能正常的检查者同时进入暗室，在相同距离和条件下分别记录在暗室内辨别周围物体所需的时间，以此判断受检者的暗适应功能。精确的暗适应检查应用特制的仪器——暗适应计，可定量控制昏暗程度，测定并记录下视觉敏感度及时间，通过参数绘出被检者的暗适应曲线。

5. 立体视觉 又称深度觉，是感知三维空间及不同物体互相远近关系的能力。目前较多应用同视机检查立体视觉。

6. 对比敏感度 不同明暗背景下分辨视标的能力，是检查视觉功能的重要指标之一。某些眼病患者中心视力正常时，其对比敏感度会出现异常，这项检查有助于疾病诊断和鉴别诊断。

7. 视觉电生理检查 是通过视觉系统的生物电活动检测视觉功能。

（1）视觉诱发电位（VEP） 是脑皮层对视觉刺激发生反应的一簇电信号，反映视网膜、视路、视觉中枢的功能状态。VEP 分为图形视觉诱发电位（F – VEP）和闪光视觉诱发电位（P – VEP）。

（2）视网膜电图（ERG） 是光线或图像刺激视网膜后在角膜记录到的一组电反应。临床上 ERG 又分为闪光 ERG、图形 ERG 和多焦 ERG。闪光 ERG 主要反映神经节细胞以前的视网膜细胞状态；图形 ERG 主要反映视网膜神经节细胞的状态；多焦 ERG 可以反映视网膜不同层次的状态。

（3）眼电图（EOG） 测定随光适应状态改变或药物诱导而使眼球静息电位发生改变的规律性变化。主要反映视网膜色素上皮和光感受器的功能，也可用于测定眼球位置及眼球运动的变化。

二、眼部形态检查

1. 眼附属器检查

（1）眼睑 观察有无红肿、淤血、有无瘢痕或肿物；有无内翻或外翻；两侧是否对称，上睑提肌及睑裂闭合是否正常。睫毛是否整齐、方向是否正常、有无变色、脱落，根部有无充血、鳞屑、脓痂或溃疡等。

（2）泪器 注意泪点有无外翻或闭塞；泪囊区有无红肿压痛或瘘管，挤压泪囊有无分泌物自泪点溢出。泪液分泌试验（Schirmer）评价泪腺的作用，测量泪膜破裂时间（breaking up time，BUT）评价泪膜稳定性。

（3）结膜 检查球结膜时，以拇指和示指将上、下睑分开，嘱患者向上、下、左、右各方向转动眼球，观察球结膜有无充血，特别注意区分睫状充血与结膜充血，有无疱疹、出血、异物、色素沉着或新生物。将眼睑向上、下翻转，检查睑结膜及穹隆部结膜，是否透明、光滑，有无充血、水肿、乳头肥大、滤泡增生、瘢痕、溃疡、睑球粘连，有无异物或分泌物。

（4）眼球位置及运动　注意两眼直视时，角膜位置是否位于睑裂中央，高低位置是否相同，有无眼球震颤或斜视。眼球大小有无异常、有无突出或内陷。检查眼球运动时，嘱患者向上、下、左、右及右上、右下、左上、左下8个方向注视，以了解眼球向各方向运动有无障碍。

（5）眼眶　观察两侧眼眶是否对称，眶缘触诊有无缺损、压痛或肿物。

2. 眼球前段检查　检查眼球前段常用的简单方法是斜照法，即一手持带有聚光灯泡的手电筒，从眼的侧方距眼约2cm处，聚焦照明检查部位，另一手持13D的放大镜置于眼前，检查角膜、前房、虹膜及晶状体。另外还广泛应用裂隙灯显微镜及其附件进行检查。

裂隙灯活体显微镜（slit – lamp biomicroscope）可在强光下放大10～16倍检查眼部病变，不仅能使表浅的病变看得十分清楚，还可以调节焦点和光源宽窄，形成光学切面，查明深部组织病变及其前后位置。若附加前置镜、接触镜、前房角镜、三面镜，还可检查前房角、玻璃体和眼底。将裂隙光线照在透明角膜或晶状体上，呈现一种乳白色的光学切面，借此可以观察其弯曲度、厚度，有无异物或角膜后沉着物，以及浸润、溃疡等病变的层次和形态。将光线调成细小光柱射入前房，可检查有无房水闪辉（又称Tyndall现象），即在房水中蛋白质增加或细胞渗入，可见角膜与晶状体之间有一乳白色的光带。再将焦点向后移，还可观察晶状体有无混浊及混浊所在的层次，以及玻璃体前1/3内的病变。

（1）角膜　注意角膜大小、弯曲度、透明度及表面是否光滑。有无异物、新生血管及混浊（瘢痕或炎症），知觉有无异常，角膜后有无沉着物（keratic precipitate，KP）。①角膜完整性检查：角膜荧光素染色可查明角膜上皮有无缺损及角膜混浊有无溃疡，将1%～2%荧光素钠液涂于结膜囊内，1～2分钟后观察，黄绿色的染色可显示上皮缺损的部位及范围。②角膜弯曲度检查：临床普遍应用角膜地形图（topogrphy）仪检查。③角膜知觉的检查：简单的方法是将消毒棉签拧出一条纤维，用其尖端从被检者侧面移近并轻轻触及角膜，如不引起瞬目反射或两眼触及力有明显差别，则表明角膜知觉减退，多见于疱疹病毒所致的角膜炎或三叉神经受损者。

（2）巩膜　注意观察巩膜颜色及有无充血、结节及压痛等。

（3）前房　注意房水有无混浊、积血、积脓。观察前房深浅，如果前房浅，则警惕有发生闭角型青光眼的危险。

（4）虹膜　观察虹膜颜色、纹理，有无新生血管、色素脱落、萎缩、节结，有无与角膜前粘连、与晶状体后粘连，有无根部离断及缺损，有无震颤。

（5）瞳孔　两侧瞳孔是否等大、形圆，位置是否居中，边缘是否整齐。正常成人的瞳孔在弥散自然光线下直径为2.5～4mm；幼儿及老年人稍小。检查瞳孔和各种反射对于视路及全身疾病的诊断都有重要意义。①瞳孔对光反射：在暗室内用手电筒照射受检眼，该眼瞳孔迅速缩小称为直接光反射，此反应需要该眼瞳孔反射的传入和传出神经通路共同参与；在暗室内用手电筒照射另侧眼，受检眼瞳孔迅速缩小称为间接光反射。此反应只需要受检眼瞳孔反射的传出途径参与。②集合反射：先嘱被检者注视一远方目标，然后嘱其立即改为注视15cm处自己的食指，这时两眼瞳孔缩小双眼内聚。③相对性传入性瞳孔障碍（relative afferent pupillary defect，RAPD）：亦称Mareus – Gunn瞳孔。譬如左眼传入性瞳孔障碍时，用手电筒照射右（健）眼时，双眼瞳孔缩小，患眼瞳孔由于间接反射而缩小；随后移动手电筒照在左（患）眼上，双眼瞳孔不缩小或轻微收缩，因左眼传入性瞳孔障碍；以1秒间隔交替照射双眼，健眼瞳孔缩小，患眼瞳孔扩大。这种体征特别有助于诊断单眼的黄斑病变或视神经炎等眼病。

（6）晶状体　观察晶状体有无混浊及脱位。

3. 眼后段检查　眼后段是指眼球内晶状体以后的眼部组织，包括玻璃体、脉络膜和视网膜。眼底检查应在暗室进行，必要时使用药物扩瞳。眼底检查需利用检眼镜（ophthalmoscope），常用的检眼镜有直接和间接两种。

（1）直接检眼镜检查　所见眼底为正像，放大约16倍。通常可不散瞳检查，若需详细检查则应散瞳。

（2）间接检眼镜检查　间接检眼镜放大倍数小，可见范围大，所见为倒像，具有立体感，一般需散瞳检查。通过检查能比较全面地观察眼底情况，不易漏诊眼底病变。因其能在较远距离检查眼底，可在直视下进行视网膜裂孔封闭及巩膜外垫压等操作。主要适用于：①各类原发性、继发性视网膜脱离；②各类眼底疾患所致的隆起不平者，如肿物、炎症、渗出和寄生虫等；③屈光介质透明时的眼内异物，尤其是睫状体扁平部异物；④屈光介质欠清或高度屈光不正，用直接检眼镜观察眼底困难。

（3）正常眼底描述　正常视盘略呈椭圆形、淡红色、边界清楚，中央呈漏斗形凹陷，色泽稍淡，称为生理凹陷。视网膜中央动脉呈鲜红色、中央静脉呈暗红色，动脉与静脉管径之比为2：3。黄斑部位于眼球后极视乳头颞侧2～2.5PD（视盘直径）略偏下方处，大小约一个视盘或稍大，无血管，其中心有一针尖大的反光点称中心凹光反射。视网膜正常时透明，眼底呈均匀的深橘红色。

（4）眼底检查记录　应记录视盘大小、形状、颜色、边界（有无视盘水肿、炎症）和病理凹陷；视网膜血管的管径大小、颜色是否均匀一致；动、静脉比例是否正常，形态是否正常，有无交叉压迫征；黄斑部及中心凹光反射情况；视网膜有无出血、渗出、色素增生或脱失等。

4. 眼压检查　眼压是指眼球内容物作用于眼球内壁的侧压力，正常范围为10～21mmHg。眼压测量对青光眼的诊断和治疗有重大意义。

（1）指测法　是最简单的定性估计眼压方法，需要一定的临床实践经验。测量时，嘱患者两眼向下注视，检查者双手中指和无名指固定于患者前额，两手示指尖放在上眼睑皮肤面，两指交替轻压眼球，感觉眼球的张力，估计眼球硬度。双眼分别进行，互相比较。记录时以 Tn 表示眼压正常，用 T_{+1}、T_{+2}、T_{+3} 表示眼压增高的程度，用 T_{-1}、T_{-2}、T_{-3} 表示眼压降低的程度。

（2）眼压计测量法　眼压计分为压陷式、压平式和非接触眼压计三类。①压陷式眼压计：是用一定重量的眼压测杆将角膜压出凹陷，在眼压计重量不变的条件下，压陷越深，其眼压越低。眼压计的刻度多少取决于角膜凹陷的程度，所以测出的数值受到眼球壁硬度的影响。在眼球壁硬度显著异常者（如高度近视眼），会给出比实际偏低的数据。Schiotz眼压计是目前在我国应用较广泛的压陷式眼压计。②压平式眼压计：是用足够力量将角膜压平，观察压平该面积所需力的大小，所需力小者眼压亦小。压平式眼压计测量眼压时，使角膜凸面稍变平而不下陷，眼球容积改变很小，因此不受眼球壁硬度的影响，如 Goldmann 压平眼压计和 Perkin 手持式压平眼压计。③非接触眼压计：目前临床最常用的测量仪器，其原理是利用可控的空气脉冲，其压力具有线性增加的特性，使角膜压平到一定的面积，通过监测系统感受角膜表面反射的光线，并记录角膜压平到某种程度的时间，将其换算为眼压值。其优点是操作方便快捷，避免了眼压计接触角膜所致的交叉感染，可用于角膜表面麻醉药过敏的患者。缺点是所测数值不够准确。

三、眼科影像学检查

1. 眼部超声检查　超声检查是利用超声波能反射波形或形成图像来反映人体结构和病理变化的物理诊断技术。眼用超声检查仪分为A超与B超，A超主要用于眼轴等活体生物学测量，B超主要应用于探查玻璃体、视网膜病变的部位及性质等。因具有无创伤、检查费用低等优点，临床应用较广泛。

（1）A超　显示探测组织每个声学界面的回声，以波峰形式、按回声返回探头的时间顺序依次排列在基线上，构成与探测方向一致的一维图像。优点是测距精确，回声的强弱能够量化。

（2）B型　扫描通过扇形或线阵扫描，将界面反射回声转为大小不等、亮度不同的光点形式显示，光点明暗代表回声强弱，回声形成的许多光点在示波屏上构成一幅局部组织的二维声学切面图像。实时动态扫描可提供病灶的位置、大小、形态及与周围组织的关系，对所探测病变获得直观、实际的影像。眼科超声的适应证包括：①眼球活体测量；②探查玻璃体视网膜病变部位、程度和性质；③眼内肿瘤；④眼球突出的病因诊断；⑤探查和定位眼内异物，特别是在屈光介质混浊时；⑥探查视神经管。

2. 电子计算机断层扫描（computer tomography，CT） 利用电离射线和计算机的辅助形成多个横断面的影像，可用于观察软组织或骨性结构。每次扫描的层厚通常为3mm，检查视神经则用1.5mm厚度。CT扫描的适应证包括：①眼内肿瘤；②眼眶病变，包括肿瘤、急（慢）性炎症及血管畸形等；③眼外伤眶骨骨折，眼内、眶内异物显示和定位；④不明原因的视力障碍、视野缺损等；⑤探查视神经和颅内占位性病变。

3. 磁共振成像（magnetic resonance image，MRI） 通过射频探测病变，用于眼内、眶内及颅内病变的诊断。因其穿透力强，又可获得丰富的信息，特别适于检测各段视神经及眼相关的颅神经病变。禁忌对有磁性异物及安装心脏起搏器患者进行探测。

4. 眼科计算机图像分析 计算机图像处理、扫描共焦激光等技术的应用是现代眼科发展的重要标志，为眼科诊断及研究提供了更精密的检查方法。

（1）角膜地形图　对激光投射在角膜上规则的十多层圆环进行计算机图像分析、三维重建，描绘角膜表面的地形图。可进行角膜散光、圆锥角膜的定量分析，指导屈光性角膜手术。

（2）角膜共聚焦显微镜　利用共焦激光对活体角膜进行不同层面的扫描，可显示角膜细胞的超微结构，辅助真菌、病毒、棘阿米巴角膜炎等疾病的诊断。

（3）角膜内皮镜　可记录角膜内皮细胞的排列状况及计数，有利于了解角膜内皮功能。正常人30岁前，平均细胞密度为3000~4000个/mm²，50岁左右2600~2800个/mm²，大于69岁为2150~2400个/mm²。

（4）光学相干断层扫描（optical coherence tomography，OCT）　进行视网膜断层扫描的工作原理类似B超，不同的是OCT采用的是850nm波长的激光扫描，而B超采用的是声频扫描。目前临床广泛应用的OCT分为眼前节OCT和眼后段OCT。眼前节OCT主要用于角膜厚度测量及形态扫描、前房结构扫描；眼后段OCT主要用于黄斑水肿、裂孔的测量及青光眼视神经纤维层厚度测量等。

（5）超声活体显微镜（ultrasound biomicroscopy，UBM）　利用50MHz的高频高分辨率的B超对眼前段结构进行检查，尤其对闭角型青光眼、眼前段肿瘤及外伤的诊断具有重要意义。

5. 荧光素眼底血管造影（fluorescein fundus angiography，FFA） 是当前眼科诊断眼底疾病常用的、主要的检查方法之一，对眼底疾病的诊断、鉴别诊断、治疗选择、预后的推断都具有重要意义。基本原理是将荧光素物质快速注入静脉，荧光素将随循环而进入眼内血管系统，发出荧光，利用装有特殊的滤光片组合的眼底照相机，真实地将眼底血管及相关组织的荧光情况拍照记录，用于观察视网膜循环动态变化及其他与之有关的病理改变。可用于协助诊断以下疾病：①各种黄斑疾病；②各种视网膜、脉络膜、视神经疾病；③各种全身性疾病所引起的视网膜病变，如糖尿病性视网膜病变、高血压性视网膜病变、动脉硬化性视网膜病变等。

检查护理配合及注意事项：①造影前详细了解患者全身情况，有无高血压，心、肝、肾等重要脏器功能障碍，对于有严重全身疾病者，需全面评估、慎行检查；②了解有无造影剂或其他药物过敏史，遵医嘱行药物过敏试验；③检查前充分散瞳，告知散瞳目的和注意事项；④检查过程中，严密观察病情变化，有无恶心、呕吐、荨麻疹等，轻微恶心、呕吐，嘱患者放松勿紧张，一般稍作休息可缓解，严重者需遵医嘱应用止吐药物或抗过敏药物；⑤告知患者检查后数小时皮肤及尿液会变黄，不必紧张，适当多饮水；⑥检查室常规配备氧气、急救物品和药品、抢救床等，已备发生严重过敏反应或其他异常情况时进行抢救使用。

答案解析

目标检测

一、选择题

1. 使用国际标准视力表检查视力，视力表与被检者相距（　　）

    A. 2m 　　　　　 B. 3m 　　　　　 C. 4m 　　　　　 D. 5m 　　　　　 E. 1m

2. 近视力表检查被检眼距离近视力表（　　）

    A. 40cm 　　　　 B. 30cm 　　　　 C. 20 cm 　　　　 D. 10cm 　　　　 E. 以上都不是

3. 被检者在5m距离外不能辨认出视力表上任何视标时，让被检者走近视力表，距离视力表3m处能辨认表上"0.1"行视标。则被检者视力为（　　）

    A. 0.02 　　　　 B. 0.04 　　　　 C. 0.06 　　　　 D. 0.08 　　　　 E. 0.3

4. 被检者不能辨认眼前手动，应检查有无（　　）

    A. 远视力 　　　 B. 近视力 　　　 C. 眼前指数 　　 D. 光感 　　　　 E. 散光

5. 在注视点（　　）度范围内称为中心视野

    A. 30° 　　　　　 B. 35° 　　　　　 C. 40° 　　　　　 D. 45° 　　　　　 E. 20°

6. 色盲中以（　　）盲较为多见

    A. 红绿色 　　　 B. 蓝色 　　　　 C. 蓝绿色 　　　 D. 全色 　　　　 E. 黄色

7. 睫状充血时，充血部位在（　　）

    A. 穹隆部 　　　　　　　　 B. 角膜周围 　　　　　　　 C. 角膜中央

    D. 不确定 　　　　　　　　 E. 球结膜周边部

8. 正常成人的瞳孔在弥散自然光线下的直径为（　　）

    A. 2~3mm 　　　　　　　　 B. 2.5~3.5mm 　　　　　　 C. 2.5~4mm

    D. 2~5mm 　　　　　　　　 E. 1mm

9. 正常成年人30岁以前角膜内皮细胞计数，平均细胞密度为（　　）

    A. 3000~4000 个/mm^2 　　　　　　　 B. 1000~2000 个/mm^2

    C. 2000~3000 个/mm^2 　　　　　　　 D. 4000~5000 个/mm^2

    E. >5000 个/mm^2

10. 测量泪膜破裂时间是评估（　　）

    A. 泪腺的作用 　　　　　　 B. 泪膜稳定性

    C. 泪液的质 　　　　　　　 D. 泪液的量

    E. 泪道的功能

11. 正常眼压值范围为（　　）

    A. 5~11mmHg 　　　　　　 B. 10~21mmHg 　　　　　 C. 20~31mmHg

    D. 30~41mmHg 　　　　　　 E. >5mmHg

二、名词解释

1. 眼压

2. 视野

三、简答题

1. 简述荧光素眼底血管造影检查的护理配合及注意事项。

2. 简述结膜充血和睫状充血的区别。

书网融合……

本章小结　　　　题库

第三章　眼科护理管理及常用护理操作

PPT

第一节　眼科门诊护理管理

一、门诊管理

眼科门诊护理的主要任务是做好开诊前准备、预检分诊、协助医师进行检查、进行健康教育与护理指导等。

1. 诊室卫生清洁　保持诊室清洁、明亮、通风、整齐。开诊前准备好免洗手消毒剂及擦手纸。

2. 诊室物品　备好诊桌上的物品，如聚光手电筒、近视力表、放大镜、丁卡因、荧光素钠、抗生素眼药水、散瞳及缩瞳眼药水、消毒干棉球及棉签、乙醇棉球等。安装有电脑信息系统的诊室，则需检查电脑设备是否正常运作，打印纸是否备足。必要时备好文具、处方笺、住院证、各种检查化验单及治疗单等办公用品。

3. 就诊秩序　按病情特点及挂号先后进行分诊。对危重者、年老体弱患者及婴幼儿可提前就诊。

4. 协助检查　协助医生做好视力检查和眼压测量，根据医嘱为患者做好检查前用药。对双眼视力低下、行动障碍者应给予护理照顾，防止患者跌倒。

5. 健康教育　利用电视、板报、健康手册等形式，宣传常见眼病的发病原因、治疗及预防知识。

6. 护理指导　根据患者具体情况，给予生活、用药及预防等方面护理指导，需要时帮助患者登记预约复诊时间。

二、暗室管理

眼部许多精细检查需要在暗室进行，暗室内有许多精密检查仪器，应加强暗室护理管理。

1. 暗室地面应防滑，墙壁不反光，窗户应设置遮光窗帘，保证室内处于黑暗状态，便于检查。

2. 暗室常设仪器应合理安放，无多余障碍物，利于检查操作和患者安全。

3. 制定仪器设备操作规程，设备的使用、保养严格按规程执行。

4. 保持室内空气流通及相对干燥，以免损坏室内仪器。

5. 下班前，应把暗室内各种检查仪器恢复到原位，切断电源，加盖防尘罩，并将水龙头、门窗关好。

6. 患者对暗室环境感觉陌生，应给予护理指导和帮助，以免发生意外。

三、治疗室管理

眼科门诊治疗室常为患者进行多种护理治疗操作，工作环境尤为重要。

1. 常备物品和药品

（1）治疗用药 表面麻醉药、局部浸润和神经阻滞麻醉药、散瞳和缩瞳药、抗生素滴眼液和眼膏、染色剂、无菌溶液等。

（2）消毒用药 乙醇、碘酊、碘伏、汞溴红等。

（3）敷料类 消毒棉签和棉球、消毒纱布和眼垫、绷带、眼罩、胶布等。

（4）急救用品 急救箱、氧气瓶等。

（5）其他 洗眼壶、受水器、无菌注射器和注射针头、无菌包、无菌手套、无菌持物钳、无菌单、口罩、帽子、血压计、听诊器等。

2. 常备小器械

（1）眼科器械 应行高压灭菌，常用的有睫毛镊、止血钳、缝合针、角膜异物针、泪小点扩张器等。常用眼科小手术包有拆线包、小缝合包。

（2）锐利器械 回收放置在固定架上或器械盒内，避免损坏。

3. 护理管理

（1）室内清洁，医疗废物随时清理；每天空气消毒一次，并有记录。

（2）物品及药物应由专人负责，分类固定放置，标签清楚。麻醉精神类药品加锁保管，严格交接班。乙醇等危险化学品要单独存放并有醒目的标志。

（3）药品应放置在阴凉干燥处并避免日晒，光照后易变色、变性的药物应放置在有色瓶中。

（4）定期检查各种药品和物品，注意定期消毒、更换及补充。

四、激光室管理

眼科激光治疗在临床中广泛应用。激光器属于贵重的精密仪器，如使用不当会缩短其使用寿命。

1. 激光室安全要求

（1）应贴出警告标志，无关人员不能随意进出。工作室应关好门窗，安装特殊的玻璃或遮光窗帘，以防激光透出伤人。

（2）激光室墙壁不宜使用反光强的涂料，激光操作尽量在暗室内进行，以减少激光的反射，可保持患者瞳孔散大，便于治疗。

（3）防止非专业人员操作。使用时应防潮、防尘。光纤不要被折断或重压。

2. 工作人员安全防护

（1）加强安全教育 激光对工作人员造成意外伤害最多的是眼睛和皮肤，如白内障、视网膜损伤，造成皮肤红斑、丘疹、水疱。工作人员应加强安全意识，保护自己。

（2）防护用具 激光治疗时，工作人员应戴专门针对所使用激光波长的有周边防护的防护眼罩，对超过安全阈值的激光，要穿上白色工作服，戴手套，不让激光直射皮肤并防止反射、散射光照射皮肤。

（3）激光室必须放置灭火装置　激光治疗过程中，不能将激光对准含乙醇的液体、干燥棉花、敷料等易燃物品；手术区不要滴用含乙醇的麻醉药（可局部注射）；不要使用易燃的麻醉气体。

第二节　眼科患者常规护理

一、眼科疾病一般常规护理

1. 患者入院后，热情接待，送至床位休息。

2. 向患者介绍病区环境与有关制度，介绍主管医师、主管护士，及时通知医生诊治。

3. 保持病房整洁、安静，空气流通，光线柔或偏暗，保证患者充足睡眠。

4. 遵医嘱进行分级护理。

5. 根据护理级别测量生命体征。

6. 视力极差及双眼包扎的患者应协助日常生活。加强巡视，做好交接班，以免坠床、跌倒等意外发生。

7. 注意保暖，预防感冒，忌烟酒，忌喝浓茶。

8. 严格执行医嘱，按时使用眼药。

9. 严格执行消毒隔离制度。传染性眼疾严格隔离，注意医护人员和患者的清洁消毒，避免交叉感染。

10. 加强心理护理，对心理负担重、焦虑的患者，做好心理疏导。

11. 健康指导

（1）指导并协助患者安排好生活，禁烟酒。充分休息，避免在强光或弱光下阅读。必要时佩戴有色眼镜保护。

（2）选择富含维生素及易消化清淡饮食，勿食辛辣刺激性食物。

（3）注意休息，避免剧烈活动和重体力劳动。

（4）按时服药，按时使用眼药，点眼前应洗净双手，预防交叉感染。

（5）定期复查，不适随诊。

二、内眼手术常规护理

常见的内眼手术包括白内障、青光眼、视网膜脱离、玻璃体等。

1. 术前护理

（1）心理护理　评估患者有无焦虑、恐惧情绪及其程度，介绍术前、术中、术后的注意事项，解除思想顾虑及紧张心理，以配合手术。

（2）评估患者视觉障碍和安全需要，加强生活护理。年幼、老年患者、高危患者启动防跌倒及防坠床安全措施。

（3）根据医嘱、患者病情及生活自理能力给予相应的级别护理并动态记录。

（4）评估有无眼部疼痛及疼痛的性质，遵医嘱给予对症处理。

（5）掌握患者全身情况，如高血压、心脏病、糖尿病患者要采取相应治疗护理措施。

（6）了解患者有无手术禁忌证，如出现咳嗽、发热、腹泻、感冒、月经期、颜面疖肿及全身感染等情况，及时报告医生。

（7）根据病情和医嘱给予相应卧位。

（8）训练患者眼球向各方向转动、固视以配合手术。学习用舌尖顶住上腭防止咳嗽或打喷嚏的方法，为手术做好充分的准备。

（9）给予高热量、易消化饮食，保持大便通畅。

（10）遵医嘱给予抗生素眼液滴眼。

（11）注意保暖，防止感冒。

（12）术前晚评估患者睡眠情况，如患者对手术有恐惧心理而导致睡眠差，应给予心理安慰，必要时使用镇静药。

（13）根据护理级别测量生命体征，必要时测血糖，如有异常报告医生及时处理。

（14）术前1日洗澡、理发、更衣。

（15）手术日清洁眼部、剪睫毛、冲洗结膜囊及泪道，覆盖无菌敷料，做好手术眼标记。

（16）术日晨测量生命体征。按医嘱执行术前用药，嘱患者进手术室前排空大、小便。

（17）全身麻醉患者执行全身麻醉手术护理常规。

2. 术后护理

（1）根据手术要求给予平卧、俯卧或半卧位。

（2）年幼、老年患者做好防跌倒、坠床等安全防护。

（3）遵医嘱给予半流质或易消化、营养丰富的软食、勿食辛辣刺激性食物。

（4）观察局部伤口渗血及敷料情况，指导用眼卫生，严禁用手揉眼睛，以防止伤口感染。

（5）保持眼部清洁、干燥，避免污水进入眼内。

（6）患者伤口剧烈疼痛时，应检查绷带包扎是否过紧，有无眼压增高现象并及时报告医生。遵医嘱用药或给予镇静、止痛药。

（7）指导患者术后避免剧烈活动，勿做长时间弯腰、摇头、挤眼动作，防止术眼碰撞，勿大声说话，避免咳嗽和打喷嚏，以防伤口出血、裂开。

（8）协助做好生活护理。

（9）注意保暖、预防感冒。

（10）保持大便通畅，避免因用力排便而致伤口裂开，必要时遵医嘱给予缓泻药。

（11）根据护理级别测量生命体征。按时完成病历书写及其他护理记录。

（12）全身麻醉者执行全身麻醉术后常规护理。

三、外眼手术常规护理

常见的外眼手术包括眼睑、泪器、眼附属器、眼眶、眼肌等。

1. 术前护理

（1）心理护理　向患者及家属解释疾病相关知识、治疗方法及预后情况，消除自卑心理，增强治疗信心。

（2）完善各项术前检查　术前常规检查血、尿常规，肝肾功能，凝血功能四项，心电图，胸部X线等项目。

（3）术前1日，遵医嘱做好术前准备，冲洗泪道、结膜囊。

（4）上睑下垂、斜视矫正术的患者，术中需要进行双眼对照，手术前滴用抗生素眼药。

（5）眼部整形、肿瘤等手术，手术前协助做好拍照。

（6）眼睑植皮手术者，术前1日做供皮区常规准备。

（7）唇黏膜移植者，术前注意口腔清洁，排除口腔疾病。术前3日给予漱口液漱口，每日3次，进手术室前漱口1次。

（8）眶内容摘除术者，术中出血多需输血，术前1日联系配血，做好准备。

（9）与手术室护士交接患者情况、病历，以及术中需要携带的特殊检查报告单。

（10）全身麻醉患者执行全身麻醉术前护理常规。

2. 术后护理

（1）根据手术方式及麻醉方式采取相应的卧位，介绍术后注意事项。

（2）全身麻醉者执行全身麻醉术后护理常规，观察生命体征的变化及有否呕吐。

（3）年幼、老年及双眼包扎患者做好防跌倒、坠床等安全防护。

（4）按照护理级别定时巡视，注意观察敷料情况。出现敷料渗血、出血、绷带松动移位等情况，应及时处理。嘱患者不得随意解开绷带，防止切口出血。

（5）观察和保护供皮区创口，防止感染。

（6）观察有无眼睑闭合不全、角膜暴露（义眼台暴露）、结膜肿胀等情况

（7）遵医嘱给予抗生素静脉滴注，抗生素眼药点眼，预防感染。

（8）疼痛时遵医嘱给予止痛药。

（9）因麻醉反应或术中牵拉肌肉而引起的呕吐，遵医嘱给予止吐药。

（10）嘱患者勿用力咳嗽，保持大便通畅。必要时遵医嘱给予缓泄药。

（11）泪囊鼻腔吻合术后患者，应注意观察鼻腔内的出血情况，如渗血较多，立即报告医生处理。

（12）斜视及上睑下垂矫正术后，包扎双眼，使术眼充分休息，以免缝线脱开或切口出血而影响手术效果。

（13）进食易消化、有营养软食，忌食坚硬及刺激性食物。

第三节　眼科常用护理技术操作

一、滴眼药法

（一）目的

由于眼部存在血-眼屏障，大多数眼病药物治疗采用局部用药。滴眼剂是常用的眼药剂型，是眼科最常用的局部用药之一，多用于治疗眼病和常规检查。一般为水溶剂，也有混悬液、油剂。药液可直接接触结膜、角膜病灶，药物的有效成分通过角膜进入眼内。

（二）操作方法

1. 治疗盘内备滴眼液、消毒棉签。

2. 患者取坐位或仰卧位，头稍后仰，眼向上注视。

3. 用棉签或纱布擦净患眼分泌物。操作者用左手食指或棉签拉开下睑，暴露下结膜囊，右手将药液1~2滴滴入下穹隆，轻提上睑使药液充分弥散，然后轻轻闭合眼睑。

4. 干棉球拭去溢出的药液，嘱患者用一手拇食指压迫泪囊部，避免药液经鼻黏膜吸收，影响眼局部疗效。

（三）注意事项

1. 用药前核对患者姓名、眼别、医嘱、药物名称、浓度、制剂，观察有无变色和沉淀。

2. 双眼用药时，先滴健眼。

3. 滴眼药时，滴管或药瓶口离眼 1~2cm，以免划伤角膜或接触眼睑而污染药液。

4. 滴药时不要直接滴于角膜上，以免患者因为角膜反射紧闭双睑将药液挤出，或者使角膜溃疡穿孔。

5. 滴用混悬剂前应先摇匀；同时滴两种或两种以上的滴眼液者，每种药应间隔 5 分钟以上；先滴抗生素眼药水，后滴散瞳液。

6. 在滴用阿托品类、毛果芸香碱药品时，应压迫泪囊 2~3 分钟，以防药液经鼻腔黏膜吸收发生中毒，尤其小儿应予以注意。

7. 滴药时动作要轻，切勿压迫患眼，特别是角膜溃疡和有伤口的患者更应注意。

二、涂眼膏法

（一）目的

涂眼膏法为常用眼部给药法，治疗局部疾病、预防睑球粘连等。眼膏药物释放缓慢，停留眼内时间长，一般睡前给药。

（二）操作方法

1. 准备眼药膏、圆头玻璃棒、消毒棉签。

2. 患者仰卧位或坐位，头后仰，嘱患者向上看，左手食指或用棉签轻拉开下睑。

3. 操作者右手持药膏软管或涂有药膏的圆头玻璃棒，将药膏与眼睑裂平行方向涂在下穹隆部。

4. 嘱患者闭眼，然后按摩眼睑使眼膏均匀分布于结膜囊内。

5. 干棉球拭去溢出的药膏，嘱患者闭眼 1~2 分钟。

（三）注意事项

1. 涂管状药膏时，管口勿接触任何部位，注意切勿损伤角膜。

2. 如果采用玻璃棒头涂药膏，涂药前注意玻璃棒头是否光滑完整，以免损伤眼组织。

3. 注意不要把睫毛一同随玻璃棒卷入，以免刺激角膜引起不适。

三、结膜囊冲洗法

（一）目的

清除结膜囊异物及脓性分泌物；稀释刺激性化学药物；内眼手术前清洁结膜囊。

（二）操作方法

1. 准备冲洗用吊瓶（冲洗壶）、洗眼液、受水器、消毒棉签或纱布。

2. 患者取坐位或仰卧位，头稍后仰，并倾向清洗侧，一手持受水器，凹面紧贴颊部。

3. 用棉签或纱布擦净患眼分泌物或眼膏。

4. 操作者用手指牵开眼睑，另一手持洗眼壶，先以少量冲洗液冲洗眼睑皮肤，再冲洗结膜囊。

5. 冲洗过程中嘱患者向各方向转动眼球，同时操作者不断牵动眼睑或翻转上睑，充分冲洗各部分结膜。

6. 冲洗后，用消毒棉签擦干眼部皮肤，取下受水器，倒掉污水，洗净后放入消毒液中浸泡备用。

（三）注意事项

1. 冲洗时，壶嘴不可触及病变部位以防分泌物污染。

2. 冲洗液不可直接冲击角膜。

3. 有眼球穿通伤及角膜溃疡者不宜冲洗。

4. 化学烧伤者需大量反复冲洗时，宜采用输液瓶内无菌溶液行冲洗。

5. 如有传染性眼病，注意冲洗液不可流入健眼，接触患者的用品严格消毒。

四、泪道冲洗法

（一）目的

检查泪道是否通畅，判断泪道阻塞部位；对有慢性泪囊炎而局部或全身条件不宜手术者，可借泪道冲洗并注入抗生素；内眼手术前冲洗泪道。

（二）操作方法

1. 准备注射器、冲洗针头、泪点扩张器、0.5% 丁卡因滴眼液、消毒棉签或纱布，必要时备泪道探针。

2. 患者取坐位或仰卧位。

3. 患眼内眦处滴表面麻醉药或将丁卡因棉签置于患眼上、下泪点之间，闭眼 3 分钟。

4. 嘱患者向上看，操作者用一手拇指将下睑轻微外翻，暴露泪小点，右手持注射器，冲洗针头先垂直进入泪点 1～2mm，然后转至水平方向沿泪小管走行方向 5～6mm，再轻推注射器注入药物或生理盐水。

5. 观察注入药物或生理盐水是否顺利进入患者鼻咽部，否则可能为泪道狭窄或堵塞。

（三）注意事项

1. 泪小点狭窄患者应先用泪点扩张器扩大泪点，再行冲洗。

2. 如果进针遇到阻力，切不可强行推进，避免损伤泪道。

3. 从下泪小点进针时，若冲洗液不能进入鼻腔而从上泪点回流，说明泪总管以下有阻塞；若冲洗液从下泪小管本身回流，则阻塞位于此泪小管本身或泪囊处。

4. 若冲洗回流液中有脓液或黏液，表示泪囊有炎症，此时冲洗者可用指头压迫泪囊区，使泪道的脓液完全冲洗掉。

5. 冲洗时如发生下睑肿胀，说明发生假道，应停止冲洗，并给予抗感染治疗。

6. 不要过多反复冲洗，以防造成黏膜损伤形成粘连，引起泪小管阻塞。

五、泪道探通术

（一）目的

判断泪道阻塞的部位及性质；治疗早期泪道阻塞和先天性鼻泪管阻塞。

（二）操作方法

1. 准备泪道探针、0.5% 丁卡因滴眼液、消毒棉签或纱布，必要时备泪点扩张器。

2. 患者取坐位或仰卧位，泪点部位行表面麻醉或局部浸润麻醉，同时患侧鼻腔内填塞丁卡因棉片。

3. 用泪点扩张器扩大泪点。

4. 探针涂以抗生素眼膏，一般从下泪点进入，垂直进入泪点 1～2mm，转到水平位向鼻侧缓慢深入，同时用拇指向颞侧牵引下睑皮肤，避免泪小管黏膜皱折。

5. 当探针接触泪囊窝骨壁时再旋转 90°，向下并稍向后、向外缓缓进入鼻泪管。

6. 探针推进过程中遇到任何阻力时，须把探针退出少许，略改方向再探，直至确定已达阻塞部位为止。

（三）注意事项

1. 操作中动作轻柔，以避免损伤泪道黏膜或造成假道。

2. 选择合适直径的泪道探针，太细易造成假道，太粗会引起泪道的创伤。

3. 急性炎症和泪囊有大量分泌物时不应行泪道探通。

六、剪睫毛法

（一）目的

眼科内眼手术术前准备。

（二）操作方法

1. 准备眼用弯圆剪刀、眼药膏、消毒棉签。

2. 患者取坐位或仰卧位，头稍后仰。

3. 眼睑放松。

4. 剪刀刃上涂适量眼膏，右手持剪刀，嘱患者眼向下看，操作者左手向上轻拉上睑沿着睫毛根部轻轻剪去睫毛。

5. 用棉球擦去剪下的睫毛，再次在剪刀刃上涂眼膏，持续操作，直到剪净为止。

6. 嘱患者睁眼向上看，眼睑放松，操作者左手向下轻拉下睑，同法剪去下睑睫毛。

（三）注意事项

1. 向患者解释剪睫毛的目的及睫毛的再生长能力，减轻心理负担。

2. 剪刀尽量避开角膜，减少刺激，避免损伤。

3. 剪睫毛要一次性剪到位，禁忌重复修剪，防止睫毛碎屑落入眼内产生刺激症状。

4. 动作要轻，防止剪伤睑缘。

七、眼球按摩法

（一）目的

改善局部血液循环，促进局部药物吸收；维持和促进抗青光眼术后滤过泡通畅，利于降低眼压。

（二）操作方法

1. 准备眼用玻璃棒、眼药膏、消毒纱布。

2. 嘱患者向上注视，操作者用示指或中指在患者下睑由下向上做环形按摩，动作要轻，向上时可稍加用力，每次 3~5 分钟。此方法主要用于抗青光眼术后眼压增高患者。

3. 角膜按摩法，按摩前，结膜囊内涂眼膏，嘱患者闭眼，操作者用玻璃棒或右手示指尖略蘸凡士林或少许眼膏后，在上睑皮肤上做往复水平或环形揉动，时间不少于 5 分钟。

4. 睑缘按摩，首先清除睑缘鳞屑、痂皮，溃疡性睑缘炎应拔除脓疱下的睫毛，用生理盐水或其他药液清洗睑缘，然后涂抗生素眼膏，用玻璃棒轻轻按摩睑缘，每日 2~3 次，直至痊愈。此方法主要用于睑缘炎患者。

（三）注意事项

按摩过程中力度合适，切忌用力过大。

八、球结膜下注射法

（一）目的

使药物不受结膜、角膜上皮屏障的影响，直接经结膜及结膜下血液循环吸收进入眼内，或经角膜缘扩散到角膜基质，提高药物有效浓度，延长药物作用时间，增加疗效。

（二）操作方法

1. 准备注射器、针头、0.5%丁卡因、消毒棉签、纱布或眼垫、眼药膏、胶布。

2. 患者取仰卧位或坐位，头稍后仰，患眼滴0.5%丁卡因2~3次。

3. 仔细核对所注射药品名称、用量及眼别。

4. 将下眼睑向下牵拉，嘱患者向鼻上方注视，暴露颞下穹隆部。

5. 右手持注射器，使针头与角膜缘平行，在无血管球结膜区刺入，在看见针尖情况下缓慢注入药液，使球结膜呈鱼泡样隆起。注射量每次不超过0.5ml。

6. 注射完毕，滴抗生素眼药水，观察无反应后涂抗生素眼膏，纱布包扎患眼1天。

（三）注意事项

1. 结膜有明显感染或出血、眼球有穿通伤未缝合患者禁忌行球结膜下注射。

2. 注射前应询问过敏史，并仔细核对。

3. 注射时动作要轻，嘱患者切勿挤眼或转动头部，以免误伤眼部其他组织。不合作患者可使用开睑器。

4. 注射针头不可朝向角膜或距离角膜缘过近，以免发生危险。

5. 多次连续注射，应更换注射部位，同时避开血管以防出血。

九、球后注射法

（一）目的

内眼手术前麻醉和治疗眼底病。

（二）操作方法

1. 准备注射器、球后注射针、药物、碘伏、消毒棉签、纱布、绷带、胶布。

2. 患者取坐位或仰卧位，头稍后仰。

3. 消毒下睑外侧皮肤。

4. 嘱患者向鼻上方注视，保持眼球不动。以4cm长的5号针头，在眶下缘外1/3交界处经皮肤垂直刺入，当针头达眶壁前，向内上方倾斜，朝眶尖前进，共深入3.0~3.5cm，抽吸空针，如无回血，再缓慢注入药液。

5. 注射完毕后，压迫1分钟，防止出血，必要时绷带包扎。

（三）注意事项

1. 注射前核对注射药物及眼别，严格执行无菌技术操作。

2. 进针时针头碰及骨壁或遇到阻力时，不要强行进针，以防刺伤眼球。

3. 推药速度不宜过快，防止张力过大导致药物渗出。

4. 注射完毕注意观察有无球后出血现象，如出现眼睑水肿、眼球运动受限、眼球突出，很可能为球后出血，应加压包扎止血。

十、角膜异物剔除术

（一）目的

角膜异物不仅可引起眼部刺激症状，还容易引起角膜感染等严重并发症。因此，一旦发现角膜异物，不管部位、大小性质如何，都必须及时取出。由于角膜异物性质、深浅部位不同，处理方法不尽相同。一般情况下，角膜异物去除可在表面麻醉下进行，必要时须做球后麻醉。

（二）操作方法

1. 准备 0.5% 丁卡因、开睑器（裂隙灯）、角膜异物针、眼药膏、消毒棉签、纱布、胶布。
2. 0.5% 丁卡因滴眼 2~3 次。
3. 用手指或开睑器分开上下睑，嘱咐患者注视一固定方向。
4. 裂隙灯显微镜下用生理盐水棉签轻轻拭去角膜异物。
5. 异物嵌于角膜浅层，棉签擦拭不能除去者，表面麻醉后用灭菌异物针或一次性注射针头由下向上剔除异物。
6. 结膜囊滴抗生素眼液或眼膏，加盖眼垫。

（三）注意事项

1. 切忌用力涂擦。
2. 如有铁锈环可尽量一并除净，避免异物残留或过多损伤正常角膜组织。
3. 仔细检查异物是否剔除干净，必要时结膜下注射抗生素。
4. 多发粉末异物可分期多次取出。
5. 角膜深层异物，应做好常规手术准备。按异物的性质、位置等情况设计方案，确定手术方法。

十一、结膜结石取出术

（一）目的

结膜结石是由结膜腺管内或结膜上皮凹陷内脱落的上皮细胞凝固而成。质硬，多少不定，大小不一，可单发，也可群集成簇。常见于沙眼慢性结膜炎患者或老年人。如结石突出于结膜表面引起异物感，导致角膜擦伤，需要剔除。

（二）操作方法

1. 准备 0.5% 丁卡因、异物针或一次性针头、眼药、消毒棉签、纱布、胶布。
2. 患眼滴 0.5% 丁卡因 2~3 次。
3. 在裂隙灯下用异物针或一次性针头通过结膜直接将结石剔除。
4. 滴抗生素眼液或眼膏，无菌纱布包盖。

（三）注意事项

1. 严格执行无菌技术操作。
2. 操作过程要准确、轻巧，避开眼球方向，防止戳伤角膜。

十二、麦粒肿切开排脓术

（一）目的

排出脓液，使炎症消退。

（二）操作方法

1. 准备棉球、纱布、碘伏、0.5%丁卡因、橡皮引流条、刀片、眼药、手套。

2. 患者取仰卧位，外麦粒肿切开时可不用麻醉，局部消毒后，左手手指固定病灶两侧的睑皮肤，右手在波动感的低位处用尖刀片，平行于睑缘方向切开脓点处皮肤，排除脓液，用棉签擦净。如脓液黏稠，切开后不易自然排出，可用小刮匙刮除脓液；如脓肿较大且脓液较多，应放置引流条。

3. 内麦粒肿切开时先滴表面麻醉药物，然后翻转眼睑，用左手拇指固定睑缘，尖刀片对准脓点与睑缘垂直方向切开脓点处睑结膜，让脓液流出，并用无菌棉签擦拭干净。结膜囊内涂抗生素眼药膏并包扎。

（三）注意事项

1. 脓肿尚未充分形成时，不宜切开。

2. 切开后不可挤压，防止感染扩散，引起眼睑蜂窝织炎。

十三、颞浅动脉旁皮下注射法

（一）目的

减少药物的用量、减少副作用、增大局部药物浓度、增加疗效。用于治疗视神经疾病、视网膜缺血性疾病。

（二）操作方法

1. 准备注射器、4~4.5号注射针头、注射药物、碘伏、消毒棉签、弯盘。

2. 评估患者，向患者介绍治疗方法和注意事项及目的，减轻患者的心理负担，以配合治疗。

3. 核对医嘱，洗手、选适宜的注射器，按医嘱抽吸药物。

4. 再次三查七对及核对眼别。

5. 注射部位以眉梢上1cm与发际缘连线；眶下缘外端与耳前发际缘连线做一个正方形，其中间的区域及为注射部位。或眉尾延线、外眦角延线交界处为注射部位。

6. 碘伏棉签消毒局部，注射针头呈30°刺入皮下，进针深约0.5cm，抽吸无回血后方可缓慢注入药物。

（三）注意事项

1. 进针不宜过深，应避开血管，推药速度不宜过快，防止张力过大药物渗出。

2. 注射部位会出现较大皮丘，嘱患者勿紧张，让其自行吸收，勿用手按压。

3. 注射过程中注意询问患者有无不适，及时消除紧张情绪。

十四、眼部加压包扎法

（一）目的

用于某些内眼手术和外眼手术、眼球穿通伤、球后或眶周血肿等，压迫包扎，减少眼球活动，减少出血和防止继发出血。

（二）操作方法

1. 单眼包扎法

（1）准备绷带、眼垫、胶布、剪刀。

（2）向患者做好解释，以取得配合。

（3）患者取坐位或半卧位。

（4）操作者洗手，核对眼别，行眼部换药，覆盖眼垫并固定。

（5）操作者手持绷带从患眼颞部经前额向健眼方向绕至枕骨粗隆下，绕两周固定绷带。

（6）再自枕骨粗隆下经患眼耳下斜向上包盖患眼，使绷带下缘经鼻根部斜行至健眼颞部，回至枕骨粗隆。

（7）以上法叠瓦式包没患眼，再绕头两周，绷带末端用胶布固定。

2. 双眼包扎法

（1）同单眼包扎法（1）～（5）。

（2）从枕骨粗隆绕至前额斜向下包扎另一眼，绕过该侧耳下至枕骨粗隆。

（3）重复上述方法包没双眼。

（三）注意事项

1. 绷带不宜过紧，以免影响血液循环和不适；过松易脱落，起不到加压作用。

2. 注意勿压迫耳郭，如有不适及时调整。

⊕ **知识链接**

视力表换算方法

一般情况下，正常裸视力能达到 1.0，也就是 5.0。具有屈光不正的人（近视、远视、散光），裸眼视力会低于正常，但通过配戴眼镜之后，可以矫正到正常视力 1.0（5.0）。目前在国内常用的有两种视力表（小数记录法和五分记录法），很多人对这两种视力表之间的对应关系不明确，现将两种视力换算表对照摘录如下：

小数记录法 0.1　0.12　0.15　0.2　0.25　0.3　0.4　0.5　0.6　0.8　1.0　1.2　1.5　2.0

五分记录法 4.0　4.1　4.2　4.3　4.4　4.5　4.6　4.7　4.8　4.9　5.0　5.1　5.2　5.38

目标检测

答案解析

一、选择题

1. 眼科最常用的局部用药是（　　）

　　A. 口服　　　　　B. 滴眼剂　　　　　C. 眼膏　　　　　D. 静脉滴注　　　E. 结膜注射

2. 滴眼剂应滴入（　　）

　　A. 上穹隆　　　　　　　　　　B. 下穹隆

　　C. 球结膜内任意处　　　　　　D. 角膜上

　　E. 内眦部

3. 双眼用药时，应先滴（　　）

　　A. 健眼　　　　　B. 患眼　　　　　C. 任意一眼　　　　D. 感染重的一眼　　E. 以上都对

4. 滴眼药时，滴管或药瓶口离眼（　　）

　　A. 1～2cm　　　B. 2～3cm　　　C. 3～4cm　　　D. 无限制　　　E. 以上都不是

5. 滴两种或两种以上的滴眼液者，每种药应间隔（　　）分钟以上

　　A. 3　　　　　　B. 5　　　　　　C. 10　　　　　D. 15　　　　　E. 1

6. 涂眼膏时，药膏应与眼睑裂（ ）方向挤入下穹隆部

    A. 平行   B. 垂直   C. 倾斜   D. 随意   E. 以上都是

7. 结膜囊冲洗的目的不包括（ ）

    A. 清除结膜囊异物及脓性分泌物

    B. 稀释刺激性化学药物

    C. 内眼手术前清洁结膜囊

    D. 局部用药

    E. 以上都是

8. 从下泪小点进针冲洗泪道，若冲洗液不能进入鼻腔而从上泪点回流，说明（ ）有阻塞

    A. 泪小管处   B. 泪囊处   C. 泪总管以上   D. 泪总管以下   E. 以上都是

9. 泪道冲洗的目的不包括（ ）

    A. 检查泪道是否通畅   B. 判断泪道阻塞部位

    C. 探通泪道   D. 内眼手术前清洁泪道

    E. 以上都不是

10. 剪睫毛的注意事项不包括（ ）

    A. 向患者解释剪睫毛的目的及睫毛的再生长能力

    B. 剪刀尽量避开瞳孔

    C. 可重复修剪

    D. 动作要轻防止剪伤睑缘

    E. 以上都不是

11. 滴完眼药水后指导患者按压迫泪囊部的目的是（ ）

    A. 避免药液经鼻黏膜吸收，影响眼局部疗效

    B. 减轻疼痛

    C. 增加舒适度

    D. 避免感染

    E. 以上都对

12. 下面关于眼球按摩法的目的正确的是（ ）

    A. 改善局部血液循环

    B. 维持和促进抗青光眼术后滤过泡通畅

    C. 促进局部药物吸收

    D. 利于降低眼压

    E. 以上都对

13. 视力表灯视力测量时，被检查者检查距离为（ ）

    A. 5m   B. 8m   C. 3m   D. 2m   E. 6m

14. 关于结膜囊冲洗法目的的描述，错误的是（ ）

    A. 内眼手术前清洁结膜囊

    B. 稀释刺激性化学药物

    C. 清除结膜囊异物

    D. 治疗角膜疾病

    E. 清除脓性分泌物

15. 关于眼部加压包扎法描述正确的是（　　）

  A. 减少眼球活动，减少出血和防止继发出血

  B. 常用于某些内眼手术和外眼手术

  C. 绷带不宜过紧，以免影响血液循环和引起不适

  D. 注意勿压迫耳郭，如有不适及时调整

  E. 分为单眼包扎法和双眼包扎法

16. 关于球后注射法注意事项正确的是（　　）

  A. 注射前核对注射药物及眼别

  B. 严格执行无菌技术操作

  C. 进针时针头碰及骨壁或遇到阻力时，不要强行进针，以防刺伤眼球

  D. 推药速度越快越好，减轻患者痛苦

  E. 注射完毕，注意观察有无球后出血现象

17. 眼科门诊护理管理包括（　　）

  A. 门诊管理　　　B. 暗室管理　　　C. 病房管理　　　D. 治疗室管理　　　E. 激光室管理

二、简答题

1. 简述内眼手术常规护理。

2. 滴眼药的注意事项有哪些？

书网融合……

    本章小结　　　　　　　　　　题库

第四章　眼科患者的护理

📖 学习目标

知识要求：

1. 掌握　睑腺炎、睑板腺囊肿、急（慢）性泪囊炎、细菌性结膜炎、病毒性结膜炎、翼状胬肉、细菌性角膜炎、与年龄相关性白内障、原发性青光眼、视网膜病、屈光不正的护理评估、护理诊断及护理措施。

2. 熟悉　翼状胬肉、免疫性结膜炎、病毒性角膜炎、先天性及糖尿病性白内障、发育性青光眼、玻璃体病、视神经疾病、斜弱视、眼外伤的护理评估、护理诊断及护理措施。

3. 了解　眼科疾病的病因、发病机制；致盲性眼病的防治。

技能要求：

1. 能熟练运用所学知识完成对眼科患者的护理评估。

2. 能根据患者的病情提出相应的护理措施。

3. 熟练掌握在眼科疾病治疗中所需的常用护理技术操作。

素质要求：

有较好的实践能力、能独立分析、解决护理工作中所遇到的问题；具有慎独精神和评判性思维能力；秉承"以患者为中心"的理念，具有爱心、耐心和责任心。

第一节　眼睑及泪器疾病患者的护理

PPT

⇒ 案例引导

案例：患者，女，55 岁，右眼流泪 3 年余，近 1 周泪囊区疼痛明显。体格检查：体温 38.2℃，右眼结膜明显充血，泪囊区皮肤红肿、触痛，压迫泪囊区有黄色脓性分泌物自下泪小点流出。

讨论：1. 患者可能的护理诊断是什么？

　　　2. 护士应该提供哪些护理措施？

一、睑腺炎

睑腺炎（hordeolum）是常见的眼睑腺体的急性化脓性炎症，多发生于儿童及青少年。根据其感染的腺体不同，可分为内、外睑腺炎。睑板腺感染称为内睑腺炎，睫毛毛囊及其附属的皮脂腺或变态汗腺感染称为外睑腺炎，俗称麦粒肿。

【病因及发病机制】

由化脓性细菌侵入眼睑腺体感染引起，常见为金黄色葡萄球菌。

【护理评估】

1. 健康史　了解患者有无糖尿病、睑缘及结膜的慢性炎症，是否体弱、营养不良，了解患者的用药史及用眼卫生状况，评估患者眼睑肿痛的时间、程度，体温是否升高，有无随意挤压或针挑的现象。

2. 身体状况　眼睑局部有红、肿、热、痛等急性炎症症状，常伴同侧耳前淋巴结肿大。严重时可并发眼睑蜂窝织炎，出现发热、寒战、头痛等全身中毒症状。外睑腺炎的炎症反应集中于睫毛根部的睑缘处，红肿范围较弥散，可触诊到明显压痛的硬结。如邻近外眦部，可引起反应性球结膜水肿，脓点常溃破于皮肤面。内睑腺炎因炎症浸润常局限于睑板腺内，肿胀较局限，眼睑红肿较外睑腺炎轻，疼痛与压痛较外睑腺炎剧烈，脓点常溃破于结膜面。

3. 心理－社会评估　睑腺炎因出现急性炎症症状，患者较为痛苦。护士应评估患者对疾病的认识，避免其做出不恰当的行为。

【护理诊断】

1. 急性疼痛　眼痛与眼睑局部炎症有关。

2. 潜在并发症　眼睑蜂窝织炎、海绵窦脓毒血症、败血症等。

3. 知识缺乏　患者缺乏睑腺炎的防治知识。

【护理目标】

1. 疼痛缓解直至消失。

2. 无并发症发生。

3. 患者能正确掌握睑腺炎的防治知识。

【治疗及护理措施】

1. 指导患者热敷，早期热敷有利于促进血液循环，利于炎症吸收，缓解疼痛；晚期热敷有利于脓肿形成，每日 3 次，每次 10～15 分钟，热敷时要注意温度，避免烫伤。

2. 指导患者正确使用抗生素滴眼液，每日 4～6 次，涂眼药膏，每日 2 次。

3. 脓肿形成后应切开排脓，外睑腺炎的切口在皮肤表面，与睑缘平行，内睑腺炎的切口在睑结膜面，切口与睑缘垂直。

4. 脓肿未形成时不宜切开，忌挤压排脓，以免炎症扩散或引起海绵窦血栓。

5. 合并糖尿病者，应积极控制血糖；营养不良、体弱多病者应提高机体抵抗力；屈光不正、睑缘及结膜有慢性炎症者，应彻底治疗。

6. 养成良好的卫生习惯，勿用脏手或不洁手帕揉眼，保持眼部清洁。

【护理评价】

通过治疗及护理，患者是否达到：疼痛减轻或消失；未发生并发症；能掌握防治睑腺炎的相关知识。

二、睑板腺囊肿

睑板腺囊肿（chalazion）是睑板腺特发性无菌性慢性肉芽肿性炎症，以往称为霰粒肿。多见于青少年或中年人，其病程缓慢，易复发，为常见的眼睑炎症。

【病因及发病机制】

由于慢性结膜炎或睑缘炎致睑板腺出口阻塞，腺体分泌物潴留在睑板腺内，对周围组织产生慢性刺激而引起。

【护理评估】

1. 健康史 了解患者年龄，肿块发生时间、部位和大小，是否反复发作，是否做过病理学检查等，青少年或中年时期因睑板腺分泌旺盛容易发生睑板腺囊肿。

2. 身体状况

（1）较小的囊肿可无明显自觉症状，常因异物感或无痛性肿块而就医，需仔细触摸才可发现。

（2）较大的囊肿可使皮肤隆起，但与皮肤无粘连，表现为皮下圆形肿块，大小不一，触之不痛，与肿块对应的结膜面呈紫红色微隆起。

（3）囊肿偶可自结膜破溃，排出胶样内容物，在睑结膜面形成肉芽肿或在皮下形成暗紫红色的肉芽组织，加重摩擦感。

（4）如继发感染时，临床表现同睑腺炎。

3. 心理–社会评估 评估患者及家属对疾病的认知情况，对于反复发作者，注意评估其情绪的变化。

【护理诊断】

1. 潜在并发症 有继发感染的危险。

2. 知识缺乏 缺乏睑板腺囊肿防治知识。

【护理目标】

1. 睑板腺囊肿得到及时、有效处理，无继发感染。

2. 患者能掌握睑板腺囊肿的防治知识。

【治疗及护理措施】

1. 小而无症状的睑板腺囊肿无需治疗，待其自行吸收，较大的睑板腺囊肿可进行热敷。可向囊内注射糖皮质激素促进其吸收。

2. 仍不能消退者，应在局部麻醉下手术切除，切口位于睑结膜面，与睑缘垂直，应刮尽囊内容物，并将囊壁一并切除。术后用手掌根部压迫止血 10～15 分钟，包扎 24 小时后拆除敷料，滴用抗生素滴眼液，每日 4～6 次。

3. 继发感染者，应先行抗炎治疗，待炎症消退后再行手术治疗。

4. 老年人及反复发作者应做病理学检查。

5. 养成良好的卫生习惯，注意用眼卫生。

【护理评价】

通过治疗和护理，患者是否达到：睑板腺囊肿得到及时、有效处理，未继发感染；患者能掌握睑板腺囊肿防治的相关知识。

三、睑内翻与倒睫

睑内翻（entropion）是指睑缘向眼球方向卷曲的位置异常。当睑内翻达到一定程度时，睫毛也倒向眼球。倒睫是睑缘位置正常，部分睫毛倒向眼球，刺激角膜和球结膜而引起一系列角膜、结膜继发改变的睫毛位置异常。临床上的睑内翻和倒睫常同时存在。

【病因及发病机制】

睑内翻通常分为 3 类。

1. 瘢痕性睑内翻 由睑结膜与睑板瘢痕性收缩所致，常见于外伤、沙眼患者。

2. 痉挛性睑内翻　多发生于下睑，常见于老年人，又称老年性睑内翻，由于眼睑皮肤和皮下组织收缩，下睑收缩肌无力，失去牵制眼轮匝肌的收缩作用，以及老年人眶脂肪减少，眼睑后面缺少足够的支撑所致。

3. 先天性睑内翻　多见于婴幼儿，大多由于内眦赘皮，眼轮匝肌过度发育或睑板发育不全所致。婴幼儿比较胖，鼻梁发育不饱满，也可引起睑内翻。

以上睑内翻的各种原因均可致倒睫。

【护理评估】

1. 健康史　了解患者年龄及有无沙眼、眼化学伤及白喉性结膜炎等病史，婴幼儿出生时注意有无睑内翻等。

2. 身体状况　患者常有畏光、流泪、刺痛、异物感、摩擦感等症状。检查发现睑缘向眼球方向内卷，睫毛内翻，刺激球结膜和角膜，使角膜上皮脱落、混浊。如继发感染，可形成角膜溃疡。如长期不愈，则角膜有新生血管形成，使角膜失去透明性，导致视力下降。

3. 心理－社会评估　评估患者因眼部不适引起的心理变化，以及疾病对患者工作、生活的影响。

【护理诊断】

1. 舒适改变　异物感、畏光、刺痛、摩擦感与睫毛刺激角膜有关。

2. 潜在并发症　角膜炎症、角膜溃疡形成。

【护理目标】

1. 患者异物感、摩擦感、畏光、刺痛等症状减轻或消失。

2. 患者无并发症发生。

【治疗及护理措施】

1. 如仅有少量倒睫，可用镊子拔除或电解倒睫，大量倒睫需手术治疗。

2. 瘢痕性睑内翻必须手术治疗。

3. 老年性睑内翻可行肉毒杆菌毒素局部注射，如无效可手术治疗。

4. 先天性睑内翻随年龄增长，鼻梁发育，可自行消失，不必急于手术治疗。如已 5～6 岁，睫毛仍内翻，刺激角膜，可考虑手术治疗。

5. 为预防角膜炎的发生，滴抗生素滴眼液，每日 4～6 次。

6. 术后注意保持眼部卫生，避免辛辣刺激性饮食。

【护理评价】

通过治疗和护理，患者是否达到：自诉异物感、摩擦感、角膜刺激征缓解或消失；无感染及各种并发症的发生。

四、睑外翻与眼睑闭合不全

睑外翻（ectropion）是指睑缘向外翻卷离开眼球，睑结膜不同程度地暴露在外，常合并眼睑闭合不全。眼睑闭合不全又称兔眼，为眼睑闭合受损或完全不能闭合，导致部分眼球暴露。

【病因及发病机制】

1. 睑外翻

（1）瘢痕性睑外翻　多因眼部创伤、锉伤、化学伤、眼睑溃疡、眶缘骨髓炎等引起眼睑皮肤瘢痕收缩。

（2）老年性睑外翻　仅限于下睑，由于老年人眼轮匝肌功能减弱，眼睑及外眦韧带松弛，使睑缘不能紧贴眼球，并因下睑重量使之下坠所致。

（3）麻痹性睑外翻　仅限于下睑，由于神经麻痹，眼轮匝肌收缩功能丧失，又因下睑重量使之下坠所致。

2. 眼睑闭合不全　最常见的原因为面神经麻痹，其次为并发于瘢痕性睑外翻；也可见于眼眶容积与眼球大小比例失调的患者，如甲状腺相关眼病、先天性青光眼等疾病引起的眼球突出；还可见于全身麻醉或昏迷患者。

【护理评估】

1. 健康史　了解患者眼部有无外伤史、手术史，有无神经系统疾病史（如面神经麻痹），了解老年人有无向下擦拭眼泪的习惯。

2. 身体状况　可有泪溢、畏光、疼痛等症状，检查可见球结膜不同程度地暴露在外，结膜充血、干燥、粗糙、肥厚及角化，更严重时，睑外翻常有眼睑闭合不全，使角膜失去保护，导致角膜上皮干燥脱落，引起暴露性角膜炎或溃疡。

3. 心理-社会评估　睑外翻患者因外观受到影响，容易产生自卑、不愿与人交往，护士应重点评估患者的心理状况，了解其对疾病的认知程度。

【护理诊断】

1. 舒适改变　泪溢、畏光、疼痛与睑外翻有关。

2. 潜在并发症　暴露性角膜炎、角膜溃疡等。

3. 自我形象紊乱　与睑外翻导致面容受损有关。

【护理目标】

1. 泪溢、畏光、疼痛等症状减轻或消失。

2. 无并发症发生。

3. 整复受损的面容，树立治疗信心。

【治疗及护理措施】

1. 瘢痕性睑外翻及老年性睑外翻需手术治疗；麻痹性睑外翻关键在于治疗面瘫。

2. 遵医嘱滴抗生素滴眼液，防止角膜炎症。

3. 保持眼部湿润。合并睑裂闭合不全者，结膜囊内涂大量抗生素眼膏或用湿房保护角膜，方法是用不透气的透明眼罩覆盖于眼上，周围用粘膏固定密封，利用泪液蒸发保持眼球表面湿润，也可配戴软性角膜接触镜或暂时性睑缘缝合，以保护角膜，避免发生暴露性角膜炎。

4. 指导患者正确擦拭眼泪的方法，用清洁的手帕由下睑向上擦拭，以免向下加重睑外翻。

5. 睑外翻及眼睑闭合不全患者因面容受损，常产生自卑感，应多与患者交谈，进行心理疏导。

【护理评价】

通过治疗和护理，患者是否达到：泪溢、畏光、流泪等症状减轻或消失；无并发症发生；能正确对待疾病，树立信心。

五、上睑下垂

上睑下垂（ptosis）指上睑的上睑提肌和 Müller 平滑肌功能不全或丧失，导致上睑部分或全部下垂，即向前方注视时上睑缘遮盖上部角膜超过 2mm，正常上睑缘遮盖角膜上方不超过 2mm。轻者可不遮盖瞳孔，但影响外观，重者部分或全部遮盖瞳孔，影响视功能。

【病因及发病机制】

上睑下垂可分为先天性上睑下垂和获得性上睑下垂。先天性上睑下垂是一种常染色体显性遗传或隐性遗传病，主要由于上睑提肌本身或动眼神经核发育不良所致。获得性上睑下垂原因较多，如动眼神经麻痹、上睑提肌损伤、交感神经疾病、重症肌无力、机械性开睑运动障碍等。

【护理评估】

1. 健康史　了解患者有无神经系统或其他系统疾病的症状，有无眼外伤史、上睑肿瘤等；婴幼儿出生时注意有无上睑下垂。

2. 身体状况

（1）先天性上睑下垂多为双侧，有时为单侧，出生时睑裂不能睁开到正常大小，常伴有眼球上转运动障碍、视力障碍和弱视。

（2）仰头视物，是一种代偿头位，由于上睑提起受限，遮盖瞳孔，视物困难而导致，单侧上睑下垂可引起斜颈，日久可致脊柱畸形。

（3）额纹加重，是因瞳孔被遮挡而影响视物，患者常皱额、耸眉，利用额肌力量提高上睑缘位置，从而额部形成较深的横行皮肤皱纹。

（4）获得性上睑下垂多为单侧，多伴有神经系统或其他系统疾病的症状，如动眼神经麻痹可伴有其他眼外肌麻痹；交感神经损害，常伴有同侧眼球后陷、瞳孔缩小、颜面潮红、无汗等 Horner 综合征；重症肌无力所致的上睑下垂具有晨轻夜重的特点，注射新斯的明后明显减轻。

3. 心理 - 社会评估　先天性上睑下垂患者因影响外观，易受他人歧视而产生自卑心理，护士应着重评估患者的心理状况，了解家长对疾病的认知程度。获得性上睑下垂患者应着重评估疾病对其工作、生活的影响。

【护理诊断】

1. 自我形象紊乱　与上睑下垂影响外观有关。

2. 功能障碍性悲哀　与上睑提肌功能障碍致心理紊乱有关。

3. 潜在并发症　术后可致眼睑闭合不全、结膜脱垂等。

【护理目标】

1. 整复外观，恢复自信心正确对待疾病。

2. 消除自卑心理，恢复正常社交。

3. 术后无并发症发生。

【治疗及护理措施】

1. 先天性上睑下垂患者，为避免弱视应尽早手术治疗。手术方式有上睑提肌缩短术、额肌悬吊术等。

2. 获得性上睑下垂患者应先进行病因治疗或药物治疗，系统治疗半年以上无效时再考虑手术治疗。

3. 上睑下垂矫正术后应注意观察有无角膜暴露、眼睑闭合不全、结膜脱垂等，保持局部伤口干燥，勿食辛辣刺激性食物。

4. 多与患者沟通、交谈，进行心理疏导，正确对待疾病，积极配合治疗，消除自卑心理。

【护理评价】

通过治疗和护理，患者是否达到：术后无并发症发生；能正确对待疾病，消除自卑心理；外观得到整复。

六、泪囊炎

泪囊炎（dacryocystitis）是最常见的泪囊病，可分为急性泪囊炎、慢性泪囊炎和新生儿泪囊炎。临床上以慢性泪囊炎较为常见，多见于中老年妇女。急性泪囊炎大多是在慢性泪囊炎的基础上发生的。

【病因及发病机制】

由于鼻泪管狭窄或阻塞，使泪液滞留于泪囊内，伴发细菌感染引起泪囊炎。致病菌多为肺炎链球菌、白念珠菌等。新生儿泪囊炎是由于鼻泪管下端胚胎性残膜未退化，阻塞鼻泪管使泪液滞留，继发感染所致。

【护理评估】

1. 健康史 了解患者的发病史、治疗经过和治疗效果，有无泪溢，泪囊区是否隆起有无压痛、泪小点有无脓液流出。了解患者是否有沙眼、泪道外伤、鼻炎等疾病。

2. 身体状况

（1）慢性泪囊炎 主要症状是泪溢。检查可见结膜充血，泪囊区囊样隆起，下睑皮肤出现湿疹，挤压泪囊区有黏液或脓性分泌物自泪小点流出。冲洗泪道时，冲洗液反流。

（2）急性泪囊炎 患眼充血、流泪、有脓性分泌物，泪囊区皮肤红肿、坚硬，压痛明显，如不及时治疗，炎症可扩展到眼睑、鼻根和面颊部，甚至可引起眶蜂窝织炎，严重时可出现畏寒、发热等全身症状。

（3）新生儿泪囊炎 出生6周后出现泪溢和分泌物增多，挤压泪囊区有黏液或黄白色脓性分泌物自泪小点溢出，可伴有结膜充血。

3. 心理-社会评估 患者因眼部不适易产生焦虑、急躁的心理，护士应评估患者的心理状况，对于反复发作者应评估疾病对其工作、生活的影响。

【护理诊断】

1. 舒适的改变 泪溢与鼻泪管阻塞有关。

2. 疼痛 泪囊区压痛与急性炎症肿胀有关。

3. 潜在并发症 有发生角膜溃疡、眶蜂窝织炎的可能。

4. 知识缺乏 患者及家属缺乏泪囊炎防治知识。

【护理目标】

1. 泪溢、疼痛等症状减轻或消失。

2. 无潜在并发症发生。

3. 患者或家长能掌握泪囊炎的防治知识。

【治疗及护理措施】

1. 急性泪囊炎早期可局部热敷，局部或全身应用足量抗生素控制炎症，如炎症未能控制，待脓肿形成则切开排脓。待伤口愈合、炎症完全消退后选择手术治疗。

2. 急性泪囊炎炎症期切忌泪道探通或冲洗泪道，以免导致感染扩散。脓肿形成后，切忌挤压，尽量保持泪囊壁完整，以备日后手术。

3. 慢性泪囊炎患者可滴用抗生素滴眼液，每日4~6次。应用滴眼液前应先挤出分泌物后方可滴入，或用生理盐水加抗生素行泪道冲洗。药物治疗仅能暂时减轻症状，根本方法是手术治疗。手术方式有泪囊鼻腔吻合术、鼻内镜下泪囊鼻腔吻合术等。

4. 对于年老体弱不能接受手术或鼻腔疾病不能行泪囊鼻腔吻合术者，为防止角膜及眼内感染发生，可行泪囊摘除术，但不能消除泪溢症状。

5. 泪囊鼻腔吻合术后取半卧位，利于伤口积血的引流。注意观察鼻腔填塞物有无脱出、鼻腔有无出血。如出血量较多时，可行面颊部冷敷，若血液流入咽部时，嘱患者吐出勿咽下，以便观察出血量，并及时通知医生。嘱患者勿牵拉填塞物及用力擤鼻，手术当日勿进过热饮食，勿食辛辣刺激性食物。术后第 3 天开始连续冲洗泪道，以保持其通畅。

6. 新生儿泪囊炎可使用抗生素滴眼液滴眼，每日 4 次。按摩泪囊区，每日数次。教会患儿母亲正确的泪囊区按摩方法：置患儿于立位或侧卧位，用一手拇指压迫患儿内眦部，一手示指压迫泪囊处，沿鼻泪管方向由上向下按摩，以促使残膜破裂，按摩后再滴抗生素滴眼液。如隆起消失表示残膜已破，经上述治疗 6 个月无效者，可行泪道冲洗或泪道探通术。

> 🔅 **考点提示**
>
> 泪囊炎的护理措施

【护理评价】

通过治疗和护理，患者是否达到：泪溢、疼痛等症状减轻或消失；无潜在并发症发生；患者及家属能正确掌握泪囊炎的防治知识。

第二节　结膜疾病患者的护理

PPT

结膜大部分暴露于外界，易受外界环境的刺激和微生物的侵袭，正常情况下，结膜组织具有一定的预防感染和使感染局限的能力，当全身或局部的防御能力减弱或致病因素过强时，可导致结膜组织发生急性或慢性炎症，统称为结膜炎（conjunctivitis）。

> ⇒ **案例引导**
>
> **案例：** 患者，男，13 岁，中学生，晨起时因双眼红痛、分泌物增多、睁眼困难、流泪、畏光而就诊，追问病史得知该患者 2 天前曾去村头的小河里游泳。检查：双眼远视力 5.0（矫正），结膜重度充血，结膜囊有大量黄色黏稠样分泌物，睫毛被粘住。
>
> **讨论：** 1. 患者的护理诊断是什么？
>
> 　　　　2. 护士应如何制定护理措施？

一、细菌性结膜炎

正常情况下结膜囊内可存在细菌，这些细菌通过释放抗生素样物质和代谢产物，以减少其他致病菌的侵袭，当致病菌的侵害强于宿主的防御机能或宿主的防御机制受到破坏时，即可发生感染。按发病快慢可分为超急性细菌性结膜炎、急性细菌性结膜炎或亚急性细菌性结膜炎、慢性细菌性结膜炎。按病情的严重程度可分为轻度细菌性结膜炎、中度细菌性结膜炎、重度细菌性结膜炎。急性细菌性结膜炎（acute conjunctivitis）通常有自限性，病程在 2 周左右，预后良好。慢性细菌性结膜炎（chronic conjunctivitis）无自限性且持续时间长。

【病因及发病机制】

1. 超急性细菌性结膜炎　由奈瑟菌（包括淋球菌和脑膜炎球菌）引起。淋球菌性结膜炎成人主要通过生殖器 – 眼接触传播而感染；新生儿常因出生时通过患有淋球菌性阴道炎的母体产道感染。脑膜炎球菌性结膜炎的传播途径多见于血源性感染，也可通过呼吸道分泌物传播。两种致病菌均可引起全身扩散，导致败血症。

2. 急性或亚急性细菌性结膜炎 最常见的致病菌是肺炎双球菌、金黄色葡萄球菌和流感嗜血杆菌。

3. 慢性细菌性结膜炎 可由急性结膜炎演变而来或毒力较弱的病原菌感染所致。多见于鼻泪管阻塞或慢性泪囊炎、慢性睑缘炎、睑板腺功能障碍者。常见的致病菌为金黄色葡萄球菌和摩拉克菌。

【护理评估】

1. 健康史 评估患者发病的时间和周期，了解患者生活、工作环境和卫生习惯，自身或患儿母亲有无尿路感染史，评估患者有无鼻泪管阻塞或慢性泪囊炎、慢性睑缘炎、屈光不正、烟酒过度、睡眠不足等，评估患者眼部是否长期受粉尘、化学烟雾等刺激，是否长期应用刺激性药物。

2. 身体状况

（1）超急性细菌性结膜炎 具有潜伏期短（10 小时至 2～3 天不等）、病程进展快、传染性极强的特点。

1）淋球菌性结膜炎 新生儿在出生后 2～5 天发病者多为产道感染，出生后 7 天发病者多为产后感染，双眼同时受累，有畏光、流泪、结膜高度水肿和充血等症状，严重者球结膜可突出于睑裂外，并有假膜形成。分泌物由初期的浆液性很快转为脓性分泌物，量多且不断溢出，又称"脓漏眼"。严重者可引起角膜溃疡穿孔和眼内炎，常伴有耳前淋巴结肿大和压痛。成人症状较小儿轻。

2）脑膜炎球菌性结膜炎 潜伏期为数小时至 1 天，多见于儿童，常为双眼，其症状与淋球菌性结膜炎相似，严重者可引起化脓性脑膜炎，危及生命。

（2）急性或亚急性细菌性结膜炎 又称急性卡他性结膜炎，俗称红眼病。传染性强，多见于春秋季节，可散发感染，也可流行于学校、幼儿园、工厂等集体生活场所。发病急，潜伏期 1～3 天，常累及双眼，主要表现为结膜充血、水肿，严重者可有球结膜下出血，眼部有较多的黏脓性分泌物，晨起睁眼困难，上下睫毛常被粘住。患者自觉有异物感、烧灼感、发痒、畏光、流泪等，严重者可伴有发热和全身中毒症状。白喉杆菌感染的结膜炎可在睑结膜表面发现假膜。

（3）慢性细菌性结膜炎 进展缓慢，持续时间长，可单侧或双侧发病，主要表现为眼痒、烧灼感、干涩感、眼刺痛及视疲劳。结膜轻度充血，可有睑结膜增厚、乳头增生、滤泡增生、分泌物为黏液性或白色泡沫样。

3. 辅助检查 结膜刮片和分泌物涂片通过 Gram 和 Giemsa 染色可在显微镜下发现大量多形核白细胞和细菌。

4. 心理－社会评估 急性细菌性结膜炎患者如被实行接触性隔离，易产生孤独、自卑心理，护士应重点评估患者的心理状况。了解疾病对患者工作、生活的影响及患者对疾病的认知程度。

【护理诊断】

1. 疼痛 眼痛与细菌性结膜炎累及角膜有关。

2. 舒适改变 分泌物增多与结膜急性炎症有关。

3. 潜在并发症 角膜炎症、角膜溃疡穿孔、眼内炎等。

4. 知识缺乏 患者缺乏细菌性结膜炎的防治知识。

5. 有传播感染的危险 与细菌感染有关。

【护理目标】

1. 眼痛减轻或消失。

2. 分泌物减少或消失。

3. 无潜在并发症发生。

4. 患者及家属掌握细菌性结膜炎的防治知识。

5. 无交叉感染的发生。

【治疗及护理措施】

1. 去除病因 给予抗感染治疗，可选用0.3%妥布霉素滴眼液、0.3%氧氟沙星滴眼液、0.3%~0.5%左氧氟沙星滴眼液或眼药膏，急性期每1~2小时给药1次，夜间涂眼药膏。分泌物较多时应先清除分泌物再给药。淋球菌感染则局部和全身同时用药。遵医嘱在用药前留取结膜分泌物，做细菌培养及药物敏感试验。

2. 冲洗结膜囊 选用生理盐水或3%硼酸溶液冲洗结膜囊，淋球菌感染选用1000~5000U/ml的青霉素溶液冲洗结膜囊。冲洗时使患者侧卧，以免冲洗液流入健眼，如双眼患病，应先冲洗较轻的一只眼。冲洗时动作要轻柔，避免损伤角膜，如有假膜形成，应先去除假膜后再行冲洗。

3. 保护 健眼可用透明眼罩保护；患眼禁忌包扎，但可配戴太阳镜以减少光线的刺激。

4. 预防 做好接触性隔离，安置患者于单间；接触患者前后要立即彻底冲洗与消毒双手；接触患者分泌物的仪器、用具等要及时消毒；患者用过的敷料要置于医用垃圾袋内，焚烧处理。患有淋球菌性尿道炎的患者，便后要立即洗手；新生儿出生后应常规滴用1%硝酸银滴眼液或涂0.5%四环素眼药膏。

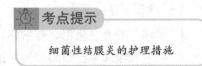
考点提示

细菌性结膜炎的护理措施

5. 做好卫生宣教 患病时禁止到公共场所活动，以免传染他人，家人勿与患者共用毛巾、脸盆，以免被传染。

6. 饮食与休息 饮食宜清淡，勿食辛辣刺激性食物，多饮水，多休息。

【护理评价】

通过治疗和护理，患者是否达到：眼痛减轻或消失；分泌物减少或消失；无潜在并发症发生；患者及家属掌握了细菌性结膜炎的防治知识，未发生交叉感染。

二、病毒性结膜炎

病毒性结膜炎是一种常见感染，具有起病快、传染性强、发病率高的特点，可由多种病毒引起，通常有自限性。临床上按病程分为急性和慢性两组，急性病毒性结膜炎包括流行性角结膜炎、流行性出血性结膜炎、单纯疱疹病毒性结膜炎、咽结膜热、新城鸡瘟结膜炎；慢性病毒性结膜炎包括传染性软疣性睑结膜炎、水痘-带状疱疹病毒性睑结膜炎、麻疹病毒性角结膜炎等。临床上以流行性角结膜炎、流行性出血性结膜炎较为常见。

【病因及发病机制】

流行性角结膜炎由腺病毒8、19、29和37型腺病毒引起，是一种强传染性的接触性传染病。流行性出血性结膜炎由70型肠道病毒引起，偶由A24型柯萨奇病毒引起。

【护理评估】

1. 健康史 了解患者有无病毒性结膜炎接触史，或其工作、生活环境中有无病毒性结膜炎流行史，有无不良生活、卫生习惯。

2. 身体状况

（1）流行性出血性结膜炎的潜伏期短，为18~48小时，病程短，为5~7天。流行性角结膜炎的潜伏期为5~7天，起病急，症状重，双眼发病。

（2）常见症状有眼红、疼痛、畏光、流泪、异物感。部分患者有头痛、发热、咽痛、肌肉痛等全身不适症状，并有耳前淋巴结肿大、压痛。

（3）眼睑水肿、结膜充血，睑结膜滤泡增生，分泌物呈水样，多侵犯角膜，流行性出血性结膜炎患者球结膜上有点状或片状出血。

3. 辅助检查 结膜刮片中可见大量单核细胞，培养无细菌生长。

4. 心理-社会评估 评估患者因实行隔离后的心理状况，了解家属对疾病的认知情况及对患者的支持程度，评估其对疾病的认知情况。

【护理诊断】

1. 疼痛 眼痛与病变侵及角膜有关。

2. 舒适改变 畏光、流泪、异物感与病毒感染有关。

3. 知识缺乏 缺乏有关结膜炎的防治知识。

4. 有传播感染的危险 与病毒感染有关。

【护理目标】

1. 眼痛、畏光、流泪、异物感减轻或消失。

2. 患者及家属掌握结膜炎的防治知识。

3. 无交叉感染的发生。

【治疗及护理措施】

1. 治疗原则 治疗无特殊方法，可用生理盐水冲洗结膜囊，局部冷敷和使用血管收缩药以减轻症状，同时采取措施减少感染传播。用药过程中不可突然停药，要逐渐减量，并注意观察药物的副作用。

2. 急性期可使用抗病毒药物抑制病毒复制，如干扰素滴眼液、0.15%更昔洛韦滴眼液等，每小时1次。合并细菌感染时加用抗生素滴眼液，角膜基质浸润者可酌情使用糖皮质激素，如0.02%氟米龙滴眼液。此外，可选择促进角膜上皮修复的药物，如小牛血去蛋白提取物眼用凝胶等。

3. 一旦发现本病，应按丙类传染病要求向当地疾病预防控制中心报告。做好患者的消毒隔离工作。所有接触感染者的器械必须仔细清洗消毒，接触患者后，应用肥皂水洗手后再用75%乙醇擦拭消毒，禁用可能被污染的眼药水，患者禁入公共浴池、游泳池等公共场所。避免生活用品混用，以防止交叉感染。

> 💡 **考点提示**
>
> 病毒性结膜炎的护理措施

4. 休息与饮食 急性期要注意休息，饮食以清淡为主，避免辛辣刺激性食物，多饮水。

【护理评价】

通过治疗和护理，患者是否达到：眼痛、畏光、流泪、异物感减轻或消失；患者及家属掌握结膜炎的防治知识。

三、免疫性结膜炎

免疫性结膜炎（immunologic conjunctivitis）是结膜对外界过敏原产生的一种过敏性免疫反应，又称为变态反应性结膜炎。多在春夏季节发病。临床上以春季角结膜炎和泡性角结膜炎最为常见。春季角结膜炎又名春季卡他性结膜炎、季节性结膜炎等，是反复发作的双侧慢性眼表疾病，主要影响儿童和青少年，20岁以下男性多见。泡性角结膜炎是由微生物蛋白质引起，易复发，多见于女性、儿童及青少年。

【病因及发病机制】

1. 春季角结膜炎 确切病因尚不明确，通常认为与花粉敏感有关，多种微生物的蛋白质成分、动物羽毛、皮屑等也可能是致敏原，是Ⅰ型和Ⅳ型超敏反应共同作用的结果。

2. 泡性角结膜炎 一般认为是对结核分枝杆菌、葡萄球菌、白念珠菌、球孢子菌属等微生物蛋白的变态反应。

【护理评估】

1. 健康史　了解疾病反复发作和季节性的特点、评估患者的性别、年龄、有无结核病病史，有无接触花粉等过敏原，户外活动后症状是否加重。

2. 身体状况

（1）春季角结膜炎　自觉奇痒，夜间症状加重。此外可有疼痛、畏光、流泪、异物感、烧灼感和黏性分泌物增多等症状，根据眼部体征的不同，临床上把春季角结膜炎分为睑结膜型、角结膜缘型及混合型。

1）睑结膜型　睑结膜呈粉红色，上睑结膜出现巨大乳头，呈铺路石样或石榴子样排列，不侵犯下睑结膜。

2）角结膜缘型　上下睑结膜均出现小乳头、角膜缘有黄褐色或污红色胶样增生，以上方角膜缘明显。

3）混合型　上述两型病变同时存在。

（2）泡性角结膜炎　有轻微的异物感，如侵犯角膜，则有明显的角膜刺激征；泡性结膜炎球结膜上出现 $1\sim3mm$ 大小实性、隆起的红色小结节，周围有充血区，结节顶端易溃烂形成溃疡，愈后不留瘢痕。泡性角膜炎则角膜上皮出现灰白色圆形浸润，病变处局部充血，愈后留有瘢痕。

3. 辅助检查

（1）实验室检查　结膜刮片中发现嗜酸性粒细胞或嗜酸性颗粒。

（2）患者泪液中嗜酸性粒细胞、中性粒细胞或淋巴细胞数量增加。

（3）患者 IgE 水平高于正常值。

4. 心理－社会评估　评估因疾病反复发作对患者工作、生活的影响程度，了解患者对疾病认知情况。

【护理诊断】

1. 舒适改变　眼痒、异物感、烧灼感与变态反应有关。

2. 疼痛　眼痛与病变侵犯角膜有关。

3. 潜在并发症　角膜感染、青光眼等。

4. 知识缺乏　患者缺乏免疫性结膜炎疾病的相关知识。

【护理目标】

1. 眼痒、眼痛、烧灼感、异物感减轻或消失。

2. 无潜在并发症发生。

3. 患者掌握疾病的相关知识，可以做到提早就医。

【治疗及护理措施】

1. 春季角结膜炎　本病有自限性，以对症治疗为主。冰敷眼睑可以减轻眼部红肿、奇痒等不适感。局部使用糖皮质激素对春季角结膜炎有良好的抑制作用。非甾体抗炎药如普拉洛芬滴眼液，对缓解眼痒、结膜充血、流泪等眼部症状及体征有一定的治疗效果；此外，肥大细胞稳定剂如色甘酸钠滴眼液，可在易发季节使用，每日 $4\sim5$ 次，以预防病情发作。

2. 泡性角结膜炎　应用糖皮质激素治疗的同时，配合湿热敷，有助于病变的吸收。伴有相邻组织的细菌感染，要给予抗生素治疗。对于角膜瘢痕导致视力下降的患者可考虑行角膜移植术。

3. 用药护理

（1）注意观察用药效果及药物不良反应，长期应用糖皮质激素的患者不可随意停药，严密观察眼痛、头痛、眼压及视力变化，警惕青光眼的发生。局部应用非甾体抗炎药和肥大细胞稳定剂，要观察局部症状的改善情况。

（2）根据春季角结膜炎发病的季节性和规律性，在发病前 1 个月提前应用色甘酸钠滴眼液，有助于减轻症状，使用不含防腐药的人工泪液，如玻璃酸钠滴眼液，以改善角膜损伤引起的异物感。

4. 饮食护理 选择清淡、易消化饮食，多补充维生素，加强营养，改善体质。不宜食用鱼、虾、蟹等易过敏食物，忌食辛辣刺激性食物。

5. 其他 保持空气流通，外出戴有色眼镜，减少与光线、花粉、粉尘等致敏原的接触。

【护理评价】

通过治疗与护理，患者是否达到：眼痒、眼痛、异物感、烧灼感减轻或消失；患者对疾病的认知度提高，无潜在并发症的发生。

四、翼状胬肉

翼状胬肉（pterygium）是一种向角膜表面生长的与结膜相连的纤维血管样组织，呈三角形，形似翼状，故名翼状胬肉。常发生于鼻侧的睑裂区，通常双眼患病。翼状胬肉不仅影响外观，还会引起角膜散光导致视力下降，如果胬肉遮盖视轴区，会严重影响患者的视力。

【病因及发病机制】

病因尚不十分明确，但流行病学显示，所居住地区的地理位置和暴露于日光及风沙下的时间与它的发生有密切关系。另外，遗传也是其发病中不可忽视的一个因素，其他因素包括局部泪液异常、Ⅰ型变态反应、乳头瘤病毒感染等。

【护理评估】

1. 健康史 了解患者所居住的环境、是否长期从事户外工作，是否有慢性结膜炎病史，了解家庭成员是否有同样病史。

2. 身体状况

（1）多数无自觉症状，或仅有轻度异物感。

（2）当病变接近瞳孔区时，因引起角膜散光或直接遮挡瞳孔区而引起视力下降。

（3）典型的翼状胬肉可以分为头、颈、体三部分，胬肉尖端为头部，角膜缘处为颈部，球结膜处为体部。进展期胬肉充血肥厚，静止期胬肉呈灰白色、较薄，无充血。

3. 心理－社会评估 患者因疾病容易复发而产生焦虑心理，护士应重点评估患者的心理状况，了解患者对疾病的认知情况及疾病对患者工作、生活的影响程度。

【护理诊断】

1. 感知改变 视力障碍与角膜散光或翼状胬肉遮盖瞳孔有关。

2. 知识缺乏 患者缺乏有关翼状胬肉的防治知识。

【护理目标】

1. 视力有所改善或恢复正常视力。

2. 患者获得翼状胬肉的防治知识。

【治疗及护理措施】

1. 治疗原则 胬肉小而静止时一般无需治疗。胬肉进行性发展，侵及瞳孔区时可进行手术治疗，但有一定的复发率。手术方式有单纯胬肉切除术、胬肉切除联合球结膜瓣转移术、胬肉切除联合羊膜移植术、联合角膜缘干细胞移植术等，局部使用丝裂霉素，可以减少胬肉的复发率。

2. 饮食护理　饮食宜清淡，避免辛辣刺激性食物，禁烟酒。

3. 手术护理　参照外眼手术常规护理，术前 3 天滴抗生素滴眼液，向患者介绍手术过程及如何配合，消除其紧张情绪。术后嘱患者注意眼部卫生，保持敷料清洁、干燥，一般 7 ～ 10 天拆除缝线。

4. 健康指导　长期从事户外工作者，可戴防护眼镜以防风沙及紫外线的刺激，并尽量减少户外工作时间；日常生活中尽量减少风沙、阳光刺激，积极防治慢性结膜炎。

【护理评价】

通过治疗和护理，患者是否达到：视力有所改善或恢复正常视力；患者及家属掌握了该疾病的防治知识。

第三节　角膜疾病患者的护理

PPT

⇒ **案例引导**

案例：患者，男，32 岁，左眼不慎溅入铁屑 1 天，在乡镇医院行角膜异物剔除术，今日患眼出现剧烈疼痛、畏光、流泪、视力下降。检查：左眼视力 0.08，无法矫正，球结膜充血水肿，角膜表面见 3mm×2mm 大小的坏死灶，分泌物量多，黏稠呈黄绿色，前房积脓 1mm，患者及家属非常担心预后。

讨论：1. 该患者目前可能的临床诊断和护理诊断是什么？
　　　2. 主要治疗原则和护理措施是什么？

角膜病是我国的主要致盲眼病之一。角膜病主要有炎症、外伤、先天性异常、变性、营养不良和肿瘤等，其中感染性角膜炎最为多见。感染性角膜炎的主要病原微生物为细菌、真菌、病毒、棘阿米巴、衣原体、结核分枝杆菌和梅毒螺旋体等。角膜炎的病因虽然不同，但其病理变化过程基本相同，可以分为以下 4 期。①浸润期：致病因子侵袭角膜，引起角膜缘血管网充血，随即炎性渗出液及炎症细胞侵入病变区，产生的酶和毒素扩散，破坏角膜组织结构，形成局限性灰白色的混浊，如炎症及时控制，角膜仍能恢复透明。②溃疡形成期：炎症向周围或深层扩张，可导致角膜上皮和基质坏死、脱落形成角膜溃疡，如果炎症向后部基质深层侵入，致使角膜基质进行性溶解变薄，形成角膜穿孔，房水从角膜穿破口涌出，导致虹膜脱出、角膜瘘、眼内感染、眼球萎缩等严重并发症。③溃疡消退期：通过给予药物治疗及增强患者自身免疫力，抑制了致病因子对角膜的侵袭，溃疡边缘浸润减轻，可有新生血管长入。④愈合期：溃疡区上皮再生，前弹力层和基质缺损由成纤维细胞产生的瘢痕组织修复，遗留厚薄不等的瘢痕，留有角膜云翳、角膜斑翳和角膜白斑。

一、细菌性角膜炎

细菌性角膜炎（bacterial keratitis）是由细菌感染引起的角膜上皮缺损及缺损区下角膜基质坏死的化脓性角膜炎，又称细菌性角膜溃疡，是常见的角膜炎之一。

【病因及发病机制】

引起细菌性角膜炎的细菌种类繁多，常见的致病菌有表皮葡萄球菌、金黄色葡萄球菌、肺炎链球菌、肠杆菌、铜绿假单胞菌等。细菌性角膜炎的诱发因素包括眼局部及全身因素。多为角膜外伤后感染或剔除角膜异物后感染所致，特别是与无菌操作不严格、使用污染的表面麻醉药等有关。此外，干眼症、慢性泪囊炎，佩戴角膜接触镜、糖尿病、免疫缺陷、营养不良、全身长期使用免疫抑制药、酗酒等，可降低机体抵抗力引起发病。

【护理评估】

1. 健康史　了解有无角膜外伤史、干眼症、慢性泪囊炎、倒睫等病史；了解是否长期佩戴角膜接触镜、长期使用免疫抑制药；评估有无营养不良、糖尿病病史以及用药情况。

2. 身体状况

（1）发病急，多在角膜伤后24～48小时发病，患眼有畏光、流泪、疼痛、视力障碍、眼睑痉挛等症状，伴有较多脓性分泌物。

（2）眼睑、球结膜水肿，混合充血或睫状充血，病变早期角膜上出现界线清楚的上皮溃疡，溃疡下有边界模糊、灰黄色浸润灶、周围组织水肿。

（3）革兰阳性球菌感染。表面为圆形或椭圆形局灶性脓肿，伴有边界明显灰白的基质浸润。葡萄球菌可导致严重的基质脓肿和角膜穿孔。肺炎球菌引起的角膜炎，表现为中央基质深部椭圆形溃疡，带匐行性边缘，其后弹力膜有放射状皱褶，常伴有前房积脓。

（4）革兰阴性杆菌感染。多表现为快速发展的角膜液化性坏死。其中铜绿假单胞菌引起的感染具有特征性，起病迅速、发展迅猛，患眼剧烈疼痛、畏光、流泪、视力急剧下降、严重的睫状充血或混合充血，角膜呈现迅速扩展的浸润和黏液性坏死，溃疡周围基质可见黄白色浸润环，分泌物略带黄绿色，前房积脓严重。数天内可导致全角膜坏死、穿孔、眼内容脱出或全眼球炎。

3. 辅助检查　从浸润灶刮取病变组织，涂片染色查找细菌。

4. 心理－社会评估　了解患者对疾病的发生、发展、转归的认知情况，评估患者的心理状况及家属的支持程度。

【护理诊断】

1. 疼痛　眼痛与角膜炎症刺激有关。

2. 舒适改变　畏光、流泪、异物感等与角膜炎症刺激有关。

3. 感知改变　视力障碍与角膜浸润、溃疡有关。

4. 潜在并发症　角膜溃疡、穿孔、眼内炎等。

5. 焦虑　与视力障碍及担心预后有关。

6. 知识缺乏　缺乏细菌性角膜炎防治知识。

7. 有传播感染的危险　与细菌感染及消毒隔离不到位有关。

【护理目标】

1. 眼痛、畏光、流泪、异物感等刺激症状减轻或消失。

2. 视力提高或稳定。

3. 减少或杜绝并发症的发生。

4. 消除患者焦虑情绪，使其能够积极配合治疗和护理。

5. 患者及家属能够了解角膜炎的防治知识，无交叉感染的发生。

【治疗及护理措施】

1. 治疗原则

（1）局部使用抗生素是治疗细菌性角膜炎最有效的途径。初诊患者可以局部滴用广谱抗生素，再根据细菌培养和药敏试验的结果调整使用敏感的抗生素。对于中央部和严重的角膜炎急性期推荐应用负荷治疗（在最初 30～60 分钟内每 5～15 分钟滴药 1 次），接着频繁滴用（每 30 分钟到 1 小时用药 1 次，在 24 小时内连续用药）。

（2）本病很少需要全身抗生素治疗，但在严重的病例，例如感染已经扩散至邻近的组织，或者角膜即将穿孔或已有穿孔时，应当全身应用抗生素治疗。

（3）如角膜溃疡发展迅速或患者使用滴眼液依从性差时，可结膜下注射抗生素。

（4）并发虹膜睫状体炎时，应及时使用散瞳药，防止虹膜后粘连。

（5）对于深层角膜溃疡，为预防穿孔，可局部加压包扎，同时应用降眼压药。

（6）对于药物治疗无效、病情发展迅速、可能或已经导致溃疡穿孔者，可考虑治疗性角膜移植。

2. 休息与饮食 保证充分休息与睡眠，多食营养丰富、易消化、清淡饮食，保持大便通畅，勿食辛辣刺激食物，禁烟酒。

3. 用药护理 用药后要密切观察视力、角膜刺激症、分泌物的变化。为预防角膜穿孔，滴眼药时动作要轻柔，勿压迫眼球，先清除分泌物再给药。

4. 手术护理

（1）手术目的 采用全层透明角膜代替全层混浊角膜，以防止角膜穿孔。

（2）术前准备 ①按内眼手术常规做好术前准备。②眼部检查：包括视功能检查、眼压、结膜、角膜、晶状体、玻璃体检查，常规泪道冲洗检查。③降低眼压：术前半小时开放静脉点滴 20% 甘露醇 250ml。④缩瞳：术前滴 1% 毛果芸香碱滴眼液，使瞳孔缩小至 2mm 左右，便于术中缝合。

（3）术后护理 ①按内眼手术常规做好术后护理。②术后加压包扎 24 小时后，每日换药。③术后应戴硬性眼罩保护术眼。④密切观察角膜排斥反应征象：如患者主诉眼痛、头痛、畏光、流泪、视力突然下降，检查发现植片混浊、水肿、向外膨隆、角膜基质水肿、切口房水渗漏、结膜囊异常分泌物等。⑤密切观察眼压的变化：定时测量眼压，嘱患者勿用力挤眼、低头弯腰，要保持大便通畅，以免引起眼压升高。⑥密切观察角膜感染征象：如出现眼部疼痛、头痛、畏光、流泪、视力突然下降、结膜充血、结膜囊分泌物增多、房水闪辉等现象，预示着有可能发生角膜感染，应遵医嘱应用抗生素。⑦应用抗排斥药时，要坚持足量、规律用药、缓慢停药的原则。

（4）健康指导 ①指导患者定期复查，术后 6～12 个月拆除角膜缝线。②指导患者及家属如出现眼痛、头痛、畏光、流泪、视力突然下降等症状时，应及时就诊。③生活起居要有规律，睡眠充足，勿劳累、感冒。多吃易消化、清淡饮食，多吃蔬菜、水果，保持大便通畅，忌食辛辣刺激性食物。④角膜移植术后 3 个月内要完全休息，1 年内勿用手揉眼，外出及睡眠时戴防护眼镜，以免受伤。注意眼部卫生，勿游泳，防止感染，眼部避免热敷、日晒，保护角膜移植片。

5. 注意有无角膜穿孔症状 如角膜穿孔，房水从穿孔处急剧涌出，虹膜被冲至穿破口，可出现眼压降低、前房变浅或消失、疼痛减轻等。

6. 提供舒适、安静的环境 病房光线应柔和偏暗，患者外出时避免强光刺激，应戴有色眼镜或用眼垫遮盖。

7. 细菌性角膜炎应严格手消毒 避免交叉感染，药品、器械应固定专用。

8. 健康宣教 告知患者勿用手揉眼，勿用力咳嗽及打喷嚏，睡觉时可用眼罩保护患眼，以免发生角膜穿孔。长期配戴角膜接触镜者，如出现眼部不适应停止配戴并及时就诊。

> 💡 **考点提示**
>
> 细菌性角膜炎的治疗及护理措施

【护理评价】

通过治疗和护理，患者是否达到：眼痛、畏光、流泪、异物感等症状减轻消失；视力提高或稳定；减少或杜绝并发症发生；患者能消除悲观情绪，积极配合治疗和护理；患者及家属能了解细菌性角膜炎的防治知识，无交叉感染的发生。

二、真菌性角膜炎

真菌性角膜炎（fungal keratitis）是一种由致病真菌引起的致盲率极高的感染性角膜病变。在热带、亚热带地区发生率高，多见于农民或户外工作人群。

【病因及发病机制】

常见的致病菌有镰孢菌属、弯孢属、曲霉属、念珠菌属等，外伤是最主要的诱因，其他诱因包括长期使用糖皮质激素或抗生素造成眼表免疫环境的改变或菌群失调，过敏性结膜炎、配戴角膜接触镜、全身免疫力低下等。

【护理评估】

1. 健康史　了解有无植物划伤角膜史，评估患者的工作环境、工作性质，是否长期使用糖皮质激素或抗生素，是否长期配戴角膜接触镜，有无过敏性结膜炎。

2. 身体状况

（1）症状　起病缓慢、疼痛、畏光、流泪等刺激症状较轻，伴视力障碍。

（2）体征　眼部充血明显，角膜病灶呈白色或乳白色，表面欠光泽，呈牙膏样或苔垢样外观，溃疡周围因胶原溶解形成浅沟或抗原－抗体反应形成灰白色环形浸润即"免疫环"。有时在角膜感染灶旁可见伪足或卫星样浸润灶，角膜后可见斑块状沉着物。前房积脓为灰白色黏稠脓液。由于真菌穿透力强，极易发生眼内炎。

3. 辅助检查

（1）角膜刮片革兰染色和吉姆萨（Giemsa）染色、10%～20% 氢氧化钾湿片法、乳酚棉兰染色等及真菌培养查找真菌及菌丝。

（2）角膜刮片及培养均为阴性，而临床又高度怀疑者，可考虑角膜组织活检。

（3）角膜共焦显微镜作为非侵入性检查手段，可在病变早期阶段直接发现病灶内的真菌病原体。

4. 心理－社会评估　因真菌性角膜炎病程长，治疗效果不确切，患者易产生焦虑、悲观、失望的情绪，护士应重点评估患者的心理状况，了解患者及家属对疾病的认知程度。

【护理诊断】

1. 舒适改变　眼痛、畏光、流泪与角膜炎症刺激有关。

2. 感知受损　视力障碍与角膜溃疡有关。

3. 潜在并发症　角膜溃疡、角膜穿孔、眼内炎等。

4. 焦虑　与担心预后有关。

5. 知识缺乏　缺乏真菌性角膜炎的防治知识。

【护理目标】

1. 畏光、流泪、眼痛等刺激症状减轻或消失。

2. 患眼视力稳定或提高。

3. 患者情绪稳定，并发症较轻或无并发症发生。

4. 患者及家属能够了解真菌性角膜炎的防治知识。

【治疗及护理措施】

1. 治疗原则　局部使用抗真菌药物治疗，如 0.25% 两性霉素 B 滴眼液、5% 那他霉素滴眼液、0.5% 咪康唑滴眼液等，开始时每 0.5～1 小时滴 1 次，晚上涂抗真菌眼膏，感染明显控制后逐渐减少使用次数。病情严重者可联合全身使用抗真菌药物，可口服或静脉滴注氟康唑、伏立康唑等。并发虹膜睫状体炎者应散瞳，不宜使用糖皮质激素。如病情仍不能控制者应考虑手术治疗，包括清创术、结膜瓣遮盖术、角膜移植术等。

2. 药物护理　全身使用抗真菌药物时，要定期查肝功能。抗真菌药起效慢，治疗过程中要仔细观察病情变化，如出现疼痛减轻、浸润范围缩小、卫星灶消失、溃疡边缘变圆钝时，即为治疗有效，此时，抗真菌药物也应至少继续使用 6 周。

3. 其他　真菌性角膜炎病程较长，治疗起效慢，患者易出现悲观情绪，应做好心理疏导，鼓励患者积极配合治疗。

【护理评价】

通过治疗和护理，患者是否达到：畏光、流泪、眼痛等刺激症状减轻或消失；患眼视力稳定或提高；焦虑减轻或消失；并发症较轻或无并发症发生；患者及家属能够了解真菌性角膜炎的防治知识。

三、单纯疱疹病毒性角膜炎

单纯疱疹病毒性角膜炎（herpes simplex virus）是由单纯疱疹病毒引起的角膜感染，简称单疱角膜炎，是致盲性角膜病最主要的原因。临床特点为反复发作，多次发作使角膜混浊逐渐加重，最终可导致失明。

【病因及发病机制】

单纯疱疹病毒分为两个血清型，即单纯疱疹病毒Ⅰ型和单纯疱疹病毒Ⅱ型。眼部和口唇感染多数为单纯疱疹病毒Ⅰ型。单纯疱疹病毒性角膜炎是由单纯疱疹病毒Ⅰ型原发感染后的复发引起的。原发感染后病毒潜伏在三叉神经节，当机体抵抗力下降，潜伏的病毒被激活，活化的病毒在三叉神经内逆轴浆流移行到达角膜上皮细胞，引起单纯疱疹病毒性角膜炎。

【护理评估】

1. 健康史　评估患者有无感冒、发热史；有无长期使用糖皮质激素或免疫抑制药；有无饮酒；近期是否过度劳累、精神紧张，是否反复发作及发病以来的用药情况、治疗效果等。

2. 身体状况

（1）原发性单纯疱疹病毒感染　多见于幼儿，表现为全身发热、耳前淋巴结肿大、唇部或皮肤疱疹等，呈自限性。眼部表现为急性滤泡性或假膜性结膜炎、眼睑皮肤疱疹，可有树枝状角膜炎。

（2）复发性单纯疱疹病毒感染　常因劳累、发热、饮酒、角膜外伤等引起角膜感染复发。患眼可有轻微眼痛、畏光、流泪、眼睑痉挛等，如中央角膜受损，则视力明显下降。

由于病毒对靶细胞的毒力和机体对病毒感染的反应不同，分为不同类型。

1）上皮性角膜炎　约 2/3 为此型。最典型的特征是角膜知觉减退。感染初期角膜上皮层可见灰白色，近乎透明，稍隆起的针尖样小疱，点状或排列成行或成簇，继而逐渐扩大融合，形成树枝状表浅溃疡，若病情进展，则发展为地图状角膜溃疡。

2）神经营养性角膜病变　多发生在单纯疱疹病毒感染的恢复期或静止期。病灶可局限于角膜上皮表面及基质浅层，也可向基质深层发展，溃疡呈圆形或椭圆形，多位于睑裂区，浸润轻微，边缘呈灰色增厚。

3）基质性角膜炎　分为免疫性和坏死性两种类型。①免疫性基质性角膜炎：最常见的类型是盘状角膜炎。炎症浸润角膜中央基质，呈盘状水肿，增厚，边界清楚，后弹力层皱褶。②坏死性基质性角膜炎：表现为角膜基质内单个或多个黄白色坏死浸润灶，基质溶解坏死及上皮广泛性缺损。

4）角膜内皮炎　分为盘状、弥漫性和线状三种类型，盘状角膜内皮炎是最常见的类型，通常表现为角膜中央或旁中央基质水肿，角膜呈毛玻璃样外观。

3. 辅助检查

（1）角膜上皮刮片发现多核巨细胞。

（2）角膜病灶分离到单纯疱疹病毒。

（3）免疫荧光电镜、单克隆抗体组织化学染色发现病毒抗原，血清学测试病毒抗体等。

4. 心理－社会评估　因单纯疱疹病毒性角膜炎病程长，易反复发作，患者易产生焦虑、悲观的情绪，护士应重点评估患者的心理状况，了解患者及家属对疾病的认知程度。

【护理诊断】

1. 舒适改变　眼痛、畏光、流泪与角膜炎症刺激有关。

2. 感知受损　视力障碍与角膜炎症有关。

3. 潜在并发症　角膜溃疡、穿孔、眼内炎等。

4. 焦虑　与担心预后有关。

5. 知识缺乏　缺乏单纯疱疹病毒性角膜炎的防治知识。

【护理目标】

1. 眼痛、畏光、流泪等症状减轻或消失。

2. 患者视力稳定或提高。

3. 患者情绪稳定，并发症较轻或无并发症发生。

4. 患者及家属能够了解单纯疱疹病毒性角膜炎的防治知识。

【治疗及护理措施】

1. 治疗原则　局部应用抗病毒滴眼液和眼药膏，常用的药物有 0.15% 更昔洛韦眼用凝胶、0.1% 阿昔洛韦滴眼液、3% 阿昔洛韦眼膏、1% 三氟胸腺嘧啶核苷等，急性期每 1~2 小时滴 1 次，晚上涂眼药膏。病情严重、多次复发的患者需口服阿昔洛韦、更昔洛韦等抗病毒药物，一般不少于 2 周。出现虹膜睫状体炎时要及时散瞳。已穿孔者可行穿透性角膜移植术。

2. 用药护理　点眼药水或涂眼药膏时，勿用力按压眼球，以防角膜穿孔；全身和局部应用抗病毒药时，应注意监测肝、肾功能。应用散瞳药的患者，外出应戴有色眼镜，以减少光线刺激。

3. 休息与饮食　保证睡眠充足，多食营养丰富、富含多种维生素的食物，勿食辛辣刺激性食物，禁烟酒。

4. 健康指导　告知患者注意保暖、加强营养、预防感冒、避免精神过度紧张、劳累，锻炼身体，增强体质。

【护理评价】

通过治疗和护理，患者是否达到：眼痛、畏光、流泪等症状减轻或消失；患者视力稳定或提高；焦虑减轻或消失，并发症较轻或无并发症发生。

第四节　白内障患者的护理

PPT

⇒ 案例引导

　　案例：患者，男，75岁，双眼视物模糊2年，近半年来逐渐加重，严重影响生活。检查：双眼无疼痛、红肿，视力右眼0.15，左眼0.2，散瞳后裂隙灯检查晶状体呈灰白色混浊，有虹膜投影。

　　讨论：1. 根据症状和体征，患者可能的临床诊断是什么？处于哪一期？

　　　　　　2. 根据病情，该患者宜采取的治疗方案是什么？还需完善哪些辅助检查？

　　　　　　3. 如采取手术治疗，术后护理措施有哪些？

　　白内障是指晶状体透明度降低或者颜色改变所导致的光学质量下降的退行性改变，临床表现为渐进性无痛性视力下降，是主要的致盲性眼病之一。白内障有多种分类方法：按病因可分为年龄相关性、外伤性、并发性、代谢性、中毒性、辐射性、发育性和后发性白内障；按发病时间可分为先天性白内障和后天获得性白内障；按晶状体混浊部位可分为皮质性、核性和囊膜下性白内障等；按晶状体混浊形态可分为点状白内障、冠状白内障和绕核性白内障等。本节重点阐述年龄相关性白内障、先天性白内障及糖尿病性白内障。

一、年龄相关性白内障

　　年龄相关性白内障（age - related cataract）又称老年性白内障，是最常见的白内障类型，多见于50岁以上中、老年人，随年龄增加其发病率明显升高。常双眼患病，但发病有先后。

【病因及发病机制】

　　病因和发病机制较为复杂，是机体内外各种因素对晶状体长期综合作用的结果。一般认为与老化、遗传、代谢异常、外伤、辐射、中毒、局部营养障碍及某些全身代谢性或免疫性疾病等有关。此外，紫外线照射、糖尿病、高血压、心血管疾病、机体外伤、过量饮酒、吸烟等均与其形成有关。

【护理评估】

　　1. 健康史　评估患者的年龄、发病时间、起病急缓、进展速度、患者工作生活环境；有无糖尿病、高血压、心血管疾病等家族史；有无外伤史；是否过量饮酒吸烟。

　　2. 身体状况　随着晶状体混浊加重，视力呈渐进性无痛性视力下降、对比敏感度下降。患者早期常出现眼前固定不动的黑点，单眼复视或多视、屈光改变、炫光等。根据开始出现混浊的部位分为皮质性白内障、核性白内障和后囊膜下白内障。

　　（1）皮质性白内障　典型的皮质性白内障按其病变发展分为4期。

　　1）初发期　在裂隙灯下可见晶状体周边前、后皮质形成楔形混浊，呈羽毛状，尖端指向中央。未累及瞳孔区一般不影响视力，病程进展缓慢，经数年才进入下一期。

　　2）膨胀期或未成熟期　晶状体混浊加重，因渗透压的改变导致皮质吸水肿胀，将虹膜推向前，使前房变浅，有闭角型青光眼体质的患者可诱发闭角型青光眼急性发作。晶状体呈灰白色不均匀混浊，视力明显下降，眼底不能清楚窥见。以斜照法检查，投照侧虹膜在深层混浊皮质上形成新月形阴影，称为虹膜投影，为此期的特点。

　　3）成熟期　晶状体完全混浊，呈乳白色。患者视力可降至手动或光感，眼底不能窥见。

4）过熟期　晶状体纤维分解液化变成乳汁状物，棕黄色晶状体核沉于囊袋下方，可随体位变化而移动，直立位时，核下沉避开瞳孔区，视力可有所提高。晶状体核下沉，还可使前房加深，导致虹膜失去支撑，出现虹膜震颤。液化的皮质渗漏到晶状体囊膜外，可以起晶状体过敏性葡萄膜炎。皮质沉积于前房角，可引起晶状体溶解性青光眼。晶状体悬韧带变性，易出现晶状体脱位。

（2）核性白内障　较皮质性白内障少见，发病年龄较早，进展缓慢。早期表现为晶状体性近视，远视力下降缓慢，后期视力极度减退，眼底不能窥见。

（3）后囊膜下白内障　晶状体后囊膜下浅层皮质出现棕黄色混浊，外观似锅巴，因混浊位于视轴区，早期即可影响视力。

3. 辅助检查

（1）视力、视野、眼压、角膜内皮细胞计数检查。

（2）散大瞳孔后，用检眼镜或裂隙灯活体显微镜检查晶状体的混浊程度。

（3）眼电生理及光定位检查，以排除视网膜或视神经疾病。

（4）角膜曲率及眼轴长度检查，可计算手术植入人工晶状体的度数。

4. 心理-社会评估　评估患者的年龄、生活环境、病变程度，协助完成日常生活，评估家属对疾病的认知情况及对患者的支持程度。

【护理诊断】

1. 感知改变　视力障碍与晶状体混浊有关。

2. 自理缺陷　与视力障碍导致日常活动能力下降有关。

3. 潜在并发症　晶状体溶解性青光眼、葡萄膜炎、晶状体脱位、术后感染等。

4. 知识缺乏　缺乏白内障相关的防治知识。

【护理目标】

1. 患者视力提高或恢复正常。

2. 提高或恢复患者自理能力。

3. 无并发症发生。

4. 患者及家属了解本病相关的防治知识。

【治疗及护理措施】

1. 治疗原则　药物治疗白内障疗效不确切，手术治疗仍然是各种类型白内障的主要治疗手段。白内障患者如果视力下降影响工作和生活质量即可考虑手术。手术方式从最初的白内障针拨术，到现代白内障囊内摘除术、白内障囊外摘除术，再到白内障超声乳化吸除术（PHACO）、人工晶体植入术，以及飞秒激光辅助白内障手术（FLACS）等，手术方式不断发展，治疗效果也不断提高。其中白内障超声乳化吸除术是主流方式。随着超声乳化技术的发展，配合折叠式人工晶体的应用，手术切口由3mm缩小至1.5～2mm，大大减少了组织损伤和术后角膜散光问题，术后视力恢复更快速。

2. 休息与饮食　手术后应注意休息，适当运动，饮食清淡，进易消化、富含蛋白质、维生素的饮食，多食蔬菜、水果，保持大便通畅。

3. 手术护理

（1）手术目的　去除混浊晶状体，植入人工晶状体，提高视力，恢复自理能力。

（2）按内眼手术常规护理做好术前准备，协助患者进行各项术前检查。

（3）术后严格执行内眼手术护理常规。应注意观察术眼有无渗血、疼痛，观察分泌物及眼压的变化，如术眼突然疼痛、敷料有新鲜渗血，可能是伤口出血或裂开；术眼疼痛伴同侧头痛、恶心、呕吐等，可能是眼压升高；术眼持续疼痛、视力突然下降、流泪、畏光、分泌物增多，可能是感染性眼内炎，应立即通知医生处理。术后应保护术眼，注意眼部卫生。

4. 健康指导

（1）术后防止碰撞术眼，1 个月内避免低头、弯腰、咳嗽、打喷嚏、大声说笑等导致腹压增高的因素发生，半年内应避免提重物、干重体力活及剧烈运动。

（2）注意保暖，预防感冒；勿用力排便，衣领松紧适宜。

（3）手术未植入人工晶状体者，应于 3~6 个月佩戴眼镜。

（4）术后定期随访，防止并发症发生。

【护理评价】

通过治疗和护理，患者是否达到：病情稳定，患者视力有所提高或恢复正常；提高或恢复患者自理能力；无并发症发生。

二、先天性白内障

先天性白内障（congenital cataract）是指出生前后即存在，或出生后 1 年内逐渐形成的先天遗传或发育障碍导致的白内障。是一种常见的儿童眼病，是造成儿童失明和弱视的重要原因。

【病因及发病机制】

约 50% 先天性白内障的发生与遗传有关，通常为常染色体显性遗传。母亲妊娠前 3 个月感染风疹、水痘、单纯疱疹、麻疹、带状疱疹及流感等病毒可导致先天性白内障。妊娠期营养不良、盆腔受放射线照射、服用某些药物（如大剂量四环素、激素、水杨酸制剂、抗凝血药等）、患全身性疾病（如心血管疾病、肾炎、糖尿病等）、缺乏维生素 D 等，均可导致胎儿晶状体发育不良。此外，早产儿、胎儿宫内缺氧等也可引起先天性白内障。

【护理评估】

1. 健康史　评估患儿发病时间、起病急缓，母亲有无上述促发因素，是否早产或生产时胎儿宫内缺氧，有无家族史。

2. 身体状况

（1）先天性白内障可为单眼或双眼发生，多数为静止性，少数出生后继续发展。

（2）视力障碍程度可因晶状体混浊部位和形态不同而异。因患儿不能自诉，常依赖家长观察才发现。

（3）根据晶状体混浊的部位和形态可分为膜性、核性、绕核性、前极、后极、花冠状、珊瑚状、点状及全白内障。

3. 辅助检查　通过染色体检查、血糖、尿糖及酮体测定、尿常规、尿氨基酸测定、血氨基酸水平测定等，帮助了解病因。

4. 心理－社会评估　评估患儿家长的文化背景、情绪变化、经济情况、生活环境及对疾病的认知程度，了解家长的遵医程度。

【护理诊断】

1. 感知改变　视力障碍与晶状体混浊有关。

2. 潜在并发症　弱视、斜视等。

3. 知识缺乏　家长缺乏先天性白内障的相关知识。

【护理目标】

1. 改善患儿视力。

2. 减轻或杜绝并发症的发生。

3. 家长能了解先天性白内障早发现、早治疗的重要性。

【治疗及护理措施】

1. 治疗原则　对视力影响不大者，一般无需治疗，定期随诊。明显影响视力者，应尽早手术治疗，手术愈早，患儿获得良好视力的机会愈大。一般认为宜在 3～6 个月时手术，在 2 岁左右施行人工晶状体植入。

2. 按内眼手术常规护理做好术前、术后护理。

3. 对于已发生弱视的患儿，应指导家长进行正确的弱视训练，如遮盖疗法、精细动作训练、光学药物压抑法等。

4. 对于视力很差或术后效果不佳者，应给予低视力康复治疗和教育。

【护理评价】

通过治疗和护理，患儿是否达到：病情稳定，视力有所提高；减轻或杜绝并发症的发生；家长认识到先天性白内障早发现、早治疗的意义，能尽早并积极配合治疗。

三、糖尿病性白内障

糖尿病性白内障（diabetic cataract）是指白内障的发生与糖尿病有直接关系，是糖尿病并发症之一，可分为真性糖尿病性白内障和糖尿病患者的年龄相关性白内障两种类型。

【病因及发病机制】

患糖尿病时，血糖增高，晶状体内葡萄糖增多，转化为山梨醇，山梨醇不能透过晶状体囊膜，在晶状体内大量积聚，使其渗透压升高，吸收水分，纤维膨胀变性，导致晶状体混浊。

【护理评估】

1. 健康史　评估患者糖尿病发病情况和治疗经过，血糖控制情况；评估患者当前视力及下降速度；有无合并糖尿病其他并发症，有无糖尿病家族史。

2. 身体状况

（1）可出现不同程度的视力障碍。

（2）真性糖尿病性白内障多见于 I 型的青少年糖尿病患者。多为双眼发病，发展迅速，常伴有屈光改变。血糖升高时，出现近视；血糖降低时，出现远视。

（3）合并年龄相关性皮质性白内障多见。临床上与年龄相关性皮质性白内障症状相似，但较之发病率高，发病较早，进展快，易成熟。

3. 辅助检查

（1）检测血糖、尿糖、糖化血红蛋白，可了解患者血糖控制情况。

（2）眼电生理及光定位检查，以排除视网膜或视神经疾病。

（3）角膜曲率及眼轴长度检查，可计算手术植入人工晶状体的度数。

4. 心理－社会评估　因糖尿病伴随患者终身，易使患者产生厌烦、焦虑的心理，护士应着重评估患者的心理变化情况，及时进行沟通，了解家属对患者的支持情况及患者对疾病的重视程度。了解患者的遵医行为。

【护理诊断】

1. 感知改变　视力障碍与晶状体混浊有关。

2. 自理缺陷　与视力障碍有关。

3. 潜在并发症　术后感染、出血、其他眼部合并症等。

4. 知识缺乏　缺乏糖尿病及糖尿病性白内障的防治知识。

【护理目标】

1. 患者视力有所提高或恢复正常。

2. 恢复自理能力。

3. 减轻或杜绝并发症发生。

4. 患者及家属获得糖尿病及糖尿病性白内障的防治知识。

【治疗及护理措施】

1. 治疗原则　糖尿病性白内障的早期，应积极治疗糖尿病；当视力下降明显影响工作和生活时，将血糖控制在正常范围内行白内障摘除术，如无糖尿病增殖性视网膜病变时，可植入后房型人工晶状体。

2. 饮食指导　控制总热量，进低糖、低脂、适量蛋白质、高纤维素、高维生素饮食。

3. 运动指导　因人而异，循序渐进。适度运动，避免空腹运动，以免发生低血糖。

4. 其他　术后应密切观察血糖变化，严格执行无菌操作，注意眼部卫生，积极预防感染和出血，严密观察病情变化，防止并发症发生。

【护理评价】

通过治疗和护理，患者是否达到：病情稳定，视力有所提高或恢复正常；恢复自理能力；减轻或杜绝并发症发生；患者及家属获得糖尿病及糖尿病性白内障的防治知识。

PPT

第五节　青光眼患者的护理

⇒ 案例引导

案例：患者，女，60岁，晚上6点左右与邻居发生激烈争吵，凌晨3点突然左眼剧烈疼痛，伴同侧偏头痛，呕吐1次，为胃内容物，口服止痛药后勉强入睡。次日晨起发现左眼视力明显下降，十分紧张，急来院就诊。检查：右眼视力0.8，左眼视力光感，角膜雾状水肿，前房变浅，瞳孔7mm，右眼眼压17.58mmHg，左眼眼压83.23mmHg。初步诊断：右眼原发性急性闭角型青光眼临床前期，左眼原发性急性闭角型青光眼急性发作期。

讨论：1. 诱发原发性急性闭角型青光眼急性发作的诱因有哪些？

2. 原发性急性闭角型青光眼急性发作期的治疗及护理措施？

青光眼是一组以特征性视神经萎缩和视野缺损为共同特征的不可逆性致盲性疾病。病理性眼压增高是其主要危险因素。青光眼是主要致盲性眼病之一，有一定遗传倾向。目前的医学治疗手段无法使青光眼性失明逆转、恢复，但可以避免，故早诊断、早治疗是防治青光眼的关键。

眼压是眼球内容物作用于眼球内壁的压力，是房水的产生和排出相平衡的结果，具有双眼对称、昼夜压力相对稳定的特点。正常眼压对维持正常视功能起着重要作用，统计学概念将我国正常人群眼压范围定义为 10～21mmHg。需特别注意的是，正常眼压还应同时满足双眼眼压差＜5mmHg，24 小时眼压波动范围＜8mmHg 这两个条件。眼压的高低主要取决于房水循环中的三大因素：睫状突生成房水的速率、房水通过小梁网流出的阻力和上巩膜静脉压。

根据病因学、解剖学和发病机制，一般将青光眼分为原发性青光眼、继发性青光眼、发育性或先天性青光眼三大类；根据发病时前房角的开放状态，原发性青光眼又分为原发性闭角型青光眼和原发性开角型青光眼；根据发病的急缓，原发性闭角型青光眼又可分为急性闭角型青光眼和慢性闭角型青光眼。

一、原发性闭角型青光眼

原发性闭角型青光眼（acute angle - closure glaucoma）是因原先就存在的虹膜构型而发生的前房角被周边虹膜组织机械性阻塞，导致房水流出受阻、眼压升高的一类青光眼。多发生在 40 岁以上，女性多见，男女之比 1∶3，为眼科急症。

【病因及发病机制】

病因尚未充分阐明。眼球局部解剖结构变异，如眼轴短、前房浅、房角狭窄及瞳孔阻滞，导致周边部虹膜机械性阻塞，阻断了房水的出路而致眼压急剧升高。情绪激动、暗室停留时间过长、局部或全身应用抗胆碱类药物，可使瞳孔散大，周边虹膜松弛，从而诱发本病。此外，长时间阅读、劳累、疼痛也是本病常见的诱因。

【护理评估】

1. 健康史 评估患者发病时间，有无上述诱因存在，疾病的发作次数、有无规律及伴随症状，有无青光眼家族史。

2. 身体状况 典型的原发性急性闭角型青光眼可表现为以下几个临床阶段。

（1）临床前期 原发性闭角型青光眼为双侧性，即双眼可先后或同时发病，但不进行治疗的最终结果为双目失明。故当一眼急性发作确诊后，另一眼虽无任何症状也应诊断为临床前期。此外，虽无任何自觉症状，但具有浅前房、房角狭窄、虹膜膨隆等解剖特点，暗室或散瞳试验后眼压升高者，亦可诊断为临床前期。此期一般不影响视力。

（2）先兆期 为一过性或反复多次的小发作，表现有轻度眼痛伴同侧头痛，视力减退，突感雾视、虹视，鼻根部酸胀，轻度睫状充血，角膜上皮水肿呈轻度雾状混浊，上述症状历时短暂，发作多出现在傍晚时分，经睡眠或休息后可自行缓解。

（3）急性发作期 在一定的促发因素作用下急骤发病，多为单眼发病，表现出典型的急性闭角型青光眼的症状和体征。

1）剧烈眼痛、头痛、畏光、流泪、雾视、虹视，视力急剧下降，常仅有指数或手动，伴有恶心、呕吐等全身症状。

2）眼睑水肿，混合充血。

3）角膜上皮水肿呈雾状或毛玻璃状。

4）瞳孔中等散大呈竖椭圆形，对光反射迟钝或消失。

5）前房极浅，房角完全关闭，周边部前房几乎完全消失。眼压升高，可突然高达 50mmHg 以上，个别患者可达 100mmHg 以上，指测眼压时眼球坚硬如石。

6）高眼压缓解后，眼前段常留下永久性组织损伤，如角膜后色素沉着、虹膜节段性萎缩、色素脱失、局限性后粘连、瞳孔散大固定、房角广泛性粘连。晶状体前囊下点状白色混浊，称为青光眼斑。

（4）间歇期 指小发作后自行缓解，房角重新开放或大部分开放，症状和体征减轻或消失，不用药或仅用少量缩瞳药后眼压不再升高。但瞳孔阻滞的病理基础尚未解除，随时有再发作的可能。

（5）慢性期 急性大发作或多次小发作后，房角发生广泛粘连，小梁功能严重损害，表现为眼压中度升高，视力进行性下降，眼底可见青光眼性视盘凹陷，并有相应视野缺损。

（6）绝对期 眼压持续升高，眼组织特别是视神经遭严重破坏，视力已降至无光感，症状不显或偶尔可因眼压过高或角膜变性而剧烈疼痛。

3. 辅助检查

（1）房角镜、眼前段超声生物显微镜检查，可观察和评价前房角的结构，对明确诊断、用药、手术方式的选择有重要意义。

（2）暗室试验 是为筛选原发性闭角型青光眼而设计的一种激发试验，可疑患者可进行该项检查。患者处于清醒状态下，在暗室静坐 1~2 小时后测得的眼压比实验前升高 >8mmHg，则为阳性。

（3）视野检查 视野缺损情况反映病变的严重程度。

（4）直接检眼镜、裂隙灯前置镜检查或眼底彩照可检测青光眼视盘改变的情况。

4. 心理–社会评估 评估患者的性格、情绪变化、生活压力等，了解疾病对患者的工作、生活的影响程度，评估患者及家人的心理状况，评估患者的承受能力及遵医行为。

【护理诊断】

1. 疼痛 眼痛伴偏头痛与眼压升高有关。

2. 感知改变 视力障碍与眼压升高致角膜水肿、视网膜及视神经损害有关。

3. 自理缺陷 与视力障碍有关。

4. 知识缺乏 缺乏急性闭角型青光眼的治疗和护理知识。

5. 焦虑 与视力急剧下降、害怕失明，担心手术效果及预后有关。

【护理目标】

1. 眼压下降、眼痛、偏头痛减轻或消失。

2. 视力有所提高或稳定。

3. 生活能完全自理或自理能力提高。

4. 患者及家属获得急性闭角型青光眼的治疗和护理知识。

5. 焦虑心理减轻或消失。

【治疗及护理措施】

1. 治疗原则 迅速降低眼压，减少组织损害，积极挽救视力。首先用药物降低眼压，待眼压恢复正常后，可考虑手术。

（1）常用的降眼压药物如下。①拟副交感神经药（缩瞳药）：如 1%~4% 毛果芸香碱滴眼液，通过兴奋瞳孔括约肌，缩小瞳孔和增加虹膜张力，解除虹膜周边对小梁网的堵塞，使房角重新开放。②β–肾上腺素受体阻滞药：如 0.25% 噻吗洛尔滴眼液、0.25% 倍他洛尔滴眼液，通过抑制房水生成以降低眼压。③碳酸酐酶抑制药：如乙酰唑胺片、1% 布林佐胺滴眼液，通过减少房水生成以降低眼压。④前列腺素衍生物：如 0.005% 拉坦前列素滴眼液、0.004% 曲伏前列素滴眼液，增加房水经葡萄膜巩膜外流通道排出，但不减少房水生成。⑤高渗脱水药：如 50% 甘油和 20% 甘露醇注射液，通过短期内提高血浆渗透压，使玻璃体中的水分进入血液，减少眼内容量，迅速降低眼压，但降压作用在 2~3 小时后消失。

（2）根据眼压情况和房角的开放范围选择手术方式。常用的手术方式有：①显微手术，如周边虹膜切除术、小梁切除术、房角切开术等；②激光手术，如激光虹膜切开术、氩激光小梁成形术等。

（3）对于难治性青光眼可采用房水引流装置植入术。

2. 休息与饮食 急性发作期的患者应卧床休息，保持环境安静，睡眠充足。进清淡、富含维生素饮食，勿食辛辣刺激性食物，忌烟酒、浓茶、咖啡。

3. 用药护理 应用降眼压药物时，应注意观察药物副作用。

（1）拟副交感神经药 每次滴入后应按压泪囊区数分钟，以免药物流入鼻腔吸收而引起中毒。该药可引起眉弓疼痛、视物发暗、近视加深等，频繁使用还可出现胃肠道反应、头痛、出汗等全身中毒症状。

（2）β-肾上腺素受体阻滞药 用药时应考虑患者的全身情况，注意观察心率变化，对房室传导阻滞、窦性心律过缓和支气管哮喘者禁用。倍他洛尔为选择性 β_1 受体阻滞药，呼吸道副作用较轻，哮喘患者可用。

（3）碳酸酐酶抑制药 服用后可引起口唇、面部、指趾麻木，应配合氯化钾缓释片对抗之，久服可引起肾绞痛、血尿、尿路结石、排尿困难等副作用，故不宜长期服用，一旦出现应立即停药，并多次少量饮水。此外，服用本药物可以降低血钾浓度，应增加患者对含钾食物的摄入，甚至加服氯化钾缓释片。有磺胺过敏史的患者禁用本药。

（4）前列腺素衍生物 使用后可出现短暂性烧灼、刺痛、痒感和结膜充血，长期用药可使虹膜色素增加、睫毛增长、眼周皮肤色素沉着等。

（5）高渗脱水药 使用高渗脱水药后因颅内压降低，部分患者可出现头痛、恶心等症状。少量出血无需处理，嘱患者术后采取半卧位休息，减少头部活动，多可自行吸收。大量出血且数日不吸收者，可由医生行前房穿刺冲洗。年老体弱或有心血管疾病者，应注意观察脉搏和呼吸的变化。

4. 对症护理 有恶心、呕吐者应给予止吐、镇静的药物，做好心理护理、生活护理及基础护理。

5. 手术护理

（1）按内眼手术常规护理做好术前准备。

（2）术后当天应卧床休息，可取平卧位或健侧卧位，次日即可下床活动。前房出血者应取半坐卧位。避免用力咳嗽、打喷嚏、大声说笑、擤鼻，以免增加头部静脉压，引起出血。

（3）术后重点观察术眼切口、眼压、前房的变化；观察有无眼痛，如剧烈眼痛时应注意高眼压、眼内炎的发生；观察术眼敷料有无渗血、渗液，保持敷料平整、干燥；前房形成迟缓合并低眼压者，应加压包扎。

（4）按时滴用抗生素和糖皮质激素滴眼液，遵医嘱散瞳。

6. 健康指导

（1）指导患者遵医嘱按时用药，不得随意停药、改药，教会患者正确滴眼药、涂眼药膏的方法，观察药物不良反应。

（2）指导患者及家属定期复查，如出现头痛、眼痛、恶心、呕吐等症状应及时就医。

（3）告知患者勿用手揉眼或碰撞术眼，教会其正确的眼部按摩方法。

（4）避免诱发因素 ①保证睡眠充足，可适当垫高枕头；②避免在暗室久留，看电视时需开灯；③适当控制短时间内饮水量，一次饮水不超过300ml；④多食蔬菜、水果，保持大便通畅；⑤适当运动，如散步、打太极拳等，避免举重、倒立及剧烈活动，以免增加腹压、眼压；⑥避免情绪激动、过度劳累，保持良好心态；⑦气候寒冷外出时应注意头面部保暖，冬季晨练时尤为注意。

【护理评价】

通过治疗和护理，患者是否达到：眼压下降或正常，头痛、眼痛症状减轻或消失；视力稳定或有所提高；自理能力提高或完全自理；患者及家属获得急性闭角型青光眼的治疗和护理知识；焦虑情绪减轻或消失。

二、原发性开角型青光眼

原发性开角型青光眼（primary open angle glaucoma）发病缓慢、症状隐匿，并有特征性的视神经损害和视野缺损。眼压虽然升高但房角始终开放是本病的特点。在我国，原发性开角型青光眼少于闭角型，但近年呈上升趋势。年龄多分布在20～60岁，患病率随年龄增加而急剧增加。具有种族（白种人较多）和家族倾向性。糖尿病、甲状腺功能低下、心血管疾病和血液流变学异常、近视眼以及视网膜静脉阻塞等患者是原发性开角型青光眼的高危人群。

【病因及发病机制】

病因尚不完全明确，可能与遗传有关。一般认为由房水排出系统病变使房水流出阻力增加造成眼压升高所致。

【护理评估】

1. 健康史 评估患者发病时间、起病急缓、有无伴随症状、有无青光眼家族史。

2. 身体状况

（1）发病隐匿，多数患者可无任何自觉症状，直到晚期视功能严重损害才发觉；少数患者眼压升高时，可出现眼胀、雾视等症状。

（2）眼压早期表现为不稳定，测量24小时眼压时易发现眼压高峰值和较大的波峰值，随病情进展，眼压逐渐升高。

（3）前房深浅正常或较深，虹膜平坦，房角开放。

（4）典型的眼底表现

1）视盘凹陷进行性扩大和加深。

2）视盘上下方局限性盘沿变窄，C/D值增加或形成切迹。

3）双眼视盘凹陷不对称，C/D差值>0.2。

4）视盘上或周围浅表线状出血。

5）视网膜神经纤维层缺失。

> 💡 **考点提示**
>
> 原发性开角型青光眼视野改变的特点

（5）视功能改变，特别是视野（图4-1），为开角型青光眼诊断和病情评估的重要指标之一。早期开角型青光眼视野缺损表现为孤立的旁中心暗点，随病情进展可出现弓形暗点和鼻侧阶梯，病情再进一步发展出现环形暗点、向心性视野，晚期仅残存管状视野或颞侧视岛。

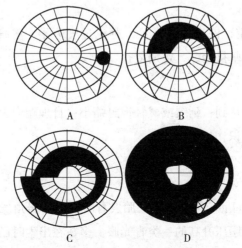

图4-1 原发性开角型青光眼视野缺损示意图
A. 旁中心暗点；B. 弓形暗点；C. 环形暗点；D. 管状视野

（6）近年来研究发现，原发性开角型青光眼也损害黄斑部功能，表现为获得性色觉障碍、视觉对比敏感度下降及某些视觉电生理异常等。

3. 辅助检查

（1）24 小时眼压测定　在 24 小时内，每隔 2～4 小时测量一次眼压，并记录。观察眼压高峰值及波动范围。最高值与最低值之差≥8mmHg、双眼压差≥5mmHg 为异常。

（2）直接检眼镜、裂隙灯前置镜检查或眼底彩照可检测青光眼视盘改变的情况。

（3）采用 Goldmann 视野计超阈值静点检查或计算机自动视野计阈值定量检查，较容易发现早期视野缺损。

4. 心理－社会评估　护士应重点评估患者的自理能力、情绪、教育程度及对疾病的认知程度，因开角型青光眼需长期定期复查，患者易因此产生焦虑、厌烦的情绪，护士应评估患者的心理状况，及时进行沟通。

【护理诊断】

1. 感知改变　视野缺损与视神经纤维受损有关。

2. 自理缺陷　与视神经纤维受损导致视力和视野改变有关。

3. 知识缺乏　缺乏原发性开角型青光眼的防治知识。

【护理目标】

1. 视神经损害减轻、延缓或停止，视野缺损缩小。

2. 患者自理能力提高或完全自理。

3. 患者及家属获得原发性开角型青光眼的防治知识。

【治疗及护理措施】

1. 治疗原则　通过控制眼压及视神经保护性治疗，保存现有视功能。一般以药物治疗为主，使眼压维持在目标眼压水平或以下。一种药物不能控制眼压，可联合两种药物使用。常用药物有 1%～2% 毛果芸香碱滴眼液、0.25%～0.5% 噻吗洛尔滴眼液、0.005% 拉坦前列素滴眼液。药物治疗不理想可行小梁切除术、非穿透性小梁切除术等滤过手术，也可考虑试用氩激光小梁成形术。

2. 用药护理　滴两种眼药水应间隔 3～5 分钟以上，滴药后按压泪囊区 1～2 分钟，以减少药物吸收。用药期间应观察药物副作用。

3. 健康指导　保持情绪稳定，保证睡眠充足，避免过度劳累，多食蔬菜、水果，保持大便通畅，勿食辛辣刺激性食物，鼓励患者坚持治疗，定期复查。

【护理评价】

通过治疗和护理，患者是否达到：延缓或减轻视野缩小；自理能力提高或完全自理；患者及家属获得原发性开角型青光眼的防治知识。

三、发育性青光眼

发育性青光眼（developmental glaucoma）系胚胎发育时期，前房角发育异常、小梁网及 Schlemm 管系统的房水引流功能障碍而导致眼压升高的一类青光眼。多数在出生时已存在，但可以到儿童期、少年期甚至青年时期才表现出症状和体征。发育性青光眼曾有先天性青光眼之称，分为婴幼儿型青光眼、青少年型青光眼及伴有其他先天异常的青光眼三类。

【病因及发病机制】

病因尚未完全明了。一般认为，发育性青光眼属常染色体显性、隐性或多因素遗传病。

【护理评估】

1. 健康史　评估患者年龄、发病时间、起病急缓；评估母亲妊娠情况，有无青光眼家族史。

2. 身体状况

（1）婴幼儿型青光眼　见于新生儿或婴幼儿时期，约50%病例出生时就有临床表现，80%在1岁内出现症状。畏光、流泪、睑痉挛是本病三大特征性症状，常见体征有角膜增大、前房加深、角膜上皮水肿，全身麻醉下测眼压发现眼压升高，房角异常，眼底可见青光眼性视盘凹陷，眼轴增长。

（2）青少年型青光眼　眼压增高通常不引起畏光、流泪、角膜增大等症状和体征，但眼压波动较大，有时可迅速升高伴有虹视。

（3）伴有其他先天异常的青光眼　这类青光眼同时伴有角膜、虹膜、晶状体、视网膜、脉络膜等的先天异常。或伴有全身其他器官的发育异常，多以综合征的形式表现。

3. 辅助检查

（1）表面麻醉下进行眼压测量。

（2）超声检查及随访眼轴长度可帮助观察青光眼有无进展。

4. 心理－社会评估　年龄较大的患儿易产生恐惧、紧张心理，护士应评估患者的心理状况及家长对疾病的认知程度，评估其遵医行为。

【护理诊断】

1. 感知改变　视力障碍与视神经受损有关。

2. 家庭应对无效　与家庭主要成员缺乏对该疾病的防治知识有关。

3. 自理缺陷　与患者年龄小且视功能障碍有关。

【护理目标】

1. 视力不再下降或有所改善。

2. 自理能力提高或恢复正常。

3. 家庭成员获得发育性青光眼的防治知识。

【治疗及护理措施】

1. 治疗原则　手术治疗是婴幼儿型青光眼的主要措施。青少年型青光眼如药物治疗不能控制眼压时，可考虑手术治疗。手术方式有房角切开术、小梁切开术、小梁切除术等。

2. 如遇眼球有明显增大的患儿，应注意保护眼睛，避免受到意外伤害而出现眼球破裂；对于年龄较大的患儿，应正确引导，做好心理护理。

3. 按内眼手术护理常规和全身麻醉护理常规进行护理。

4. 健康指导　向家长介绍本病的有关知识，如婴幼儿出现畏光、流泪、眼睑痉挛等症状时，应尽早到医院检查。如果确诊，应尽早手术治疗。

【护理评价】

通过治疗和护理，患者是否达到：病情稳定，视力不再下降或有所改善；自理能力提高或恢复正常；家庭成员获得发育性青光眼的防治知识。

第六节　葡萄膜、视网膜和玻璃体疾病患者的护理

PPT

⇒ 案例引导

案例：患者，男，62岁，因右眼突然视物不清1小时急诊入院。患者有高血压病史10年，糖尿病病史8年。检查：右眼视力光感，左眼视力0.8。右眼瞳孔散大，直接对光反射消失，间接对光反射存在。眼底检查视网膜呈苍白色，水肿，视盘边界模糊，黄斑区呈樱桃红斑。

讨论：1. 该患者初步临床诊断是什么？

2. 该患者的护理诊断有哪些？

3. 该患者的急救护理措施有哪些？

一、葡萄膜炎

葡萄膜为眼球壁的中层，位于巩膜和视网膜之间，由前部的虹膜、中间的睫状体和后部的脉络膜组成，彼此相连并源于同一血供系统，病变时相互影响。葡萄膜炎（uveitis）多发生于青壮年，常反复发作，可引起一些严重并发症，是一类常见且重要的致盲性眼病。葡萄膜炎按解剖部位可分为前葡萄膜炎、中葡萄膜炎、后葡萄膜炎和全葡萄膜炎。其中，前葡萄膜炎包括虹膜炎、睫状体炎和虹膜睫状体炎；中间葡萄膜炎，即周边葡萄膜炎；后葡萄膜炎包括脉络膜炎、脉络膜视网膜炎。本节重点阐述虹膜睫状体炎。

【病因及发病机制】

葡萄膜炎的病因复杂，主要与下列因素有关。

1. 外因性　由外界致病因素引起，包括感染性和非感染性。

（1）感染性　主要因外伤或手术创口等原因，导致细菌、病毒、真菌等病原体进入眼内，引起感染所致。

（2）非感染性　主要因机械性、热性等物理性损伤、酸碱化学伤或毒素刺激所致。

2. 内因性　为葡萄膜炎主要类型，多数发病原因不清楚，也包括感染性和非感染性。

（1）感染性　主要是病原体从身体其他感染部位，经血液进入眼内，如梅毒、结核、艾滋病性葡萄膜炎等。

（2）非感染性　病因不明，主要与自身免疫异常有关，检查不出病原体，如系统性红斑狼疮、白塞病、福格特-小柳-原田综合征等。

3. 继发性　继发于眼部和附近组织的炎症，如角膜炎、巩膜炎、化脓性脑膜炎、眼内恶性肿瘤坏死等。

【护理评估】

1. 健康史　重点询问患者发病时间，有无反复发作史和全身相关性疾病（如风湿性疾病、结核病、强直性脊柱炎、溃疡性结肠炎等），有无外伤史、眼部感染性疾病史。

2. 身体状况

（1）急性虹膜睫状体炎表现为眼痛、畏光、流泪和视力减退。

（2）体征

1）睫状充血或混合性充血。

2）角膜后沉着物（KP）指炎症细胞或色素沉积于角膜后表面，故被称为角膜后沉着物。

3）房水混浊，是由于血－房水屏障功能破坏，蛋白进入房水所致，裂隙灯检查时表现为前房内白色光束，此现象称前房闪辉或 Tyndall 征阳性。

4）虹膜水肿，纹理不清，并有虹膜粘连、虹膜膨隆等改变。

5）瞳孔缩小，光反射迟钝或消失，散瞳后，虹膜后粘连不能完全拉开，出现多种形状的瞳孔外观。

6）可出现多种并发症，如并发性白内障、继发性青光眼、低眼压及眼球萎缩等。

3. 辅助检查

（1）影像学检查、血常规及生化检查、血沉、HLA 检测等。

（2）对怀疑病原体感染者，应进行相应的病原学检查。

4. 心理－社会评估　葡萄膜炎易反复发作，护士应评估患者的情绪变化，了解患者对疾病认知程度及心理状态。

【护理诊断】

1. 疼痛　眼痛与睫状神经受到刺激有关。

2. 舒适改变　畏光流泪与急性炎症有关。

3. 感知改变　视力下降与房水混浊、角膜后沉着物、并发性白内障、继发性青光眼等有关。

4. 潜在并发症　并发性白内障、继发性青光眼、低眼压及眼球萎缩。

5. 焦虑　与视功能障碍及担心预后有关。

【护理目标】

1. 眼痛、畏光、流泪等症状有所改善或消失。

2. 视力不再下降或逐步提高。

3. 消除焦虑情绪，积极配合治疗。

4. 未发生并发症或发生并发症程度较轻。

【治疗及护理措施】

1. 治疗原则　立即散瞳以防止虹膜后粘连，迅速抗炎以防止眼组织破坏和并发症的发生。

（1）散瞳是治疗急性虹膜睫状体炎的首要措施，其作用是麻痹睫状肌、解除其痉挛、缓解疼痛；活动性散瞳可防止虹膜后粘连。常局部涂阿托品眼用凝胶，效果不理想者可结膜下注射阿托品注射液。炎症恢复期可滴 0.5% ~1% 托吡卡胺滴眼液。

（2）可局部使用糖皮质激素滴眼液，如醋酸泼尼松滴眼液、醋酸地塞米松滴眼液等，病情严重时可全身使用糖皮质激素。

（3）应用非甾体抗炎药和抗感染药，如吲哚美辛、双氯芬酸钠等。

（4）热敷可促进炎症吸收，缓解疼痛。

（5）积极治疗并发症。

2. 用药护理　滴散瞳药后应按压泪囊区 3~5 分钟，防止鼻腔黏膜吸收而引起全身中毒。应用散瞳药后应密切观察用药反应，如出现口干、心跳加速、面部潮红等症状，属药物的正常反应，嘱患者多饮水，注意休息，对心脏病患者慎用。观察用药效果，如出现药物不良反应，及时通知医生，立即停止用药。

3. 健康指导

（1）本病易反复发作，应告知患者戒烟酒、注意保暖、预防感冒、避免劳累、勿食辛辣刺激性食物。

（2）适度锻炼身体，增强体质。

（3）散瞳后需 10~15 天瞳孔方可恢复，外出期间应戴有色眼

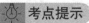

考点提示

急性虹膜睫状体炎的护理措施

镜，避免强光照射。

（4）出院后应定期复查，不可随意减药、停药，如有不适及时就诊。

【护理评价】

通过治疗和护理，患者是否达到：眼痛、畏光、流泪等症状有所改善或消失；视力不再下降或逐步提高；焦虑情绪减轻或消除，积极配合治疗；未发生并发症或发生并发症程度较轻。

二、视网膜动脉阻塞

视网膜动脉阻塞（retinal artery obstruction）是指视网膜中央动脉或其分支阻塞，其供给营养的视网膜由于缺血、缺氧而水肿，视细胞迅速死亡。是眼科致盲的急诊眼病之一。

【病因及发病机制】

由于动脉硬化、血管痉挛、动脉周围炎、栓子栓塞、血管壁受损、血管外部的压迫等所致。多发生于高血压、糖尿病、心脏病、颈动脉粥样硬化的老年人。

【护理评估】

1. 健康史　询问患者的年龄，有无高血压、糖尿病、心脏病、颈动脉粥样硬化等病史，有无阵发性黑矇史。评估患者的发病时间、起病急缓、发病诱因、有无采取何种治疗措施。

2. 身体状况　视网膜中央动脉阻塞的患者，患眼视力突发无痛性丧失，分支动脉阻塞则视力可有不同程度下降，视野某一区域有固定暗影。部分患者发病前有阵发性黑矇史。患眼瞳孔散大，直接对光反射极度迟缓，间接对光反射存在。眼底检查：视网膜弥漫性混浊水肿，后极部尤为明显，呈苍白色或乳白色，黄斑中心凹呈樱桃红斑，视网膜动、静脉纤细（图4-2，彩图1）。

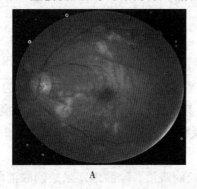 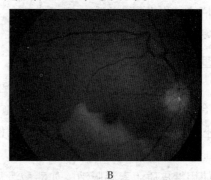

A　　　　　　　　　　　　　　　　B

图4-2　视网膜动脉阻塞

A. 视网膜中央动脉阻塞；B. 视网膜分支动脉阻塞

3. 辅助检查

（1）荧光素眼底血管造影显示视网膜阻塞支动脉充盈时间明显延迟或可见视网膜动脉充盈不均匀。视网膜动脉管腔内荧光素流变细。

（2）视野检查提示病变范围及程度。

4. 心理-社会评估　视网膜中央动脉阻塞因起病急，症状重，预后差，患者易产生恐惧、焦虑心理，护士应评估患者的心理状况，了解患者的年龄、文化程度、性格特征及对疾病的认知情况，评估患者的承受能力及社会角色等。

【护理诊断】

1. 恐惧　与突发视力丧失有关。

2. 感知改变 视力丧失与视网膜动脉阻塞有关。

3. 自理缺陷 与视功能障碍有关。

【护理目标】

1. 消除患者恐惧心理，积极配合治疗。

2. 视力有所提高。

3. 患者自理能力提高或恢复。

【治疗及护理措施】

1. 治疗原则 应尽早尽快予以抢救性治疗。

（1）降低眼压 嘱患者自行按摩眼球，即闭眼后用手指压迫眼球数秒钟，然后立即松开手指数秒钟，重复数次；行前房穿刺术放出房水，口服乙酰唑胺片等，使栓子松动向末支移动。

（2）吸氧 吸入95%氧气及5%二氧化碳混合气体，每小时吸10分钟，缓解视网膜缺氧状态。

（3）全身应用血管扩张药，立即吸入亚硝酸异戊脂或舌下含化硝酸甘油片。

（4）球后注射妥拉唑林、颞浅动脉旁皮下注射复方樟柳碱注射液，改善微循环。

（5）全身应用抗凝血药物，如口服阿司匹林等。

（6）进行全身检查，寻找病因，积极治疗全身疾病，预防另一眼发病，如应用糖皮质激素、营养神经的药物或活血化瘀药物等，必要时行急诊动脉溶栓治疗。

2. 做好心理疏导 认真讲解本病的有关知识，消除恐惧心理，积极配合治疗。

3. 健康指导 指导患者积极治疗动脉粥样硬化、高血压、糖尿病等慢性疾病。避免劳累、情绪紧张激动等，保持心情愉快，保证睡眠充足，勿食辛辣刺激性食物。详细讲解本病的特点，教会患者预防和自救的方法。

> 🕯 **考点提示**
>
> 视网膜中央动脉阻塞的治疗及护理措施

【护理评价】

通过治疗和护理，患者是否达到：消除患者恐惧心理，积极配合治疗；视力有所提高；患者自理能力提高或恢复。

三、视网膜静脉阻塞

视网膜静脉阻塞（retinal vein obstruction）是指视网膜中央静脉或其分支阻塞。多为单眼发病，是比较常见的眼底血管病。

【病因及发病机制】

病因较复杂，常为多因素共同致病，与高血压、糖尿病血液高黏度和血液动力学异常等有密切关系。

【护理评估】

1. 健康史 询问患者的年龄，有无高血压、高血脂、动脉粥样硬化等病史，血液黏稠度和血液动力学检查是否异常。有无劳累、情绪激动、嗜酒等发病诱因。评估视力下降时间、严重程度等。

2. 身体状况 视网膜中央静脉阻塞，根据临床表现和预后可分为缺血型和非缺血型，视力可有不同程度下降。眼底检查可见视网膜静脉扩张、迂曲，视网膜内出血呈火焰状（图4-3，彩图2），沿视网膜静脉分布，视网膜和视盘水肿，久而久之多形成黄斑囊样水肿。视网膜分支静脉阻塞，阻塞点多见于静脉第一至第三分支的动、静脉交叉处。阻塞支静脉迂曲扩张，受阻静脉引流区视网膜浅层出血，视网膜水肿及棉絮斑。

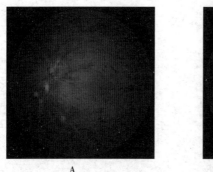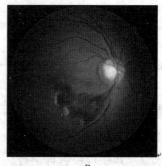

A   B

图 4-3 视网膜静脉阻塞

A. 视网膜中央静脉阻塞；B. 视网膜分支静脉阻塞

3. 辅助检查 荧光素眼底血管造影显示静脉充盈时间延长，管壁渗漏，毛细血管迂曲扩张。缺血型可出现大量毛细血管无灌注区。

4. 心理-社会评估 因视网膜中央静脉阻塞起病急、病程长，患者易产生焦虑心理，护士应评估患者的心理状况，了解患者及家属对疾病的认知情况。

【护理诊断】

1. 感知改变 视力下降与视网膜出血、渗出有关。

2. 焦虑 与视力下降、预后不良有关。

3. 潜在并发症 玻璃体积血、新生血管性青光眼、增殖性玻璃体视网膜病变等。

【护理目标】

1. 视力不再下降或逐步提高。

2. 消除焦虑情绪，积极配合治疗。

3. 无并发症发生或发生程度较轻。

【治疗及护理措施】

1. 治疗原则 寻找病因，治疗系统性疾病。目前尚无有效治疗药物，因此，治疗重点在于预防和治疗并发症，该病不宜用止血药、抗凝药及血管扩张药。对于黄斑水肿，存在血管炎时，可口服糖皮质激素。对于缺血型视网膜静脉阻塞或视网膜新生血管，应行全视网膜光凝。玻璃体积血者可行玻璃体切割术。近年来新出现的抗 VEGF 药物行玻璃体腔注射，对黄斑水肿疗效显著，同时可以抑制视网膜新生血管形成，且副作用较糖皮质激素少。

2. 做好心理疏导，增强患者战胜疾病的自信心。

3. 饮食护理 应食用低脂肪、低胆固醇、清淡易消化的食物，勿食辛辣刺激性食物，禁烟酒。

4. 健康指导

（1）保持情绪稳定，避免劳累，保证睡眠充足。

（2）遵医嘱用药，勿自行改药或停药，定期复查。

（3）多食蔬菜、水果，保持大便通畅。

（4）积极治疗原发病，注意监测血压和血糖。

（5）讲解疾病相关知识、激光或手术治疗相关知识。

【护理评价】

通过治疗和护理，患者是否达到：病情稳定，视力不再下降或逐步提高；消除焦虑情绪，积极配合治疗；无并发症发生或发生程度较轻。

四、年龄相关性黄斑变性

年龄相关性黄斑变性（age-related macular degeneration，AMD）患者多为 50 岁以上，双眼先后或同时发病，视力出现进行性损害。该病发病率随年龄增长而增加，是 60 岁以上老年人视力不可逆性损害的首要原因。

【病因及发病机制】

病因尚不确切，可能与遗传因素、代谢因素、营养因素和黄斑长期慢性光损伤等有关。

【护理评估】

1. 健康史　评估患者的发病年龄，有无家族史，是否为进行性视力损害。

2. 身体状况　该病在临床上有两种表现类型，即干性年龄相关性黄斑变性和湿性年龄相关性黄斑变性。

（1）干性年龄相关性黄斑变性　又称萎缩性或非新生血管性年龄相关性黄斑变性。起病缓慢，双眼视力逐渐减退，视物变形，眼底特征性表现为黄斑区玻璃膜疣、色素紊乱及地图样萎缩。

（2）湿性年龄相关性黄斑变性　又称渗出性或新生血管性年龄相关性黄斑变性。表现为患眼视力突然下降、视物变形或中央暗点。眼底特征性表现为视网膜后极部出现脉络膜新生血管，引起视网膜出血、渗出，并伴有纤维化和胶质化。（图4-4，彩图3）。

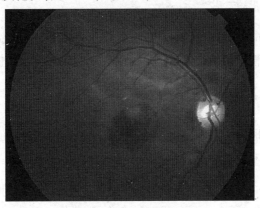

图4-4　年龄相关性黄斑变性

3. 辅助检查　荧光素眼底血管造影，干性 AMD 主要表现为黄斑区透见荧光或弱荧光，无荧光素渗漏；湿性 AMD 主要表现为黄斑区脉络膜新生血管，荧光素渗漏或出现遮蔽荧光。

4. 心理-社会评估　因年龄相关性黄斑变性目前无特效治疗方法，患者易产生焦虑心理。护士应评估患者的心理状况，了解患者对疾病认知程度。

【护理诊断】

1. 感知受损　视力下降与视网膜色素上皮变性、出血、渗出、瘢痕等因素有关。

2. 焦虑　与本病治疗效果不佳，担心预后有关。

3. 知识缺乏　缺乏与本病有关的防治知识。

【护理目标】

1. 患者的视力稳定或有所提高。

2. 消除焦虑情绪，积极配合治疗。

3. 患者获得有关年龄相关性黄斑变性的治疗、护理知识。

【治疗及护理措施】

1. 治疗原则

（1）对萎缩性病变和视力下降，可行低视力矫治。

（2）软性玻璃膜疣可行激光光凝或微脉冲激光照射。

（3）对湿性年龄相关性黄斑变性，治疗重点在于控制新生血管发展和减轻纤维化过程，常用方法有激光光凝、光动力疗法、红外激光经瞳孔温热疗法、干细胞移植等。

（4）应用抗新生血管类药物，如抗血管生成药物和糖皮质激素类药物。

2. 光动力疗法的患者应做好避光护理，穿长袖、长裤，戴深色眼镜、戴手套，外出应打伞，室内适当遮光，皮肤不应暴露在阳光下。

3. 养成良好的生活习惯，避免精神紧张、劳累，禁烟酒。60 岁以上的老年人应定期进行眼底检查，及早发现、及早治疗。

4. 多食含抗氧化食物，如苹果、绿叶菜、坚果等，勿食辛辣刺激性食物。

【护理评价】

通过治疗和护理，患者是否达到：控制病情发展，视力不再下降或有所提高；消除焦虑情绪，能客观认识和接受疾病；了解本病的治疗与护理知识。

五、高血压性视网膜病变

高血压性视网膜病变（hypertensive retinopathy）是指由于高血压导致视网膜血管内壁损害的总称。长期高血压作用使视网膜动脉管壁硬化、管径狭窄，出现视网膜和脉络膜血管代偿失调，致使视网膜水肿、渗出、出血。

【病因及发病机制】

因长期高血压的作用使视网膜动脉管壁硬化、管腔狭窄，血管管壁渗漏血浆，致使视网膜水肿、渗出等。

【护理评估】

1. 健康史 评估患者有无高血压史、年龄、发病时间、用药情况、血压控制情况，是否合并其他高血压并发症。

2. 身体状况

（1）症状 不同程度的视力下降，与黄斑是否受损有关。

（2）体征 临床上根据病变进展和严重程度，将高血压性视网膜病变分为四级。

1）Ⅰ级主要为血管收缩、变窄，视网膜小动脉反光带加宽，管径不规则，动静脉交叉处压迹不明显，透过动脉看不到其下的静脉血柱。

2）Ⅱ级主要为动脉硬化。视网膜动脉缩窄，反光增强，呈铜丝或银丝状，动、静脉交叉压迹明显（图 4 - 5，彩图 4）。

3）Ⅲ级主要为渗出，可见棉絮斑、硬性渗出、出血及广泛微血管改变。

4）Ⅳ级则在Ⅲ级基础上，伴有视盘水肿和动脉硬化的各种并发症。

3. 心理 - 社会评估 评估患者的饮食习惯、生活方式、脾气性格及对疾病的认知程度，了解患者遵医行为。

【护理诊断】

1. 感知改变 视力下降与视网膜受损有关。

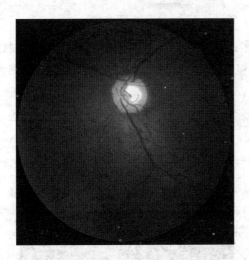

图4-5 高血压性视网膜病变

2. 自理缺陷 与视力下降有关。

3. 知识缺乏 缺乏本病的治疗、护理、预防的相关知识。

【护理目标】

1. 患者的视力稳定或有所提高。

2. 自理能力提高或完全恢复。

3. 患者获得本病的相关知识。

【治疗及护理措施】

1. 治疗原则 积极治疗高血压，控制血压在正常范围内。应用药物促进视网膜水肿、渗出、出血的吸收，如维生素 C、维生素 E 及血管扩张药。

2. 饮食护理 指导患者进低盐、低脂、低胆固醇饮食。改变不良的生活方式，保证睡眠充足，情绪稳定，适当运动，戒烟酒。

【护理评价】

通过治疗和护理，患者是否达到：病情稳定，视力有所提高；自理能力提高或完全恢复；获得本病的相关知识。

六、糖尿病性视网膜病变

糖尿病性视网膜病变（diabetic retinopathy）是指在糖尿病的病程中引起的视网膜循环障碍，造成毛细血管无灌注区的局限性视网膜缺氧症。是最常见的视网膜血管病，其发病率与糖尿病病程相关，糖尿病病程超过 10 年，50% 的患者会发生该病，病程超过 25 年，则有 90% 的患者会出现视网膜病变，糖尿病性视网膜病变已成为工作年龄段人群致盲的首要原因。

【病因及发病机制】

发病机制尚不确切。其基本病理过程主要有：高血糖引起视网膜微血管功能改变，导致视网膜血管扩张，形成微动脉瘤和血管结构异常、破坏毛细血管完整性，血-视网膜屏障功能破坏等一系列病理变化，最终导致微血管闭塞，出现视网膜缺血、缺氧、渗漏等，引起视网膜水肿和新生血管形成。

【护理评估】

1. 健康史 评估患者糖尿病发病时间、用药情况、血糖控制状况，是否合并其他糖尿病并发症。

2. 身体状况

（1）症状　多数患者除有多饮、多尿、多食和体重下降等全身症状。早期眼部无自觉症状，病变发展到黄斑后，可表现为不同程度的视力障碍、视物变形、眼前黑影飘动及视野缺损等，最终导致失明。

（2）体征　视网膜病变表现为微动脉瘤、视网膜出血、新生血管、黄斑囊样水肿、增生性玻璃体视网膜病变及牵拉性视网膜脱离（图4-6，彩图5）。

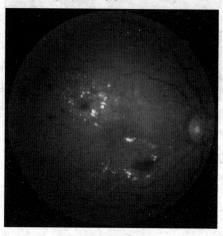

图4-6　糖尿病性视网膜病变

（3）临床分期　按糖尿病性视网膜病变发展阶段和严重程度，临床分为非增生性和增生性。我国1984年全国眼底病学术会议制定了糖尿病性视网膜病变的分期标准（表4-1）。

表4-1　糖尿病性视网膜病变临床分期（1984年）

病变严重程度	眼底表现
非增生性 I	以后极部为中心，出现微动脉瘤和小出血点
II	出现黄白色硬性渗出及出血斑
III	出现白色棉绒斑和出血斑
增生性IV	眼底有新生血管或并有玻璃体积血
V	眼底有新生血管和纤维增生
VI	眼底有新生血管和纤维增生，并发牵拉性视网膜脱离

3. 辅助检查　荧光素眼底血管造影有助于诊断和判断眼底病变严重程度。

4. 心理-社会评估　糖尿病性视网膜病变晚期严重影响视力，甚至失明，患者易产生恐惧、悲观甚至厌世心理，护士应着重评估患者的心理状况，了解疾病对患者工作、生活的影响，评估患者的生活习惯、饮食习惯、遵医行为、经济状况及对疾病的认知程度。

【护理诊断】

1. 感知改变　视力下降与视网膜损害有关。

2. 自理缺陷　与视力下降甚至失明有关。

3. 知识缺乏　缺乏本病的防治知识。

【护理目标】

1. 患者的视力稳定或有所提高。

2. 自理能力提高或完全自理。

3. 患者获得本病的治疗、护理、预防的知识。

【治疗及护理措施】

1. 治疗原则

（1）积极治疗原发病，严格控制血糖，治疗高血压，定期查眼底，做到早发现、早干预。

（2）应用药物改善微循环。

（3）严重者可行全视网膜光凝、玻璃体腔内注射抗 VEGF 药物或糖皮质激素及玻璃体切割术。

2. 饮食护理　进食低盐、低脂、低糖饮食，禁烟酒，勿食辛辣刺激性食物。保持大便通畅。

3. 健康指导

（1）指导患者遵医嘱用药，定期复查，定期测眼压。

（2）如出现眼痛、头痛、雾视、虹视、视力突然下降等，应警惕发生新生血管性青光眼，应及时就诊。

（3）嘱患者勿剧烈运动，保证睡眠充足，保持情绪稳定。

【护理评价】

通过治疗和护理，患者是否达到：患者视力稳定或有所提高；自理能力提高或完全自理；获得本病的治疗、护理、预防的知识。

⊕ **知识链接**

抗血管内皮生长因子

血管内皮生长因子（VEGF）又叫血管渗透性因子，这种因子在多种眼病的发病机制中起着主要的作用。发病时，眼内 VEGF 浓度增加，产生不健康的新生血管，继而出现大量出血、纤维增生、牵拉性视网膜脱离、新生血管性青光眼等严重并发症。

抗 VEGF 药物的出现，标志着眼科抗 VEGF 时代的来临。它能降低 VEGF 在眼内的浓度，既可以抑制疾病的进展，又能起到相应的治疗作用。抗 VEGF 药物常用于：年龄相关性黄斑变性、高度近视的黄斑脉络膜新生血管病变、视网膜静脉阻塞并发黄斑水肿、新生血管性青光眼、早产儿视网膜病变、玻璃体视网膜手术前辅助用药等。

七、视网膜脱离

视网膜脱离（retinal detachment）是指视网膜神经上皮层与色素上皮层的分离。根据发病原因不同视网膜脱离分为孔源性视网膜脱离、牵拉性视网膜脱离和渗出性视网膜脱离三类。

【病因及发病机制】

孔源性视网膜脱离是因视网膜变性或玻璃体的牵拉引起视网膜神经上皮层发生裂孔，液化的玻璃体经此裂孔进入视网膜神经上皮层与色素上皮层之间，从而导致视网膜脱离。牵拉性视网膜脱离是由于增生性玻璃体视网膜病变的增生条带牵拉而引起的没有裂孔的视网膜脱离。渗出性视网膜脱离是由于脉络膜渗出所致的视网膜脱离。此外，老年人、高度近视、无晶状体眼、眼外伤易发生视网膜脱离。

【护理评价】

1. 健康史　评估患者的年龄、是否有高度近视、无晶状体眼、人工晶体眼，询问患者是否有眼外伤史，有无全身疾病，如妊娠高血压综合征、恶性高血压、肾炎、糖尿病等。了解患者有无葡萄膜炎、后巩膜炎、原田病等。

2. 身体状况

（1）症状　眼前有漂浮物、闪光感及幕样黑影遮挡，并逐渐变大，如黄斑受累则视力明显减退。

（2）体征　散瞳检查眼底可见脱离的视网膜呈灰白色隆起，脱离范围可有局限性脱离至视网膜全脱离，大范围的视网膜脱离区呈波浪状起伏不平（图4-7，彩图6），孔源性视网膜脱离可在脱离区发现裂孔呈红色。

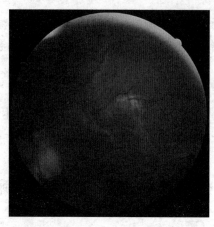

图4-7　视网膜脱离

3. 辅助检查

（1）荧光素眼底血管造影和眼科B超检查可协助诊断。

（2）散瞳后间接检眼镜或三面镜检查，以寻找裂孔的位置，观察其形态和大小；了解周边视网膜有无变性。

4. 心理-社会评估　因视网膜脱离影响视力、预后不确定，患者易产生恐惧、焦虑心理，护士应评估患者心理状况，患者受教育程度、年龄、经济状况及对疾病的认知程度。

【护理诊断】

1. 感知改变　视力下降与视网膜脱离有关。

2. 自理缺陷　与视力下降、卧床、双眼包扎有关。

3. 焦虑　与视力下降及担心预后有关。

4. 知识缺乏　缺乏本病的相关知识。

【护理目标】

1. 患者视力稳定未继续下降。

2. 提高生活自理能力。

3. 消除焦虑情绪，积极配合治疗。

4. 患者获得视网膜脱离的治疗、护理、预防等相关知识。

【治疗及护理措施】

1. 治疗原则　手术封闭裂孔。手术方法有巩膜外垫压术、巩膜环扎术、玻璃体切割联合气体或硅油填充手术等。封闭裂孔可用激光光凝、冷凝、电凝等方法。

2. 休息与饮食　患者应安静卧床休息，避免视网膜脱离范围扩大。进食清淡、易消化的饮食。勿食过硬及过度咀嚼的食物，多食蔬菜、水果保持大便通畅。

3. 手术护理

（1）术前护理　除按内眼手术护理常规做好术前准备外，术前术眼充分散瞳，查明裂孔位置及视网膜脱离范围，并保持裂孔处于最低位。

（2）术后护理　严格执行内眼手术护理常规。术后包扎双眼，嘱患者安静卧床1周。

（3）玻璃体腔内注气或填充硅油的患者，术后应保持裂孔位于最高位，可采取低头位或俯卧位，待气体吸收后可取正常卧位。嘱患者勿高声谈笑，勿过度晃动头部。

（4）指导患者采取正确卧位及正确变换体位的方法。按摩肢体、颈肩部，睡前用热水泡脚，以减轻不适感。

（5）术后患眼继续散瞳至少1个月。

（6）如术后出现眼痛、恶心、呕吐，可能为眼压升高所致，应报告医生查明原因对症处理。

（7）监测患眼视力、眼压，观察患眼敷料是否干燥，有无渗液。

4. 健康指导

（1）告知患者正确卧位的目的及重要性，出院后遵医嘱继续保持正确卧位。

（2）术后半年内避免用力咳嗽、打喷嚏、排便、剧烈运动、从事重体力劳动等，以防视网膜再脱离。

（3）玻璃体腔内注气的患者，术后外出禁止坐飞机，以免眼压增高。

（4）玻璃体腔内填充硅油的患者，术后不得到高海拔地区。嘱患者术后3～6个月行硅油取出术。

（5）教会患者正确滴眼药水的方法及注意事项。

（6）嘱患者定期复查，如有异常，随时就诊。

【护理评价】

通过治疗和护理，患者是否达到：视力稳定并有望提高；提高生活自理能力；消除焦虑情绪，积极配合治疗；获得视网膜脱离的治疗、护理、预防等相关知识。

八、玻璃体积血

玻璃体为透明的屈光间质，本身无血管，不发生出血。玻璃体积血多因葡萄膜或视网膜血管损伤或新生血管出血进入玻璃体内，也可由全身性疾病引起。

【病因及发病机制】

常见病因有糖尿病视网膜病变、视网膜静脉阻塞、视网膜血管炎、眼外伤及某些全身性疾病等。

【护理评估】

1. 健康史　评估患者有无内眼血管性疾病、眼外伤及全身性疾病等，评估出血时间及出血量等。

2. 身体状况　自觉眼前有大小不等、形状不一且随眼球运动而飘动的黑影，根据出血量的多少，可有不同程度的视力障碍。如玻璃体积血较多，难以吸收形成机化物时，可引起视网膜脱离，还可继发血影细胞性青光眼。出血量大时，整个眼底不能窥见。

3. 辅助检查　眼科B超检查以排除视网膜脱离及眼内肿瘤。

4. 心理－社会评估　评估患者对疾病的认知程度，如需手术，护士应评估患者的心理状况。

【护理诊断】

1. 感知改变　视力下降与玻璃体积血有关。

2. 潜在并发症　视网膜脱离。

3. 焦虑　与视力下降、担心预后有关。

【护理目标】

1. 患者视力稳定或有所提高。

2. 无并发症发生。

3. 消除焦虑情绪，积极配合治疗。

【治疗及护理措施】

1. 治疗原则　积极治疗原发病；出血量少时无需处理，可自行吸收；怀疑有视网膜裂孔时，嘱患者卧床休息，待血下沉后给予激光或冷冻封孔；大量出血经药物治疗不能吸收者，可行玻璃体切割术。

2. 嘱患者安静卧床休息，减少活动。

3. 进清淡、易消化饮食，多食蔬菜水果，保持大便通畅。

4. 保持情绪稳定，保证环境安静，睡眠充足。

【护理评价】

通过治疗和护理，患者是否达到：视力稳定或有所提高；无并发症发生；消除焦虑情绪，积极配合治疗。

第七节　视神经疾病患者的护理

PPT

视神经是指由视乳头至视交叉的一段视觉神经，由视网膜神经节细胞的轴索组成，每眼视神经约含110万根轴索。视神经轴索在离开巩膜筛板后即有鞘膜包裹，视神经外面围以 3 层鞘膜，与颅内的 3 层鞘膜相连续。视神经为中枢神经的一部分，受损后不易再生。

一、视神经炎

视神经炎（optic neuritis）指能够阻碍视神经功能，引起视功能改变的一系列视神经疾病。按病变损害部位不同，临床上分为球内段的视盘炎及球后段的视神经炎。视神经炎大多为单侧，视盘炎多见于儿童，视神经炎多见于青壮年。

【病因及发病机制】

1. 炎性脱髓鞘　是较常见的原因，病因不明，可能因某种前驱因素如上呼吸道感染或消化道病毒感染、精神打击、预防接种等引起，常见于多发性硬化及视神经脊髓炎。

2. 感染　局部和全身感染均可累及视神经而导致感染性视神经炎，如眼内、眶内、鼻窦、口腔或脑膜的炎症等，通过局部直接蔓延或全身感染，病原体进入血流、生长繁殖并释放毒素引起。病毒感染如麻疹病毒、腮腺炎病毒、带状疱疹病毒、水痘病毒等，也有报道因钩端螺旋体、弓形虫、蛔虫病等寄生虫感染引起。

3. 自身免疫病　系统性红斑狼疮、干燥综合征、结节病、韦格纳肉芽肿病等引起视神经非特异性炎症。

4. 其他　维生素 B 族缺乏、甲醇中毒、吸食旱烟及饮酒过量、营养不良、长期服用某种药物如乙胺丁醇的患者。

【护理评估】

1. 健康史　评估患者有无局部或全身感染，有无自身免疫病及营养不良，是否长期吸食旱烟及饮酒，是否服用乙胺丁醇药物等。

2. 身体状况　儿童与成人的视神经炎有所不同，儿童视神经炎约半数为双眼患病，而成人双眼累及率明显低于儿童。

（1）视力急剧下降　炎性脱髓鞘性视神经炎患者表现为视力急剧下降，可在 48 小时内出现视力严重障碍，甚至无光感，常在发病 1~2 周时视力损害最为严重，其后视力可逐渐恢复，多数患者 1~3 个月后视力恢复正常。

（2）色觉异常和视野损害，可伴有闪光感、眼眶痛及眼球转动时疼痛。

（3）部分患者出现一过性麻木、无力、膀胱和直肠括约肌功能障碍以及平衡障碍等，提示存在多发性硬化的可能。少数患者感觉在运动或热水浴后视力下降，称为乌托夫征（Uhthoff sign），可能与体温升高影响轴浆流运输有关。

（4）瞳孔散大，直接对光反应迟钝或消失，间接对光反应存在。单眼受累者常出现相对性传入性瞳孔功能障碍，表现为患眼相对于健眼对光反应缓慢，将检查光线在两眼之间交替照射时，患眼的瞳孔直径比健眼大。眼底检查视盘充血，轻度水肿，视盘表面或周围有小的出血点，但渗出物较少。视网膜静脉增粗，动脉一般无改变。

3. 辅助检查　视野检查可出现各种类型的视野损害，典型表现为视野中心暗点或视野向心性缩小。视觉诱发电位表现为 P_{100} 波潜伏期延长、振幅降低；球后视神经炎时眼底无改变。头部磁共振成像了解脑白质有无脱髓鞘斑，对早期诊断多发性硬化、选择治疗方案及对患者的预后判断有参考意义。

4. 心理－社会评估　通过与患者交流，了解患者年龄、职业、受教育程度、家庭状况，对该疾病的认知程度，有无焦虑、恐惧心理等。

【护理诊断】

1. 视力受损　与视神经损害有关。

2. 焦虑　视力急剧下降，担心预后不良有关。

3. 眼痛　与视盘充血、水肿有关。

4. 自理缺陷　生活不能完全自理，与视力下降有关。

【护理目标】

1. 视力稳定或有提高。

2. 眼痛减轻或消失。

3. 能自我调节情绪，焦虑减轻或消失。

4. 生活自理或完全自理，无意外伤害发生。

【治疗及护理措施】

1. 对于首发病例，且无多发性硬化或视神经炎病史患者，头部磁共振发现至少一处有脱髓鞘，可使用糖皮质激素冲击疗法，加速视力恢复、减低复发几率；如头部磁共振检查正常者，发生多发性硬化的可能性低，仍可用糖皮质激素冲击疗法，加速视力恢复。

2. 对多发性硬化或视神经炎患者，复发期应用糖皮质激素冲击疗法，或酌情使用免疫抑制药、丙种球蛋白等，恢复期应用维生素 B 族药物及血管扩张药。高压氧治疗可改善微循环，对不少病例有效。

3. 感染性视神经炎应给予规范治疗，同时使用保护视神经药物。自身免疫病也应进行正规、全程的糖皮质激素治疗。

4. 及时按医嘱用药，观察用药效果及副作用。观察视力及视野变化，发现异常及时报告医师处理。

5. 安慰及鼓励患者，保持情绪稳定，必要时给予生活协助。

6. 进行健康宣教，积极治疗和消除引发视神经炎的不良因素。

【护理评价】

通过治疗及护理，评价患者是否：视力稳定或不再下降；眼痛减轻或消失；情绪稳定，正视疾病，配合治疗；生活部分或全部自理，无意外伤害发生。

二、前部缺血性视神经病变

前部缺血性视神经病变（anterior ischemic opticneuropathy，AION）为供应视盘筛板前区及筛板区的睫状后血管的小分支发生缺血，致使视盘发生局部梗死。AION 是以视力突然减退、视盘水肿及特征性视野缺损为特点的一组综合征。

【病因】

1. 视盘局部血管病变　如眼部动脉炎症、动脉硬化或栓子栓塞。

2. 血液黏滞度增加　如红细胞增多症、白血病。

3. 眼部血流低灌注　如全身低血压、颈动脉或眼动脉狭窄、急性失血、眼压增高。

【护理评估】

1. 健康史　评估患者有无大出血史，有无贫血及血液、血管性疾病。

2. 身体状况　突然发生无痛、非进行性的视力减退。开始为单眼发病，数周至数年可累及另侧眼，发病年龄多在 50 岁以上。临床常见非动脉炎性和动脉炎性两种类型，前者常见于 40~60 岁患者，多有糖尿病、高血压、高血脂等危险因素；后者较前者少见，见于 70~80 岁老人，视力减退、视盘水肿较前者更明显。

3. 辅助检查

（1）眼底检查　视盘多为局限性灰白色水肿，相应处可有视盘周围的线状出血，早期视盘表面毛细血管扩张致视盘轻度肿胀呈淡红色，后期出现视网膜神经纤维层缺损。

（2）视野检查　视野缺损常为与生理盲点相连的弓形或扇形暗点，与视盘的改变部位相对应。

4. 心理–社会评估　评估患者年龄、职业、受教育程度、对本病的认知及有无焦虑等心理反应。

【护理诊断】

1. 视力受损　视力下降与视盘局部血管病变有关。

2. 焦虑　与视力突然下降，担心预后不良有关。

3. 自理缺陷　生活不能完全自理，与视力下降有关。

【护理目标】

1. 视力稳定或有提高。

2. 能自我调节情绪，焦虑减轻或消失。

3. 生活自理或完全自理，无外伤及意外发生。

【治疗及护理措施】

1. 针对病因进行治疗，改善眼部动脉灌注。

2. 使用糖皮质激素冲击疗法，以缓解循环障碍所致的水肿、渗出，以挽救患者视力，并预防另侧眼发作。

3. 按医嘱给予血管扩张药，改善微循环。给予乙酰唑胺降低眼压，相对提高眼灌注压。

4. 严密观察眼压及视力情况，如有异常及时报告及处理。

5. 给予心理护理，使患者保持情绪稳定，减轻焦虑，以良好心态配合治疗。

6. 给予生活辅助，避免因视力下降导致的意外伤害。改变不良饮食习惯，合理膳食，适度活动。

【护理评价】

通过治疗及护理，患者能否达到：视力稳定或提高，焦虑减轻或消失，积极配合治疗；无意外伤害发生，了解疾病治疗相关知识。

PPT

第八节　屈光不正及老视患者的护理

眼球光学系统由外向内包括：角膜、房水、晶状体、玻璃体。当光从一种介质进入另一种不同折射率的介质时，光线在界面发生偏折现象，该现象在眼球光学中称为屈光。眼的屈光力与眼轴长度匹配与否是决定屈光状态的关键。当眼调节静止时，外界平行光线经眼的屈光系统后在视网膜黄斑中心凹聚焦，这种屈光状态称为正视（emmetropia）。若不能在视网膜黄斑中心凹聚焦，将不能产生清晰像，称为非正视（ametropia）或屈光不正（ametropia）。屈光不正包括近视、远视和散光（图4-8）。

眼屈光作用的大小称为屈光力，单位是屈光度（diopter），简写为D。

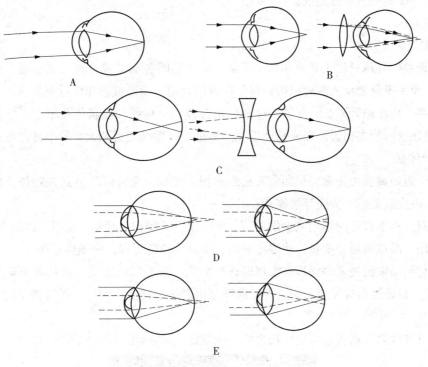

图4-8　眼的屈光状态
A. 正视眼；B. 远视；C. 近视；D. 单纯散光；E. 复性散光

一、近视

⇒ 案例引导

案例：患者，18岁，高中生，因双眼视力逐渐下降，近来不能看清老师板书而就诊。检查：右眼0.2，左眼0.4；诊断为"双眼近视"。

讨论：1. 该患者的治疗方案有哪些？

2. 患者如选择行近视角膜屈光手术，如何进行护理和健康教育？

近视（myopia）是指在调节放松状态下，平行光线经过眼球屈光系统后聚焦在视网膜之前的一种屈光状态。近视的远点在眼前某一点。根据近视度数可分为3类：①轻度近视，< -3.00D；②中度近视，-3.25D ~ -6.00D；③高度近视，> -6.00D。

【病因及发病机制】

近视的发生原因复杂，仍不完全明确，多认为与遗传和环境等因素影响有关。

1. 遗传因素 高度近视可能为常染色体隐性遗传，中度近视可能为多因子遗传。

2. 发育因素 婴幼儿时期眼球较小，为生理性远视，随着年龄增长，眼球各屈光成分协调生长，逐步变为正视。如眼轴过度发育，与屈光力不匹配，即成为轴性近视。

3. 环境因素 主要与长时间近距离阅读、用眼习惯等有关。此外，大气污染、微量元素缺乏、营养成分失调、教具不符合学生人体工程力学等也是形成近视的诱发因素。

【护理评估】

1. 健康史 询问患者有无近视家族史、用眼习惯及用眼卫生情况，视力下降时间及程度，有无相关治疗，如验光、配镜视力及舒适度。

2. 身体状况

（1）根据屈光成分分类

1）屈光性近视 眼球长度正常或在基本正常，多由于眼各屈光成分异常或各成分间异常，屈光力超出正常范围，而使平行光束入眼经屈折后聚焦在视网膜前，而形成屈光性近视。

2）轴性近视 由于眼轴延长，眼轴长度超出正常范围，角膜和晶状体曲率在正常范围内，平行光束进入眼内聚焦在视网膜之前，而形成轴性近视。多见于病理性近视及大多数单纯性近视。

（2）症状及体征

1）视疲劳 近距离视力正常；早期常有远距离视力波动，常眯眼注视远处物体。患者有眼干、异物感，伴眼痛、眼皮沉重感、头痛等视疲劳现象。

2）眼位偏斜 由于看近时不用或少用调节，所以集合功能相应减弱，易引起外隐斜或外斜视。

3）眼球突出 眼球前后径变长，使眼球突出，多见于高度近视，为轴性近视。

4）眼底变化 高度近视者眼底检查出现退行性变化，有豹纹状眼底、近视弧形斑、脉络膜萎缩甚至巩膜后葡萄肿、黄斑出血等变化。周边部视网膜可出现格子样变性和产生视网膜裂孔，有视网膜脱离的危险（图4-9，彩图7）。

5）其他 近视度数较高者常有夜间视力差、飞蚊症、漂浮物、闪光感等症状。

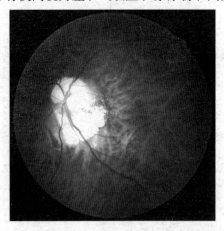

图4-9 左眼高度近视眼底

3. 辅助检查

（1）通过客观验光和主觉验光确定近视，并确定度数。常用的客观验光法包括视网膜检影法、自动验光仪法，常用的主觉验光法包括插片验光法、雾视法、红绿双色法、散光表法和交叉圆柱镜法。

⊕ **知识链接** --

角膜塑形镜（Orthokeratology Lenses，OK 镜）

角膜塑形镜是一种逆几何形态设计的硬性角膜接触镜，夜间佩戴，白天即可恢复正常视力，因其特殊的设计可以渐进改变角膜表面的形态（在夜间睡眠时），使角膜中央的曲率变平，周边部变陡峭，从而解决旁中心离焦问题（旁中心离焦是近年部分眼科专家认为近视形成的主要原因），因此认为，OK 镜有助于控制近视进展。有研究显示：青少年近视增长速度，佩戴 OK 镜为 6 ~ 8 度/年，佩戴普通框架眼镜为 50 ~ 60 度/年。中华医学会眼科学分会斜视弱视学组提出：长期佩戴角膜塑形镜可延缓青少年眼轴长度的增长，约 0.19mm/年，而控制眼轴的增长即是控制近视增长的主要指标之一。

（2）角膜曲率计 用于测定角膜前表面的弯曲度，通过测定角膜中央两条主要子午线上的屈光力来确定角膜散光的轴位和度数。

4. 心理 – 社会评估 评估患者年龄、学习、工作及生活环境，受教育的水平，对近视及相关知识的认知，家庭对近视治疗所能承受的经济能力等。

【护理诊断】

1. 知识缺乏 缺乏近视有关自我保健知识及近视手术有关知识。

2. 眼部不适 眼干、眼胀、头痛，与近视引起视疲劳有关。

3. 感知改变 远视力下降。

【护理目标】

1. 视力稳定或有提高。

2. 掌握近视的防治知识，正确配戴框架眼镜和角膜接触镜。

3. 视疲劳症状减轻。

4. 手术患者能顺利配合完成手术。

【治疗及护理措施】

近视矫正方法主要包括框架眼镜、角膜接触镜和屈光手术。

1. 框架眼镜 是矫正近视最常用的方法，镜片为凹透镜，使用安全且经济方便，矫正近视度数一般以矫正视力达到 1.0 的最低度数为准。

2. 角膜接触镜 包括软性角膜接触镜和硬性角膜接触镜，其中硬性角膜接触镜包括角膜塑形镜（即 OK 镜）和硬性透气性角膜接触镜（即 RGP）。与框架眼镜相比，角膜接触镜无棱镜效应、视野范围更大，可减少两眼像差。角膜塑形镜对控制近视进展有较好效果，主要适用于近视进展较快的低、中度青少年近视患者，RGP 特别适合高度近视及不适合佩戴框架眼镜者。

3. 屈光手术

（1）角膜屈光手术 包括激光角膜屈光手术和非激光角膜屈光切开术。激光角膜屈光手术分为角膜表层手术和角膜基质层手术。角膜表层手术主要有准分子激光屈光性角膜切削术（PRK）、经上皮准分子激光角膜切削术（Trans – PRK）和 Smart 全激光手术。角膜基质层手术主要有准分子激光上皮下角膜磨镶术（LASEK）、准分子激光原位角膜磨镶术（LASIK）、飞秒激光微小切口透镜取出术（全飞秒 SMILE 手术）、飞秒激光制瓣的准分子激光原位角膜磨镶术（半飞秒 FS – LASIK 手术）。非激光角膜切开术包括放射状角膜切开术（RK）、角膜基质环植入术（ICRS）。

（2）眼内屈光手术　包括屈光性晶状体置换术和有晶状体眼人工晶体植入术。其中屈光性晶状体置换术，是以矫正屈光不正为目的摘除透明或混浊的晶状体，植入人工晶体的一种手术方法。有晶状体眼人工晶状体植入术，其手术目的之一是为了保留调节力，年龄较小者更能获得益处。如有晶状体混浊或早期白内障、青光眼、葡萄膜炎病史、角膜内皮细胞不健康或角膜变性等不宜选择该手术。

（3）巩膜屈光手术　后巩膜加固术、巩膜扩张术等。

⊕ 知识链接

飞秒激光

飞秒激光是一种以脉冲形式运转的激光，持续时间极短，为 10^{-15} 秒（飞秒），波长 1053nm；飞秒激光具有非常高的瞬时功率，可达到百万亿瓦，它能聚焦到比头发直径还要小的空间区域并使组织电离，可在透明组织内任意位置进行精确聚焦切割。是人类在实验条件下所能获得的最短脉冲激光。其矫正近视主要原理有两个，即光传输原理和光爆破原理。飞秒激光应用于眼科手术，是屈光手术的又一次革命。

4. 近视激光手术护理

（1）术前准备　①戴角膜接触镜者术前检查前需停戴角膜接触镜，一般软性隐形眼镜停戴1周，硬性隐形眼镜停戴1个月，角膜塑形镜停戴3个月；②眼部检查主要项目包括视力、屈光度、眼前段、瞳孔直径、眼压、角膜地形图、角膜厚度和眼轴测量等，必要时行眼底相关检查；③遵医嘱使用抗生素滴眼液及冲洗结膜囊，预防感染；④术前进行眼球固视训练，利于手术配合；⑤严格掌握适应证，术前充分沟通并交代注意事项；⑥术前做好个人卫生，手术当天忌眼部和脸部化妆，避免使用香水等。

（2）术后宣教　①手术当日患者可有数小时眼部疼痛或不适，轻者无需处理，重者可酌情给予止痛药，术后48小时疼痛剧烈者，要警惕角膜切口感染的发生。②遵医嘱正确使用滴眼液，指导滴眼液使用方法和注意事项。术后第1天检查裸眼视力，保持眼部清洁，避免脏水进入眼内。1周内勿揉眼睛，避免看书、看报等近距离用眼。③如出现眼前黑点、暗影飘动、突然视力下降，应立即门诊复查。④外出戴太阳眼镜、避免碰伤，使用激素时应监测眼压。⑤术后1周、2周、1个月、3个月、6个月、1年、2年、定期追踪复查，按医嘱滴用眼药。

【护理评价】

通过治疗及护理，患者能否达到：视力稳定或提高；视疲劳症状减轻或消失；正确佩戴角膜接触镜及掌握其保养知识；掌握近视防治和保健相关知识；手术患者顺利配合手术，知晓术后复查时限。

二、远视

远视（hypermetropia）是指当调节放松时，平行光线经眼的屈光系统后聚焦在视网膜之后的一种屈光状态。

【病因及发病机制】

远视主要由眼球的眼轴相对较短或眼球屈光成分的屈光力较弱所致，有生理性，如婴幼儿时期多为远视，后天由眼部疾病所致，如无晶体眼等。

⊕ **知识链接**

远视分类

1. 根据度数分类

（1）低度远视 < +3.00D，在视远时使用调节进行代偿，大部分人40岁以前不影响视力，故又称隐性远视。

（2）中度远视 +3.00D－+5.00D。视力受影响并有视疲劳症状，过度使用调节会出现内斜视。

（3）高度远视 > +5.00D。视力受影响，视物非常模糊，因远视度数太高，患者无法使用调节来代偿。

2. 根据屈光成分分类

（1）屈光性远视 指由于眼球屈光成分的屈光力下降造成的远视，其眼轴长度正常或基本在正常范围内。

（2）轴性远视 指由于眼轴相对缩短所造成的远视，其屈光成分正常或基本在正常范围内。

【护理评估】

1. 健康史 询问患者有无远视家族史，发现远视的年龄及程度，有无视疲劳，有无弱视、斜视，有否验光及其度数，有无佩戴眼镜和舒适度。

2. 身体状况

（1）症状及体征

1）远视与年龄 <6岁时，低中度远视者无任何症状，因为调节幅度大，近距离阅读需求少；高度远视者通常在体检中发现，或伴有调节性内斜视而发现。6～20岁时，因近距离阅读需求大，特别是在10岁左右阅读量增加，阅读字体变小，开始出现视觉症状。20～40岁时，近距离阅读出现眼酸、头痛等视疲劳症状；随年龄增加，因调节幅度减少，隐形远视减少，显性远视增加，部分患者提前出现老视。40岁以后，患者调节幅度进一步下降，隐性远视转为显性远视，不仅近距离阅读附加，而且还需要远距离远视矫正。

2）屈光性弱视 一般发生在高度远视且未在6岁前给予适当矫正的儿童，这类弱视可通过早发现及完全矫正，并给予适当视觉训练达到较好的视觉效果。

3）内斜视 视远时虽不需要集合，但必须调节。看近处小目标时，过度使用调节，伴过度集合，易发生内斜视，称作调节性内斜视。

4）视疲劳 表现为视物模糊、头痛、眼球胀痛、眼眶及眉弓部胀痛，甚至恶心、呕吐，多在休息后症状减轻或消失。

5）远视眼常伴有小眼球、浅前房、房角窄。

（2）眼底改变 视乳头小、色红、边缘不清、稍隆起，类似视乳头炎及水肿，但矫正视力正常，无视野改变，长期观察眼底无改变，称为假性视乳头炎。

3. 辅助检查

（1）验光 确定远视及其度数，常用客观验光法和主觉验光法。

（2）角膜曲率计 用于测定角膜前表面的弯曲度，通过测定角膜中央两条主要子午线上的屈光力来确定角膜散光的轴位和度数。

4. 心理－社会评估 评估患者的年龄、受教育程度，学习、生活和工作环境，对远视的认知程度，对社会交往有无影响。

【护理诊断】

1. 知识缺乏　缺乏远视防治、正确矫正及相关保健知识。

2. 舒适改变　头痛、眼胀及眼周胀痛，与视疲劳有关。

3. 视觉改变　视力下降，与屈光介质、屈光力较弱有关。

【护理目标】

1. 患者视力提高，早期弱视患儿能完全矫正。

2. 视疲劳症状减轻或消失。

3. 患者或家属掌握远视防治及保健相关知识。

【治疗及护理措施】

1. 远视矫正　用框架眼镜、角膜接触镜及屈光手术矫正。轻度远视如无症状不需矫正，如有视疲劳伴内斜、即使远视度数低也须戴镜。中度远视或中年以上远视者应戴镜矫正视力，以消除视疲劳及防治内斜视发生。框架眼镜是矫正远视最常用方法，为凸透镜片，使用简便、安全且经济。

2. 健康指导　①对患者及家属进行远视眼的治疗知识宣教；②避免过度用眼引起视疲劳；③青少年每半年复查 1 次视力，及时调节眼镜度数；④保持身心健康，适当锻炼，合理膳食；⑤做好角膜接触镜的护理及保养，戴镜期间如有眼部不适应及时到医院诊治；⑥内斜视患者应嘱其及早矫正并进行正位视训练。

【护理评价】

通过护理及治疗，患者能否达到：掌握远视相关治疗及防治知识；视疲劳减轻或消失；弱视患儿完全矫正。

三、散光

散光（astigmatism）是由于眼球在不同子午线上屈光力不同，平行光线通过眼屈光系统后不能形成焦点的一种屈光状态。散光可由角膜或晶状体产生，前者为角膜源性散光，后者为晶状体源性散光。

【病因及发病机制】

散光可为先天性，也可后天获得。人的角膜散光并不是恒定不变的，最初多数是顺规散光，随着年龄增大，老年时可转为逆规散光。散光对视力下降的影响取决于散光的度数和轴位，散光度数高或斜轴散光对视力影响较大，逆规散光对视力的影响比顺规散光大。

⊕ **知识链接**

散光的分类

1. 规则散光　指最大屈光力和最小屈光力的主子午线相互垂直，用柱镜可以矫正，是最常见的散光类型。规则散光根据子午线定位分为：顺规散光、逆规散光和斜向散光。根据两条主子午线聚焦与视网膜的位置关系分为：单纯近视散光、单纯远视散光、复合近视散光、复合远视散光和混合散光。

2. 不规则散光　指最大屈光力和最小屈光力主子午线不相互垂直，如圆锥角膜及角膜瘢痕等，用柱镜无法矫正。

【护理评估】

1. 健康史 询问患者有无视疲劳，有否验光，视物模糊程度及有无戴镜，戴镜视力和舒适度。

2. 身体状况

（1）视疲劳 轻度散光患者为提高视力，常以眯眼达到针孔或裂隙的作用进行自我矫正，持续的调节紧张易引起视疲劳。高度散光患者由于自觉视力差，视疲劳反而不明显。

（2）视力减退 程度与散光性质、屈光度高低及轴位等相关，并出现差异。通常情况下，生理范围内散光对远近视力无任何影响，高度数散光常因弱视或其他异常视力较差，难以获得良好的矫正视力。

（3）眼底检查 有时可见视盘呈垂直椭圆形，边缘模糊，用检眼镜不能很清楚看清眼底。

3. 辅助检查

（1）验光 采用主觉和客观验光法，以确定散光度数和轴向。

（2）角膜地形图 可精确测定角膜前表面各点的屈光度，反映角膜表面屈光状态，对不规则散光可精确定位。

（3）角膜曲率计 用于测定角膜前表面的弯曲度，通过测定角膜中央两条主要子午线上的屈光力来确定角膜散光的轴位和度数。

4. 心理－社会评估 评估患者年龄、受教育程度，学习、生活和工作环境，对散光的认知，视力下降对心理及生活的影响。

【护理诊断】

1. 知识缺乏 缺乏散光矫正知识。

2. 视觉改变 视力减退与屈光介质屈光力不同有关。

【护理目标】

1. 掌握散光矫正及配镜相关知识。

2. 通过戴镜提高视力。

【治疗及护理措施】

1. 治疗原则 轻度散光，如无视疲劳和视力下降，不必矫正，如影响视力时应矫正。规则散光可戴柱镜矫正，如不能适应全矫可先予以较低度数矫正，再逐渐增加度数。不规则散光不能用柱镜矫正，可试用硬性高透氧性角膜接触镜（RGP）矫正。准分子激光屈光性角膜手术可以矫正屈光。

2. 了解散光矫正原则，指导患者根据病情采用不同的矫正方法，正确戴镜。掌握所戴眼镜的保养知识。

3. 避免用眼过度，生活规律，合理膳食，每半年复查1次。

【护理评估】

通过治疗及护理，患者能否达到：正确配戴眼镜及眼镜保养知识；视力提高；掌握散光防治知识；正常学习和工作。

四、老视

老视（presbyopia）是指随着年龄增加，晶状体逐渐硬化，弹性减弱，睫状肌的功能逐渐减低，从而引起眼的调节功能逐渐下降。在40~45岁开始，出现阅读等近距离工作困难，这种由于年龄增长所致的生理性调节减弱即为老视（presbyopia），也是人们常说的老花眼。

【病因及发病机制】

老视是一种随着年龄增加所致的生理性调节力减弱现象。由于晶状体逐渐硬化及弹性减弱，睫状肌功能逐渐减弱及调节力减弱所致。不论屈光状态如何，每个人均会发生老视。但原有屈光状态将影响老视症状出现的时间，未行矫正的远视者较早发生老视，近视者发生相对较晚。

【护理评估】

1. 健康史 询问患者有无远视、近视病史、有无视疲劳，阅读及近距离工作困难发生的时间，有无验光及戴镜，戴镜度数及视力。

2. 身体状况

（1）视近困难 患者会逐渐发现习惯的工作距离及阅读看不清小字体，会不自觉地将头后仰或把书报拿至更远处才能看清字体。

（2）阅读时需要更强的照明度 因足够的光线既增加了书本与文字之间的对比度，又使患者瞳孔缩小，加大景深，提高视力。

（3）视近不能持久 因为调节力减退，患者要在接近双眼调节极限的状态下近距离工作，所以不能持久。同时由于调节和集合的联动效应，过度调节会引起过度集合，故看报易错行，字迹成双，最后无法阅读。

（4）视疲劳 部分患者出现头痛、眼胀、流泪等症状。在光线较暗的环境下，近视力更差。

（5）调节力检查 调节幅度下降。

3. 辅助检查 验光可以确定老视度数。

4. 心理-社会评估 评估患者年龄、受教育程度，学习、生活和工作环境，对老视的认知程度，老视对学习、工作及生活的影响。

【护理诊断】

1. 视力下降 近距离工作及阅读困难，与眼调节力减弱有关。

2. 知识缺乏 缺乏老视相关知识。

【护理目标】

1. 患者视力稳定或提高。

2. 能近距离阅读和工作，无视疲劳。

3. 掌握老视相关知识。

【治疗及护理措施】

1. 治疗原则 首先进行远视力检查和验光，矫正屈光不正。同时了解患者工作性质和阅读习惯，选择合适的阅读距离进行老视验配。

2. 戴凸透镜 配镜方式有3种，即单光镜、双光镜和渐变多焦点镜。渐变多焦点镜能满足远中近不同距离的视觉需求，有全程、清晰的视觉，外观自然，缺点是有周边像差，需要适应。此外，可行手术治疗。

3. 老视配镜的一般规律 正视眼在45岁左右约需+1.50D附加；50岁左右约需+2.00D；60岁以上约需+3.00D。非正视眼者，所需戴老视眼镜的屈光度数一般为上述年龄所需的屈光度与原有屈光度的代数和。

4. 向患者解释老视相关知识，根据年龄进行老视矫正，正确认识因戴镜带来的生活、学习和工作不便。

5. 保持身心健康，合理饮食，适度锻炼。

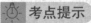

考点提示

远视、近视、散光、老视的概念

【护理评价】

通过治疗及护理，患者能否达到：戴镜舒适，视力清晰，近距离阅读和工作持久；掌握老视防治相关知识。

⊕ 知识链接

老视和远视的区别

老视	远视
和年龄相关的生理性调节力下降，导致近距离工作困难，一般都在 40 岁左右出现	是一种屈光不正，由于眼球的屈光力过小或眼轴过短所致，出生后往往就存在，常有内斜视发生
远视力如常，近视力明显降低	视远不清楚，视近更不清楚，但部分症状可被调节所代偿
需要视近矫正	需要远、近屈光矫正

第九节　斜视及弱视患者的护理

PPT

斜视（strabismus）是指任何一眼视轴偏离的现象，可因双眼单视异常或控制眼球运动的神经肌肉异常引起。斜视的患病率约为 3%，通常有以下分类：根据融合状态分为隐斜、显斜、间歇性斜视和恒定性斜视；根据眼球运动及斜视角有无显著变化分为共同性斜视和非共同性斜视；根据注视眼情况分为交替性斜视和单眼性斜视；根据斜视发病年龄分为先天性斜视和后天性斜视；根据偏斜方向分为水平斜视、内斜视或外斜视、垂直斜视、上斜视或下斜视、旋转斜视。

一、共同性斜视

共同性斜视（concomitant strabismus）指双眼轴分离，并且在向各方向注视时，偏斜度均相同的一类斜视。眼外肌本身及其支配神经均无器质性病变，眼球运动无障碍，注视任何方向其偏斜度不变，无复视及代偿头位。根据眼位偏斜方向的不同可分为共同性内斜视和共同性外斜视。共同性内斜视是儿童斜视中最常见的类型。

【病因及发病机制】

病因复杂，可能与眼外肌发育及解剖异常、屈光不正、神经支配异常、融合及双眼视功能不全，导致调节与集合失衡；部分患者有斜视家族史，可能与遗传有关。

【护理评估】

1. 健康史　了解斜视发生的时间，发病诱因、妊娠史，患儿是否早产或低体重儿，有无外伤及家族史，有无复视和头位偏斜，有无近视或远视等情况。

2. 身体状况

（1）症状及体征　眼轴不平行，一眼偏斜，向各方向注视时斜角都相等。遮盖健眼，眼球运动基本正常。无复视，无代偿头位。

（2）第一斜视角（健眼固视时斜视眼的偏斜角度）与第二斜视角（斜视眼固视时健眼的偏斜度）相等。

（3）斜视角测量与双眼视功能进行检查，部分患者有异常视网膜对应。

（4）散瞳检查　患者多伴有屈光不正和弱视。

3. 辅助检查

（1）遮盖试验　有交替遮盖试验和遮盖－去遮盖试验，前者用于检测有无斜视，后者可鉴别隐斜和显斜。在眼前加上棱镜（镜尖指向斜视前方），逐渐增加度数，直到交替遮盖双眼不再有移动为止，还可测量斜视的棱镜度。

（2）角膜映光法　为测定斜视角最简单常用的方法。受检人注视 33cm 处的点光源，根据反光点偏离瞳孔中心的位置判断斜视度。正常人双眼正位时，光反射对称性地落在瞳孔中央略偏鼻侧约 5°，为生理性 Kappa 角。如反光点向角膜中心外侧（颞侧）偏离为内斜，向角膜中心内侧（鼻侧）偏离为外斜。

（3）三棱镜法　受检者注视视标，将三棱镜置于注视眼前，尖端指向眼位偏斜的方向，调整三棱镜度数，使角膜反光点位于角膜中央，此时所需的棱镜度数即为患眼的斜视度。

（4）同视机检查　能精确测量斜视的度数，也可进行双眼视功能训练。

4. 心理－社会评估　评估患者年龄，对于儿童还需了解家属受教育程度、生活环境及生活方式，对共同性斜视的认识及其心理影响等。

【护理诊断】

1. 自我形象紊乱　与眼位偏斜影响面容有关。

2. 知识缺乏　缺乏共同性斜视康复、治疗知识。

3. 感知受损　与眼位偏斜导致双眼视功能下降有关

【护理目标】

1. 眼位偏斜得到矫正，容貌恢复。

2. 自信心增加，社会适应能力增强。

3. 建立正常的双眼视功能，视力提高。

4. 患者或家属掌握共同性斜视治疗及护理相关知识。

【治疗及护理措施】

1. 治疗原则　具有功能性和美容性目的。儿童确诊后要立即开展治疗，且预后较好，年龄越大越难恢复。矫正屈光不正，治疗弱视，进行正位视训练。对于经非手术治疗半年后仍然偏斜者，应及时行手术矫正眼位。

2. 介绍视功能训练和有关治疗、手术知识，增强其治疗信心，解除患者焦虑、自卑心理。

3. 指导患儿及家属配合训练，力争早日建立正常的双眼视功能。

4. 矫正屈光不正　调节性内斜视、外斜伴近视或散光应全部矫正。

5. 协助医生手术　按外眼手术常规准备。成人共同性斜视只能手术改善外观，要做好耐心细致的解释工作。

（1）术前需做三棱镜耐受试验和角膜缘牵引缝线试验。

（2）术后双眼包扎，使手术眼得到充分休息，防止肌肉缝线因眼球转动而被撕脱。嘱咐患儿及家属勿自行去掉健眼敷料，或自行观察矫正情况。

（3）由于手术牵拉眼肌，患者可有恶心、呕吐现象，教其减轻恶心感的方法。

（4）密切观察术后感染症状，发现分泌物增多，应报告医生，去除敷料，戴针孔眼镜，并嘱患者自行控制眼球运动，以防缝线撕开。

（5）术后根据医嘱继续进行弱视及正位视训练，以巩固和提高视功能。

（6）按医嘱用药，定期复查。

【护理评价】

通过治疗及护理，评价患者是否达到：眼位偏斜得到矫正；容貌恢复，自信心增强；建立双眼视功能，视力提高；对共同性斜视相关知识有所掌握。

二、麻痹性斜视

麻痹性斜视（paralytic strabismus）是由于支配眼外肌运动神经核、神经或肌肉等结构因病变累及而致的眼位偏斜，又称非共同性外斜视。眼球运动受限制，斜视角随注视方向的变化而变化，部分患者有复视或代偿头位。

【病因及发病机制】

病因较复杂，可能的发病因素如下。①先天因素：先天性眼外肌发育异常。②神经因素：支配眼外肌的神经因炎症、外伤、肿瘤压迫的原因引起麻痹。③肌性因素：重症肌无力眼型或眼外肌直接受到损伤。④代谢性、血管性、退行性变，如糖尿病、动脉硬化、多发性硬化等引起的麻痹。

【护理评估】

1. 健康史　了解斜视发生的时间，有无复视和头位偏斜，有无感染、外伤、肿瘤病史，家属有无发病，询问患病后诊治经过。

2. 身体状况

（1）复视　病程短者出现复视，可伴有头晕、恶心、呕吐等症状，遮盖一眼症状可消失。先天性眼肌麻痹，已经适应者无复视症状。

（2）眼球运动受限　眼球向麻痹肌正常作用方向运动明显受限，眼球斜向麻痹肌作用方向的对侧。第二斜视角大于第一斜视角。

（3）代偿头位（眼性斜颈）　为减轻或避免复视的干扰，尽量不使用麻痹肌，头向麻痹肌作用方向偏斜，使之直视时在尽可能大的视野范围内不发生复视，遮盖一眼则代偿头位消失。

3. 辅助检查

（1）眼球运动功能检查　常用的方法有：遮盖试验、斜视角检查、Kappa角检查、单眼运动检查、双眼运动检查、娃娃头试验、牵拉试验、Parks三步法等。患者分别向不同方位转动眼球，观察眼球运动情况，观察是否存在眼位偏斜及斜视度，是否有显斜，鉴别隐斜与显斜，确定内斜视或外斜视，判断麻痹性斜视受累肌肉等。

（2）双眼视功能检查　包括Worth四点灯检查，确定是否存在单眼抑制。立体视觉检查，可判断是否存在潜在的立体视觉功能。复视像检查，判断患者有无复视。

4. 心理－社会评估　评估患者年龄、受教育程度，患者及家属心理状态，对麻痹性斜视相关知识的认知，斜视对其生活、学习及工作的影响。

【护理诊断】

1. 感知改变　复视、眩晕，与眼外肌麻痹有关。

2. 知识缺乏　缺乏麻痹性斜视治疗相关知识。

3. 焦虑　与自我形象受损、影响容颜有关。

【护理目标】

1. 患者复视、眩晕症状得到改善。

2. 斜视得到矫正，代偿头位消失，容貌恢复正常，自信心增强。

3. 焦虑消失，融入正常生活。

4. 患者及家属掌握麻痹性斜视防治相关知识。

【治疗及护理措施】

1. **治疗原则**　祛除病因，先天性麻痹性斜视考虑手术治疗；后天性麻痹性斜视主要是病因治疗，半年以上无效者可考虑手术治疗。

2. 遵医嘱进行药物治疗，肌内注射维生素 B_1、维生素 B_{12} 和能量合剂，针灸及理疗，以促进麻痹肌的恢复。类固醇激素和抗生素用于神经炎和肌炎引起的麻痹性斜视。

3. 遮盖疗法时，说服患者遮盖一眼（最好健眼），以消除因复视引起的全身不适和预防拮抗肌的挛缩。

4. 光学疗法可采用三棱镜消除复视。

5. 手术患者术前滴用抗生素眼药，患儿按全身麻醉术前准备。术后用消毒眼垫包盖，按医嘱用药，预防感染；检查患者的双眼视功能情况，进行双眼视功能训练。

6. 做好患者及家属心理护理，治疗引发斜视的相关病因，定期复查。

【护理评价】

通过治疗及护理，评价患者能否达到：复视、眩晕等不适感减轻或消失；斜视、代偿头位消失，容貌恢复正常；焦虑消失，自信心增强；能否投入正常的工作、学习和生活。

三、弱视

⇒ 案例引导

> 案例：患者，男，3 岁。老师近日发现患儿喜欢眯着眼睛看东西，担心视力有问题并告知家长，故前来就诊。检查：右眼裸视力 0.2，左眼裸视力 0.1；黄斑 CCT（－），散瞳眼底检查未见明显异常。其验光结果：右眼 +5.00DS→0.3，左眼 +7.00DS→0.2，初步诊断为双眼弱视。
>
> 讨论：1. 弱视治疗时机？
>
> 　　　2. 如何为该患儿设计治疗计划？

弱视（amblyopia）指在视觉发育期间由于异常视觉经验（单眼斜视、屈光参差、高度屈光不正以及形觉剥夺）引起的单眼或双眼最佳矫正视力下降，眼部检查无器质性病变。弱视主要是中心视力缺陷，周边视力可以正常。弱视眼的最佳矫正视力减退经适当的治疗是可逆的。

【病因及发病机制】

1. **斜视性弱视**　为单眼弱视，发生在单眼性斜视，双眼交替性斜视不形成斜视性弱视。由于眼位偏斜后引起异常的双眼相互作用，斜视眼的黄斑中心凹接受的不同物像（混淆像）受到抑制，导致斜视眼最佳矫正视力下降。

2. **屈光参差性弱视**　由于两眼的屈光参差较大，黄斑形成的物像大小及清晰度不等，屈光度较大的一眼存在形觉剥夺，导致发生屈光参差性弱视。两眼存在屈光参差（正球镜相差≥1.5D，柱镜相差≥1D），屈光度较高一眼可形成弱视。

3. **屈光不正性弱视**　为双眼性弱视，多发生于未戴过屈光矫正眼镜的高度屈光不正患者，主要见于高度远视或散光，常为双侧性，两眼最佳矫正视力相等或相近。如远视≥5.00DS，散光≥2.00DC，近视≥10DS 会增加产生弱视的危险性。

4. **形觉剥夺性弱视**　由于屈光间质混浊（角膜白斑或白内障），完全性上睑下垂，造成该眼视力下降，单眼形觉剥夺更易形成弱视。形觉剥夺性弱视一般为单眼性弱视。引起形觉剥夺性弱视的原因，既有单眼形觉剥夺因素，又有双眼异常相互作用因素。

【护理评估】

1. 健康史 询问患者家属出生时情况，有无眼部疾病，有无不当遮盖眼部，有无复视、斜视，有无家族史，患病后诊治情况。

2. 身体状况

（1）视力不良 是弱视患儿最主要的临床表现，最佳矫正视力低于正常，经治疗可以恢复或部分恢复。弱视诊断时要参考不同年龄儿童正常视力下限：3 岁儿童正常视力参考值下限为 0.5，4~5 岁为 0.6，6~7 岁为 0.7，7 岁以上为 0.8。两眼最佳矫正视力相差两行或更多，较差的一眼为弱视。

（2）拥挤现象 分辨排列成行视标的能力较分辨单个视标的能力差，此现象称拥挤现象，是注视点与邻近视标之间相互影响所致。

（3）旁中心注视 部分程度较重的弱视由于视力下降显著，导致中心凹失去注视能力，形成旁中心注视。

（4）视觉诱发电位 图形视觉诱发电位潜伏期延长，振幅下降。

3. 辅助检查

（1）视功能检查 根据不同年龄选择不同的检查方法。

（2）屈光状态检查 睫状肌麻痹后检影验光以获得准确的屈光度数。

（3）注视性质检查 直接检眼镜下中心凹反射位于 0~1 环为中心注视，2~3 环为旁中心凹注视，4~5 环为黄斑旁注视，5 环以外为周边注视。

（4）电生理检查 视觉诱发电位包括图形视觉诱发电位（P-VEP）和闪光视觉诱发电位（F-VEP），主要用于判断视神经和视觉传导通路疾病，弱视眼表现为图形视觉诱发电位 P_{100} 波潜伏期延长、振幅下降。婴幼儿可用 F-VEP 检查。

4. 心理-社会评估 评估患儿的年龄、家长受教育程度、生活环境；患儿及家长心理状态，对弱视长期治疗的支持程度。

【护理诊断】

1. 感知改变 视力低下，与弱视有关。

2. 知识缺乏 缺乏弱视防治相关知识。

3. 潜在并发症 遮盖性弱视。

4. 潜在风险 跌倒、坠床发生意外伤害与一眼遮盖及弱视有关。

【护理目标】

1. 视力提高，建立双眼视功能。

2. 患儿家属掌握弱视相关防治知识，配合视功能训练及正规治疗。

3. 治疗期间无意外伤害发生。

【治疗及护理措施】

1. 治疗原则 一旦确诊为弱视应立即治疗，以提高视力及建立双眼立体视觉。年龄越小，疗效越高。

2. 去除形觉剥夺因素 矫正屈光不正，尽早摘除先天性白内障，矫正上睑下垂（部分上睑下垂对视力未形成影响者可学龄后矫正）。

3. 遮盖疗法 常规遮盖治疗即遮盖优势眼、强迫弱视眼使用。全天遮盖占非睡眠时间的 70%~80%，每天 10~14 小时；如每天遮盖时间 <70% 非睡眠时间，但 >2 小时为部分遮盖。3 岁左右健眼遮盖3天，去除遮盖1天；5岁左右每次遮盖健眼1周，去除遮盖1天；6足岁以后每次遮盖健眼2周后去除遮盖。年龄越小，复诊时间越短：1岁儿童复查间隔为1周，2岁儿童复查间隔为2周，4岁复查间隔为1个月，双眼屈光不正性弱视不宜用遮盖法治疗。

4. 光学药物疗法（压抑疗法） ①近距离压抑疗法：健眼每日滴1%阿托品溶液散瞳，戴矫正眼镜，使健眼只能看清远距离，弱视眼在矫正眼镜上再加+3.00D，使之无需调节便能看清近距离。②远距离压抑法：健眼过矫+3.00D，使健眼只能看清近距离，弱视眼只戴最佳矫正眼镜，促进其看远。③全部压抑法：每日健眼用1%阿托品溶液散瞳，戴欠矫4.00~5.00D球镜片，使看远、近视力均不佳，弱视眼戴全矫眼镜。④交替压抑法：配两副眼镜，一副使右眼过矫+3.00D，另一眼使左眼过矫+3.00D，不滴阿托品眼药，每日交替戴眼镜。

5. 其他治疗 后像疗法、红色滤光片法、海丁格刷训练主要用于治疗旁中心注视者。视刺激疗法对中心凹注视、屈光不正性弱视效果较好，可作为遮盖疗法的辅助治疗。

6. 综合疗法 对于中心注视性弱视，采取常规遮盖疗法，或压抑疗法辅助精细训练。对于旁中心注视性弱视，先采用后成像、红色滤光片或海丁格刷刺激转变注视性质，待转为中心注视后，再按中心注视性弱视治疗。

7. 健康宣教 向患儿及家属详细解释弱视的危害性、可逆性、治疗方法及可能发生的情况等，取得信任与合作。随着弱视眼视力的提高，受抑制的黄斑中心凹注视开始，但由于双眼视轴不平行，打开双眼后可出现复视，这是治疗有效的现象，要向家属解释清

> **考点提示**
>
> 弱视的治疗措施

楚。只要健眼视力不下降，就应继续用遮盖疗法。矫正斜视和加强双眼视力功能训练，复视能自行消失，同时避免发生遮盖性弱视。提高弱视眼的固视能力和视力，鼓励患儿用弱视眼做描画、写字、编织、穿珠子等精细目力的作业。在医师指导下配戴合适的眼镜，定期复查，复查时间一般为3年。

【护理评价】

通过治疗及护理，评价患者能否达到：视力提高，建立双眼视功能；患儿家属掌握弱视的防治知识，配合弱视治疗；未发生遮盖性弱视及安全意外。

第十节　眼外伤患者的护理

PPT

眼外伤是指眼球及其附属器受到外来的机械性、物理性或化学性因素的伤害，造成的眼组织器质性及功能性损害。由于眼球的结构精细、脆弱、复杂，一经损伤，很难修复。眼外伤不仅影响视功能，还会留下残疾，严重者完全失明，丧失劳动能力，是致盲的主要原因。大多数眼外伤是可以预防的，加强安全生产教育、严格执行操作规程、完善防护措施，能有效减少眼外伤的发生。眼外伤按致伤原因可分为机械性眼外伤和非机械性眼外伤两大类；按损伤程度分为轻、中、重三级。

一、眼挫伤

眼挫伤（ocular contusion）是由机械性的钝力直接伤及眼部，造成的眼组织器质性病变及功能障碍。

【病因及发病机制】

常见的病因有飞溅的石块、铁块、木棍、球类、各种劳动工具、玩具、拳头或手指等钝力直接作用以及爆炸产生的气浪冲击等。外伤可直接引起组织断裂破损，导致眼组织或细胞的体积缩小及数目减少；间接的可由代谢障碍引起的形态改变、变性、萎缩及坏死。

【护理评估】

1. 健康史　询问患者受伤时间、环境、地点，致伤物体及致伤力，伤后有无应急处理等。

2. 身体状况　根据挫伤部位，可有不同的症状和体征。

（1）眼睑挫伤　常致眼睑小血管破裂，引起眼睑水肿和出血，初为青紫色，以后渐变为黑黄色，1~2周内完全吸收，严重挫伤可出现眼睑皮肤全层裂伤，甚至深达肌层、睑板和睑结膜。内眦部睑缘撕裂可造成泪小管断裂，出现眼睑畸形和溢泪。

（2）结膜挫伤　结膜水肿、球结膜下淤血及结膜裂伤。

（3）角膜挫伤　轻的表浅外伤为角膜上皮擦伤，有明显的疼痛、畏光、流泪及眼睑痉挛。波及基质层出现角膜水肿、增厚及混浊，可有后弹力层皱褶。

（4）巩膜挫伤　多见于巩膜最薄弱的角巩膜缘或眼球赤道部，表现为眼压减低、前房及玻璃体积血、眼球运动受限、无光感。

（5）虹膜与睫状体挫伤　如虹膜裂伤，可出现瞳孔变形、外伤性瞳孔散大，对光反射迟钝。如虹膜根部断离，虹膜根部有半月形缺损，瞳孔呈"D"字形，可出现复视。若全虹膜从根部断离，称为外伤性无虹膜。睫状体分离和脱离会由于睫状上皮水肿使房水生成减少，同时引流增加，导致低眼压状态。如虹膜大血管破裂而引起前房积血。伤及睫状肌可出现房角后退。

（6）晶状体挫伤　外伤造成悬韧带全部或部分断裂，导致晶状体脱位或半脱位及外伤性白内障。

（7）玻璃体积血　睫状体、脉络膜和视网膜血管破裂引起出血，流入玻璃体内。

（8）脉络膜、视网膜及视神经挫伤　出现脉络膜破裂及出血、视网膜震荡和脱离以及视神经损伤。

3. 辅助检查

（1）裂隙灯显微镜及眼底检查可评估病变部位及程度。

（2）B超　有助于明确玻璃体有无出血、出血部位及程度，晶状体有无脱位、视网膜有无脱离以及眶内有无出血等。

（3）X线或CT检查　明确有无眶壁骨折。

4. 心理－社会评估　评估患者年龄、性别、职业、家庭状况，受伤后心理状况，有无焦虑，患者及家属及对本病的认知情况等。

【护理诊断】

1. 视力下降　与眼内积血和眼组织损伤有关。

2. 眼痛　与眼内积血、眼压升高及眼组织损伤有关。

3. 自理能力缺陷　与视力下降、眼部包盖有关。

4. 焦虑　与视力下降，担心视力不能恢复有关。

【护理目标】

1. 患者视力稳定或提高。

2. 眼痛减轻或消失，情绪稳定，配合治疗。

3. 识别早期并发症，无严重并发症发生，减少并发症危害。

4. 生活部分或完全自理。

【治疗及护理措施】

1. 非手术治疗　眼睑水肿及皮下淤血者，早期可冷敷。结膜水肿、球结膜下淤血，应用抗生素滴眼液预防感染。角膜上皮擦伤者用抗生素眼膏涂眼。外伤性虹膜睫状体炎用散瞳药滴眼。前房积血应半卧位休息，给予止血药并加压包扎患眼。视网膜震荡与挫伤，使用皮质类固醇、维生素及血管扩张药。

视网膜出血应卧床休息，使用止血药。

2. 手术治疗 眼睑皮肤裂伤、严重结膜撕裂伤者，应手术缝合。泪小管断裂应行泪小管吻合手术。角巩膜裂伤者应在显微镜下行次全层缝合。前房积血多，伴眼压升高，应做前房穿刺放出积血；有较大血凝块时，可手术切开取出血块，避免角膜血染；密切观察眼压变化和每日积血的吸收情况。严重巩膜根部离断伴复视者，可考虑虹膜根部缝合术。玻璃体积血伤后 3 个月以上未吸收者，可考虑做玻璃体切割手术。视网膜脱离应及早手术治疗，争取视网膜复位。晶状体混浊可行白内障摘除术并视情况植入人工晶体。

3. 密切观察视力和眼局部伤口的变化，积极预防感染，防止并发症发生。

4. 鼓励患者多进食富含纤维素、易消化的饮食，保持排便通畅，避免用力排便、咳嗽及打喷嚏。

5. 眼外伤多为意外损伤，直接影响视功能和眼部外形，患者一时难以接受，多有焦虑及悲观心理，应给予心理疏导。

【护理评价】

通过治疗及护理，评价患者能否达到：眼痛减轻或消失；视力稳定或提高；正确认知疾病，及早发现并发症或无并发症发生；无焦虑，情绪稳定。

二、眼球穿孔伤

眼球穿孔伤（perforating injury of eyeball）是由锐器造成的眼球壁全层裂开，眼内容物与外界相通，可伴有或不伴有眼内损伤或组织脱出。以刀、针、剪或高速飞进的细小金属碎片等刺伤最为常见，是致盲的主要原因。

【病因】

锐器或异物直接刺破、击穿眼球壁致眼球穿通伤或异物存留。

【护理评估】

1. 健康史 详细询问患者受伤经过，既往有无外伤史，本次受伤的地点、致伤物，有无就地处理及诊治经过。

2. 身体状况 因致伤物的大小、性质、进入眼球的深度和部位不同，临床表现也不同。

（1）角膜穿孔伤 单纯性角膜穿孔伤的伤口小且规则，无内容物脱出，常会自动闭合，无症状或出现较轻的角膜刺激症状，若伤口不在瞳孔区则不会影响视力。复杂性角膜穿孔伤的伤口较大且不规则，常伴有虹膜脱出及嵌顿、前房变浅、晶状体破裂及白内障，有明显的眼痛、流泪和视力下降。

（2）角巩膜穿孔伤 伤口波及到角巩缘，常合并有虹膜睫状体、晶状体和玻璃体的损伤，可有组织脱出或眼内出血，有明显的眼痛和刺激症状，视力严重下降。

（3）巩膜穿孔伤 较小的伤口较隐蔽常不易发现，仅表现为结膜下出血。大的伤口常伴有玻璃体脱出或脉络膜、视网膜出血，预后差。

（4）眼球穿孔伤 常因致病微生物由致伤物带入或从伤口侵入眼内，导致眼内急性化脓性炎症。另外，还有发生交感性眼炎的可能。

（5）眼球穿孔伤可合并眼内异物存留，眼内异物存留对眼球的损伤程度取决于异物的大小、性质、冲击力的强弱以及受伤部位。

（6）眼外伤引起眼内过度的修复反应、纤维组织增生，常引起牵拉性视网膜脱离。

3. 辅助检查

（1）B 超 协助判断玻璃体有无出血以及出血程度，有无眼球破裂、视网膜脱离及球内异物。

（2）CT检查　明确有无眶壁骨折，眼内或眶内有无异物及位置。

4. 心理－社会评估　通过与患者交谈，了解患者职业、家庭状况，对本病的认识，有否焦虑、悲伤和紧张等心理表现，以提供相应的护理。

【护理诊断】

1. 眼痛　与眼内组织受损及眼压升高有关。

2. 感知改变　视力下降，与眼内组织受损及眼内积血有关。

3. 焦虑　与眼球穿通伤、担心预后及容貌受损有关。

4. 潜在并发症　感染性眼内炎、交感性眼炎、外伤性白内障、继发性青光眼、视网膜脱离。

【护理目标】

1. 患者眼痛减轻或消失，视力稳定不再下降或视力提高。

2. 减少并发症危害，及时发现及时处理。

3. 焦虑及悲观心理减轻或消除，正视疾病，积极配合治疗。

4. 生活能部分自理或完全自理。

【治疗及护理措施】

1. 治疗原则　正确处理伤口、止血、预防感染和并发症的发生。

2. 伤口处理　①单纯性角膜伤口、前房存在可不缝合，结膜囊内涂以抗生素眼膏后包扎伤眼；大于3mm以上伤口应在显微手术条件下缝合，恢复前房。有虹膜嵌顿时，24小时以内的伤口用抗生素溶液冲洗，争取还纳眼内；若有污染不能还纳时可予剪除，脱出的睫状肌应予复位。脱出的晶状体和玻璃体予以切除。仔细缝合角膜伤口。②对角巩膜伤口，先缝合角膜缘一针，再缝合角膜，然后缝合巩膜。③对巩膜伤口，应自前向后边暴露边缝合。术后滴用散瞳药及抗生素眼药。④贯通伤有入口和出口，对前部入口即行缝合，后部出口不易发现或缝合有困难时可于伤后1周内做玻璃体手术清除积血，寻找伤口，并在伤口边缘冷冻封闭视网膜破口。

3. 对复杂病例常采用二步手术　即初期缝合伤口恢复前房，控制感染；1~2周内再行内眼或玻璃体手术，处理白内障、玻璃体出血、异物或视网膜脱离等。

4. 预防感染　全身及眼局部应用广谱抗生素和糖皮质激素，散瞳并包扎伤眼。常规注射抗破伤风血清。观察患者体温、伤口愈合及视力变化情况，一旦健眼发生不明原因的眼部充血、视力下降及眼痛，要警惕交感性眼炎的发生。如发生感染性眼内炎应充分散瞳，局部和全身使用大剂量抗生素及皮质类固醇，根据情况做好玻璃体切割手术准备。

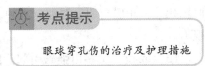

考点提示

眼球穿孔伤的治疗及护理措施

5. 心理护理　眼外伤患者一时难以面对现实，护士要耐心安慰患者，保持情绪稳定，密切配合治疗。对伤后视功能及眼球外形无法恢复，行眼球摘除者，应详细向患者及家属介绍手术的理由及术式、术后安装义眼等事项，并做好心理护理。

6. 健康指导　进行生活及安全生产教育，预防眼外伤发生。患者出院后定期复查，定期眼底检查，如有不适及时就诊。

【护理评价】

通过治疗及护理，患者能否达到：眼痛减轻或消失；无并发症发生或及时发现并控制；视力稳定或提高；正确认识疾病，情绪稳定，配合治疗。

三、眼化学性烧伤

→ **案例引导**

案例：患者，男，46岁，因搅拌石灰水时不慎溅入左眼，患者当时即感灼热痛，立即用自来水冲洗左眼，来医院检查：左眼角膜有明显混浊水肿，形成白色凝固层。

讨论：1. 患者眼化学性烧伤处于何种程度？

2. 患者入院后应选择何种药物进行结膜下注射？

3. 如何进行护理？

眼化学性烧伤（ocular chemical injury）由化学物品的溶液、粉尘或气体接触眼部所致。多发生在化工厂、实验室或施工场所，其中以酸性、碱性烧伤最为多见。

【病因及发病机制】

酸性眼化学性烧伤多由硫酸、盐酸、硝酸所致，低浓度时仅有刺激作用，高浓度酸性化学物质与眼组织接触后会使蛋白质发生凝固和坏死，由于凝固的蛋白质不溶于水，能在损伤表面形成一凝固层，能阻止酸性物质继续向深层渗透扩散，损伤区界限较分明，创面较浅，对组织损伤相对较轻，一般修复较快，预后较好。碱性眼化学性烧伤多由生石灰、氢氧化钠和氨水引起，碱性化学物质能溶解脂肪和蛋白质，破坏组织，促使碱性物质继续扩散渗透到深层和眼内，使眼组织细胞分解、坏死，损伤区界限比较模糊，不能确切地认定损伤面的范围和深度，碱烧伤的后果更为严重。

【护理评估】

1. 健康史　询问患者化学物质的名称，进入眼部的时间、浓度及量，有无就地冲洗和处理。

2. 身体状况

（1）**轻度**　多由弱酸和稀释的弱碱引起。眼睑与结膜轻度充血水肿，角膜上皮有点状脱落或水肿。数日后消退，上皮修复不留瘢痕，无明显并发症，视力多不受影响。

（2）**中度**　多由强酸或较稀的碱性物质引起。眼睑皮肤可起水疱或糜烂；结膜水肿，出现小片缺血坏死灶，角膜有明显混浊、水肿，上皮层完全脱落或形成白色凝固层。治愈后可遗留角膜斑翳，影响视力。

（3）**重度**　大多由强碱引起。结膜出现广泛的缺血性坏死，角膜全层呈灰白或瓷白色混浊；由于组织坏死，角膜基质层溶解，造成角膜溃疡或穿孔。碱性可立即渗入前房，引起葡萄膜炎、继发性青光眼和白内障等。晚期可出现眼睑畸形、眼睑闭合不全、睑球粘连及泪溢等并发症。

3. 心理－社会评估　评估患者有无焦虑、悲伤和恐惧心理，患者的年龄，职业及家庭状况，对眼化学性烧伤的认识程度。

【护理诊断】

1. 感知改变　视力下降，与化学物质引起眼内损伤有关。

2. 眼部疼痛　与化学物质引起眼内损伤有关。

3. 潜在并发症　化学物质造成角膜溃疡、虹膜睫状体炎、继发性青光眼、并发性白内障、眼睑畸形。

4. 知识缺乏　缺乏眼化学伤防护知识。

5. 自理缺陷　与视力下降有关。

6. 焦虑　与酸碱烧伤影响视力及容颜受损有关。

【护理目标】

1. 视力稳定或有提高。

2. 眼部疼痛减轻或消失，及时发现并发症或无并发症发生。

3. 生活部分自理或完全自理。

4. 焦虑减轻，正视疾病，配合治疗。

5. 了解眼化学性烧伤的防护知识。

【治疗及护理措施】

1. 处理原则 现场急救，彻底冲洗，根据病情选择药物或手术治疗。

2. 治疗及护理配合

（1）急救 ①争分夺秒，立即就地取材进行彻底的眼部冲洗是处理酸、碱烧伤最重要一步，能将烧伤减到最小程度。用大量清水或其他水源及时反复冲洗，至少30分钟，冲洗时应翻转眼睑，转动眼球，暴露穹隆部，将结膜囊内的化学物质彻底洗出。如为单眼受

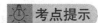

考点提示

碱烧伤的急救措施

伤，则冲洗时头偏向受伤眼，避免冲洗物流入健眼引起健眼受伤。②送医院后，酸性化学伤用3%碳酸氢钠溶液冲洗，可结膜下注射5%磺胺嘧啶钠溶液1～2ml。碱性眼化学伤用3%硼酸溶液冲洗，用维生素C 1～2ml结膜下注射。

（2）后继治疗 ①早期治疗用1%阿托品眼药滴眼散瞳。局部或全身应用抗生素控制感染。用糖皮质激素以抑制炎症和新生血管形成，伤后2～3周内角膜有溶解倾向应停用。②中期治疗以清除坏死组织、防止睑球粘连为主。用玻璃棒分离上下睑球结膜和穹隆部结膜，涂抗生素眼膏。如出现角膜溶解变薄，可行全角膜板层移植术或羊膜移植术，口腔黏膜或对侧球结膜移植术。③后期治疗主要针对并发症进行。如手术矫正睑外翻、睑球粘连分离、继发青光眼手术、角膜混浊行角膜移植术等。

3. 观察并记录患者的视力变化，监测眼压，观察角膜、结膜局部变化，及时发现或预防并发症发生。

4. 正确及时用药，按医嘱使用镇痛药、扩瞳药、抗生素、糖皮质激素等。

5. 安慰和鼓励患者，减轻恐惧及焦虑心理，使患者配合治疗，必要时协助生活护理。角膜上皮轻度损伤一般经24小时即可恢复，可涂抗生素眼膏并包扎。

6. 加强对一线工人的安全防护，配备防护眼镜、防护服，进行安全生产知识教育，严格操作规程，并指导如何进行化学伤的急救等。

【护理评价】

通过治疗及护理，患者能否达到：视力稳定或提高，眼痛消失；焦虑或恐惧心理减轻或消失，配合治疗；及时发现或控制并发症；掌握眼部化学性烧伤防治相关知识。

⊕ **知识链接**

眼化学性烧伤程度的 Hughes 分度法

化学性烧伤程度的分级常用的是 Hughes 分度法，共四级。Ⅰ级：表现为角膜上皮损坏，结膜无缺血，预后良好。Ⅱ级：表现为角膜透明度下降，能看到虹膜纹理，结膜缺血区 <1/3 角膜缘，预后良好。Ⅲ级：表现为角膜上皮全损坏，基质混浊，不能看到虹膜纹理，结膜缺血区占 1/3～1/2 角膜缘，预后差。Ⅳ级：表现为角膜全混浊，不能看到虹膜瞳孔，结膜缺血区 >1/2 角膜缘，预后差。

四、辐射性眼损伤

辐射性眼损伤（radiation injury）指由电磁波谱中各种辐射线直接照射眼部造成的损害，如各种光线及放射线等，均会引起不同程度的损伤。

【病因】

引起辐射性眼损伤的电磁波谱中的辐射线包括微波、红外线、可见光、紫外线、X 线、γ 射线等，中子或质子束也可以引起这类损伤。

【护理评估】

1. 健康史　仔细询问患者职业，有无接触辐射线史，接触辐射线的性质及时间，有无防护及应急处理。

2. 身体状况

（1）红外线损伤　红外线对眼部的损伤主要是热作用，其中短波红外线（波长 800 ~ 1200nm）可被晶状体和虹膜吸收造成白内障。玻璃加工或高温环境可产生大量红外线。

（2）可见光损伤　可见光主要是热和光化作用，可引起黄斑损伤，如观察日蚀造成的日光性视网膜病变，出现中央暗点、视物变形、视力下降等。眼底最初可见黄斑中心凹附近白色点，几天后变成红点，有色素晕。视网膜的光损伤可由眼科检查仪器的强光源或手术显微镜引起，可以使组织细胞变性、功能丧失。

（3）紫外线损伤　又称电光性眼炎或雪盲。电焊、高原、雪地及水面反光可造成眼部紫外线损伤。紫外线对组织有光化作用，使蛋白质凝固变性，角膜上皮坏死、脱落。常在照射后 3 ~ 8 小时发作，有强烈的异物感，刺痛、畏光、流泪及睑痉挛，结膜混合充血，角膜上皮点状脱落。24 小时后症状减轻或痊愈。

（4）离子辐射性损伤　离子束主要损伤晶状体，有时也会引起放射性视网膜病变或视神经病变、角膜炎或虹膜睫状体炎。

（5）微波损伤　微波频率为 3000 ~ 3000000MHz，穿透性较强，可以起白内障或视网膜出血。

3. 心理 – 社会评估　通过与患者交流，了解患者有无紧张及焦虑心理，对辐射性损伤防治知识的了解程度。

【护理诊断】

1. 舒适改变　与眼部疼痛、畏光、流泪有关。

2. 视力受损　与眼组织损伤有关。

3. 潜在并发症　角膜溃疡、白内障、视网膜或视神经病变等。

4. 知识缺乏　缺乏眼辐射性损伤防治知识。

【护理目标】

1. 眼痛减轻或消失。

2. 视力稳定或恢复。

3. 及时发现及治疗并发症。

4. 掌握眼辐射性损伤相关知识。

【治疗及护理措施】

1. 紫外线损伤早期给予冷敷，局部滴入 0.5% 丁卡因滴眼液以减轻疼痛。涂抗生素眼膏并包扎，以利角膜上皮恢复。如无感染一般经 6 ~ 8 小时可自行缓解，24 ~ 48 小时完全消退。

2. 对白内障影响视力者，行白内障摘除加人工晶状体植入手术。视网膜及视神经病变者，可使用保护神经药物和血管扩张药治疗等。

3. 进行健康教育,注意职业防护。在强光下应戴有色眼镜,接触红外线人员应戴含氧化铁的特制防护眼镜,必要时戴防护面罩或眼镜预防。

【护理评价】

通过治疗及护理,患者能否达到:疼痛减轻或消失;视力稳定或恢复;及时治疗并发症;掌握眼辐射性损伤相关防护及治疗知识。

第十一节　防盲治盲及低视力康复

PPT

国际非政府组织联合于 1999 年 2 月 17 日在日内瓦发起"视觉 2020,享有看见的权利"行动,目标是在全球范围内加强合作,于 2020 年前根治可避免盲,这是全球最大的防盲治盲行动。我国与世界卫生组织防盲合作中心及其他国家相关组织开展防盲治盲合作。国家卫健委 2021 年发布了《儿童青少年近视防控适宜指南(更新版)》及解读,并开展多项防盲治盲项目。各地医疗机构利用爱眼日,进学校、社区、工厂、福利院、养老院等,开展不同形式的爱眼活动,进行义诊、普查、手术、防盲治盲宣传教育等活动,旨在提升爱眼意识、普及防盲治盲和眼保健知识。

一、概述

眼部疾病大多数会引起视觉器官的损伤和功能丧失,导致盲和视力损伤,对患者的日常生活和工作造成很大影响。盲和视力损伤不但对患者造成巨大痛苦,家庭和社会也会承担较大负担,产生严重的社会和经济方面的诸多问题。因此,积极地开展防盲治盲具有十分重要的意义,同时也是医护人员应尽的责任和义务。当一些眼病造成视觉器官损伤时,及时准确的药物、手术或光学的治疗,及时观察病情变化,预防并发症,及时给予护理及心理护理,尽最大努力减轻或防止患者的视功能损伤。当患者已经有了视功能损伤时,给予各种助视装置,以增强他们日常生活、学习和工作能力。对盲和视力损伤患者给予健康宣教,进行康复训练,可以增强他们的社会适应能力。

二、盲和视力损伤的标准

世界卫生组织(WHO)于 1973 年提出了盲和视力损伤的分类标准(表 4-2)并鼓励所有国家的研究和临床工作者以及有关机构采用这一标准。这一标准将盲和视力损伤分为五级,规定较好眼的最好矫正视力 0.05 时为盲,较好眼的最好矫正视力小于 0.3、但大于或等于 0.05 时为低视力。该标准还考虑到视野状况,指出不论中心视力是否损伤,如果以中央注视点为中心,视野半径小于或等于 10°、但大于 5°时为 3级盲,视野半径小于或等于 5°时为 4 级盲。我国于 1979 年第二届眼科学术会议上决定采用这一标准。

表 4-2　视力损伤的分类(世界卫生组织,1973)

视力损伤类别		最好矫正视力	
类别	级别	较好眼	较差眼
低视力	1	<0.3 (6/18)	≥0.1 (6/60)
	2	<0.1 (6/60)	≥0.05 (3/60,指数/3m)
盲	3	<0.05 (3/60,指数/3m)	≥0.02 (1/60,指数/1m)
	4	<0.02 (1/60,指数/1m)	光感
	5	无光感	

但在实际工作中，为能全面地反映盲和视力损伤情况，又将盲和低视力分为双眼盲、单眼盲、双眼低视力和单眼低视力。如一个人双眼最好矫正视力都小于0.05，则为双眼盲；如一个人双眼最好矫正视力都小于0.3、但大于或等于0.05时，则为双眼低视力。这与世界卫生组织的标准是一致的。如果一个人只有一眼最好矫正视力小于0.3、但大于或等于0.05时，另一眼大于或等于0.3时则称为单眼低视力。按这种规定，有些人同时符合单眼盲和单眼低视力的标准。前述盲和视力损伤的标准有利于以统一的、可比较的方式收集盲和视力损伤的资料。在这一标准中应用最好的矫正视力来衡量视功能状态。在制定这标准时全球盲和视力损伤的主要原因是沙眼、河盲、维生素A缺乏等，这一标准是符合实际需要的，但之后全球防盲的实践表明未矫正屈光不正的问题在全球广泛存在，也是视力损伤的重要原因。很多屈光不正的患者并没有佩戴矫正眼镜，如仅测量其最好矫正视力，在日常生活和工作中视力仍未提高，采用以上标准会漏掉未矫正屈光不正者，忽视他们生活中视力低于正常的实际情况，从而低估了全球盲和视力损伤的严重程度。针对这种情况，世界卫生组织从2003年开始修改盲和视力损伤的标准，得到了2009年4月第62届世界卫生大会的认可，修改的主要内容如下。①用日常视力代替最好矫正视力。日常视力是指在日常的屈光状态下所拥有的视力。如平时没戴眼镜，裸眼视力即为日常视力；如配了眼镜并经常戴用，无论其佩戴眼镜是否合适，都将戴镜视力为日常视力，通过检查日常视力和最好矫正视力，可以发现因屈光不正引起的视力损伤者。②放弃"低视力"术语，改为中度或重度视力损伤。因"低视力"被定义为"即使进行了治疗和（或）标准的屈光矫正，视功能仍有损伤，视力为小于0.3至光感，或以注视点为中心，视野半径小于10°但患者可以应用，或有潜力应用他的视力进行有计划的活动和（或）完成任务"，这一定义与原来盲和视力损伤标准中"低视力"的含义有很大的差别，为避免混乱，进行修改是必要的（表4-3）。

表4-3 视力损伤的分类（世界卫生组织，2009.4）

视力损伤类别	日常生活远视力	
	低于	等于或好于
0级 无或轻度视力损伤		0.3 (6/18)
1级 中度视力损伤	0.3 (6/18)	0.1 (6/60)
2级 重度视力损伤	0.1 (6/60)	0.05 (3/60)
3级 盲	0.05 (3/60)	0.02 (1/60，指数/1m)
4级 盲	0.02 (1/60，指数/1m)	光感
5级 盲	无光感	
9级	不能确定	

三、几种主要的致盲性眼病的防治

（一）白内障

白内障是致盲的主要原因，也是可治盲。手术是治疗白内障的主要手段。一旦患者觉得行动不便，就可以动员他们接受手术治疗，没有必要等到白内障成熟后再行手术，大多数患者通过手术治疗可以恢复到接近正常视力。由于手术是白内障盲目前唯一有效的治疗方法，日益增长的白内障手术需求加重了防盲治盲中的社会经济问题。白内障是与年龄相关性眼病，随着人口增加和老龄化加剧，白内障患者数会越来越多，防治工作任重而道远。解决白内障手术服务的主要措施有：①提高手术成功率，尽最大可能恢复白内障患者的视力；②降低手术费用，面向所有患者，特别是贫困人群；③集中解决积存的白内障盲人，定期治疗新发的白内障盲人，优先治疗双盲患者；④提高白内障手术设备的利用率。

（二）角膜病

角膜病引起的角膜混浊是全球盲和视力损伤的主要原因之一。多种角膜病引起角膜瘢痕所致的盲和视力损伤是可以避免和治疗的。积极预防治疗细菌性、病毒性、真菌性角膜炎，是减少角膜病致盲的有效手段。治疗角膜病的方法较多，病情大多也能控制，但病变后会留下的角膜瘢痕混浊只有通过角膜移植术才能恢复视力，施行该手术的前提是要有透明的角膜供体，因此，建立眼库显得十分重要。

（三）沙眼

沙眼是可预防的致盲性眼病，曾是我国致盲的主要原因。经过多年的努力，我国沙眼的患病率和严重程度明显降低，沙眼发病严重的地方主要是缺乏公共卫生服务的边远、贫穷地区。"视觉2020"行动已制定"SAFE"，其主要内容为：对睑内翻和倒睫施行手术矫正、沙眼感染时应用抗生素治疗、改善公共环境等防治策略，沙眼是可以控制的。

（四）青光眼

青光眼是我国主要致盲眼病之一。青光眼引起的视功能损伤是不可逆的，后果极为严重。青光眼的发生是不能预防的，但通过积极开展青光眼的普查和知识普及，早期发现，合理治疗，定期随访，大多数患者可终身保持有用的视功能。

（五）儿童盲

儿童盲占盲人总数的比例虽然很低，但由于儿童存活年数多，致残时间长，对社会和家庭是一巨大负担。是"视觉2020"行动提出的防治重点。引起儿童盲的主要原因有维生素A缺乏、新生儿眼炎、沙眼、先天性或遗传性眼病和早产儿视网膜病变等。预防维生素A缺乏在防治儿童盲中具有重要意义，主要包括：①加强健康和营养教育，提高米类食物中维生素A含量；②促进母乳喂养，特别是富含维生素A的初乳喂养；③改善水的供应及环境卫生，以预防腹泻；④加强妇女健康教育，确保婴幼儿维生素A的摄入；⑤预防接种麻疹疫苗，为麻疹患儿提供维生素A；⑥周期性大剂量维生素A应用。大部分儿童盲是可以预防的，预防儿童盲的方针为：①出生时应立即进行眼部检查，并做好学龄前儿童眼病筛查工作；②早期治疗先天性白内障、青光眼等眼病；③加强遗传咨询，干预近亲结婚；④预防接种麻疹和风疹疫苗；⑤早期诊断和治疗细菌性角膜溃疡；⑥积极防治沙眼；⑦提高饮食质量，促进富含维生素A的食物摄入；⑧为出生后的婴儿提供广谱抗生素预防新生儿眼炎；⑨教育儿童避免危险性游戏，防止眼外伤；⑩实施学龄期儿童视觉筛查计划，为屈光不正和视力损伤的学生提供视觉帮助；⑪确保盲校的所有儿童接受眼科专家的定期检查，使能治疗的孩子得到及时治疗；⑫在学校开展眼卫生知识课，宣传视觉筛查的重要性，提高学龄期儿童爱眼意识。

（六）糖尿病性视网膜病变

糖尿病已成为严重的公共卫生问题，糖尿病性视网膜病的发病率也越来越高，已成为致盲的主要眼病，对家庭和社会有很大影响，应当加强防治。糖尿病及糖尿病性视网膜病变的发生与生活方式有关，改变生活方式，严格控制血糖，定期随防，早期发现，早期治疗，以挽救视力。

（七）屈光不正

近视是屈光不正的主要类型。我国近视眼在总人群中约为30%，6~7岁学龄前儿童患病率为3.9%~9.1%，小学生约为35%，中学生约为50%，大学生约为70%。对于不同年龄段的人群，未矫正屈光不正都是致盲和视力损伤的主要原因之一。对屈光不正虽然还难以预防，但解决屈光不正的方法很简单，只需佩戴合适的矫正眼镜，还可根据情况采取其他治疗方法如手术治疗进行矫正。预防屈光不正的策略包括对有视力损伤的危险人群（主要是老年人）进行日常生活视力的检查，当视力低于0.5时应当给予屈光矫正服务。"视觉2020行动"将努力通过初级卫生保健设施、学校中的视力检查以及生产低成本低廉的眼镜使大多数人获得经济上可承受的屈光服务和矫正眼镜，学校中的视力普查和提供合格的眼镜，努力向大多数人提供能负担得起的屈光服务和矫正眼镜。

（八）眼外伤

眼外伤是致单眼盲的主要原因，也是双眼视力损伤的原因之一。在我国以机械性眼外伤和眼内异物最为多见，眼外伤可发生在不同年龄的人群中。儿童眼外伤最常见的原因是危险的运动和带尖的玩具，成人眼外伤大多由职业活动造成。对于眼外伤的防治，既要求及时的初步处理，又要求重在预防。进行危险工作时应戴保护眼镜、避免酸碱液体溅入眼内，儿童不玩带有危险的玩具，家长加强监护等，对于预防眼外伤十分重要。

四、眼健康教育

健康教育是现代护理学中的一个重要的内容，健康教育的核心是教育人们树立健康意识、促使人们改变不健康的行为生活方式，养成和选择有益于健康的行为生活方式，以降低或消除影响健康的危险因素，从而使人们达到最佳的健康状态。在眼健康教育过程中，向患者提供正确的眼健康知识，使其能掌握预防眼病的相关知识，正确选择眼部疾病最佳的治疗方法，指导患者进行康复训练，同时进行广泛的健康教育，使大众增强保护眼睛、预防眼病和保持眼健康的意识。

（一）眼健康教育内容

1. 开展常见眼病防治知识宣教如传染性眼病、遗传性眼病、年龄相关性眼病、青少年屈光不正、青光眼、角膜病相关知识的宣传，根据情况进行检查，预防并发症的发生等。

2. 普及眼卫生和眼保健常识，如用眼卫生、营养、环境、代谢与眼病的关系。

3. 做好职业防护，防止眼外伤。

4. 避免长期注视电视、电脑、手机，室内光线柔和，避免眼疲劳。

5. 加强社区医疗护理教育及眼科专业技术人员培训，做好眼部疾病健康咨询、家庭治疗、保健和指导护理等工作。

（二）各年龄阶段的眼保健

1. **学龄前**　在家长和幼儿园老师的监护下活动，学会看视力表并每年检查1次视力，对查出眼病的患者，家长与老师加强沟通，建立联系，互通信息，双方积极配合医师治疗，同时将剪刀、小刀、削尖的铅笔等尖锐物品放置在孩子不易拿到的位置或抽屉加锁放置，防止发生眼外伤。

2. **学龄期**　养成良好的看书、写字的姿势，不在太阳直射下、强光或光线昏暗处看书写字，不在行进的车厢看书。课间注意休息，放眼远眺、减少调节，预防近视。

3. **青壮年期**　注意劳动生产安全、做好安全防护，预防眼外伤是重点。

4. **中老年期**　加强营养，定期检查，适度运动或活动，积极治疗全身疾病如高血压、高血脂、糖尿病以及眼部疾病，重点是防治青光眼、白内障，根据情况给予必要的生活协助，佩戴合适的眼镜。

五、盲及低视力康复

眼病患者虽经积极治疗，仍有一些处于盲及低视力状态，对于这些患者应当采取康复措施，帮助他们像正常人一样生活。帮助盲人适应及掌握生活的能力，评估患者年龄、性别、受教育程度、家庭经济状况及心理状态等，给予个性化的帮助。

低视力患者通过使用助视器（visual aids），可以改善他们的生活质量。

助视器分为两大类，即光学性助视器和非光学性助视器。光学性助视器又分为近用和远用两种。低视力患者因工作、生活及学习的不同要求，常常需要一种以上助视器。

（一）近用助视器

1. 手持放大镜 是一种凸透镜，可使视网膜上的成像增大。

2. 眼镜式助视器 主要用于阅读，优点是视野大，携带方便，使用时不需要手来扶持，价格较低。

3. 立式放大镜 将凸透镜固定在支架上，透镜与阅读物之间的距离固定，可减少透镜周边部畸形。

4. 双合透镜放大镜 优点是近距离工作时不需手扶持助视器，但聚焦短，对照明要求高。

5. 近用望远镜 优点是阅读距离较一般眼镜式助视器远，便于写字或操作，缺点是视野小。

6. 电子助视器 即闭路电视，包括摄像机、电视接收器、光源、监视器等，对阅读物有放大作用，视野大，可调节对比度和亮度，体位不受限制，无需外部照明，但价格较贵，携带不便。

（二）远用助视器

望远镜系统，常用的为放大 2.5 倍的 Galileo 式望远镜以看清远方景物，不适合行走时佩戴。

（三）非光学助视器

非光学助视器包括大号字的印刷品、改善照明、阅读用的支架等，也有助于改善患者视觉活动能力。

现代科技给盲人带来方便，声纳眼镜、障碍感应发生器、激光手杖、字声机、触觉助视器等，明显提高了他们的生活质量。

目标检测

答案解析

一、选择题

1. 下列有关睑腺炎的说法，错误的是（ ）

    A. 脓肿形成后应切开排脓

    B. 外睑腺炎的切口在皮肤面，应与睑缘平行

    C. 内睑腺炎的切口在结膜面，与睑缘垂直

    D. 在脓肿未成熟时应立即挤压，以免长大

    E. 养成良好的卫生习惯，保持眼部清洁

2. 慢性泪囊炎的主要症状是（ ）

    A. 畏光流泪   B. 有脓性分泌物

    C. 下睑皮肤湿疹   D. 泪溢

    E. 红、肿、热、痛

3. 患者，女，出生后 7 周出现泪溢、分泌物增多，挤压泪囊区有黄白色脓性分泌物自泪小点溢出，结膜充血，诊断为新生儿泪囊炎。其主要原因是（ ）

    A. 泪囊部的原发感染   B. 先天性泪小点闭锁

    C. 先天性泪小管闭锁   D. 产道感染

    E. 继发感染

4. 患者，男，5岁，诊断为先天性上睑下垂。其特征性表现为（　　）

 A. 视力急剧下降   B. 眼痛

 C. 流泪   D. 仰头视物、皱额、耸眉

 E. 分泌物增多

5. 虹膜投影阳性是年龄相关性白内障（　　）的特征

 A. 初发期   B. 未成熟期

 C. 成熟期   D. 过熟期

 E. 以上均不是

6. 关于急性闭角型青光眼的治疗，不正确的是（　　）

 A. 手术是基本的治疗原则 B. 口服乙酰唑胺片

 C. 滴缩瞳药   D. 静脉点滴高渗药

 E. 滴1%阿托品滴眼液

7. 患者，女，30岁，因高度近视引发视网膜脱离，行玻璃体注气手术，术后应采取的体位是（　　）

 A. 仰卧位   B. 半卧位

 C. 头低脚高位   D. 低头或俯卧位

 E. 自由体位

8. 患者，女，55岁，左眼流泪4年，泪囊区稍肿起，压迫泪囊有脓液自下泪点溢出，诊断为（　　）

 A. 急性泪囊炎   B. 慢性泪囊炎

 C. 泪囊囊肿   D. 泪囊肿瘤

 E. 泪道狭窄

9. 睑腺炎早期正确的护理措施是（　　）

 A. 局部热敷   B. 局部冷敷

 C. 早期切开排脓   D. 将脓液挤出

 E. 用针挑开

10. 睑板腺囊肿是由于（　　）引起的

 A. 细菌感染   B. 病毒感染

 C. 睑板腺出口阻塞   D. 睑板腺肿瘤

 E. 睑板腺化脓

11. 外睑腺炎的切口正确的是（　　）

 A. 在皮肤面与睑缘垂直 B. 在皮肤与睑缘平行

 C. 在结膜面与睑缘垂直 D. 在结膜面与睑缘平行

 E. 皮肤面的弧形切口

12. 低视力指（　　）

 A. 较好眼的矫正视力<0.3，但≥0.05

 B. 较好眼的矫正视力<0.05，但≥0.02

 C. 较好眼的矫正视力<0.3，但≥0.1

 D. 较好眼的矫正视力<0.1，但≥0.03

 E. 较好眼的矫正视力<0.05，但≥0.032

13. 对视网膜脱离患者的护理措施，错误的是（　　）

    A. 避免用眼过度，不宜长时间低头弯腰

    B. 出门戴墨镜，避免紫外线辐射

    C. 选择清淡易消化的饮食，保持大便通畅

    D. 避免在黑暗环境中停留时间过久

    E. 作息规律，避免熬夜

14. 患者，女，69 岁。主诉 8 年来左眼视物模糊不清，逐渐加重，近 2 个月只能辨认指数，视力：右眼 4.8，左眼指数 120cm。瞳孔区呈"白瞳"。该患者最可能的诊断为（　　）

    A. 细菌性角膜炎　　　　　　　　B. 细菌性结膜炎

    C. 慢性开角型青光眼　　　　　　D. 白内障

    E. 视网膜脱离

15. 为一位年龄相关性白内障未成熟期的患者进行健康教育时，护士要告诉患者及家属特别注意（　　）

    A. 异物感　　　B. 视力下降　　　C. 眼部痒感　　　D. 头疼、眼痛　　　E. 眼部分泌物

16. 有泌尿系统结石的青光眼患者慎用（　　）

    A. 0.25%～0.5%噻吗洛尔滴眼液

    B. 1%～2%的毛果芸香碱滴眼液

    C. 乙酰唑胺

    D. 20%甘露醇

    E. 米索前列素

（17～18 题共用题干）

患者，女，50 岁，右眼流泪 5 年，近日加重。检查：右眼结膜明显充血，泪囊区皮肤红肿，触痛明显，压迫泪囊区有黄色脓性分泌物自下泪点流出。

17. 最可能的诊断是（　　）

    A. 慢性泪囊炎　　　　　　　　　B. 外睑腺炎

    C. 急性泪囊炎　　　　　　　　　D. 细菌性结膜炎

    E. 细菌性角膜炎

18. 其治疗和护理措施不包括（　　）

    A. 局部热敷　　　　　　　　　　B. 滴抗生素滴眼液

    C. 如脓肿成熟应切开排脓　　　　D. 行泪道探通术

    E. 勿食辛辣刺激性食物

二、名词解释

1. 白内障

2. 视网膜脱离

三、简答题

1. 如何鉴别内、外睑腺炎？

2. 简述急性闭角型青光眼患者的用药护理？

3. 糖尿病性视网膜病变的临床分期有哪些？

四、病例分析题

1. 患者，男，40岁，平日喜欢游泳，几天前约朋友到水库游泳，次日感觉眼痒，晨起有黏性分泌物，睁眼困难，上下睫毛被粘住，故来院就诊，诊断为急性细菌性结膜炎。

（1）该病最常见的致病菌有哪些？

（2）护士应如何指导患者做好消毒隔离？

2. 患者，女，82岁，近年来左眼逐渐视物模糊，眼前有黑影，加重3个月。检查：右眼视力0.5，左眼视力光感，晶状体完全混浊，呈乳白色，虹膜投影消失，眼底不能窥见，但光定位准确。由于经济拮据，拒绝手术。

（1）根据以上描述，诊断为何种疾病？处于哪一期？

（2）如果患者迟迟不能得到手术治疗，可能会出现哪些并发症？

书网融合……

本章小结　　　　　面向下俯卧位　　　　全飞秒 SMILE 手术　　　　题库

第二篇　耳鼻咽喉科护理学

第五章　耳鼻咽喉的应用解剖与生理

📖 学习目标

知识要求：

1. 掌握　耳的构成及生理功能；鼻的构成及生理功能；咽的构成及生理功能；喉腔分区及喉的生理功能。

2. 熟悉　鼓室的解剖结构及生理功能；固有鼻腔四壁的解剖结构；鼻窦的分组及开口的临床意义；喉的软骨及其生理功能；气管、支气管及食管的应用解剖及生理功能。

3. 了解　喉肌、喉的血管、淋巴及神经；咽的血管、淋巴及神经。

技能要求：

能识别耳鼻咽喉重要解剖标志，为专科护理操作打好基础。

素质要求：

运用所学知识，具备对患者有针对性地进行专科疾病健康教育的能力。

第一节　耳的应用解剖与生理

PPT

一、耳的应用解剖

耳分为外耳（external ear）、中耳（middle ear）和内耳（inner ear）三部分（图5－1）。外耳道的骨部、中耳、内耳和内耳道都位于颞骨内。

（一）外耳

1. 耳郭（auricle）　位于头面两侧，左右对称。除耳垂由脂肪与结缔组织构成外，其余均由软骨组成，外覆软骨膜和皮肤。耳郭前面的皮肤与软骨粘连较紧，皮下组织少，若因炎症等发生肿胀时，感觉神经易受压迫而疼痛剧烈；若有血肿或渗出物则难以吸收；由于外伤或耳部手术，可引起软骨膜炎，甚至发生软骨坏死，导致耳郭变形；耳郭血管位置浅表、皮肤菲薄，故寒冷环境下易受冻。

2. 外耳道（external acoustic meatus）　起自外耳道口，向内止于鼓膜，成人全长2.5～3.5cm，由外侧1/3软骨部和内侧2/3骨部组成。成人外耳道略呈倒S形弯曲，故在检查外耳道深部或鼓膜时，需向后上方牵拉耳郭使其成一直线以便于观察。婴儿的外耳道软骨部与骨部尚未完全发育，检查其鼓膜时，应将耳郭向下拉，同时将耳屏向前牵引。外耳道缺乏皮下组织，故当感染肿胀时易压迫神经末梢而引起剧痛。软骨部皮肤富有毛囊和皮脂腺以及能分泌耵聍的耵聍腺，同时还是耳疖的易发部位。

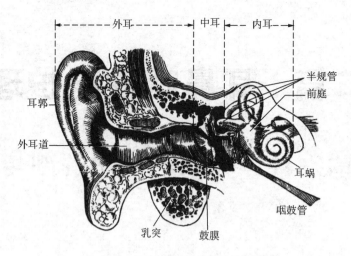

图 5 – 1　耳的解剖关系示意图

（二）中耳

中耳包括鼓室、咽鼓管、鼓窦及乳突 4 部分。狭义的中耳仅指鼓室及其内容物。

1. 鼓室（tympanic cavity）　为位于鼓膜与内耳外侧壁之间的不规则含气空腔，向前借咽鼓管与鼻咽部相通，向后以鼓窦入口与鼓窦及乳突气房相通。鼓室以鼓膜紧张部的上、下边缘为界，可分为上鼓室、中鼓室、下鼓室 3 部。鼓室包括鼓室壁及鼓室内容。

鼓室形似一竖立的小火柴盒，有外、内、前、后、顶、底 6 个壁。

（1）外壁　又称鼓膜壁（membranous wall），由骨部及膜部构成。骨部较小，即鼓膜以上的上鼓室外侧壁；膜部较大，即鼓膜。

鼓膜（tympanic membrane）介于外耳道与鼓室之间，分隔外耳及中耳，为一稍向内凹、椭圆形、灰白色半透明的膜性结构。鼓膜高约 9mm、宽约 8mm、厚度仅有 0.1mm，故巨大声响可致鼓膜破裂。鼓膜周缘略厚，大部分借纤维软骨环嵌附于鼓沟内，名紧张部。鼓膜直接附丽于颞鳞部，较松弛，名松弛部。鼓膜中心部最凹处相当于锤骨柄的尖端，称为鼓膜脐。自鼓膜脐向上稍向前达紧张部上缘处，有一灰白色小突起，是锤骨短突顶起鼓膜的部位，称锤凸，临床上亦称锤骨短突。在脐与锤凸之间，有一白色条纹，系锤骨柄移行于鼓膜内所形成，称锤纹。自脐向前下达鼓膜边缘有一个三角形反光区，名光锥，系外来光线被鼓膜的凹面集中反射而成（图 5 – 2）。

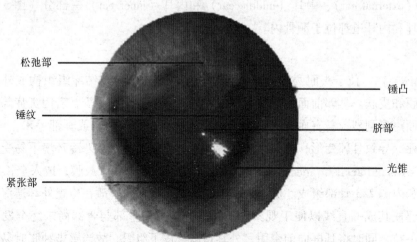

图 5 – 2　鼓膜示意图

（2）内壁　亦称迷路壁，为内耳的外壁，表面有多个凸起和小凹。内壁中央较大的膨凸称鼓岬，系耳蜗底周所在处；前庭窗位于鼓岬后上方、岬小桥上方的小凹内，为镫骨足板及其周围的环韧带所封闭，通向内耳的前庭。蜗窗位于鼓岬后下方、岬下脚下方的小凹内，为圆窗膜所封闭。面神经管凸即面神经管的水平部，位于前庭窗上方，管内有面神经通过。

（3）前壁　又称颈动脉壁。上部有两个开口：上为鼓膜张肌半管的开口，下为咽鼓管半管的鼓室口。下部以极薄的骨板与颈内动脉相隔。

（4）后壁　又称乳突壁。后壁上部有鼓窦入口与鼓窦相通，内侧有面神经垂直段通过。

（5）上壁　又称鼓室盖，为鼓室的顶壁，为颞骨岩部的一薄层骨板，分隔鼓室与颅中窝。鼓室盖内有岩鳞裂，在婴幼儿时此骨缝骨化不全，常未闭合，硬脑膜的细小血管经此与鼓室相通，鼓室病变可经此引起颅内感染。

（6）下壁　为一层较上壁小的薄骨板，分隔鼓室和颈静脉球。

鼓室内容包括听骨、肌肉、韧带、血管和神经。

听骨包括锤骨、砧骨和镫骨，为人体最小的一组小骨。锤骨柄连接鼓膜，镫骨足板借环韧带连接于前庭窗，各小骨之间形成活动关节，构成听骨链，发挥杠杆作用，将鼓膜感受到的声波传导至内耳。

2. 咽鼓管（auditory tube）　是沟通鼻咽腔和鼓室的管道，外侧端开口于鼓室前壁上部，称鼓口；内侧端开口于鼻咽部侧壁，称咽口。咽鼓管自鼓室口向内、向前、向下斜行至咽口，与水平面约成40°角，成人全长约35mm。外1/3为骨部，内2/3为软骨部。咽鼓管的咽口在静止状态时是闭合的，当张口、吞咽、歌唱或呵欠等动作时，咽口开放，空气进入鼓室，从而调节鼓室气压，以保持鼓膜内外的压力平衡。咽鼓管黏膜为假复层纤毛柱状上皮，纤毛的运动方向朝向鼻咽部，使鼓室内的分泌物得以排除。此外，软骨部黏膜呈皱襞样，具有活瓣功能，能防止咽部液体进入鼓室。成人咽鼓管的鼻咽端开口较鼓室口低20~25mm，小儿的咽鼓管接近水平，且较成人短而宽直，故当鼻及鼻咽部感染时，易经此管侵入鼓室，引起中耳炎症。

3. 鼓窦（tympanic sinus）　为鼓室后上方的含气空腔，是鼓室和乳突气房间的通道。初生儿已发育完成，但婴儿和儿童的鼓窦位置较高而浅，随乳突的发育而逐渐下移。鼓窦上方借鼓窦盖与颅中窝相隔；下方与乳突气房相通；前方经鼓窦入口通鼓室；后方借乳突气房及乙状窦骨板与颅后窝相隔。

4. 乳突（mastoid process）　位于鼓室的后下方，内含许多大小不等、形状不一的气房，各气房彼此相通，与鼓室之间的鼓窦相通。其大小可因年龄和发育状况而不同。

（三）内耳

内耳又称迷路，埋藏于颞骨岩部内，结构复杂而精细，内含听觉和前庭器官。依其解剖和功能分为前庭、半规管和耳蜗。从组织学上又分为骨迷路和膜迷路。骨迷路由致密骨质构成，膜迷路位于骨迷路之内，二者形状相似。膜迷路内含有内淋巴液，膜迷路与骨迷路间充满外淋巴液，内、外淋巴液互不相通。

1. 骨迷路（bony labyrinth）　由耳蜗、前庭和半规管组成（图5-3）。

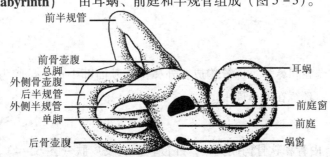

图5-3　骨迷路

（1）前庭（vestibule）　位于耳蜗和半规管之间，膨大略呈椭圆形，容纳椭圆囊及球囊，前接耳蜗，后接 3 个骨半规管。

（2）骨半规管（osseous semicircular canals）　位于前庭后上方，为 3 个互相垂直的半环形的骨管。其较细的一端称单脚，膨大的一端称为壶腹。每个半规管均开口于前庭。

（3）耳蜗（cochlea）　位于前庭前部，为螺旋样骨管，形似蜗牛壳。主要由中央的蜗轴和周围的骨蜗管构成。骨蜗管被前庭膜和基底膜分成前庭阶、膜蜗管（中阶）、鼓阶。前庭阶和鼓阶内含外淋巴，通过蜗孔相通。中阶内充满内淋巴。

2. 膜迷路（membranous labyrinth）　形状与骨迷路相似，由膜管和膜囊组成，借细小网状纤维束固定于骨迷路壁上，悬浮于外淋巴液中，自成一密闭系统，称内淋巴系统。由椭圆囊、球囊、膜半规管和膜蜗管构成，各部相互连通。椭圆囊和球囊内分别有椭圆囊斑及球囊斑，二者均为位觉斑，感觉位觉。位于基底膜上的螺旋器又名 Corti 器，由内毛细胞、外毛细胞、支柱细胞和盖膜等组成，是听觉感受器的主要部分。

二、耳的生理

1. 听觉功能　声音主要通过两种途径传导至内耳，产生听觉。一为通过鼓膜和听骨链传导，称为空气传导（简称气导），为正常生理状态下的主要传导方式；二为通过颅骨传导，称为骨传导（简称骨导）。

（1）空气传导 声波自外界经空气传入内耳，主要过程简示如下：

声波　　　　　锤骨→　砧骨

耳郭→外耳道→鼓膜　　镫骨→前庭窗→外、内淋巴液→螺旋器→听神经→听觉中枢

空气振动　　传声变压　　　　　液体波动　　感音　　神经冲动　　综合分析
（外耳）　　（中耳）　　　　　（内耳）　　　　　（迷路后）（大脑皮质）

（2）骨传导　即声波直接经颅骨途径使外淋巴发生相应波动，并激动耳蜗的螺旋器产生听觉。骨传导可分为移动式和挤压式二种方式，二者协同可刺激螺旋器引起听觉。但其传音效能与正常的空气传导相比则微不足道。临床工作中用骨传导途径测量可鉴别传音性耳聋和神经性耳聋。

2. 平衡功能　人体依靠前庭、视觉和本体感觉 3 个系统的协调作用来维持身体的平衡，其中以前庭功能最为重要。前庭主司感知头位及其变化，当头部和身体运动产生刺激传达到前庭感受器时，可引起眼球、颈肌和四肢的肌反射运动以保持身体的平衡。半规管主要感受正、负角加速度的刺激。椭圆囊和球囊则主要感受直线加速度，维持人体静态平衡。

第二节　鼻的应用解剖与生理

PPT

一、鼻的应用解剖

鼻（nose）由外鼻、鼻腔和鼻窦三部分构成。外鼻位于颅面部中央，鼻腔为外鼻内的不规则腔隙，鼻窦为面颅内的含气空腔，环绕在外鼻周围。

（一）外鼻

外鼻（external nose）由骨和软骨构成支架，外覆软组织及皮肤（图 5-4）。外鼻呈三棱锥体状外观，前棱最高部为鼻根，向下依次为鼻梁及鼻尖。鼻梁左右两侧为鼻背，鼻尖两侧的半圆形隆起部分为

鼻翼，它维持前鼻孔的开放状态，在严重呼吸困难时可以发生扇动，特别是在婴幼儿，是观察呼吸困难的客观体征。该三棱锥体的底部即鼻底，由中央的鼻小柱将鼻底分成左、右前鼻孔。鼻翼向外下与面颊交界处有一浅沟，即鼻唇沟（nasolabial fold），在发生面瘫时同侧的鼻唇沟变浅，与对侧不对称。

鼻尖、鼻翼及鼻前庭皮肤较厚，并与其下的脂肪纤维组织及软骨膜连接紧密，由于缺乏皮下组织，炎症时皮肤稍有肿胀即可压迫神经末梢，故痛感明显。鼻尖及鼻翼处皮肤含较多汗腺、皮脂腺及毛囊，是痤疮、酒渣鼻和疖肿的好发部位。

外鼻的静脉主要经内眦静脉和面静脉汇入颈内静脉，内眦静脉又可经眼上、下静脉与海绵窦相通（图5-5）。此外，面部静脉无瓣膜，血液可双向流动，故鼻部皮肤感染可造成致命的海绵窦血栓性静脉炎。临床上将鼻根部与上唇之间的三角形区域称为"危险三角区"，该区发生的感染性疾病应积极治疗，尤其注意对该区的疖肿应严禁挤压。

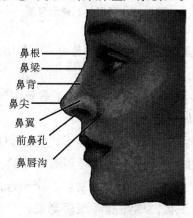

图5-4 外鼻示意图

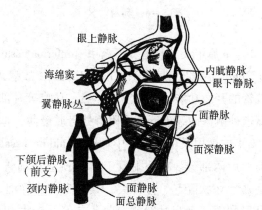

图5-5 外鼻静脉

外鼻的运动神经为面神经，感觉神经主要是三叉神经第一支（眼神经）和第二支（上颌神经）的一些分支。

外鼻的淋巴主要汇入下颌下淋巴结和腮腺淋巴结。

（二）鼻腔

鼻腔（nasal cavity）为一顶窄底宽的狭长腔隙，被鼻中隔分隔为左、右两腔，每侧鼻腔又分为鼻前庭和固有鼻腔。鼻前庭皮肤与固有鼻腔黏膜交界处称为鼻阈。

1. 鼻前庭 位于鼻腔前部，前界为前鼻孔，后界为鼻内孔。鼻前庭由皮肤覆盖，其特征是长有鼻毛，富含皮脂腺和汗腺，并与软骨膜紧密相连，故易好发疖肿且疼痛剧烈。

2. 固有鼻腔 简称鼻腔，前界为鼻内孔，后界为后鼻孔，有内、外、顶、底四壁。

（1）内侧壁 即鼻中隔。主要由鼻中隔软骨、筛骨正中板、犁骨和上颌骨腭突构成。鼻中隔前下部的黏膜内动脉血管丰富，分别由颈内动脉及颈外动脉的分支汇集成血管网，称为利特尔区（Little area）（图5-6）。此处黏膜较薄，血管表浅，黏膜与软骨膜连接紧密致使血管破裂后不易收缩，且位置靠前，易受损伤，是鼻出血的好发部位，尤其以青少年多见，故又称易出血区。

（2）外侧壁 分别由上颌骨、泪骨、鼻甲骨、筛骨、腭骨垂直板及蝶骨翼突组成。从下向上有3个呈阶梯状排列的长条骨片，依次称为下鼻甲、中鼻甲、上鼻甲，其大小依次缩小约1/3，其前端的位置则依次后移约1/3。各鼻甲的外下方均有一裂隙样空间，对应地依次称为下鼻道、中鼻道、上鼻道（图5-7）。各鼻甲内侧面和鼻中隔之间的空隙称为总鼻道。上、中两鼻甲与鼻中隔之间的腔隙称嗅裂或嗅沟。

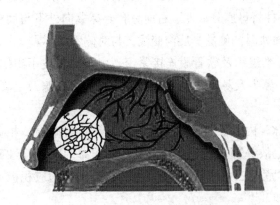

图5-6　利特尔区

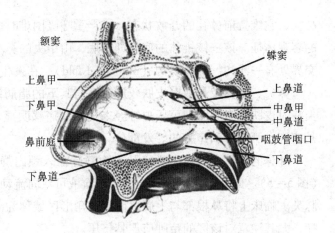

图5-7　鼻腔外侧壁示意图

1）下鼻甲及下鼻道　下鼻甲（inferior nasal concha）是位置最靠前、最大的鼻甲。下鼻甲前端距前鼻孔2cm，后端距咽鼓管咽口1~1.5cm，故病理状态时，如下鼻甲肿胀或肥厚可引起鼻塞，并可影响咽鼓管的开放功能，从而出现耳聋、耳鸣等耳部症状。下鼻道顶呈穹隆状，其顶端前有鼻泪管的开口。下鼻道外侧壁前端近下鼻甲附着处骨质最薄，是上颌窦穿刺的最佳进针部位。

2）中鼻甲及中鼻道　中鼻甲（middle nasal concha）是筛骨的一部分，为筛窦内侧壁的标志，分为前、后两部分。前部附着于筛窦顶壁和筛骨水平板连接处的前颅底骨。中鼻道有两个隆起，前下者呈弧形峪状隆起，称钩突，其后上者称筛泡，属筛窦结构，内含1~4个气房。两个突起之间有一半月形裂隙，名半月裂孔，此孔向前下扩大和外上扩大呈漏斗状，称筛漏斗或筛隐窝，为额窦、前组筛窦及上颌窦开口处。以筛隐窝为中心，包括中鼻甲、中鼻道及其附近的区域统称为窦口鼻道复合体，它的异常和病理改变与鼻窦炎发病关系密切。中鼻甲、钩突和筛泡亦是内镜筛窦手术的手术标志和进路。

3）上鼻甲和上鼻道　上鼻甲（superior nasal concha）位置最高、最小，亦属筛骨结构，位于鼻腔外侧壁上后部，因有中鼻甲遮挡，前鼻镜检查常无法窥及。上鼻甲后端的后上方有一凹陷，称蝶筛隐窝，为蝶窦开口所在。上鼻道亦是后组筛窦开口所在。

（3）顶壁　呈穹隆状。前段倾斜上升，为鼻骨和额骨鼻突构成；后段倾斜向下，即蝶窦前壁；中段水平，为分隔颅前窝的筛骨水平板，因板上有许多细孔（筛孔），故又名筛板，嗅区黏膜的嗅丝通过筛孔抵达颅内。筛板菲薄而脆，较易因外伤或手术误伤导致脑脊液鼻漏或鼻源性颅内并发症。

（4）底壁　即硬腭的鼻腔面，与口腔相隔。前3/4由上颌骨腭突、后1/4由腭骨水平部构成。

（三）鼻窦

鼻窦（accessory nasal sinuses）围绕于鼻腔周围，为颅面含气空腔，均以小的开口与鼻腔相通。鼻窦左右成对，共4对，依其所在颅骨命名，称为上颌窦、筛窦、额窦和蝶窦（图5-8）。依照窦口引流的位置和方向以及各个鼻窦的位置，鼻窦又可分为前后两组：上颌窦、额窦和前组筛窦属前组鼻窦，均开口于中鼻道；后组筛窦和蝶窦属后组鼻窦，前者开口于上鼻道，后者开口于蝶筛隐窝。

1. 上颌窦　位于上颌骨内，为鼻窦中最大者。共有5壁：前壁即尖牙窝，较薄，为上颌窦手术的常用进路；后外壁与翼腭窝和颞下窝毗邻，靠近翼内肌，上颌窦恶性肿瘤易破坏此壁，侵犯翼内肌而致张口受限；上壁即眼眶底壁，故上颌窦疾病和眶内疾病可相互影响；底壁即牙槽突，常低于鼻腔底，与上颌第二前磨牙和第一、二磨牙关系密切，故牙根感染时可引起牙源性上颌窦炎；内侧壁即鼻腔外侧壁的下部，中鼻道有窦口与此壁后上部相通，因窦口位置较高，不易引流，故易感染成上颌窦炎。眶下缘下方有一小孔称眶下孔，眶下神经及血管由孔此通过。

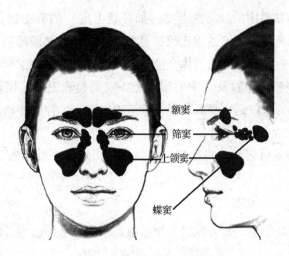

额窦
筛窦
上颌窦
蝶窦

图 5 - 8　鼻窦分布示意图

2. 筛窦　又称筛迷路，位于鼻腔外侧壁上部和眼眶之间的筛骨内，形似蜂窝状结构，为四组鼻窦中解剖关系最复杂、自身变异最多、与毗邻器官联系最密切的解剖结构。筛窦被中鼻甲基板分为前、后两组，分别开口于中鼻道及上鼻道。其外侧壁即眼眶内侧壁，由泪骨及纸样板构成，后者占外侧壁绝大部分，菲薄如纸，筛窦病变、外伤及手术可破坏此壁引起颅内并发症。内侧壁即鼻腔外侧壁上部。顶壁其筛顶为颅前窝，手术易造成损伤。下壁为中鼻道外侧壁结构。前壁由额骨筛切迹、鼻骨嵴和上颌骨额突构成。后壁即蝶筛板。

3. 额窦　位于筛窦前上方，额骨内外板之间，左右各一。前壁为额骨外骨板，较坚厚，含骨髓，炎症或外伤可致骨髓炎。后壁较薄，毗邻枕骨斜坡，且有导静脉和骨裂隙，故额窦感染可侵入颅内。底壁即为眼眶顶壁和前组筛窦之顶壁，其内侧对应眶顶内上角。此壁甚薄，急性额窦炎时可有明显压痛，额窦囊肿亦可破坏此处侵入眶内。底壁内下方有额窦开口，经鼻额管引流到中鼻道前端。内侧壁实为两侧额窦的中隔。

4. 蝶窦　位于蝶骨体内。外侧壁与颅中窝、海绵窦、颈内动脉和视神经管毗邻。当蝶窦气化较好时，此壁菲薄甚至缺损，使上述结构裸露于窦腔内，手术不慎将出现失明及大出血。顶壁上方为颅中窝的底，呈鞍型，称为蝶鞍。前壁参与构成鼻腔顶的后端和筛窦的后壁（蝶筛板），有蝶窦自然开口。后壁骨质较厚，毗邻枕骨斜坡。下壁即后鼻孔上缘和鼻咽顶，翼管神经孔位于下壁外侧的翼突根部。

二、鼻的生理

（一）鼻腔的生理功能

1. 呼吸功能

（1）通气功能　鼻对吸入的气体会产生一定的鼻阻力，正常鼻阻力的存在有助于肺泡气体交换，是维持正常鼻通气的前提。

（2）清洁作用　正常人鼻毛及其运动方向（朝向前外）可以过滤吸入气流中的颗粒状物，并使异物难进易出。鼻毛可阻挡空气中的较大尘粒，黏膜表面的黏液毯能黏附小的尘埃和微生物，借纤毛运动送入咽部后被吐出或咽下，纤毛运动是维持鼻腔正常生理功能的重要机制。鼻腔分泌的酸性黏液及溶菌酶可抑制和溶解微生物。

（3）温度调节作用　吸入的空气通过鼻腔时，依赖鼻腔黏膜血管（主要是海绵窦）的舒缩作用，使吸入鼻腔的气流保持相对恒定的温度。空气经过鼻腔到达咽部时，可被调节至 32～34℃。

（4）湿度调节作用 鼻黏膜中的分泌性上皮（如杯状上皮）的分泌物、各种腺体（如黏液腺、浆液腺、嗅腺等）的分泌物以及毛细血管的渗出维持鼻腔的湿度，鼻黏膜每昼夜分泌 1000ml 左右的液体，用以提高吸入空气的湿度，有利于肺泡的气体交换和维持呼吸道黏膜的正常纤毛运动。

2. 嗅觉功能 主要依赖嗅区黏膜及其中的嗅细胞。嗅觉起着识别、报警、增进食欲、影响情绪等作用。吸入鼻腔内含有气味的微粒到达嗅区黏膜，刺激嗅细胞产生神经冲动，经嗅神经通路传至嗅觉中枢而感知嗅觉。

3. 共鸣作用 发音时鼻腔可起到共鸣作用。故鼻塞时出现闭塞性鼻音，鼻咽腔闭合不全或不能关闭时可出现开放性鼻音。

（二）鼻窦的生理功能

鼻窦对鼻腔的共鸣有辅助作用，并可减轻头颅重量，缓冲外来冲击力，对脑组织起到一定的保护。

第三节 咽的应用解剖与生理

PPT

一、咽的应用解剖

咽（pharynx）是消化道及呼吸道上端的共同通道，位于第 1～6 颈椎前方，上起颅底，下达第 6 颈椎平面，在环状软骨下缘续接食管，成人全长约 12cm，是一上宽下窄、前后略扁的漏斗形肌性管道。前面分别与鼻腔、口腔及喉腔相通，后壁与椎前筋膜相邻，两侧壁与颈内动脉、颈内静脉和迷走神经毗邻。

（一）咽的分部

咽以软腭平面与会厌上缘为界，自上而下分为鼻咽、口咽和喉咽 3 部分（图 5-9）。

1. 鼻咽（nasopharynx） 又称上咽部，位于颅底与软腭平面之间，连接鼻腔和口咽部。前壁正中为鼻中隔的后缘，两侧为后鼻孔，与鼻腔相通；顶壁呈穹隆状，由蝶骨体、枕骨基底所构成，表面由纤维膜贴覆，常与后壁合称为顶后壁；后壁平对第 1、2 颈椎，与口咽部后壁相连续，统称为咽后壁。顶壁与后壁交界处黏膜下有丰富的淋巴组织聚集，呈橘瓣状，称腺样体（adenoid），又称咽扁桃体。若腺样体肥大可阻塞鼻咽腔影响鼻呼吸或阻塞咽鼓管咽口引起听力障碍；底壁由软腭及其后边缘与咽后壁之间的鼻咽峡构成；侧壁距下鼻甲平面后端 1～1.5cm 处有一三角形或喇叭形开口，为咽鼓管在鼻咽部的开口，称咽鼓管咽口。其后上方有一圆形隆起称为咽鼓管圆枕，圆枕后上方与咽后壁之间的凹陷为咽隐窝，是鼻咽癌的好发部位。咽隐窝上方与颅底破裂孔邻接，故鼻咽恶性肿瘤可经此侵犯颅内，引起头痛及脑神经症状。

2. 口咽（oropharynx） 又称中咽，位于软腭游离缘平面和会厌上缘平面之间，是口腔向后方的延续部位，前方经咽峡与口腔相通。咽峡为口腔与口咽之间的环形狭窄，由上方的悬雍垂、软腭游离缘、两侧舌腭弓、咽腭弓及下方舌背构成（图 5-10）。两弓之间的深窝称扁桃体窝，腭扁桃体位于其中。咽峡的前下部为舌根，上有舌扁桃体。在咽腭弓的后方，有纵行束状淋巴组织称咽侧索。

3. 喉咽（laryngopharynx） 又称下咽，位于会厌上缘至环状软骨下缘平面之间，上接口咽，下续食管。前壁为会厌、杓状会厌襞和杓状软骨所围成的喉入口，两侧杓会厌皱襞的外下方各有一深窝为梨状窝，此窝前壁黏膜下有喉上神经内支经此入喉。两梨状窝之间、环状软骨板后方有环后隙与食管入口相通，当吞咽时梨状窝呈漏斗形张开，食物经环后隙入进食管。在舌根与会厌软骨之间的正中有舌会厌韧带相连系。韧带两侧为会厌谷，常为异物存留的部位。

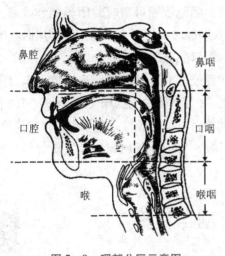

图5-9　咽部分区示意图

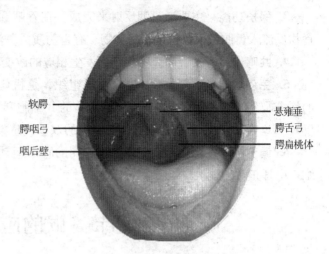

图5-10　口咽示意图

（二）筋膜间隙

位于咽筋膜与邻近筋膜之间的疏松组织间隙称筋膜间隙。这些间隙的存在，一方面有利于咽腔的吞咽运动，并能协调头颈部的自由活动，以获得正常的生理功能；另一方面既可将病变局限于一定范围之内，又为病变的扩散提供了途径。其中较重要的有位于椎前筋膜与颊咽筋膜之间的咽后间隙，以及位于咽外侧壁和翼内肌筋膜之间、咽后间隙两侧，左、右各一的咽旁间隙。

（三）咽的淋巴组织

咽部有丰富的淋巴组织，较大的淋巴组织呈环状排列，称咽淋巴环，分为内环和外环。内环主要由腺样体、咽鼓管扁桃体、咽侧索、咽后壁淋巴滤泡、腭扁桃体及舌扁桃体构成；外环主要由咽后淋巴结、下颌下淋巴结、颏下淋巴结构成。内环淋巴可引流至外环淋巴，当咽部感染或肿瘤无法为内环淋巴组织所局限时，常扩散、转移至相应的外环淋巴结。咽部淋巴均流入颈深淋巴结。

1. 腺样体　又称咽扁桃体，位于鼻咽顶壁与后壁交界处，表面不平，形似半个剥了皮的橘子。腺样体出生后即存在，幼儿时期较发达，6~7岁时最显著，10岁以后逐渐退化萎缩。

2. 腭扁桃体　俗称扁桃体，为咽部最大的淋巴组织，位于口咽的扁桃体窝内，除内侧面外，其余部分均由结缔组织所形成的被膜包裹。内侧面表面被鳞状上皮黏膜覆盖，其黏膜上皮向实质内陷形成6~20个深浅不一的盲管，称扁桃体隐窝，常为食物残渣及细菌、病毒存留的场所，易形成感染病灶。咽腱膜与扁桃体被膜之间有疏松结缔组织形成的潜在间隙，称为扁桃体周间隙。扁桃体的血液供应十分丰富，由来自颈外动脉的5个分支提供。咽丛、三叉神经第二支以及舌咽神经则完成对扁桃体的神经支配。扁桃体可因6~7岁时淋巴组织增生而呈生理性肥大，中年以后逐渐萎缩。

二、咽的生理

1. 吞咽功能　吞咽动作是一种由多组咽肌参与完成的反射性协同运动，一经发动即不能中止。根据食物进入途径，可分为口腔期、咽腔期和食管期。食团先在口腔被充分咀嚼，到咽腔时软腭上举，关闭鼻咽腔，舌根隆起，咽缩肌收缩，压迫食团向下移动。由于杓会厌肌、甲状会厌肌及甲状舌骨肌等收缩及舌根隆起，使会厌覆盖喉口，在呼吸暂停的同时，使声门紧闭，喉上提，梨状窝开放，食团越过会厌进入食管。

2. 呼吸功能　咽腔是上呼吸道的一部分，作为呼吸时气流出入的通道，咽具有弱于鼻腔的类似功能，通过咽腔黏膜内富含的腺体，可对吸入的空气继续加温、加湿和清洁。

3. 保护功能　主要通过咽反射来完成。在吞咽和呕吐时，咽肌收缩可暂时封闭鼻咽和喉部，防止食物反流入鼻腔或误吸入气管；异物、有害物质或分泌物进入咽部时，均可由咽的反射作用而吐出。

4. 共鸣作用　发音时，咽腔形态发生相应的改变，使声音清晰、悦耳。

5. 免疫功能　咽部黏膜下富含淋巴组织，是机体重要的免疫器官，尤其是腭扁桃体，来自免疫学的深入研究认为，扁桃体内具有产生抗体的 B 细胞和 T 细胞，并含有数种免疫球蛋白（IgG、IgA、IgM、IgD、IgE 等），具有体液免疫和细胞免疫的双重抗感染免疫功能，可抵御经口、鼻侵入机体的病原体。

6. 调节中耳气压功能　咽鼓管可随咽的吞咽运动不断开放，使中耳气压与外界气压保持平衡，以维持中耳正常功能。

第四节　喉的应用解剖与生理

PPT

一、喉的应用解剖

喉（larynx）位于颈正中前部，舌骨之下，是由软骨、肌肉、韧带和纤维结缔组织所构成的管腔，上通喉咽、下接气管，是重要的发音器官，也是呼吸的重要通道，下呼吸道的门户。其内面被覆黏膜，与咽部及气管黏膜相连接。喉两侧有颈深部大血管（颈总动脉及颈内静脉等）和神经（迷走神经及颈交感神经等）。喉的最高点是会厌上缘，下端为环状软骨下缘。在成年男性相当于第 3 ~ 6 颈椎平面，高约 8cm。在女性及小儿位置稍高（图 5 – 11）。

喉借喉上肌的附着而悬附于舌骨之下，并与咽部相连，使喉的位置固定，但又随着吞咽动作而有一定范围的上下活动。发声时喉也有范围较小的上下活动。

（一）喉的软骨

喉的软骨共 9 个，包括 3 个单一的、较大的甲状软骨、环状软骨和会厌软骨及 3 对左右成对的、较小的杓状软骨、小角软骨、楔状软骨，其中小角软骨、楔状软骨无特殊临床意义（图 5 – 12）。

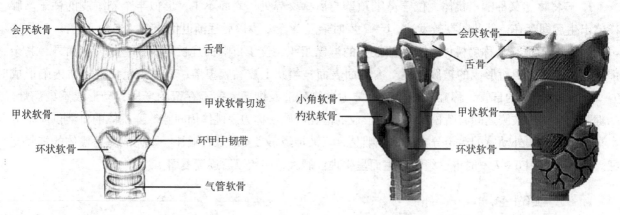

图 5 – 11　喉前面观　　　　　　　图 5 – 12　喉的软骨

1. 甲状软骨（thyroid cartilage）　是喉软骨中最大的一块。由左右对称的四边形的甲状软骨翼板在颈前正中融合而成，与环状软骨共同构成喉支架的主要部分。男性甲状软骨前缘的交角呈直角或锐角，向颈前中央突出，明显可见，其上端最突出处称喉结。女性翼板的交角较大，故外突不显。甲状软骨上缘正中在喉结上方的"V"形切迹，称甲状软骨切迹。两侧翼板的后缘各向上、下两端延伸形成甲状软骨上、下角。

2. 环状软骨（cricoid cartilage）　位于甲状软骨之下，第一气管环之上，形似指环，是呼吸道唯一形状完整的软骨，对保持喉和气管上端管腔的通畅有重要作用。其前部较窄，称环状软骨弓；后部较宽，呈四方形，称环状软骨板。板上部两侧的斜面上各有一半圆柱状狭长突起，是与杓状软骨相连接的关节面。弓前部正中的两侧为环甲肌附着处。环状软骨弓上缘与甲状软骨下缘之间的纤维韧带组织，为紧急环甲膜穿刺或切开处，是为不具备气管插管和气管切开术的喉阻塞患者施行的暂时性急救方法。

3. 会厌软骨（epiglottic cartilage）　位于喉入口的前方，是一块叶片状的薄形弹性软骨。表面不平，有许多血管及神经穿行的小孔。其下部呈细柄状，称会厌柄，借甲状会厌韧带附着于甲状软骨内面上切迹的下方。会厌软骨上缘游离，成人多呈圆形、较平展。在儿童则其两侧缘向内卷曲、较软。会厌软骨的上面向前称为舌面；其下面向后为喉面，均被覆黏膜，与咽及喉的黏膜相连续。舌面黏膜较疏松，易患会厌炎。会厌软骨两侧黏膜与杓状软骨相连的黏膜皱襞称杓会厌襞。此襞与会厌上缘构成喉入口的上界。舌面正中与舌根黏膜形成舌会厌襞。该皱襞的两侧低凹处称舌会厌谷。

4. 杓状软骨（arytenoid cartilage）　位于环状软骨板的上方，左右各一，形似三角形锥体，有底部、顶部及三个面。大部分喉内肌起止于此软骨。底部为半圆形凹槽，跨在环状软骨板上部的关节面上组成环杓关节。底部呈三角形，其前角称声带突，声带和喉室带的后端附着于此处；外侧角是肌突，环杓后肌附着于其后部；环杓侧肌则附着于其侧部。底部的后内有杓肌附着。前外侧面不光滑，甲杓肌和环杓侧肌的部分肌纤维附着于此面的下部。后外侧面为较平滑的凹面，杓肌附着于此。内侧面即中央面较窄而光滑，构成声门后端的软骨部分，约占声门全长的1/3。

5. 小角软骨（corniculate cartilage）　位于杓状软骨顶部。

6. 楔状软骨（cuneiform cartilage）　位于杓会厌襞中。

7. 喉软骨的钙化及骨化　成年人的喉软骨可发生钙化或骨化。甲状软骨、环状软骨和杓状软骨为透明软骨，可发生骨化；楔状软骨和小角软骨为纤维软骨，只发生钙化，不发生骨化；会厌软骨和杓状软骨的声带突极少发生钙化，不发生骨化；会厌软骨和杓状软骨的声带突极少发生钙化或骨化。甲状软骨于18岁即开始出现骨化。最先发生于后下角，逐渐向上、向前发展，两侧翼板中央骨化最晚。骨化程度男性较女性明显。环状软骨骨化无明显性别差异，多先从背板上缘开始，一般不发展至下缘。杓状软骨亦可完全骨化，一般男性多于女性，两侧常对称发生。

（二）喉的韧带及膜性结构

喉的各软骨之间以纤维韧带互相连接，主要包括：舌骨与甲状软骨之间的甲状舌骨膜；位于会厌舌面、舌骨体和舌骨大角之间的舌骨会厌韧带；会厌软骨舌面中部与舌根间连接的舌会厌韧带；连接会厌软骨茎与甲状软骨切迹后下方的甲状会厌韧带；左右各一，被喉室分为上下两部的喉弹性膜。

（三）喉的肌肉

1. 喉内肌　依其功用主要分成以下4组。

（1）使声门张开　其主要作用来自环杓后肌，起自环状软骨背面的浅凹，止于杓状软骨肌突的后部。环杓后肌收缩使杓状软骨的声带突向外转动，因此两侧声带的后端分开，使声门变大。

（2）使声门关闭　其中有环杓侧肌和杓肌。环杓侧肌起自同侧环状软骨弓两侧的上缘，止于杓状软骨肌突的前面；杓肌由横行和斜行的肌纤维组成，这些肌束的收缩可使两侧杓状软骨互相接近，致声带内收而关闭声门。

（3）使声带紧张和松弛　主要有环甲肌和甲杓肌。环甲肌起自环状软骨弓的前外侧，向上止于甲状软骨下缘，该肌收缩时甲状软骨和环状软骨弓接近，以环甲关节为支点，增加杓状软骨和甲状软骨之间的距离，并将甲杓肌拉紧，使声带紧张度增加。甲杓肌前端起自甲状软骨中央部背面的前联合，后端附着在杓状软骨的声带突，此肌收缩时可使声带松弛。但甲杓肌外侧部兼使声门关闭，因而附着于杓状软骨的肌突。甲杓肌、声韧带及其黏膜组成声带，发音的音调与甲杓肌等的收缩紧张度有关。

（4）使会厌活动的肌群　主要有杓会厌肌和甲状会厌肌，前者使喉入口关闭，后者使喉入口开放。

2. 喉外肌　将喉与周围的结构相连，其作用是使喉体上升或下降，同时使喉固定。以舌骨为中心，喉外肌又分为舌骨上肌群和舌骨下肌群。

（四）喉腔

喉腔上界为喉入口，由会厌游离缘两侧杓状会厌襞和杓区以及杓间区构成，其下界为环状软骨下缘。喉腔侧壁有上、下两对软组织隆起，上方为室带，呈淡红色，由黏膜、室韧带组成；下方称声带，由声韧带、肌肉及黏膜组成；室带与声带之间的间隙称喉室。喉腔以声带为界，分为声门上区、声门区和声门下区 3 部分（图 5 – 13）。

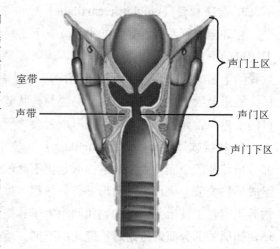

图 5 – 13　喉腔分区图

（五）喉的血管

喉的动脉来源有二：来自甲状腺上动脉的喉上动脉和环甲动脉，主要供应喉上部；来自甲状腺下动脉的分支喉下动脉，主要供应喉下部。喉的静脉与动脉伴行，汇入甲状腺上静脉、甲状腺中静脉、甲状腺下静脉，继之汇入颈内静脉及无名静脉。

（六）喉的神经

喉部神经有喉上神经和喉返神经，均为迷走神经的分支。

1. 喉上神经　在相当于舌骨大角平面处分为内、外两支。内支分布于声带以上区域的黏膜，主要是感觉神经。外支属运动神经，支配环甲肌运动，但亦有感觉神经纤维分布于声门上区。

2. 喉返神经　由迷走神经进入胸腔后分出，左侧绕主动脉弓之下，后上行沿气管与食管沟至环甲关节后入喉，走行较长；右侧绕锁骨下动脉下、后上行，走行较短。喉返神经主要是运动神经，支配除环甲肌以外的喉内各肌，但亦有感觉支分布于声门下区黏膜。

（七）小儿喉部的解剖特点

在解剖结构上与成人有所不同，其主要解剖特点如下：①小儿喉的位置较成人为高，以环状软骨弓为标志，3 个月的婴儿，其高度约相当于第 4 颈椎下缘水平，6 岁时降至第 5 颈椎以下，至青春期达第 6 颈椎水平；②小儿喉软骨尚未钙化，故较成人软；③小儿喉黏膜下组织较疏松，淋巴也较丰富，容易发生炎性肿胀，随着年龄增长，淋巴逐渐减少；④小儿喉腔、声门都较狭小，轻度炎症或水肿时，也可能引起呼吸困难；⑤小儿的会厌呈卷叶状，间接喉镜检查难以窥见声门等喉内结构；⑥小儿声带的长度较成人短，为 6 ~ 8mm，成年男性为 20 ~ 25mm，成年女性为 15 ~ 20mm，故童音的音调较高。

二、喉的生理

1. 呼吸功能　喉是呼吸通道的重要组成部分，是空气出入肺部的必经之路。正常情况下，中枢系统通过调节声带运动，进而调节声门裂的大小，以满足身体对气体的需要量。平静呼吸时声带略内收，声门裂变窄；深吸气或体力劳动时声带极度外展，声门裂扩大，以增加肺内气体交换，调节血与肺泡内的二氧化碳浓度。

2. 发音功能　喉是发音器官，主要是由喉肌运动控制声带变化而发声。发音时声带向中线移动，声门闭合，肺内呼出的气流冲击声带而产生声波，再经咽、口、鼻等腔的共鸣作用而产生声音。声调的高低取决于声带振动的频率，而振动的频率又以声带的位置、长短、厚薄、张力以及呼出气流作用于声带力量而异。

3. 保护功能　喉对下呼吸道起保护作用，吞咽时喉体上提，会厌向后下倾斜，盖住喉口，声带关闭，食物沿两侧梨状窝下行进入食管，而不致误入下呼吸道。另外，喉的咳嗽反射能将误入下呼吸道的异物，通过防御性反射性剧咳，迫使异物排出。

第五节　气管、支气管和食管的应用解剖与生理

PPT

一、气管、支气管的应用解剖与生理

1. 气管、支气管的应用解剖　气管（trachea）是呼吸道的一部分，位于颈前正中，主要由 12~20个 "U" 字形、缺口向后的软骨环构成大部分气管壁，各软骨环以韧带相连，环后方缺口处则由平滑肌和致密结缔组织连接，保持了持续张开状态。第 2~4 气管环前面有甲状腺峡部，是气管切开术的重要解剖标志。气管起自环状软骨下缘，向下通过胸腔入口进入上纵隔，在第 5 胸椎上缘水平分为左、右两个主支气管，分别进入两侧肺门，继续分支成树枝状。左主支气管长、细、较水平；右主支气管短、粗、较垂直，故异物容易落入右支气管内。

2. 气管、支气管的生理功能

（1）**通气及呼吸调节功能**　气管、支气管不仅是吸入氧气、呼出二氧化碳和进行气体交换的主要通道，还具有调节呼吸的功能。呼吸时伴随着肺及支气管回缩、扩张活动，位于气管、支气管平滑肌中感受器通过感受气量容积变化，将冲动由迷走神经传入纤维传至延髓呼吸中枢，而调节呼吸全过程。

（2）**清洁功能**　气管、支气管黏膜上皮中的纤毛，与杯状细胞及黏膜下腺体分泌的黏液和浆液在黏膜表面形成黏液纤毛传输系统。通过纤毛节律性的摆动及黏液层的波浪式运动，将吸入的尘埃、细菌及其他微粒推向喉部并咳出。此外，气管、支气管亦有对吸入气体继续加温、加湿的作用。

（3）**防御性咳嗽和屏气反射**　气管、支气管黏膜下富含感觉传入神经末梢，主要来自迷走神经，机械性或化学性刺激沿此神经传入延髓，再经传出神经支配声门和呼吸肌，引起咳嗽反射。此外，当突然吸入冷空气及刺激性化学气体时，可反射性引起呼吸暂停、声门关闭和支气管平滑肌收缩的屏气反射，使有害气体不易进入，保持下呼吸道不受伤害。

（4）**免疫功能**　包括非特异性免疫和特异性免疫。非特异性免疫主要与黏液纤毛传输系统的清洁功能有关。特异性免疫则由呼吸道内各种参与体液免疫的球蛋白，主要是分泌性 IgA 来完成。

二、食管的应用解剖与生理

食管（esophagus）是消化道的最上部，为一富有弹性的肌性管腔。食管上接喉咽部，相当于第 6 颈椎下缘平面，向下沿脊柱的前面下降，经胸廓上口入胸腔，穿过横膈的食管裂孔进入腹腔，达第 11、12 胸椎体的左侧，连接胃的贲门。食管在成人长约 25cm，以胸骨颈静脉切迹平面和膈的食管裂孔为界，分为颈、胸、腹三部。

食管并非一单纯直管，大部分的食管接近脊椎，因年龄不同而长度各异。食管有 4 个生理性狭窄（图 5-14），第一狭窄为食管入口，由环咽肌收缩所致，为食管最狭窄部位，异物最易嵌顿该处。第二狭窄相当

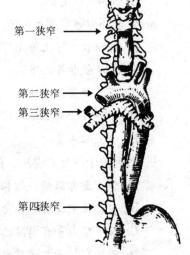

第一狭窄

第二狭窄
第三狭窄

第四狭窄

图 5-14　食管生理性狭窄

于第 4 胸椎平面，由主动脉弓压迫食管左侧壁所产生。第三狭窄相当于第 5 胸椎平面，由左主支气管压迫食管前壁所致。因第二、三狭窄位置邻近，临床上常合称为第二狭窄。第四狭窄相当于第 10 胸椎平面，为食管穿过横膈所致。

食管的主要生理功能为摄入食物的通道。未进食时，食管入口处于闭合状态，当食团或液体到达喉咽部时，可引起吞咽反射，环咽肌松弛，食管入口开放，进而通过食管自上而下的蠕动，将食团送至胃内进行消化。

目标检测

答案解析

一、选择题

1. 中耳的组织结构不包括（ ）

    A. 鼓室   B. 咽鼓管   C. 迷路   D. 鼓窦   E. 乳突

2. 咽峡的组不包括（ ）

    A. 咽侧索   B. 腭舌弓   C. 悬雍垂   D. 腭咽弓   E. 软腭游离缘

3. 喉软骨中唯一完整的环形软骨是（ ）

    A. 小角软骨   B. 会厌软骨   C. 甲状软骨   D. 环状软骨   E. 杓状软骨

4. 咽隐窝位于（ ）

    A. 下鼻甲后方   B. 中鼻甲后方

    C. 会厌前方   D. 咽鼓管圆枕后上方

    E. 咽鼓管咽口

5. 食管最狭窄的部位是（ ）

    A. 第一狭窄   B. 第二狭窄   C. 第三狭窄   D. 第四狭窄   E. 以上都不是

6. 鼓室内容包括（ ）

    A. 听骨   B. 肌肉   C. 韧带   D. 血管和神经   E. 以上都是

7. 气管切开的部位是（ ）

    A. 第 1~2 气管环   B. 第 2~3 气管环   C. 第 2~4 气管环

    D. 第 4~6 气管环   E. 环状软骨下缘

8. 紧急环甲膜穿刺点位于（ ）

    A. 环状软骨弓上缘与甲状软骨下缘之间

    B. 环状软骨弓之下

    C. 甲状软骨切迹处

    D. 第一气管环上缘

    E. 以上都不是

9. 下列关于内耳的说法，正确的是（ ）

    A. 位于颞骨岩部，结构精细复杂

    B. 内有位觉及听觉感受器

    C. 膜迷路内含有内淋巴液

    D. 膜迷路位于骨迷路之内

    E. 内外淋巴液相互交通

10. 下列关于鼻窦的说法，不正确的是（　　）

    A. 为围绕在鼻腔周围的颅骨内的含气空腔

    B. 额窦位置最高，最大

    C. 前组筛窦均开口于中鼻道

    D. 后组筛窦均开口于上鼻道

    E. 一般左右成对，共 4 对

二、名词解释

1. 利特尔区

2. 鼻窦

三、简答题

1. 简述鼻的生理功能。

2. 试述耳空气传导过程。

书网融合……

　　本章小结　　　　　　　题库

第六章　耳鼻咽喉科患者的护理概述

第一节　耳鼻咽喉科患者的护理评估

PPT

耳、鼻、咽、喉具有听觉、平衡、嗅觉、呼吸、吞咽等重要的生理功能，因其位置和功能的重要性，耳鼻咽喉科患者的症状、体征多与全身性疾病相关联，心理问题比较突出。

护理评估是制定护理计划的基础，贯穿于患者整个住院过程中。评估资料主要包括健康史、身体状况与心理社会状态。

一、健康史

了解患者发病经过和过去的健康状况及工作、生活环境等，以全面评估疾病的发生和演进。

1. **现病史**　了解患者此次发病的经历、主要症状和体征，起病时的状况，诊断及治疗过程等。

2. **既往病史**　了解患者过去的健康状况。一些全身性疾病常成为耳鼻咽喉疾病的发病原因。如血液系统和心血管系统疾病可引起鼻出血；而某些耳鼻咽喉疾病又可成为全身性疾病的致病灶，如扁桃体炎可并发风湿热、心脏病、关节炎和肾炎等。全面评估患者的全身状况有助于判断疾病的转归。

3. **环境与职业**　生活、工作环境和职业与某些耳鼻咽喉疾病的发生密切相关。如长期在有害粉尘及有毒气体的环境下工作，容易患鼻咽炎、咽喉炎；长期生活、工作在噪声环境中可引起噪声性耳聋等。

4. **生活习惯**　不良生活习惯可引发耳鼻咽喉疾病，如有烟、酒嗜好者易患咽喉炎；不正确的擤鼻动作可引起急性鼻窦炎、中耳炎等。

5. **家族史与过敏病史**　某些耳鼻咽喉疾病的发生与家族史、过敏史有关系。如变应性鼻炎患者可有支气管哮喘、荨麻疹、湿疹等过敏病史。

6. **发病诱因**　受凉、过度劳累、营养不良及机体抵抗力低下等均可成为耳鼻咽喉疾病的诱因。

二、身体状况

既要注重耳、鼻、咽、喉等部位的结构和功能的评估，也要注意全身状况的评估。

1. 耳漏（otorrhea） 又称耳溢液，指经外耳道流出或在外耳道内聚积有异常分泌物。黏脓性或脓性者多见于急、慢性化脓性中耳炎，流出无色、清亮水样者应警惕脑脊液耳漏；持久血性脓液应注意恶性病变。有耳漏的患者因有臭味常感到自卑，表现出性情孤僻、回避社交。

2. 耳聋（deafness） 指不同程度的听力下降，依据病变部位可分为传导性耳聋、感音神经性耳聋和混合性耳聋。外耳和中耳的传音装置病变常表现为传导性耳聋；耳蜗、听神经及听中枢的病变为感音神经性耳聋；耳传音与感音系统均受累所致的听力下降为混合性耳聋。耳聋患者因沟通障碍，常出现社交困难，生活、工作均受影响，精神受创伤。小儿耳聋尚可引起语言发育障碍。

3. 耳痛（otalgia） 表现为耳内或耳周疼痛，多由耳部炎症性病变引起，约占95%，也可为耳部邻近器官疾病引起的牵涉性痛，约占5%。耳痛的性质有钝痛、刺痛、牵拉痛等。如耳郭炎症常疼痛剧烈，外耳道炎症及慢性中耳炎常表现为钝痛，牵拉耳郭加剧常提示为外耳道疖肿。耳痛常影响睡眠，导致患者心情烦躁。

4. 耳鸣（tinnitus） 听觉功能紊乱所致的常见症状。表现为患者耳内或颅内有声音的主观感觉，但其周围环境中并无相应的声源。耳鸣产生的机制复杂，影响因素多，患者心理状态对其亦有较大影响。传导性耳聋患者的耳鸣多为低调吹风样或机器轰鸣声，感音神经性耳聋多为高调蝉鸣样或电流样。一般耳部疾病引起的耳鸣常伴听力减退或眩晕；全身因素引起者可不伴耳聋、眩晕，但可伴某些疾病的相关症状。耳鸣常扰人不安，导致患者焦虑、失眠、抑郁或情绪激动。

5. 眩晕（vertigo） 为一种运动性或位置性主观上的错觉，常感自身或外界景物发生运动。引起眩晕的原因复杂，多表现为睁眼时周围物体在旋转，闭眼时自身在旋转。耳源性眩晕常有耳聋、耳鸣，可伴有恶心、呕吐、面色苍白、出冷汗等自主神经反射症状。眩晕患者常表现出恐慌、焦虑或易激动。

6. 鼻塞（nasal obstruction） 系鼻腔通气阻力增大，鼻腔通气不畅。常因鼻黏膜充血、水肿或鼻甲增生、肥厚等鼻腔或鼻窦病变引起。鼻塞可表现为交替性、间歇性、持续性或进行性加重，常伴有头晕、头痛、耳闷、嗅觉障碍等症状。患者常心情烦躁，影响学习、社交。

7. 鼻漏（rhinorrhea） 指鼻内分泌物过多而自前鼻孔或后鼻孔流出。因原因不同，性状各异。分为水样鼻漏、脑脊液鼻漏、黏液性鼻漏、黏脓性鼻漏、脓性鼻漏和血性鼻漏。水样鼻漏多见于急性鼻炎早期和变应性鼻炎；脑脊液鼻漏发生于外伤或手术后；慢性鼻炎及鼻窦炎常表现为黏液性或黏脓性鼻漏；血性鼻漏指分泌物中带血，见于鼻腔、鼻窦或鼻咽部炎症、肿瘤或异物。鼻漏患者常感苦恼，回避社交。

8. 鼻出血（epistaxis） 详见第七章第二节。

9. 嗅觉障碍（dysosmia） 临床上多分为3型：①呼吸性嗅觉减退和失嗅，如鼻腔阻塞等；②感觉性嗅觉障碍和失嗅，多因嗅黏膜、嗅神经疾病引起；③嗅觉官能症，由嗅觉中枢及嗅球受刺激或变性所致，以嗅觉减退和嗅觉丧失较常见。嗅觉障碍患者有食欲减退、精神不振，影响工作和生活。

10. 咽痛（sore throat） 是咽部疾病中最常见的症状。可由咽部或咽邻近器官炎症、创伤、异物、肿瘤等疾病引起，也可以是某些全身性疾病的伴随症状。一般急性炎症疼痛较剧烈。咽痛重者常影响吞咽及发声，患者常不愿进食。

11. 咽感觉异常（perverted sensation of pharynx） 指咽部有异物、黏附、干燥、堵塞等异常感觉，常清嗓。多由咽部及其周围组织的器质性病变或功能性因素引起。患者多有焦虑等心理症状。

12. 吞咽困难（dysphagia） 可分梗阻性吞咽困难、神经性吞咽困难、功能障碍性吞咽困难3种。

梗阻性吞咽困难多见于咽、食管狭窄，肿瘤或异物等；神经性吞咽困难则多由中枢性神经或周围性神经病变引起咽肌麻痹所致；功能障碍性吞咽困难，凡导致咽痛的疾病均可引起吞咽困难。此类患者常有营养不良、饥饿、消瘦、精神不振等。

13. 打鼾（snore） 是因软腭、悬雍垂、舌根处软组织随呼吸气流颤动所产生的有节律性的声音。各种病变造成上呼吸道狭窄及某些全身性疾病如肥胖、内分泌紊乱等均可引起打鼾。如伴睡眠呼吸暂停，则称阻塞性睡眠呼吸暂停综合征。打鼾患者常因鼾声影响他人而致人际交往困难，且白天嗜睡，注意力不集中，记忆力减退，易出差错和安全事故。

14. 声嘶（hoarseness） 是喉部疾病最常见的症状，表示病变累及声带。是由于声门闭合不全、声带增厚或新生物引起，为喉部疾病的特有症状之一。喉部炎症、喉部肿瘤、喉神经麻痹、创伤、喉部特异性感染、先天性畸形及癔症等均可引起。

15. 喉鸣（laryngeal stridor） 因喉及气管发生阻塞，气流通过变窄的喉腔产生涡流振动而发出的声音，是喉部的特有症状之一。由于小儿喉的解剖特点，故易发生喉鸣。常见原因有喉部先天畸形、炎症、外伤、异物、水肿、肿瘤等。

16. 呼吸困难（dyspnea） 一般可分为吸气性呼吸困难、呼气性呼吸困难和混合性呼吸困难。喉源性呼吸困难为吸气性呼吸困难，可分为四度。主要表现为吸气费力，吸气时间延长，表现为"四凹征"。呼吸困难者常精神紧张、内心恐慌。

三、辅助检查

耳鼻咽喉科患者常用的辅助检查有听力检查、前庭功能检查、鼻内镜检查、内窥镜检查、X 线、CT、MRI 检查、实验室检查及结合其他相关检查等。

四、心理－社会评估

评估耳鼻咽喉科患者年龄、职业、受教育程度、婚姻状况、对疾病相关知识的认知情况等。患者患病后因其在头部，检查视野、手术视野局限，患者对检查手术器械敏感，易产生抵触情绪，加之担心对容貌的影响，常有焦虑及恐惧心理。如疾病导致听觉、嗅觉功能丧失，发声障碍，长期戴气管套管，则易导致认知能力、沟通交流能力、社会适应能力下降。长期接触有害物质或在不良环境中工作，评估患者对自身健康保健及职业防护相关知识的了解情况，以及对个人和家庭的各方面影响。

第二节　耳鼻咽喉科常用检查

PPT

⇒ **案例引导**

　　案例：患者，女，15 岁，近 2 天发现鼻腔出血，量不多，稍频繁，遂来门诊咨询医师。经前鼻镜检查发现，鼻腔黏膜糜烂、红肿。医生给予鼻腔冲洗，药物涂擦，患者症状当天得到改善。

　　讨论：1. 前鼻镜可用于哪些部位的检查？
　　　　　2. 前鼻镜检查应注意哪些事项？

一、光源及额镜的用法

1. 光源 耳鼻咽喉科常用光源为 60～150W 的白炽灯泡或磨砂灯泡。光源置于额镜的同侧，定位于患者耳后上方约15cm处。在特殊情况下，自然光、电筒及头灯等也可使用。

2. 额镜　为一中央有孔的凹面反光镜，有头带供检查者固定于头部，通过联结关节可使镜面灵活转动。检查者头戴额镜，镜面置于与光源同侧的眼前，保持瞳孔、镜孔、反光焦点和检查部位成一条直线，两眼同时睁开进行检查。

二、检查者和受检者的位置

检查鼻腔、咽部、喉部时，受检者面对检查者端坐，距离25～40cm，上身稍前倾，头颈放松以便头位随检查者需要做适当调整。若检查耳部，则受检者侧坐，将被检耳朝向检查者。不合作的小儿则由家长抱坐于在大腿上，一手固定小儿头部于胸前，另一手固定患儿上肢和身体，双膝夹住小儿双腿，以防乱动。

三、耳部检查

1. 耳郭及耳周检查　主要通过视诊和触诊来完成。首先观察耳郭及其周围有无畸形、红肿、瘘口、瘢痕、新生物等。如有瘘口，则应以探针探查其深度及瘘管走向。进一步检查耳郭有无牵拉痛，耳屏及乳突有无压痛，耳周淋巴结有无肿大、压痛。

2. 外耳道及鼓膜检查　检查者将受检耳耳郭向后、上、外牵拉（婴幼儿则向下牵拉），使外耳道变直。观察外耳道内有无耵聍、异物、肉芽肿及分泌物；皮肤是否红肿、糜烂，有无新生物。有耵聍、异物及分泌物影响检查者，应先清除，再观察鼓膜的正常解剖标志是否存在及其活动度，有无充血、穿孔、混浊、内陷、钙化和瘢痕等。常用的检查方法有双手检查法、徒手检查法、耳镜检查法、电耳镜检查法等。电耳镜配有光源及放大镜，可窥察鼓膜的细微病变，适用于卧床患者及婴幼儿。使用之前，先进行徒手检查，清除外耳道内分泌物，避免影响观察。

3. 咽鼓管功能检查　咽鼓管功能与中耳疾病发生、发展及预后有密切关系。主要查明咽鼓管的通气功能，常用的方法有捏鼻鼓气法、波利策法、导管吹张法、声导抗仪检查法等。

（1）**捏鼻鼓气法**　将听诊管两端的橄榄头分别置于患者和检查者的外耳道口。嘱患者擤尽鼻涕，捏紧两侧鼻翼，吸气后紧闭嘴唇，向鼻腔鼓气，使空气从咽鼓管进入鼓室。如患者耳内有轰响声及鼓膜向外膨胀的感觉，示咽鼓管通畅；如无上述感觉，则示咽鼓管功能不良。

（2）**波利策法**　目的是了解咽鼓管通气情况及鼓膜是否穿孔，也可用于治疗咽鼓管功能不良。嘱患者取坐位，擤鼻后含一口水，将波氏球前端的橄榄头塞入患者一侧前鼻孔，用手指压紧对侧鼻翼，在患者咽下水的同时，迅速挤压皮球，使空气从咽鼓管进入鼓室。正常者耳内有轰响及膨胀感，如无此感觉，则示咽鼓管功能不良。

（3）**导管吹张法**　常用于检查咽鼓管是否通畅，鼓室有无积液，也可用于咽鼓管功能不良者的治疗。嘱患者擤尽鼻涕，鼻腔以1%麻黄碱和1%丁卡因棉片收缩、麻醉。将听诊器两端的橄榄头分别置于检查者和患者的外耳道口。将导管弯头朝下，沿受检侧鼻底缓缓伸入鼻咽部抵达鼻咽后壁，再将导管向受检侧旋转90°，并稍向外拉，此时导管前端即可滑入咽鼓管咽口；然后再向外上方旋转45°，并以左手固定；用橡皮球对准导管末端开口吹气数次，气体经咽鼓管进入鼓室，检查者通过听到的不同声音判断咽鼓管是否通畅及有无鼓室积液。

注意事项：上呼吸道急性感染或鼻腔有脓者不宜做吹张；吹张力量不可过大，以防吹破鼓膜致鼓膜穿孔；患者若诉耳部突然疼痛，则应停止吹张，检查鼓膜；操作动作应轻巧，以免损伤组织；严重的高血压及动脉硬化患者不宜做咽鼓管吹张。

4. 听力检查　分为主观测听法和客观测听法两类。主观测听法是指依靠受试者对刺激声音信号采取主观判断，其结果受主观意识影响较大。包括语音检查法、表试验、音叉试验、纯音听阈及阈上功能测试、言语测听等。客观测听法无需受试者的行为配合，不受主观意识影响，结果相对客观、可靠。包括声导抗测试、电反应测听以及耳声发射测试等。

（1）音叉检查法　门诊最常用的基本测听法。用于判断耳聋的性质，鉴别感音神经性耳聋或传导性耳聋，但不能判断听力损失程度。检查者将击响的音叉置于距受检耳外耳道口 1cm 处，叉臂末端应与外耳道口在同一平面上测气导听力（AC）；将振动的音叉柄置于鼓窦区表面或颅骨中线上测骨导听力。

1）林纳试验（RT）　即单耳气骨导比较试验。将振动的音叉柄置于受检耳鼓窦区，待受检耳听不到声音时，立即将音叉臂置于外耳道口 1cm 处，若能听到，说明气导 > 骨导，记做 RT（+），提示正常或感音神经性耳聋；若气导听不到后，骨导仍能听到，说明骨导 > 气导，记做 RT（-），提示传导性耳聋。

2）韦伯试验（WT）　比较受检者两耳的骨导听力，即骨导偏向试验，将振动的音叉柄置于受检者颅骨中线任何一点。请受检者辨别音叉偏于何侧。记录时以"→"示所偏向的侧别，如果偏向患侧多为传导性耳聋，偏向健侧则多为感音神经性耳聋；"="表示两侧相等。

3）施瓦巴赫试验（ST）　比较受检者与正常人的骨导听力。将振动的音叉柄底置于受检者耳后骨窦区，至听不到声音时，立即移至检查者（正常人）耳后骨窦区，比较两者骨导时间长短。若受检者较检查者骨导延长，为传导性耳聋；若缩短，则为感音神经性耳聋。

（2）声导抗测试　临床最常用的客观测听方法之一。主要通过测量鼓膜和听骨链的弹性来反映中耳传音系统、内耳功能、听神经和脑干听觉通路的功能，并能检测咽鼓管功能。可用于判断耳聋的性质、病变部位等。中耳导抗仪根据等容工作原理，由刺激信号、导抗桥和气泵三部分组成。导抗桥有 3 个小管被耳塞引入密封的外耳道内，改变外耳道压力，测量鼓膜被压入或拉出时声导抗的动态变化，同时用记录仪以声顺函数曲线形式记录下来，形成鼓室导抗图。中耳功能正常的鼓室导抗图为 A 型图。

5. 前庭功能检查　通过一些特殊的测试方法，了解前庭功能状况，并为定位诊断提供依据。前庭功能检查主要包括以下两种。①眼动检查：评价前庭眼动反射弧，如自发性眼震检查法、位置性眼震检查法、温度试验、旋转试验等。②平衡功能检查：评价前庭脊髓反射系统，如闭目直立检查法、过指试验、闭目行走试验、姿势描记法等。

6. 影像学检查　是耳部疾病重要的辅助检查方法，包括颞骨岩部、乳突部 X 线摄片、颞骨 CT 扫描及 MRI。颞骨 X 线摄片有助于了解中耳乳突骨质破坏的部位范围；颞骨 CT 扫描能清晰显示颞骨的细微解剖结构；MRI 具有较高的软组织分辨能力，可显示桥小脑角及大脑颞叶、脑室等部位软组织解剖结构的变化。

四、鼻部检查

1. 外鼻检查　常通过视诊、触诊及听诊进行。

（1）视诊　观察外鼻形态有无畸形、红肿、缺损、塌陷、隆起、歪斜等。

（2）触诊　外鼻有无压痛、皮下气肿，鼻骨有无骨折、移位、骨摩擦感等。

（3）听诊　是听患者发音，以了解有无开放性或闭塞性鼻音。

2. 鼻腔检查

（1）鼻前庭检查　用拇指将鼻尖抬起，受检者头稍后仰，观察鼻前庭皮肤有无红肿、糜烂、异常隆起、结痂、赘生物及有无鼻毛脱落等。

（2）前鼻镜检查　检查者一手持前鼻镜，两页合拢，与鼻腔底平行伸入鼻前庭，注意镜页勿超过鼻阈，以防损伤鼻黏膜，轻轻张开镜页扩大前鼻孔，观察鼻黏膜有无充血、水肿、出血、肥大及萎缩，鼻中隔有无穿孔、偏曲及出血，各鼻道内有无分泌物、新生物等。若分泌物较多可嘱患者擤出；若鼻甲肥大则先用麻黄碱收缩，再行检查。检查完撤出前鼻镜时勿将鼻镜合拢，而是呈半开放状态退出，以免夹住鼻毛而引起疼痛。检查时注意动作轻柔，观察时全面有序，避免遗漏。

（3）后鼻镜检查法　使用间接鼻咽镜经口咽检查鼻腔后部结构，检查后鼻孔、鼻甲及鼻道后部形态，有无分泌物、占位性病变等。

3. 鼻窦检查　鼻窦位置隐秘，常通过其在面部投射点观察。首先观察各鼻窦相应体表皮肤有无红肿、隆起，局部有无叩痛、压痛，眼球有无运动障碍等。前鼻镜或鼻内镜检查中鼻道、嗅沟或后鼻孔有无分泌物、息肉。另外，可行体位引流及上颌窦穿刺冲洗等检查。

4. 鼻内镜检查　鼻内镜分为硬管镜和软管镜，可清晰地观察鼻腔深部、鼻窦开口、鼻咽及鼻窦的细微病变，还可以在直视下取活组织检查等。

5. 嗅觉检查　嗅觉检查常用乙醇、醋、水三种物质进行检测，一般认为均能分清者为正常，说出 1～2 种者为减退，不能辨别则为嗅觉丧失。

6. 影像学检查　鼻窦 X 线摄片、CT 扫描和 MRI 是鼻窦疾病的主要辅助检查，能进一步明确病变的性质、范围。

五、咽部检查

1. 口咽检查　包括口唇、口腔及咽部检查。受检者坐位，首先观察其口唇颜色，有无唇裂、疱疹、口角溃烂等。然后用压舌板轻压患者舌前 2/3 处，嘱其发"啊"音，观察软腭运动情况，由前向后依此观察双侧腭舌弓、腭咽弓、咽侧壁及咽后壁，注意口腔及咽部黏膜有无充血、溃疡、假膜、肿胀和隆起，咽后壁淋巴滤泡及咽侧索有无增生、肥大等；观察扁桃体大小、隐窝口处有无分泌物等；还应观察牙齿、牙龈、舌有无异常等。

2. 鼻咽检查　常通过间接鼻咽镜（后鼻镜）检查，可观察到后鼻孔区、咽鼓管咽口及圆枕、咽隐窝、鼻咽顶后壁及腺样体，应注意有无充血、溃疡、分泌物及新生物等。还可用纤维鼻咽镜、鼻内镜检查。CT 扫描是重要的辅助检查方法。鼻咽触诊主要用于小儿，助手协助固定患儿，检查者站在患儿右后方，左手食指紧压患儿面颊部，避免小儿咬伤手指，用戴好手套的右手食指经口腔伸入鼻咽，触诊鼻咽各壁，注意腺样体有无肿大，撤出手指后，观察手套上有无脓液或血迹。注意操作轻柔、迅速、准确。

3. 喉咽检查　常用间接喉镜检查，观察喉黏膜有无红肿、溃疡、增厚、新生物或异物等，梨状窝有无积液。还可用直接喉镜、纤维喉镜、X 线摄片、CT 扫描及 MRI 等检查方法。

六、喉部检查

1. 喉外部检查　首先观察喉体的大小、位置，甲状软骨是否居中、对称以及皮肤情况等，然后触诊局部有无肿胀、触痛，颈部有无肿大淋巴结或其他肿块。

2. 间接喉镜检查　喉内部检查常用间接喉镜检查，为最常用、最简便的检查方法。检查时，患者端坐、张口、伸舌，检查者调好光源后，用纱布裹住舌前 1/3，用左手拇指、中指将舌向前下方拉出口外，示指抵住上唇，以固定。右手持间接喉镜，镜面稍加热后放入患者口咽部开始检查。先观察会厌舌面及游离缘、舌会厌侧襞、会厌谷，嘱患者发出"衣"音，再观察会厌喉面、杓状会厌襞、杓间区、室带和声带，检查时注意喉腔黏膜有无红肿、溃疡、增厚、新生物或异物等；同时应观察声带及杓状软骨活动情况。还可用纤维喉镜、CT 扫描及 MRI 等检查方法。

3. 直接喉镜检查　对于间接喉镜下不能查清病变、需取活组织检查、气管内插管者等患者。先行表面麻醉，不配合者给予全身麻醉。患者仰卧抬头位，检查者立于患者头前，以纱布保护患者的上唇及上牙列，持喉镜沿舌背正中或右侧导入咽部，用力向前举起，看清会厌上缘后，向下深入 1cm，挑起会厌软骨及前面的软组织，观察喉腔各部及喉咽后壁、声门下腔、气管上段及声带运动情况等。

第三节　耳鼻咽喉科患者常用护理诊断

PPT

1. 舒适受损

（1）**鼻塞**　常由慢性鼻炎、鼻窦炎引起。

（2）**疼痛**　主要由耳、鼻、咽、喉诸器官的炎症、外伤或手术创伤、异物、肿瘤等引起，如鼻源性头痛、咽喉痛、耳痛等。

（3）**耳鸣**　由耵聍栓塞、中耳炎、梅尼埃病、听神经等疾病引起。

（4）**眩晕**　由梅尼埃病、迷路炎、前庭神经元炎、突发性耳聋等疾病引起。

2. 有感染的危险　与咽鼓管功能不良、先天性耳前瘘管、鼻窦通气引流障碍、慢性感染病灶存在、耳鼻咽喉科异物及外伤或手术创伤等因素有关。

3. 体温过高　与耳鼻咽喉科各种炎症有关，如急性化脓性扁桃体炎和中耳炎、耳源性颅内外并发症、急性鼻窦、急性会厌炎、急性咽喉炎等。

4. 有窒息的危险　与上呼吸道急性炎症如急性会厌炎、小儿急性喉炎、咽后脓肿、喉外伤、异物、肿瘤等引起喉阻塞，或与气管、支气管异物阻塞及气管套管脱管等有关。

5. 清理呼吸道无效　与鼻腔、鼻窦、咽、喉、气管等的炎症或异物引起分泌物增多、咳痰困难等因素有关。

6. 气体交换障碍　与气管、支气管内异物存留或炎症肿胀，阻碍正常呼吸有关。

7. 吞咽障碍　与因炎症导致疼痛或机械性梗阻有关，如下咽及食管肿瘤、异物等。

8. 体液不足或有体液不足的危险　与体液丢失过多或摄入不足有关。如鼻出血或手术出血以及各种原因引起的呕吐致体液丢失过多；咽痛不愿吞咽及食管异物存留时间较长导致进食困难使摄入量不足；发热、气管切开等致水分蒸发过多等。

9. 感知改变　嗅觉减退或听力下降　与嗅觉、听力功能受损有关。

10. 语言沟通障碍　与喉部病变、气管切开、全喉切除术后造成的声音嘶哑、失声或失语，各种原因引起的耳聋，以及鼻阻塞引起闭塞性鼻音或鼻腔不能关闭形成开放性鼻音等有关。

11. 自我形象紊乱　与耳、鼻、咽、喉诸器官先天畸形，如歪鼻、鞍鼻、耳郭畸形；炎症引起分泌物过多，如慢性鼻窦、变应性鼻炎、慢性化脓性中耳炎；破坏性手术如全喉切除术有关。

12. 自理能力缺陷　与手术后或疾病因素引起的疲劳和疼痛有关。

13. 有受伤的危险　与内耳平衡功能失调、嗅觉障碍及听力障碍有关。

14. 知识缺乏　与缺乏有关耳鼻咽喉科疾病预防、保健、治疗等方面的知识和技能，对住院环境不熟悉，经济负担以及其他社会因素等有关。

15. 有社会交往障碍的危险　与听力障碍或喉部手术后语言交流能力受损、鼻部或耳部先天畸形、面部手术或先天畸形引起的自尊降低等因素有关。

PPT

第四节　耳鼻咽喉科护理管理

一、门诊诊室护理管理

1. 做好开诊前的准备工作，开诊前检查并备齐各种常用检查器械、药品、敷料和办公用品，并按固定位置放好。

2. 安排患者有序就诊，先急后缓。如遇外伤、鼻出血、呼吸困难、耳源性颅内并发症等危重急症患者应立即安排诊治，并密切配合医生、迅速备好急救药品和器材，共同抢救患者；护送危重患者入院或转诊。疫情防控常态化下，做好一患一诊室，诊室定时消毒。

3. 检查婴幼儿时，应协助医生固定其头部。

4. 遇重度耳聋患者，应酌情采用纸笔交谈，避免喧哗；做好分诊工作，按病情特点，将患者分送给各有专长的医生诊治。

5. 开展卫生宣教指导，使患者及家属了解本科常见疾病的发病原因、诊疗方法和预后知识，掌握预防、保健方法。

6. 做好门诊器械的消毒和保养工作，一般检查器械用过后需及时洗刷干净并擦干，煮沸消毒后再用；对不常用的或精细贵重的器械则应擦油保存。对一次性使用丢弃物品，注意按要求分类收集、集中销毁。

7. 应定期检查门诊急救、麻醉与剧毒药品及抢救器械设备、氧气等是否齐全且功能良好。做好门诊各项登记工作，保管好贵重仪器设备。

8. 做好卫生安全管理，保持诊疗室清洁、卫生。下班前整理物品，关好门窗，切断电源。

二、隔音室护理管理

隔音室是进行听功能测试的场所，应由专职护士和技术人员共同管理。

1. 保持隔音室内整洁、空气清新，注意防潮。室内噪声声压级应符合国家 GB/T16296.1–2018 的要求。

2. 备好检查及办公用品，如音叉、纯音听力计及声导抗测听仪、结果记录单等。按规定对纯音听力计和声导抗测听仪等测听设备定期校准。对耳机或耳塞等部件可用肥皂水清洗，并用75%乙醇擦拭。

3. 测试开始前，向受试者解释测试的目的、过程及配合方法。婴幼儿受检者，应结合其年龄及检查目的，选择合适的测试方法或遵医嘱给予镇静药。

4. 做好测试准备工作，包括去除受试者的眼镜、头饰、耳环及助听器等，并检查清洁耳道，调整耳机位置，以免因外耳道软骨部受压塌陷造成外耳道阻塞，影响测试结果。

5. 测试过程中应使受试者尽量坐得舒适，避免说话、吞咽等动作，不晃动身体，保持安静。

6. 测试结束后，记录、整理检查结果并及时送交医师。

三、内镜检查室护理管理

耳鼻咽喉科常用的耳内镜检查、鼻内镜检查、纤维鼻咽镜检查、纤维喉镜检查、直接喉镜检查、支气管镜检查及食管镜检查等。这些检查方法现已广泛应用于耳、鼻腔、鼻窦、咽、喉、气管、支气管及食管疾病的诊断和治疗。内镜检查室主要是耳鼻咽喉科患者进行各项内镜检查的场所，内镜检查室应由专职技术人员负责管理，并协助医生进行各项检查和治疗操作。内镜有硬管和软管两种，均系贵重精密光学仪器，配有光源及摄、录像与监视系统，常易因各种原因影响使用，故对设备的妥善保管、正确使用和消毒管理就显得尤为重要。

1. 妥善保管仪器设备

（1）建立仪器设备保管档案　妥善保管好仪器设备的各种证件、使用说明书，以备使用和维修时参考；建立保养和维修登记卡。

（2）制定规范的适用、消毒及保管制度。

（3）注意防尘、防潮、防霉。保管处宜干燥、阴凉通风，仪器应使用专用防尘罩。

（4）专柜存放　器材不用时应放回原装盒内的海绵槽中，并把仪器设备按顺序置于一专用柜内，以便于移动和操作。纤维内镜及光源导线内部系光导纤维，存放时应避免扭曲和过度弯曲。光学仪器不得在日光下暴晒，也不能与挥发性或腐蚀性物质一起存放，零部件不得随意拆卸。

（5）电器及用电器具使用完毕后需将各调节控制旋钮旋至零位后再关闭电源开关，拔下插头，清洁、擦干附件，放回固定位置。

（6）定期检查、保养，及时维修，保持仪器功能良好。

2. 做好检查前准备

（1）受检者的准备　检查前应先告知患者检查的目的、方法、过程和注意事项，进行常规体检及完成必要的辅助检查，以查明有无内镜检查的适应证、禁忌证。术前必须对受检者做详细的解释，消除其紧张、恐惧心理，使其能与检查者密切合作。术前遵医嘱用药或禁食，检查过程中嘱受检者全身放松，做深长而规律的呼吸。

（2）所需器械的准备　尤其对容易发生故障的器械，如照明装置、吸引器等更应重点检查，检查器械各部件是否合套、齐全，功能是否良好。发现损坏和松动的零部件，应及时维修，不可勉强使用。

（3）检查者准备　检查者在实施内镜检查前应阅读 X 线片、CT 片，详细了解病情，正确选择内镜的种类和大小，同时应熟悉器械的使用方法和消毒、保养等相关知识。

3. 正确使用仪器设备

（1）内镜使用前应以无菌盐水冲洗（管腔内尚需用注射器冲洗），以免残留有甲醛或器械消毒液等刺激局部组织。

（2）术中要严格遵守操作规程，动作应轻柔、细心，进镜时要避免粗暴推进以免损伤黏膜、出血和影响镜像。

（3）保持镜面干净和视野清晰　因室温较鼻腔低，镜检时镜面会起雾，可先在镜面涂防雾硅油或不时在消毒盆内温热的蒸馏水中加温；遇少量出血或有分泌物时应及时抽吸或冲洗干净；镜面沾有血污时应用蒸馏水或者 75% 乙醇棉球擦净。

（4）使用器械时要轻拿轻放，持镜要稳，切忌碰撞与摔损，要避免镜面受到擦划损伤。不要过分弯折导光纤维而造成视像模糊不清。

4. 器械消毒

（1）检查结束后，用清水将所有器械及其部件冲洗干净（尤其是各种内镜管腔及吸引器等需反复冲洗以保持通畅无阻塞），内镜要用脱脂纱布块反复擦拭消除污渍，不能用毛刷刷洗，而对其他器械均需仔细刷洗，尤其是关节、缝隙处要彻底洗净、拭干、涂油。

（2）各种器械的消毒方法应依据说明书及器械材料选定。

5. 其他

（1）检查室内应备有常用抢救药品（如肾上腺素、地塞米松）及氧气等。配备观片灯，以便术中随时参考对照。

（2）做好卫生安全管理，保持室内整洁，通风良好，空气清新，注意防潮，定期用紫外线灯进行室内空气消毒。下班前做好卫生工作，关好门窗，切断电源。

四、耳鼻咽喉科患者常规护理

1. 心理护理　对患者进行必要的术前心理评估是手术前的重要环节。护士应主动、热情地迎接患者入院，术前全面评估患者的心理状况，针对患者对手术存在的焦虑、紧张、恐惧心理，给予正确疏导，用通俗易懂的语言耐心解释疾病及手术治疗的必要性和重要性，细心介绍术前准备、术中配合和术后有关注意事项等，取得患者及家属的理解与配合。经常与患者交流和沟通，让患者及家属充分感受到被尊重和爱护，对医护人员产生信任感，建立良好的护患关系，及时发现引起患者情绪或心理变化的诱因，对症实施心理护理。

2. 做好术前准备　如手术区皮肤准备、剃须、剪鼻毛或耳毛、鼻腔冲洗、上颌窦穿刺冲洗；给予含漱剂并教会含漱方法；术前 1 天洗头、沐浴及更换清洁衣裤；遵医嘱术前用药、术前禁食等。对过度紧张者，护士遵医嘱给予镇静药物。

3. 进入手术室前　嘱患者排空大、小便；取下义齿、眼镜、手表、首饰等；准备手术需要的物品，如病历、X 线片、CT 片、MRI 片、药品等，并随患者一同带入手术室。

4. 手术结束　患者返回病房，根据不同手术和麻醉的要求采取不同的体位。如鼻部手术一般采取半卧位；咽部手术全身麻醉者完全清醒前取侧俯卧位、头稍低；乳突手术，一般采取平卧位或侧卧位，术耳朝上，全身麻醉者按全身麻醉术后护理。

5. 整理手术文件，了解手术情况　根据患者术前、术后的具体情况及出现不适的原因、严重程度，耐心细致地做好患者及家属的解释工作，并给予对症护理；避免不良刺激，缓解不良心理反应，做好针对性心理疏导，使患者及家属树立战胜疾病的信心，积极配合医护活动；做好探视人员及陪伴管理，保持病室安静，保证患者有足够的休息和睡眠时间。

6. 根据手术情况，定时监测患者的生命体征　如体温、脉搏、呼吸、血压等，按时巡视患者，密切观察病情和伤口有无出血、渗液、敷料脱落以及局部红、肿、热、痛等现象，如有呕吐、出血、呼吸困难等异常情况，应及时和医生联系并协助医生做适当的处理。嘱患者尽量避免打喷嚏和咳嗽，可用张口深呼吸来抑制。

7. 做好伤口局部护理和口腔护理　给予滴鼻剂滴鼻、喉片含服、含漱剂含漱等，并教会患者及家属掌握使用方法。气管切开患者应按气管切开术后护理，保持气管套管通畅，避免脱管。

8. 及时执行各项术后医嘱　经常与医生交流患者的病情。

9. 做好术后饮食、活动及注意事项宣教　如扁桃体炎手术术后 3 小时无出血者可开始进流质饮食，之后视情况改为半流质饮食和软食，7～10 天内不宜吃硬食和油炸食品，以免刺激、损伤伤口，术后第 2 天开始鼓励患者多说话、多漱口、多进饮食，防止伤口粘连、瘢痕挛缩、后遗咽异感症等；口腔伤口完全愈合前不刷患侧牙。术后非制动患者应早期下床活动，以促进康复，预防肺部并发症和压疮。

10. 出院常规护理　做好相关疾病出院指导及健康教育。

第五节　耳鼻咽喉科常用护理技术操作

PPT

一、外耳道清洁法

（一）目的

清洁患者外耳道内的分泌物、脓液、耵聍等，为耳部检查及治疗做准备。

（二）操作方法

1. 用物准备　卷棉子、额镜、耳镜、耵聍钩、耳镊、3%过氧化氢溶液、消毒剂、弯盘等。

2. 方法　整块耵聍用耳镊或耵聍钩轻轻取出，耵聍碎屑用卷棉子清除。外耳道内的分泌物用沾有3%过氧化氢溶液的耳用小棉签清洗，然后用干棉签拭净。

（三）注意事项

1. 整个操作应在明视下进行，动作应轻柔，不可损伤外耳道皮肤和鼓膜。

2. 对不合作儿童应由家长或护士协助固定。

二、外耳道冲洗法

（一）目的

冲出外耳道内深部不易去除的碎软耵聍及微小异物。

（二）操作方法

1. 用物准备　温生理盐水、注射器、弯盘、卷棉子。

2. 方法　患者侧坐，患耳朝向操作者，受水弯盘紧贴于耳垂下，以盛接流出的冲洗液。操作者左手向后上方轻拉耳郭，右手注射器，向外耳道后上壁缓慢注入温生理盐水，用力不宜过猛，借水的回流将耵聍或异物冲出。冲洗完毕后用卷棉子拭干。

（三）注意事项

1. 冲洗液温度应与体温接近，以免刺激内耳引起眩晕、恶心和呕吐。冲洗宜缓慢，冲洗方向勿正对鼓膜。

2. 有急、慢性化脓性中耳炎和鼓膜穿孔者禁忌冲洗。

三、外耳道滴药法

（一）目的

软化外耳道耵聍和治疗外耳道炎、中耳炎。

（二）操作方法

1. 用物准备　3%过氧化氢溶液、棉签、滴管及滴耳药。

2. 方法　患者侧卧，患耳向上，顺外耳道后壁缓慢滴入药液 3～5 滴，向后上方牵拉耳郭轻压耳屏数下，促使药液进入中耳腔，并保持侧卧数分钟。

（三）注意事项

1. 药液温度应与体温相近，以免滴入后患者出现眩晕。

2. 应教会患者或其家属掌握滴药方法，以便能在家中自行滴药。

3. 如系昆虫类异物在耳内，可滴入乙醇或乙醚（鼓膜穿孔者禁用），也可用油类（如甘油、植物油等）拭昆虫足、翅膀黏着不能活动，并与空气隔绝外耳道口使其窒息，一般滴药后数分钟便可取出。

四、鼓膜穿刺法

（一）目的

用于诊断和治疗中耳积液或鼓室内给药。

（二）操作方法

1. 用物准备 75% 乙醇、耳内镜、无菌棉球、鼓膜穿刺针、麻醉药等。

2. 方法 患者取侧卧位，患耳向上；清洁、消毒耳周及外耳道皮肤；用小棉球浸湿鼓膜麻醉药，直接贴附于鼓膜表面 10 分钟；检查者左手固定耳内镜，右手持穿刺针沿外耳道下壁向鼓膜前下部刺入鼓室（刺入鼓室时会有"落空感"）抽吸中耳积液，或注入治疗药物。注药后，用手指按压耳屏进行鼓膜按摩，促进药液到达中耳各处，并与中耳腔积液混合。术毕用无菌棉球塞住外耳道口。

（三）注意事项

1. 严格无菌操作，以防细菌感染。

2. 穿刺后耳内勿进水；术后每日宜行咽鼓管吹张术 1～2 次，持续 1～2 周。

3. 多次穿刺抽吸后仍有积液者，可行鼓膜置管术。

五、耳部加压包扎法

（一）目的

局部压迫止血；减轻充血渗液。

（二）操作方法

1. 用物准备 绷带、纱布、胶布、剪刀。

2. 方法 向患者做好解释，以取得配合。患者取坐位或半卧位。操作者洗手，核对部位，行耳部换药，覆盖纱布并固定。操作者立于患侧，绷带前约 40cm 对称回折，垂直放于患侧额部（一端在发际上形成环状，一端垂于眉弓下），再反折绷带从前额至对侧颞部及枕骨粗隆绕两圈固定。从枕骨粗隆处向上呈叠瓦式包没患耳，再绕额部固定两周。绷带末端穿过发际上环状绷带，与下垂绷带前端打结于额部。

（三）注意事项

1. 绷带包扎不宜过紧或过松，过紧易引起头痛、头晕及其他不适，过松易脱落。

2. 打结应高于眉毛，松紧适度，避免压迫眼球。

3. 包扎时注意保持患耳正常解剖形态。

六、鼻腔滴药法

（一）目的

1. 改善鼻腔通气引流、消炎、抗过敏等，主要用于急、慢性鼻炎，变应性鼻炎等。

2. 鼻部专科检查前的鼻腔用药及鼻部术后用药。

（二）操作方法

1. 用物准备 滴鼻药、滴管或喷雾器。

2. 方法 滴药前，先轻擤鼻内分泌物。后组鼻窦炎或鼻炎患者采用仰卧垂头位：患者仰卧，肩下垫枕，颈伸直，头后仰，使鼻隆突与外耳道口的连线与地面垂直；前组鼻窦炎患者采用侧头位；患者卧向患侧，肩下垫枕，使头偏患侧并下垂。滴入药液 3～5 滴，轻捏鼻翼几次，使药液与鼻腔黏膜广泛接触，3～5 分钟后恢复正常体位。另外，也可使用喷雾器将药液喷入鼻腔。

（三）注意事项

1. 鼻腔无填塞物者应擤尽鼻涕。患者不能取仰卧头低位者，可取患侧卧位。

2. 药瓶口、滴管口与喷雾器头不得碰及鼻翼和鼻毛，以防污染。

3. 应教会患者或家属操作方法，使其能自行滴药。

七、剪鼻毛法

（一）目的

鼻腔手术前准备，清洁术野，预防鼻部手术术腔感染。

（二）操作方法

1. 用物准备　额镜、光源、手套、无菌钝头眼科剪、碘伏、油膏、纱布、棉签、弯盘。

2. 方法　患者取坐位，清洁鼻腔，头稍后仰，固定。操作者戴额镜，开光源。戴手套，将油膏用棉签均匀涂在剪刀两叶。用左手拇指将鼻尖向上推，右手持剪刀齐鼻毛根部剪去鼻前庭鼻毛，用棉签拭净鼻毛，检查鼻毛有无残留。

（三）注意事项

1. 操作时灯光焦点集中于一侧鼻前庭。

2. 操作时应用钝头眼科剪，剪刀弯头向上朝向鼻腔，剪刀贴住鼻毛根部，动作轻巧，避免损伤鼻前庭皮肤及鼻腔黏膜。

八、鼻腔冲洗法

（一）目的

用于清洁鼻腔，湿润黏膜，减轻臭味，促进鼻腔黏膜恢复。

（二）操作方法

1. 用物准备　冲洗瓶内盛等渗盐水或中药冲洗液（加温至37℃左右），治疗巾、纸巾、面盆、橡皮管、橄榄头、输液架等。

2. 方法　患者取坐位，胸前铺治疗巾，头稍前倾，张口呼吸，下接面盆。将装有温生理盐水的冲洗瓶悬挂于距患者头顶50～100cm的高度，夹闭输液管，橄榄头塞入患侧前鼻孔，生理盐水注入一侧鼻腔流经后鼻孔经对侧流出，即可将鼻腔内的分泌物或痂皮冲出。一侧鼻腔冲洗后可按此法冲洗对侧鼻腔。冲洗结束后轻擤鼻以助排净（现已有专用鼻腔冲洗壶，用于日常鼻腔保健性冲洗）。

（三）注意事项

1. 患上呼吸道和中耳急性感染时，不宜冲洗，以免炎症扩散。

2. 冲洗瓶不宜悬挂过高，防止因压力过大将分泌物冲进咽鼓管导致中耳炎。

3. 冲洗时勿讲话，以免发生呛咳。

4. 冲洗液温度适宜，以免因温度过高或过低而刺激鼻黏膜；如发生鼻腔出血，立即停止冲洗。

5. 应教会患者自行冲洗。

九、鼻腔喷药法

（一）目的

1. 清洗鼻腔，用于鼻腔鼻窦手术后清痂、防止术腔粘连。

2. 治疗鼻腔、鼻窦疾病。

3. 鼻内窥镜、纤维鼻咽镜检查前收敛鼻腔黏膜。

（二）操作方法

1. 用物准备　喷雾（粉）器（内盛药液）、纸巾。

2. 方法　嘱患者擤鼻，操作者手握喷雾器（内盛喷鼻药物）摇匀药物并空喷一次，确认喷出药物溶液成均匀气雾状；将喷雾器头插入一侧鼻腔，分别朝鼻腔顶部、中部及底部喷药一次，必要时间隔2～3分钟重复一次。操作完毕用纸巾擦净鼻腔溢出药液。

（三）注意事项

1. 老年人、高血压患者慎用麻黄素。

2. 喷雾器头勿伸过鼻阈，避免损伤鼻中隔。

3. 保持喷雾器管路通畅，喷头一用一消毒。

4. 指导患者自行使用喷鼻剂。右手持药喷左侧鼻腔，左手持药喷右侧鼻腔，避免药物作用于鼻中隔。

十、上颌窦穿刺冲洗法

（一）目的

用于治疗和诊断上颌窦病变。

（二）操作方法

1. 用物准备　前鼻镜、棉签或卷棉子、上颌窦穿刺针、橡皮管及接头、20～50ml注射器、弯盘及治疗碗、1%麻黄碱生理盐水，500～1000ml温生理盐水，1%丁卡因棉片及治疗用药。

2. 方法　患者取坐位，1%麻黄碱生理盐水收缩下鼻甲和中鼻道黏膜，1%丁卡因棉片置于下鼻道外侧壁表面麻醉5～10分钟。右手持带针芯的穿刺针（左侧穿刺与此相反），针头斜面朝向鼻中隔一侧，经前鼻孔伸入下鼻道，于距下鼻甲前端1～1.5cm下鼻甲附着处的鼻腔外侧壁，向同侧耳郭上缘上方用力刺入上颌窦内侧壁，穿刺针进入窦腔后有落空感。然后拔出针芯，用注射器回抽，若有空气或脓液吸出，证明针进入窦腔内。接上带橡皮管的玻璃接头，嘱患者头向前倾，偏向健侧，张口呼吸，手持弯盘接污物。以温生理盐水连续冲洗，直至将脓液洗净为止。如为双侧上颌窦炎可用同法冲洗对侧。冲洗结束可注入抗生素和激素，拔出穿刺针，用棉片压迫穿刺部位止血。记录冲洗结果。

（三）注意事项

1. 此手术适用于8岁以上儿童及成人，高血压、血液病及急性炎症期患者禁忌穿刺。

2. 进针部位、方向要准确、用力要适中，以免刺入邻近组织、器官。

3. 上颌窦内不宜注入空气，以免发生气栓。

4. 如冲洗不畅，不应勉强冲洗，应改变进针的部位、方向及深度，并收缩中鼻道黏膜，如仍有阻力应停止冲洗。

5. 穿刺过程中若发生晕厥等意外情况应停止穿刺，去枕平卧，密切观察生命体征，根据患者情况，给予必要的处理。

6. 冲洗时应密切观察患者眼球和面颊部，若患者眶内痛或面颊肿胀则应立即停止冲洗。

7. 穿刺后嘱患者在治疗室休息片刻，若出血不止，可用0.1%肾上腺素棉片填塞下鼻道止血。

十一、鼻窦负压置换疗法

（一）目的

利用负压原理，吸出鼻腔及鼻窦内的分泌物；经吸引使鼻窦腔内形成负压，将药液引入鼻窦，用于治疗慢性化脓性全鼻窦炎。

（二）操作方法

1. 用物准备 吸引器及带橡皮橄榄头、换药碗、1%麻黄碱生理盐水滴鼻剂、干净纱布、滴管、镊子、负压吸引装置、负压置换液。

2. 方法 评估患者病情及配合程度。擤尽鼻涕，先用1%麻黄碱滴鼻剂收缩鼻黏膜，以利鼻窦口开放。取去枕仰卧，肩下垫枕，使下颌颏部与外耳道呈一垂直线。将与吸引器相连的橄榄头塞入治疗侧前鼻孔，用手指压紧另一侧鼻孔，并令患者均匀发"开、开、开"音，同步开动吸引器。每次持续1~2秒，重复6~8次。同法处理对侧鼻腔。

（三）注意事项

1. 压力不宜过大（压力一般为20~24kPa）（1kPa＝7.5mmHg），以免鼻腔黏膜损伤出血；负压吸引时间不宜过长，以免引起真空性头痛。

2. 急性鼻炎、急性鼻窦炎、鼻出血、鼻部手术后伤口未愈及高血压患者不宜使用。

3. 对于鼻窦负压置换4~5次仍然不见效者，建议更换其他疗法。

十二、咽部涂药及吹药法

（一）目的

用于治疗各种类型的咽炎。

（二）操作方法

1. 用物准备 额镜、压舌板、咽喉卷棉子或长棉签、喷粉器及各种治疗用药（如20%硝酸银、2%碘甘油、冰硼散等）。

2. 方法 患者取坐位，头稍前倾，张口，用压舌板将舌前2/3部位压低，充分暴露咽部。用棉签或卷棉子将药液直接涂布于病变处，或用喷粉器直接喷于咽部，每日2~3次。

（三）注意事项

1. 压舌板不宜过深，以免引起恶心。

2. 涂药时，棉签上的棉花应缠紧，以免脱落；所蘸药液（尤其是腐蚀性药液）不宜过多，以免流入喉部造成黏膜损伤。

3. 嘱患者涂药后尽可能暂不吞咽，也不要立即咳出。

4. 长期或反复用药者应教会患者或其家属在家中自行用药。

十三、咽、喉喷药法

（一）目的

使药液直达咽、喉黏膜上，用以治疗局部的病变；内镜检查前喷布表面麻醉药。

（二）操作方法

1. 用物准备 喷雾器、所用药液。

2. 方法 取坐位，嘱患者张口伸舌，张大口做深呼吸。操作者将喷雾器的头端放在悬雍垂下方，右手握捏橡皮球打气，于深吸气时将小壶内所盛的药液呈雾状喷洒于咽喉部。

（三）注意事项

转动喷雾器的头端，以适应向各个方向喷洒。喷药后嘱患者不宜立即进食或漱口；3岁以下幼儿禁用。

十四、经气管套管吸氧技术（中心供氧法）

（一）目的

提高患者血氧含量及动脉血氧饱和度，纠正缺氧。

（二）操作方法

1. 用物准备　吸氧瓶、氧流量表、标签、吸氧管、无菌剪刀、医用胶布。

2. 方法　向患者做好解释，以取得配合。协助患者取坐位或者半坐卧位。吸氧前应先吸净气道痰液。操作者进行手卫生后戴手套，将普通吸氧管的一端接湿化瓶，调节氧流量，另一端接无菌细软管，根据患者病情调节氧流量，将细软管插入气管切开套管内，用医用胶布固定。

（三）注意事项

1. 患者吸氧过程中，需要调节氧流量时，应当先将患者鼻导管取下，调节好氧流量后再与患者连接。停止吸氧时，先取下鼻导管，再关流量表。

2. 持续吸氧的患者，应当保持管道通畅，必要时更换吸氧管。

3. 观察、评估患者吸氧效果。

4. 吸氧管污染应及时更换。

十五、经气管套管吸痰技术

（一）目的

1. 清除气道分泌物，保持气道通畅。

2. 改善肺部通气，预防并发症。

3. 获取痰液标本。

（二）操作方法

1. 用物准备　电动或中心吸引器、无菌盐水1瓶、一次性吸痰管数根、无菌手套、听诊器、医用废物桶。

2. 方法　评估患者病情、意识、生命体征和合作程度；检查吸痰器电源和连接部位是否牢固，调节吸痰器压力至 $-16kPa \sim -11kPa$，各用物处于完好备用状态。操作时立于患者右侧，右手戴无菌手套，并将吸痰管缠绕在手中；左手连接吸痰管与负压管，右手将吸痰管沿气管套管内壁送入气道，遇阻力后退1cm，打开负压，边吸引边缓慢向上旋转吸痰管，同时观察痰液性状和患者反应。吸痰时间不超过15秒，连续吸痰不超过3次。操作完毕清理用物。

（三）注意事项

1. 吸引前后给予氧气吸入，以防操作过程中发生低氧血症。

2. 选择合适的吸痰管，其内径不应超过气管内套管内径的1/2。

3. 严格无菌操作，吸痰管一人一用，一次一换，防止交叉感染。

4. 观察痰液性状，酌情给予干预。

十六、气管切开伤口换药技术

（一）目的

保持局部清洁干燥，预防感染。

（二）操作方法

1. 用物准备　换药碗分别盛1%活力碘棉球14个、无菌盐水棉球2~3个、无菌镊2把；弯盘、无菌气管切开专用纱布垫1块、清洁手套。

2. 方法　评估患者病情和生命体征，酌情气道吸引；协助患者去枕平卧，充分暴露气管切开处皮肤。戴手套，一手将外套管翼部稍向上提，另一手用镊子将原纱布垫取出；更换无菌镊，分别用生理盐水和1%活力碘棉球依次擦拭气管切口、套管底座、气管切开周围皮肤（以切口为中心分为四个象限处理，每个象限均盖瓦式清洁，范围大于10cm）；以局部清洁，无明显血迹、痰痂为原则。右手持镊将剪口纱布放于套管两侧塞入铺平。观察有无感染、出血、皮下气肿、气胸情况。检查固定系带松紧度，以容进1指为宜。

（三）注意事项

1. 操作前吸出套管内分泌物。

2. 操作中关注患者感受，指导用非语言方法沟通。

3. 操作中动作轻巧，避免牵拉，减少对患者的刺激。

4. 遵守无菌操作原则。

5. 如带气囊套管，应遵医嘱保持气囊压力。

6. 必要时备同型号套管，脱管时急用。

十七、气管套管堵管技术

（一）目的

为拔除气管切开套管做准备。

（二）操作方法

1. 用物准备　套管封堵器1个。

2. 方法　向患者讲解堵管的目的和意义，取得配合；将封堵器插入套管口，稍加压封闭；询问患者感受，嘱其呼吸不畅时打开封堵器活塞或立即拔除封堵器；堵管期间应保持或略增加日常活动量。

（三）注意事项

连续堵管24~48小时，期间观察患者活动、进食、睡眠时的呼吸情况，无异常者可拔除导管。

十八、鼻咽纤维喉镜检查配合技术

（一）目的

配合完成鼻咽纤维喉镜检查。

（二）操作方法

1. 用物准备　内镜设备并处于备用状态，表面麻醉药、鼻腔减充血剂、相应的急救药品及设备。

2. 方法　①了解患者有无内镜检查禁忌证、麻醉药物过敏史、传染病史，告知其检查过程中可能出现的风险，签订知情同意书。②检查前酌情禁食水。③体位准备：患者取坐位或者仰卧位，检查者位于其头部侧方或上方，不能配合者协助固定头部。④操作前遵医嘱使用表面麻醉药或鼻黏膜减充血剂。⑤操作时嘱患者放松、伸舌，必要时可使用纱布包裹舌前1/3向外牵拉。⑥配合完成其他操作。⑦操作完毕后嘱患者待1~2小时咽喉部麻木感消失后再禁食，以免发生呛咳。⑧检查后出现身体不适者就地观察，待症状完全消失后方可离开。

（三）注意事项

1. 检查过程中可能发生出血、麻醉意外、喉痉挛、呼吸困难、心脑血管意外等并发症，应严密观察患者反应，及时处理。

2. 检查室常备急救药物和设备。

目标检测

答案解析

一、选择题

1. 鼻腔检查时，鼻镜的前端不可超越（　　）

　　A. 下鼻甲　　　　　B. 中鼻甲　　　　　C. 嗅裂　　　　　D. 鼻阈　　　　　E. 下鼻道

2. 喉部检查中最为常用和简便的器械检查方法是（　　）

　　A. 间接喉镜检查　　　　　　　B. 直接喉镜检查

　　C. 纤维喉镜检查　　　　　　　D. 动态喉镜检查

　　E. 显微喉镜检查

3. 借空气传导的声音受到外耳道、中耳病变的阻碍，到达内耳的声能减弱，致使不同程度听力减退者为（　　）

　　A. 感音神经性耳聋　　　　　　B. 传导性耳聋

　　C. 混合性耳聋　　　　　　　　D. 噪声性耳聋

　　E. 神经性耳聋

4. 鼻出血的病因不包括（　　）

　　A. 肿瘤　　　　　　　　　　　B. 鼻中隔病变

　　C. 鼻腔和鼻窦炎症　　　　　　D. 卡他性中耳炎

　　E. 鼻腔异物

5. 额镜检查时，保持（　　）

　　A. 瞳孔、镜孔、反光焦点和检查者成一条直线

　　B. 瞳孔、镜孔、反光焦点成一条直线

　　C. 瞳孔、反光焦点、检查部位成一条直线

　　D. 瞳孔、镜孔、反光焦点成一条直线

　　E. 瞳孔、镜孔、反光焦点、检查部位成一条直线

6. 关于声导抗检查，下列说法错误的是（　　）

　　A. 是一种主观测听方法　　　　B. 反映内耳功能

　　C. 反映听神经功能　　　　　　D. 反映脑干听觉通路功能

　　E. 是一种客观测听方法

7. 下列说法正确的是（　　）

　　A. 口咽检查，嘱患者发“啊”音

　　B. 间接喉镜检查，嘱患者发“衣”音

　　C. 直接喉镜检查先行表面麻醉

　　D. 嗅觉检查用乙醇、醋、水三种物质检查

　　E. 以上都对

8. 鼻咽纤维镜保存时应避免（　　）

    A. 扭曲　　　　　B. 弯曲　　　　　C. 阳光直晒　　　D. 消毒液浸泡　　E. 拆卸

9. 鼻腔喷药时应注意（　　）

    A. 老年人、高血压患者慎用麻黄素

    B. 喷雾器头勿伸过鼻阈

    C. 保持喷雾器管路通畅

    D. 喷出的药液呈雾状

    E. 喷出的药液呈颗粒状

10. 气管切开换药时应注意观察（　　）

    A. 有无感染　　B. 有无出血　　C. 有无皮下气肿　D. 有无气胸　　E. 手指能否伸进一指

二、名词解释

1. 耳漏

2. 眩晕

3. 咽感觉异常

三、简答题

1. 简述额镜的使用方法。

2. 咽鼓管检查的注意事项有哪些？

3. 简述外耳道滴药法的注意事项。

书网融合……

本章小结

题库

第七章　耳鼻咽喉科患者的护理

📖 **学习目标**

知识要求：

1. 掌握　急、慢性化脓性中耳炎的护理评估、病因、治疗及护理措施；慢性化脓性鼻窦炎、鼻出血的护理评估、治疗原则和护理措施；急、慢性扁桃体炎及咽后脓肿的护理评估、治疗要点及护理措施；急性会厌炎、急性喉炎、喉阻塞、喉癌的护理评估、护理诊断、治疗及护理措施。

2. 熟悉　梅尼埃病、突发性耳聋分泌性中耳炎的病因、治疗及护理措施；鼻息肉、鼻中隔偏曲及慢性化脓性鼻窦炎的治疗及护理措施；鼻咽癌的护理评估、放射治疗的护理措施；阻塞型睡眠呼吸暂停综合征的病因及发病机制、治疗及护理措施；声带小结及声带息肉的治疗及护理措施。

3. 了解　先天性耳前瘘管、耵聍栓塞、外耳道炎、鼓膜外伤的治疗原则和护理措施；鼻疖、变应性鼻炎的病因及发病机制；职业相关的耳鼻咽喉常见疾病及预防。

技能要求：

学会耳鼻咽喉科常见护理技术操作，具备气管切开伤口换药技术、经气管套管吸痰技术、吸氧等专科技能。

素质要求：

能够独立完成与患者的沟通及健康宣教；具有分析问题及解决问题的能力。

第一节　耳科患者的护理

PPT

一、先天性耳前瘘管

➡️ **案例引导**

案例：患者，男，46岁，20余年前曾患右耳前瘘管，2年前瘘管出血感染，伴脓液流出，在当地医院手术治疗，治疗后再次复发来我院就诊。查体：右耳前可见一针孔大小瘘管口，引流口红肿，按压时右耳有脓性分泌物渗出，周围可见陈旧性手术瘢痕。

讨论：1. 先天性耳前瘘管日常及手术后如何进行自我护理？

2. 先天性耳前瘘管急性期如何处理？

先天性耳前瘘管（congenital preauricular fistula）是一种最常见的先天性耳畸形。瘘管多为单侧性，也可为双侧。瘘口多位于耳轮脚前，另一端为盲管。

【病因及发病机制】

因胚胎时期形成耳郭的第一、二鳃弓的6个小丘样结节融合不良或第一鳃沟封闭不全所致。家系调查证实其遗传学特征为常染色体显性遗传。

【护理评估】

1. 健康史 评估患者是否有其他先天性疾病，是否有瘘管反复感染史，近期是否有急性感染等情况。

2. 身体状况 瘘管管腔壁为复层扁平上皮，含有毛囊、汗腺、皮脂腺等，挤压时有少量白色黏稠性或干酪样分泌物从管口溢出。平时无症状，继发感染时出现局部红肿疼痛或化脓，可在体表触及明显的波动感，且脓肿处皮肤非常薄，甚至可以看见皮下白色的脓液。反复感染可形成囊肿或脓肿，破溃后则形成脓瘘或瘢痕。

3. 心理－社会评估 了解患者发病及治疗经过，评估不同年龄、不同文化程度的患者对疾病的认知程度，以及对疾病预后的期望值。患者因担心感染破溃及手术会遗留瘢痕，影响美观，而产生焦虑心理。护士应多关心患者，并讲解疾病相关知识，以满足其对疾病的认知。

【护理诊断】

1. 有感染的危险 与抵抗力下降或细菌入侵引起感染化脓有关。

2. 知识缺乏 缺乏先天性耳前瘘管日常及手术后的自我护理知识。

3. 有皮肤完整性受损的危险 与瘘管破溃或术后可能遗留瘢痕有关。

4. 疼痛 与瘘管感染有关。

5. 焦虑 与担心疾病预后有关。

【护理目标】

1. 患者了解有关耳前瘘管的治疗和护理知识。

2. 患者能够掌握预防耳部感染的方法。

3. 患者能保持情绪稳定，对疾病的恢复及术后效果能有正确的认知。

【治疗及护理措施】

1. 治疗 无感染者可暂不处理。急性感染时，局部及全身应用抗生素，对脓肿形成者，应先切开引流，待感染控制后再行手术切除。术前注入少许亚甲蓝液于瘘管内，并以探针为引导，将瘘管及其分支彻底切除，以防复发。术后稍加压包扎，防止形成空腔。

2. 护理措施

（1）脓肿形成者，配合医生切开排脓，并做好伤口引流及换药。

（2）行先天性耳前瘘管切除术者，术前应做好术区皮肤准备，全身麻醉术前 6~8 小时开始禁食、禁水。术后平卧或侧卧，术耳朝上，全身麻醉患者按全身麻醉常规进行护理，注意观察术区出血，如敷料为血液浸湿应检查出血原因并予以更换，进半流质饮食 3~5 天。

（3）换药时注意观察切口情况、体温变化、保持引流通畅、敷料清洁干燥，有利于早期愈合。

3. 健康指导

（1）讲解治疗的目的和预后，缓解患者的不安情绪。

（2）日常应保持外耳清洁，勿用手自行挤压瘘管，避免污水进入瘘管。

（3）术后注意休息，预防感冒。加强锻炼，增强机体抵抗力。

【护理评价】

通过治疗和护理计划的实施，评价患者是否能够达到：掌握防止耳前瘘管感染的方法；掌握先天性耳前瘘管的自我护理知识；情绪稳定，瘘管愈合。

二、耵聍栓塞

⇒ 案例引导

　　案例：患者，男，45 岁，近 2 个月出现耳鸣，听力减退。近几天情况加重，遂来我院门诊咨询医生。经电耳镜检查发现其外耳道可见棕黑色块状物堵塞外耳道，医生发现耵聍大而硬，难以取出，嘱患者用 5% 碳酸氢钠滴入外耳道 3 天。患者 3 天后复查，医护人员便用外耳道冲洗法将软化的耵聍冲出。患者当天听力得到改善。

　　讨论：1. 耵聍栓塞有哪些临床表现？

　　　　　2. 如何进行用药指导？

　　外耳道软骨部皮肤具有耵聍腺，其分泌耵聍，耵聍分泌过多或排出受阻时在外耳道堆积成团，并阻塞于外耳道内，称耵聍栓塞（ceruminal impaction）。

【病因及发病机制】

　　正常情况下，耵聍随着咀嚼、张口等下颌运动可自行脱落排出。以下因素可导致耵聍排出受阻：①外耳道因炎症等刺激致耵聍分泌过多；②外耳道狭窄、瘢痕、肿物、畸形、异物残留等；③油性耵聍或耵聍变质；④老年人肌肉松弛，外耳道口塌陷，下颌关节运动无力；⑤挖耳时将耵聍向外耳道深部推进等。

【护理评估】

1. 健康史　评估患者年龄、皮脂腺分泌状况，有无外耳道炎症、狭窄、瘢痕、外伤史、异物史等。

2. 身体状况

（1）根据耵聍大小、阻塞部位及阻塞程度的不同，症状也有所不同。

1）耵聍小、未完全阻塞耳道时，仅有局部瘙痒感。

2）耵聍大、完全阻塞耳道时，有耳闷塞感、听力减退，可伴眩晕、耳痛。

3）耵聍阻塞外耳道后壁时，可有咳嗽症状。

4）耵聍遇水膨胀，可有耳胀痛不适，耳阻塞加重。

（2）如有感染，外耳道皮肤红肿致耳痛加剧，可有脓液。

3. 辅助检查

（1）耳镜检查　可见黄色、棕褐色或黑色块状物阻塞外耳道，质地坚硬或松软。

（2）听力检查　为传导性听力损失。

4. 心理–社会评估　评估患者年龄、性别、受教育程度、性格特点、工作环境等，有无经常挖耳习惯，了解其对本病的认知程度。通过与患者沟通交流，了解其是否有恐惧、焦虑等心理状态。

【护理诊断】

1. 感知障碍　与听力减退有关。

2. 有感染的危险　与外耳道进水或皮肤损伤有关。

3. 有继发损伤鼓膜的危险　与耵聍性质和操作不当有关。

4. 知识缺乏　缺乏和预防和处理耵聍栓塞的相关知识和技能。

【护理目标】

1. 听力改善或恢复正常。

2. 无感染发生。

3. 无鼓膜损伤发生。

4. 掌握预防与处理耵聍栓塞的相关知识和技能。

【治疗及护理措施】

以清除耵聍、预防感染为基本治疗原则。

1. 取耵聍应细致、耐心，避免损伤外耳道及鼓膜。对可活动、未完全阻塞外耳道的耵聍可用膝状镊或耵聍钩取出耵聍团块。较软的耵聍可将其与外耳道壁分离后分次取出。较硬者用耵聍钩从外耳道后上壁将耵聍与外耳道壁分离出缝隙后，将耵聍钩扎入耵聍团块中间，慢慢钩出，尽量完整取出。

2. 耵聍难以取出者，可先滴入 5% 碳酸氢钠溶液，每日滴 4~6 次，待 2~3 天耵聍软化后用生理盐水冲洗外耳道清除之。已有外耳道炎者，应给予抗生素控制炎症，也可选用疏风清热解毒利湿的中药内服。

3. 观察患者有无听力下降等症状，合并外耳道感染者，遵医嘱用药。

4. 配合医生取耵聍时，操作要轻柔，注意保持周围环境安全，避免他人撞击，以免伤及外耳道皮肤及鼓膜。

5. 健康指导

（1）对耵聍腺分泌过盛或耵聍排出受阻的患者，嘱其定期清除，防止耵聍堆积成团。

（2）减少诱发因素，如建议患者减少摄入脂类食品，改掉经常挖耳的不良习惯，积极治疗外耳道炎，改善生活和工作环境等。

（3）教会患者正确取耵聍的方法，避免伤及鼓膜。

> **考点提示**
>
> 耵聍患者的健康指导，耵聍取出的常用方法

【护理评价】

通过治疗和护理，评价患者是否能够达到：完整取出耵聍，听力改善或恢复；感染得到控制或无感染发生；耵聍取出过程顺利，无鼓膜损伤发生；掌握预防和处理耵聍栓塞的知识和方法。

三、外耳道炎

⇒ 案例引导

案例：患者，男，23 岁，2 周前和朋友到游泳馆游泳，次日感觉左耳痛，张口咀嚼时加重，并放射至同侧头部。3 天以来伴有低热，浑身不适。急来医院就诊，查体耳郭牵引痛及耳屏压痛，外耳道弥漫性充血，肿胀，潮湿。诊断为外耳道炎。

讨论：1. 外耳道炎急性发作的诱因有哪些？

2. 外耳道炎急性发作期入院后如何处理？

外耳道炎（external otitis）是外耳道皮肤毛囊或皮脂腺的局限性化脓性炎症，是耳鼻喉科的常见病、多发病。外耳道炎可分为两类，一类为局限性外耳道炎，表现为外耳道疖（furunculosisi of external meatus）；另一类为外耳道皮肤的弥漫性炎症，又称弥漫性外耳道炎（diffuse external otitis）。

【病因及发病机制】

外耳道疖是外耳道皮肤毛囊或皮脂腺的局限性化脓性炎症。糖尿病和身体衰弱者易患本病，病原菌主要为葡萄球菌。

弥漫性外耳道炎为外耳道的弥漫性炎症。外耳道进水、化脓性中耳炎长期脓液的刺激等是其诱因。

外耳道皮肤外伤或局部抵抗力降低时易发病。糖尿病患者及变应性体质者易反复发作。常见致病菌为金黄色葡萄球菌、链球菌、铜绿假单胞菌和变形杆菌等。

【护理评估】

1. 健康史　询问患者是否有挖耳的习惯，游泳、洗澡时耳内有无进水，是否患有化脓性中耳炎及有无糖尿病等全身性疾病。

2. 身体状况　发病初期耳内有灼热感，随病情发展，耳内胀痛，疼痛逐渐加剧，甚至坐卧不安，咀嚼或说话时加重。症状轻者，全身症状可不明显；症状重者，可有体温升高，全身不适。外耳道有少量分泌物流出，随病情发展而增多，初期是稀薄的分泌物，逐渐变稠或脓性。检查耳郭有牵拉痛，耳屏有压痛，外耳道皮肤呈弥漫性红肿，外耳道壁上积聚分泌物，有时可见小水疱，外耳道腔变窄，耳周淋巴结肿痛或压痛。若疖肿较大阻塞外耳道时，可有听力减退，疖肿破溃则症状减轻。

3. 辅助检查　常有听力检查、血常规检查。

4. 心理－社会评估　患者可因耳痛不适，日常生活受影响而导致烦躁不安，应注意评估患者的情绪状况及对疼痛的耐受性等。

【护理诊断】

1. 疼痛　与耳痛及外耳道炎症刺激有关。

2. 知识缺乏　缺乏急性外耳道炎的防治知识。

3. 焦虑　与耳痛及缺乏相关知识，担心治疗效果有关。

4. 舒适改变　与外耳道分泌物流出有关。

【护理目标】

1. 外耳道炎症消退，疼痛消失。

2. 能了解急性外耳道炎的治疗、护理及防治知识。

3. 患者情绪稳定，积极配合治疗。

4. 能掌握分泌物流出的护理措施。

【治疗及护理措施】

1. 治疗原则

（1）取分泌物做细菌培养和药物敏感试验，选择敏感的抗生素积极控制感染。

（2）必要时服用镇静、止痛药。

（3）外耳道有分泌物流出时，用3%过氧化氢溶液或4%硼酸乙醇清洗后，滴抗生素滴耳液，注意不要使用有耳毒性的药物和接触过敏的药物。

（4）外耳道红肿时，局部敷用鱼石脂甘油或消炎止痛膏纱条，可起到消炎、消肿的作用。如外耳道严重红肿影响引流时，可向外耳道内放一纱条引流，滴药后使药液沿引流条流入外耳道深处。

2. 护理措施

（1）饮食以清淡易消化、富含营养的软食为宜，多饮水，注意休息。

（2）遵医嘱应用抗生素控制感染，根据药敏选用青霉素类或头孢菌素类药物。疼痛剧烈者给予止痛药或用1%～3%酚甘油滴耳。

（3）配合局部热敷或行超短波、微波理疗，促使炎症消退，缓解疼痛。

（4）用3%过氧化氢溶液清洁外耳道分泌物及脓液，保持外耳道清洁、干燥，避免损伤外耳道皮肤。

（5）向患者讲解疾病的治疗、预后及预防知识，消除其紧张、焦虑的心理。

（6）反复发作的患者，应查找可能存在的全身疾病，如糖尿病、贫血、维生素缺乏、内分泌功能紊乱等并予以治疗。

（7）健康指导

1）指导患者改正不良的挖耳习惯，避免损伤外耳道皮肤。

2）洗漱时用棉球塞入外耳道，游泳时戴耳塞，污水入内时及时拭干。

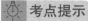

考点提示

外耳道炎的护理

3）告知患者急性期和治疗恢复期均不要游泳。

4）有中耳炎或伴有糖尿病、慢性肾炎、营养不良等慢性全身性疾病时，要规范治疗。

【护理评价】

通过治疗和护理，评价患者是否能够达到：外耳道炎症消退，疼痛消失；了解本病的治疗、预防和保健知识；患者情绪稳定，能积极配合治疗及护理。

四、鼓膜外伤

鼓膜外伤（injury of tympanic membrane）是指鼓膜遭受直接或间接外力冲击所致的损伤，主要由掌击所致。

【病因及发病机制】

鼓膜位于外耳道底部，结构菲薄，受到外力冲击后易穿孔、破裂，多发生在鼓膜紧张部。直接性损伤多见于用硬物挖耳、取耵聍或外耳道异物时；间接性损伤多为空气压力发生急剧变化所致，如掌击耳部、巨大爆破声、高台跳水、潜水等。此外，颞骨纵行骨折、火花溅入、小虫飞入亦可造成鼓膜损伤。

【护理评估】

1. 健康史　询问患者耳部外伤史，了解患者受伤原因、有无突发耳聋、听力减退等情况。了解患者有无用硬物挖耳等不良习惯。

2. 身体状况　单纯鼓膜外伤表现为突发耳痛、听力减退伴耳鸣、耳闷，外耳道少量出血。压力伤时还可致内耳受损，出现眩晕、恶心及混合性耳聋。合并颞骨骨折时，则可有耳出血、脑脊液耳漏表现。

3. 辅助检查

（1）耳镜检查　可见外耳道少量血迹，鼓膜多呈不规则裂隙状穿孔，边缘有少量血迹或血痂；颞骨骨折伴脑脊液耳漏时，出血量较多并有水样液体流出。

（2）听力检查　为传导性耳聋或混合性耳聋。

4. 心理-社会评估　评估患者年龄、性别、受教育程度、性格特点、职业及家庭经济状况等，了解其对本病的认知程度。患者可因耳鸣、听力减退而产生焦虑情绪。通过与患者沟通交流，了解其心理状态。

【护理诊断】

1. 急性疼痛　与外力冲击、鼓膜外伤有关。

2. 感知障碍　与听力减退有关。

3. 有感染的危险　与鼓膜外伤有关。

4. 焦虑　与听力减退有关。

5. 知识缺乏　缺乏预防鼓膜外伤的相关知识。

【护理目标】

1. 患者自述听力改善或恢复。

2. 患者能了解鼓膜外伤的治疗、护理及预防外伤的方法。

3. 患者能采取有效的方法防止外耳道及中耳感染。

4. 患者情绪稳定。

【治疗及护理措施】

1. 治疗要点

（1）取出外耳道异物、耵聍等，用75%乙醇擦拭外耳道及耳郭，并在外耳道口留置消毒棉球，防止污物进入耳内。

（2）必要时应用抗生素控制和预防感染。

（3）大多数外伤性穿孔3～4周内可自行愈合，较大且经久不愈的穿孔可行鼓膜修补术。

2. 护理措施

（1）观察并询问患者不良主诉，若病情变化及时通知医生。

（2）协助医生擦净患侧外耳道，堵塞外耳道的棉球被污染时应及时更换。伴有脑脊液耳漏者，禁止堵塞外耳道。

（3）遵医嘱应用抗生素，观察用药后反应。

（4）行鼓膜修补术者，术后注意观察有无出血及感染征象，如有异常，应及时通知医生。

（5）健康指导

1）告知患者外伤后3周内外耳道不可进水或滴药，勿用力擤鼻、打喷嚏等，避免继发中耳感染影响鼓膜愈合。

2）养成良好的卫生习惯，不可用发夹、木签等硬物挖耳，取耵聍时应选择恰当的用具，手法要小心、适度，避免伤及鼓膜。

> 💡 **考点提示**
>
> 鼓膜外伤的护理

3）遇到爆破情况或进行跳水、潜水时，注意保护双耳。

4）预防上呼吸道感染，避免来自鼻咽部的感染。

【护理评价】

通过治疗和护理，评价患者是否能够达到：鼓膜穿孔愈合，疼痛消失；听力恢复；无感染发生；心理压力减轻，情绪稳定；掌握了防护鼓膜外伤的方法。

五、分泌性中耳炎

⇒ **案例引导**

> **案例：**患者，女，42岁，于5个月前发现双耳听力下降，无明显耳痛，无脓性分泌物，无发热，无恶心、呕吐，在当地医院服用药物（具体不详）后无明显好转。以后持续发生，迁延未愈，逐渐加重。不伴眩晕、口角歪斜。专科检查：双侧耳郭对称，无畸形，无牵拉痛，双侧外耳道皮肤无红肿，未见脓性分泌物流出，鼓膜混浊，标志不清，内陷，光锥反射消失，动度稍差。乳突区无明显压痛。为进一步诊治，以"分泌性中耳炎"收入院。
>
> **讨论：**分泌性中耳炎入院后如何治疗及护理？

分泌性中耳炎（secretory otitis media）是以传导性耳聋及鼓室积液为主要特征的中耳非化脓性炎性疾病。多发于冬春季，可见于任何年龄，但发病率以幼儿为高，是引起儿童和成人听力下降的主要原因之一。本病可分为急性分泌性中耳炎和慢性分泌性中耳炎两种，急性分泌性中耳炎病程延续 6~8 周未愈者，可称为慢性分泌性中耳炎。慢性分泌性中耳炎也可缓慢起病或由急性分泌性中耳炎反复发作、迁延转化而来。

【病因及发病机制】

病因尚不明确，目前认为咽鼓管功能障碍、中耳局部感染和变态反应等为其主要病因。

1. 咽鼓管功能障碍

（1）机械性阻塞　如儿童腺样体肥大、肥厚性鼻炎、鼻咽部淋巴组织增生、长期的后鼻孔填塞等。

（2）清洁及防御功能障碍　咽鼓管表面为假复层柱状纤毛上皮，与其上的黏液毯共同组成黏液纤毛装置，借此不断向鼻咽部排除进入管内的病原体及中耳分泌物。主司咽鼓管开闭的肌肉收缩无力、咽鼓管软骨弹性较差、咽鼓管黏膜的黏液纤毛装置功能障碍等，均可影响该装置功能，造成咽鼓管功能障碍。

2. 中耳局部感染　近年来的研究结果表明，本病可能是中耳的一种轻型或低毒性细菌感染，尤其是细菌产物内毒素在病变迁延为慢性的过程中可能起到一定作用。

3. 变态反应　儿童免疫系统尚未完全发育成熟，这可能是儿童分泌性中耳炎发病率高的原因之一。慢性分泌性中耳炎可能属一种由抗感染免疫介导的病理过程。

【护理评估】

1. 健康史　评估患者发病前有无上呼吸道感染史，是否过度劳累，有无腺样体肥大、鼻炎、鼻窦炎等病史。

2. 身体状况

（1）听力减退　听力下降伴自听增强。头偏向健侧或前倾位时，因积液离开蜗窗，听力可暂时改善。积液黏稠时，听力可不因头位变动而改变。小儿常因对声音反应迟钝，注意力不集中而就医。若一耳患病，另一耳听力正常，则可能长期不被察觉，只在体检时被发现。

（2）耳痛　急性者可有耳部隐痛，慢性者耳痛不明显。

（3）耳鸣　多为低调间歇性，如"嗡嗡"声，当头部运动或打呵欠、擤鼻鼓气时，耳内可出现气过水声。

（4）耳闷　耳内闭塞或闷胀感，按压耳屏后可暂时减轻。

3. 辅助检查

（1）耳镜检查　急性者鼓膜松弛部或全鼓膜充血、内陷，表现为光锥缩短、变形或消失等；鼓室积液时鼓膜失去正常光泽，呈琥珀色或淡黄色；慢性者可呈灰蓝或乳白色，鼓膜紧张部有扩张的微血管等；若液体未充满鼓室，可透过鼓膜见到液平面。

（2）听力检查　纯音听阈测试及音叉试验示传导性耳聋。声导抗图对诊断有重要价值，平坦型（B型）为分泌性中耳炎的典型曲线，负压型（C型）示咽鼓管功能不良，部分有鼓室积液。

（3）CT 扫描可见中耳系统气腔有不同程度的密度增高。小儿可做头部 X 线侧位片，了解腺样体是否增生。

（4）成人应进行鼻咽部检查，注意排除鼻咽癌。

4. 心理－社会评估　因耳鸣、听力减退、耳闷胀感等导致患者产生焦虑心理，慢性病者因病程长、易反复而表现出烦躁不安和失望。护士应多关心患者，并讲解疾病相关知识，以满足其对疾病的认知。

【护理诊断】

1. 感知改变　听力下降，与中耳积液有关。

2. 舒适改变　与鼓室积液引起耳鸣、耳痛、耳闷塞感有关。

3. 知识缺乏　缺乏分泌性中耳炎的预防及手术后的自我护理知识。

4. 语言沟通障碍　与听力下降引起的语言发育迟缓有关。

【护理目标】

1. 患者听力改善。

2. 患者耳痛、耳鸣、耳闷塞感等症状消失。

3. 患者能了解有关分泌性中耳炎的治疗和护理知识，掌握预防分泌性中耳炎的方法。

4. 患者情绪稳定。

【治疗及护理措施】

1. 治疗原则　病因治疗，改善中耳通气引流和清除积液为本病的治疗原则。

（1）非手术治疗

1）急性期可根据病变严重程度选用合适的抗生素。

2）可用1%麻黄碱和含有激素的抗生素滴鼻液交替滴鼻，每日3～4次，以保持鼻腔及咽鼓管引流通畅。注意应取头低位滴鼻。

3）使用稀化黏素类药物有利于纤毛的排泄功能，降低咽鼓管黏膜的表面张力和咽鼓管开放的压力。

4）口服糖皮质激素类药物做辅助治疗，如地塞米松或泼尼松等。

5）改善咽鼓管通气引流功能，如进行咽鼓管吹张、鼓膜按摩等。

（2）手术治疗　可根据病情行鼓膜穿刺抽液、鼓膜切开术、鼓室置管术等。积极治疗鼻腔及鼻咽部疾病，如鼻息肉切除术、鼻中隔矫正术、腺样体切除术等。

2. 护理措施

（1）遵医嘱用药　正确使用滴鼻液，选用合适的抗生素控制感染；稀化黏素药物有利于纤毛的排泄功能；糖皮质激素类药物可减轻炎性渗出。

（2）配合医生行鼓膜穿刺抽液，若积液黏稠可根据病情行鼓膜切开或鼓室置管术。术后偶有伤口疼痛，耳内脉搏跳动感和水流声，属正常现象，护士要做好观察及沟通解释工作。

（3）需手术治疗者配合医生做好手术前准备及术后护理。术后防感冒，防止术前耳进水，以免引起中耳感染。

（4）健康指导

1）教会患者正确的滴鼻及擤鼻方法。告知患者在鼓膜置管期间严禁耳道进水，禁用手挖耳，保持用耳卫生，预防化脓性中耳炎；暂停水上运动；洗头或沐浴时用干棉球塞住外耳道。

2）生活有规律，注意劳逸结合，忌烟、酒、辛辣刺激性食物。

3）加强锻炼，增强机体抵抗力，防止感冒。

4）本病儿童容易忽视，家长及老师应提高对本病的认识。10岁以下儿童应定期进行筛选性声导抗检测。

> 💡 **考点提示**
>
> 分泌性中耳炎的护理措施

（5）鼓励患者积极治疗鼻、咽部疾病，成人慢性分泌性中耳炎应注意排除鼻咽癌，尽早行鼻咽镜检测和鼻咽部活组织检查。

【护理评价】

通过治疗和护理计划的实施，评价患者是否能够达到：听力改善；耳鸣、耳痛、耳闷塞感等症状消失；掌握分泌性中耳炎的防护知识。

六、急性化脓性中耳炎

➡ **案例引导**

> **案例**：患儿，女，3岁，几天前患感冒，经治疗感冒症状很快消失。但其母亲发现患儿连续几天表现很急躁、哭闹，抓耳挠腮，对母亲问话反应迟钝。遂来医院检查，医生诊断为急性化脓性中耳炎。
>
> **讨论**：1. 急性化脓性中耳炎发作的诱因有哪些？以哪个年龄段多见？
> 　　　　2. 患者入院后如何进行护理？

急性化脓性中耳炎（acute suppurative otitis media）是中耳黏膜的急性化脓性炎症。病变主要位于鼓室，可延及鼓窦和乳突气房。好发于儿童，冬、春季多见，常继发于上呼吸道感染。

【病因及发病机制】

主要致病菌为肺炎球菌、溶血性链球菌、葡萄球菌等，常见的感染途径有以下3种。

1. 咽鼓管途径　急性上呼吸道感染，急性传染病，在污水中跳水、游泳，不适当地捏鼻鼓气、咽鼓管吹张或擤鼻等，细菌可经咽鼓管进入中耳。婴幼儿咽鼓管管腔短、内径宽、鼓室口位置低，平卧位哺乳时，乳汁可经咽鼓管流入中耳。

2. 外耳道鼓膜途径　鼓膜外伤、鼓膜置管、不遵守无菌操作的鼓膜穿刺等，致病菌可直接由外耳道进入中耳。

3. 血行感染　极少见。

【护理评估】

1. 健康史　评估患者是否有上呼吸道感染、传染病等病史，近期是否进行过鼓膜穿刺、鼓膜置管、咽鼓管吹张等治疗，擤鼻方法、哺乳姿势是否正确。

2. 身体状况

（1）耳痛　初期表现为耳闷胀感，多数患者鼓膜穿孔前疼痛剧烈，表现为搏动性跳痛或刺痛，可向同侧头部或牙齿放射。鼓膜穿孔流脓后症状减轻。少数患者可无明显耳痛症状。

（2）听力减退　耳鸣及耳流脓初期，患者常感明显耳闷、低调耳鸣和听力减退。当鼓膜穿孔后，影响鼓膜及听骨链活动的脓液流出，初为脓血样，后为脓性分泌物，此时耳聋反而减轻。

（3）全身症状　可有畏寒、发热、食欲缺乏。小儿全身症状较重，常伴呕吐、腹泻等症状。一旦鼓膜穿孔，全身症状明显减轻，体温恢复正常。

3. 辅助检查

（1）耳镜检查　起病早期，鼓膜松弛部充血，锤骨柄及紧张部周边可见放射状扩张的血管。当病情进展时，鼓膜弥漫性充血、肿胀、向外膨出，正常标志难以辨别，局部可见小黄点。如炎症不能得到及时控制，即发展为鼓膜穿孔。

（2）耳部触诊　乳突部可有轻微压痛。小儿乳突区皮肤轻度红肿。

（3）听力检查　多为传导性耳聋，少数患者可因耳蜗受累出现感音神经性耳聋或混合性耳聋。

（4）血常规　白细胞总数增多，中性粒细胞增加，鼓膜穿孔后血常规逐渐正常。

（5）X线检查　乳突部呈云雾状模糊，但无骨质破坏。

4. 心理－社会评估　因剧烈耳痛、听力下降及发热等致患者烦躁不安，小儿常哭闹不止。护士应多关心患者，并讲解疾病相关知识，以增强其对疾病的认知。

【护理诊断】

1. 急性疼痛 与中耳急性化脓性炎症有关。

2. 体温过高 与炎症引起全身反应有关。

3. 潜在并发症 急性乳突炎、耳源性脑脓肿等。

4. 知识缺乏 缺乏急性化脓性中耳炎的治疗和防护知识。

【护理目标】

1. 疼痛减轻或消失，听力恢复。

2. 患者体温恢复正常。

3. 了解急性化脓性中耳炎的防治、护理知识。

4. 无颅内外并发症发生。

【治疗及护理措施】

1. 治疗要点 控制感染、通畅引流、祛除病因为本病的治疗原则。

（1）全身治疗 早期、足量使用有效抗生素。一般可用青霉素类、头孢菌素类等药物。

（2）局部治疗

1）鼓膜穿孔前 可用1%酚甘油滴耳，消炎止痛。1%麻黄碱和含有激素的抗生素滴鼻液交替滴鼻，可改善咽鼓管的引流，减轻局部炎症。如全身及局部症状较重，鼓膜膨出明显，而引流不畅时，应在无菌操作下行鼓膜切开术，以建立良好的引流。怀疑并发急性乳突炎者，行CT扫描确诊后立即行乳突切开引流手术。

2）鼓膜穿孔后 ①先用3%过氧化氢彻底清洗并拭净外耳道脓液；②局部用抗生素水溶液滴耳，如0.3%氧氟沙星滴耳液、利福平滴耳液等；③脓液减少、炎症逐渐消退时，可用甘油或乙醇制剂滴耳；④感染完全控制后，多数患者的鼓膜穿孔可自行愈合。穿孔长期不愈者，可行鼓膜修补术。

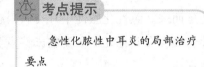

考点提示

急性化脓性中耳炎的局部治疗要点

（3）病因治疗 积极治疗鼻腔、鼻窦、咽部与鼻咽部慢性疾病，如肥厚性鼻炎、慢性鼻窦炎、腺样体肥大等，有助于预防中耳炎复发。

2. 护理措施

（1）遵医嘱及时、准确地应用抗生素控制感染，注意观察用药后的效果及不良反应。

（2）观察外耳道分泌物的颜色、性状、气味、量。注意耳后有无红、肿及压痛；有无恶心、呕吐、头痛、烦躁不安及意识改变等耳源性颅内并发症的发生。

（3）观察体温变化，对高热者给予对症处理，如物理降温或遵医嘱给予解热药物，协助患者多饮水。重症者给予静脉补液支持治疗。

（4）观察患者的耳痛情况，必要时给予止痛药物，减轻疼痛。

（5）遵医嘱使用血管收缩药物滴鼻，使咽鼓管口黏膜肿胀消退，有利于中耳引流。

（6）正确使用滴耳药。用3%过氧化氢液清洗并拭干外耳道脓液后再滴入抗生素滴耳剂。鼓膜穿孔后滴耳时，禁止使用粉剂，以免与脓液结块，影响引流。

（7）心理护理 多与患者沟通交流，讲解本病的转归、治疗和护理方法，理解患者的感受，以消除或缓解其焦虑情绪。

（8）适当休息，进食高热量、高蛋白、高维生素易消化的清淡软食，保持大便通畅。

（9）行鼓膜修补术者，协助医生做好术前准备、术后护理。

（10）健康指导 ①指导患者正确滴鼻、滴耳、擤鼻。宣传正确的哺乳姿势，哺乳时应将婴儿抱起，使头部竖直，人工喂养所用奶嘴的大小要合适；②行鼓膜修补术者避免用力擤鼻、咳嗽等，以免修补穿孔鼓膜的筋膜脱落，导致手术失败；③生活有规律，注意劳逸结合，忌烟、酒、辛辣刺激性食物；④加强锻炼，增强机体抵抗力，防止感冒；⑤及时彻底治疗急性化脓性中耳炎，防止迁延为慢性化脓性中耳炎。

【护理评价】

通过治疗和护理计划的实施，评价患者是否能够达到：疼痛减轻或消失；体温恢复正常；未出现并发症；掌握急性化脓性中耳炎的治疗和防护知识。

七、慢性化脓性中耳炎

⇒ **案例引导**

案例：患者，男，43岁，因右耳反复流脓伴听力下降20余年入院，术前电测听提示右耳平均语言听力损失70dB，气骨导差38dB，提示右耳传导性耳聋，择日行全身麻醉下右耳开放式乳突改良根治术＋听骨链重建＋Ⅲ型鼓室成形术，术后听力基本恢复正常，生活质量得到了有效改善。

讨论：1. 慢性化脓性中耳炎如何分期？如何鉴别？

2. 患者入院后如何做好术前指导和术后护理？

慢性化脓性中耳炎（chronic suppurative otitis media）多因急性化脓性中耳炎延误治疗或治疗不当迁延而来。急性化脓性中耳炎病程超过6~8周时，病变可侵及中耳黏膜、骨膜或深达骨质，常与慢性乳突炎合并存在。主要临床特点为反复耳流脓、鼓膜穿孔及听力下降。严重者可引起颅内、外并发症。

【病因及发病机制】

1. 急性化脓性中耳炎未及时治疗或用药不当、细菌毒素过强、身体抵抗力差等都可能是急性化脓性中耳炎迁延为慢性的原因。

2. 鼻咽部存在慢性病灶，如腺样体肥大、慢性扁桃体炎、慢性鼻窦炎等易导致中耳炎反复发作。

3. 常见致病菌为变形杆菌、大肠埃希菌、金黄色葡萄球菌等。

【护理评估】

1. 健康史 评估患者既往是否有急性化脓性中耳炎病史，有无鼻咽部慢性疾病，机体抵抗力是否低下等情况。

2. 身体状况 根据病理及临床表现将本病分为静止期和活动期。

（1）**静止期** 最多见。病变主要局限于中耳鼓室粘连，一般无肉芽形成。表现为间歇性耳流脓，量多少不等。脓液呈黏液性或黏脓性，一般不臭，鼓膜多呈中央性穿孔。听力减退一般为轻度传导性耳聋。

（2）**活动期** 病变超出黏膜组织，多有不同程度的听小骨坏死，伴鼓窦或鼓室区域骨质破坏。鼓室内有肉芽形成。表现为持续性耳流脓，脓液黏稠，常有臭味，鼓膜呈边缘性穿孔。患者多有较重的传导性耳聋。此型中耳炎可发生各种并发症。

3. 辅助检查

（1）耳镜检查 耳镜可见鼓膜穿孔大小不等，从穿孔处可见鼓室内壁黏膜充血、肿胀、增厚，或有肉芽，鼓室内或肉芽周围及外耳道内有脓性分泌物。

（2）听力检查 纯音听力测试显示传导性耳聋或混合性耳聋，程度轻重不一。少数可为重度感音神经性听力损失。

（3）乳突 X 线片和颞骨 CT 扫描有助于诊断。

4. 心理－社会评估 患者因知识缺乏，不知其严重后果而不予重视。部分患者因耳流脓、听力下降且伴有臭味，而产生自卑心理。另因担心手术并发症，如面瘫等，而产生焦虑、恐惧心理。护士应多关心患者，围绕疾病的相关知识、手术过程、预后情况进行宣教，提高患者对疾病的认知及手术配合度。

【护理诊断】

1. 舒适受损 耳流脓，与慢性化脓性中耳炎有关。

2. 感知紊乱 听力下降与鼓膜穿孔、鼓室肉芽或胆脂瘤破坏听小骨有关。

3. 焦虑 与慢性化脓性中耳炎反复发作及对手术不了解有关。

4. 潜在并发症 颅内、外感染，面瘫等。

5. 知识缺乏 缺乏慢性化脓性中耳炎的治疗和自我护理知识。

【护理目标】

1. 听力改善或恢复；适应耳鸣的不适。

2. 耳流脓停止。

3. 患者或家属了解并发症的早期征象和危害，积极配合治疗，能掌握正确的耳部滴药方法及保健知识。

4. 焦虑、疼痛减轻或消失。

5. 患者无颅内、外感染及面瘫等并发症发生。

【治疗及护理措施】

治疗原则为消除病因，控制感染，消除病灶，通畅引流，尽可能恢复听力。

1. 非手术治疗

（1）病因治疗 及时治愈急性化脓性中耳炎，积极治疗鼻咽部慢性疾病，如腺样体肥大、慢性扁桃体炎、慢性鼻窦炎等。

（2）药物治疗 以局部用药为主。通常先用3%过氧化氢溶液洗耳，用棉签拭干后再滴入抗生素滴耳剂，常用药物有氧氟沙星滴耳液、氯霉素液等。1%呋麻滴鼻剂滴鼻，以保持咽鼓管引流通畅。炎症急性发作时，全身应用抗生素。

2. 手术治疗 根据病变范围，可施行乳突根治术及鼓室成形术。

（1）术前护理 向患者介绍手术的目的、意义及术中配合，使其有充分的心理准备，减轻焦虑感。落实术前检查、备皮等。

（2）术后护理 ①取平卧位或健侧卧位，起卧宜缓慢，防止意外跌倒；②遵医嘱使用抗生素及止血药，密切观察有无面瘫、眩晕、恶心、呕吐、剧烈头痛及平衡障碍等情况，若出现上述症状，应及时向医生反馈，警惕耳源性并发症的发生；③观察创面有无渗血，渗血明显者应及时换药；④摄入营养丰富、易消化食物，忌辛辣、硬等刺激性食物。

3. 健康指导

（1）指导患者正确洗耳、滴耳　用3%过氧化氢溶液彻底清洗耳道及鼓室内脓液，并用棉签拭干后方可滴药。局部禁用氨基糖苷类抗生素，如庆大霉素，以免引起耳中毒；忌用粉剂，以免堵塞鼓膜穿孔处，影响引流导致并发症；避免滴用有色药物，以免妨碍局部观察。注意滴入药液的温度，尽可能与体温接近，以免引起眩晕。

（2）鼓室成形术后3个月内，耳内会有少量渗出，属于正常现象。观察渗液颜色、气味，若有异常及时就医。注意保持外耳道清洁，防止感染。短期内不宜游泳，洗头时可用干棉球堵塞外耳道口。

（3）加强锻炼，增强机体抵抗力，防止感冒。

（4）宣传慢性化脓性中耳炎的危害，特别是骨疡型化脓性中耳炎和胆脂瘤型化脓性中耳炎有引起颅内、外并发症的危险。

💡 考点提示

慢性化脓性中耳炎的护理

【护理评价】

通过治疗和护理计划的实施，评价患者是否能够达到：耳流脓停止；听力改善或恢复；焦虑减轻或消失；未出现并发症；掌握慢性化脓性中耳炎的治疗与自我护理知识。

⊕ **知识链接**

胆脂瘤

胆脂瘤作为一个独立的病理类型，在发生学上与化脓性中耳炎的细菌感染之间无直接联系。因此国际上将胆脂瘤作为一个独立的疾病进行分类。中耳炎分类的一个共同特点是在化脓性中耳炎分型中并没有将胆脂瘤包括在内，在 Gates 中耳炎分类中仅将继发性胆脂瘤归于并发症。中耳胆脂瘤是一种能产生角蛋白的鳞状上皮在中耳、上鼓室、乳突、岩尖的聚集，可以进一步限定为：独立生长、代替中耳黏膜、吸收骨质的三维上皮结构。它不是一种肿瘤、由于破坏吸收颅底骨质，可侵入颅内，所以对患者有潜在的危险。胆脂瘤由三种成分组成：囊内容、基质、基质外层。囊内容是由完全分化的无核的角化上皮组成；基质包括形成囊壁结构的角化的鳞状上皮；基质外层或固有层是胆脂瘤的外周部分，由肉芽组织组成，可能包含胆固醇结晶，基质外层与骨质相连，而肉芽组织产生蛋白水解酶，导致骨质的破坏。

治疗原则：尽早行手术治疗，在清除病灶的同时尽量保留听力相关结构，预防并发症。

八、突发性耳聋

突发性耳聋（sudden deafness）也称暴聋，指突然发生的、原因不明的感音神经性听力损失。至少在相邻的两个频率听力下降大于20dBHL（dBHL是指分贝听力水平），是耳鼻咽喉科的常见急症。患者多能准确提供发病时间、地点和情形。以单耳发病多见，40～60岁成年人发病率高，男性较多，春秋季节易发病。发病急、进展快，治疗效果直接与就诊时间有关，视为耳科急诊。

【病因及发病机制】

目前病因未明。多数认为本病的发生可能与内耳供血障碍或病毒感染有关。窗膜与前庭膜破裂曾被认为是致病原因之一。另外与自身免疫和代谢障碍也有关系。

【护理评估】

1. 健康史　询问患者既往病史，是否患过耳病；了解其用药史、家族史及工作和居住环境等。评估耳聋的程度、持续时间等。

2. 身体状况 主要表现为高调耳鸣和不同程度的听力减退。约50%患者有眩晕、恶心、呕吐及耳周围沉重、麻木感。听力损害多较严重，可有听力中断。耳聋程度常与眩晕轻重呈正相关。患者多在晚间或晨起时发病。

3. 辅助检查 听力图显示中重度感音神经性耳聋，甚至全聋。听力图可以呈现以高频下降为主的下降型（陡降型或缓降型）曲线，或以低频为主的上升型曲线，也可呈平坦型曲线；听性脑干诱发电位正常；疑有蜗后病变应行颅脑 CT 扫描。

4. 心理－社会评估 评估患者的年龄、生活习惯、家庭及经济状况等，了解患者对本病的认知水平。患者可因耳鸣、耳聋而痛苦产生焦虑心理，或因影响正常的生活和工作而产生悲观情绪。通过与患者沟通交流，了解其心理状态。

【护理诊断】

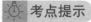

考点提示

突发性耳聋的护理诊断

1. 感知改变 听力损失，与突发性听力损失有关。

2. 舒适改变 眩晕，与突发性耳聋有关。

3. 焦虑 与眩晕和听力障碍有关。

4. 知识缺乏 缺乏预防突发性耳聋的知识。

【护理目标】

1. 眩晕、耳鸣症状减轻或消失。

2. 听力改善或恢复正常。

3. 患者情绪稳定，焦虑缓解。

4. 掌握耳聋的防治和保健知识。

【治疗及护理措施】

1. 治疗原则 早期治疗可以选用血管扩张药、抗血栓形成药和纤维溶栓药、维生素类、改善内耳代谢药物，给予适量激素等，亦可配合抗病毒药、高压氧治疗、控制眩晕药物等治疗。

2. 护理措施

（1）安慰患者，尊重和同情患者，使患者了解本病的大致病情及治疗方法，并说明本病具有不治自愈的可能性。如耳聋无法完全恢复，可配戴助听器加以矫正。尽最大可能减轻患者的思想顾虑，消除其焦虑情绪，使其充分休息，主动配合治疗和护理。

（2）合理安排患者的各项治疗，观察用药效果。在保证治疗的前提下，尽可能使患者充分卧床休息 7～10 天。

（3）怀疑迷路窗膜破裂时，让患者呈 30°半卧位，患耳向上，使窗膜保持在水平位。24 小时后行纯音听力测定，观察听力恢复情况，保留检查结果，以便复查对照。

（4）严密观察病情做好记录，禁止做增加颅内压动作。禁烟、酒，禁用各种耳毒性药物，观察有无高血压及心、肺、肝、肾等脏器病变。

（5）对于语言沟通有障碍者，准备纸、笔或其他合适的交流方式，及时了解患者需求。

（6）针对恶心、呕吐的患者，嘱其取半卧位、侧卧位，及时清除呕吐物。

（7）治疗期间应用糖皮质激和改善血液循环的药物，注意给予用药指导，观察药物不良反应，尤其注意有无胃肠道、血压变化等。

（8）眩晕患者注意采用清淡、少盐、低脂饮食。

3. 健康教育 介绍此病的基本知识，出现症状及时就医，以免耽误病情；禁烟酒、咖啡、浓茶等刺激性食品；禁用各种耳毒性药物；观察有无其他脏器病变。

【护理评价】

通过治疗和护理，评价患者是否达到：自觉眩晕、耳鸣症状缓解，听力提高；有效应对压力，不良情绪缓解；掌握耳聋的防治、保健知识。

九、梅尼埃病

⇒ **案例引导**

案例：患者，女，55 岁，右耳听力下降伴耳鸣 2 年，糖尿病病史 2 年，1 年内患者反复发作眩晕 3 次，改变体位后无明显变化，每次持续 3 小时，伴恶心、呕吐，不能站立及睁眼，意识清晰，每次发作自行卧床 2 ~ 3 天缓解。检查：眼震，发作伴有自发性水平眼震；听力初次正常；多次为感音神经性耳聋；甘油试验阳性；影像学检查正常。为求进一步治疗，以"前庭型梅尼埃病"收住入院。

讨论：1. 梅尼埃病的患者入院后如何进行护理？

2. 若患者行前庭神经切断术，术后的注意事项有哪些？

梅尼埃病（Meniere disease）是一种以膜迷路积水为主要病理改变，以反复发作性眩晕、波动性耳聋和耳鸣及耳胀闷感为典型临床特征的内耳疾病。该病有明显的眩晕发作期和间歇期，急性发作期患者突然感天旋地转、剧烈眩晕，每次持续 20 分钟 ~12 小时。多发于青壮年，年龄 30 ~ 50 岁。一般单耳发病，也可累及双耳。

【病因及发病机制】

病因迄今不明。但因其主要病理特征为膜迷路积水，研究学者认为梅尼埃病的发生机制主要是内淋巴的产生和吸收失衡，有下列几种学说。

1. 内淋巴管阻塞和内淋巴吸收障碍 如内淋巴管狭窄、内淋巴囊发育异常等因素都可能引起内淋巴囊和内淋巴管阻塞，导致内淋巴吸收障碍。

2. 内耳微循环障碍 自主神经紊乱、内耳小血管痉挛可导致迷路微循环障碍，使膜迷路组织缺氧、代谢紊乱、内淋巴生化特性改变，渗透压升高，引起膜迷路积水。

3. 免疫反应学说 内耳抗原 – 抗体反应可引起内耳毛细血管扩张，通透性增加，使体液渗入，同时因抗原 – 抗体复合物沉积而使内淋巴囊吸收功能障碍，造成膜迷路积水。

4. 其他学说

（1）内淋巴囊功能紊乱学说 内淋巴囊功能紊乱可引起糖蛋白分泌或产生异常，导致内淋巴稳定的内环境异常。

（2）病毒感染学说 认为病毒感染可能破坏内淋巴管和内淋巴囊。

（3）遗传学说 部分患者有家族史，但其遗传方式有多变性。

（4）多因素学说 多种因素如自身免疫病、病毒感染、缺血或供血不足等皆可能与之有关。梅尼埃病有可能为多因性或为多种病因诱发的表现相同的内耳疾病。

【护理评估】

1. 健康史

（1）询问患者眩晕及耳鸣发作的特点，以及眩晕发作时有无听力下降或听力下降的程度。

（2）了解患者既往有无耳疾病，有无家族史。

2. 身体状况

（1）眩晕　多呈突发旋转性眩晕，患者感到自身或周围物体沿一定的方向与平面旋转，或感摇晃、升降、漂浮，伴有恶心、呕吐、面色苍白、出冷汗等症状，持续数10分钟至数小时。通常在2～3小时后症状可减轻，眩晕持续超过24小时者较少见，但仍有不平衡感或不稳感，可持续数天。眩晕发作次数越多，持续时间长，间歇时间越短。

（2）耳鸣　多在眩晕发作前出现，发作时可加重，间歇期可缓解。初期为持续低调音，后期为高音调耳鸣。

（3）听力下降　患病初期可无自觉听力下降，多次发作后开始感听力下降明显。一般为单侧听力下降，发作期加重，间歇期减轻，呈明显波动性听力下降。听力丧失轻微或极度严重时无波动。听力丧失的程度随发作次数的增加而每况愈下，但极少全聋。患者听高频强声时常感刺耳难忍。

（4）其他症状　发作时患者耳或头部有胀满感、压迫感。有患者出现复听，即健耳与患耳将同一纯音听成音调、音色迥然不同的两个声音。

3. 辅助检查

（1）耳镜检查　鼓膜正常，声导抗测试正常，咽鼓管功能良好。

（2）听力学检查　呈感音神经性耳聋。纯音听力图早期为上升型或峰型，晚期为平坦型或下降型。

（3）前庭功能检查　发作期眼震电图可描记到自发性眼震和位置性眼震，间歇期可能为正常结果，多次反复发作患者前庭功能减退或丧失。

（4）甘油试验　通过减少异常增减的内淋巴来检测听觉功能的变化。试验方法：50% 甘油 2.4 ～ 3.0ml/kg 空腹饮下，服用前与服用后3小时内，每隔1小时纯音测听1次。若患耳在服用甘油后平均听阈提高15dB，则为甘油试验阳性。本病患者常为阳性，提示有膜迷路积水。

（5）影响学检查　颞骨CT、膜迷路MRI提示前庭导水管变直、变短、变细。

4. 心理－社会评估　本病发作时可引起眩晕，同时伴有恶心、呕吐、血压下降等症状，有的患者因反复发作影响生活和工作而产生紧张不安、焦虑等情绪。应注意评估患者对疾病的认知程度和情绪变化。

【护理诊断】

1. 舒适受损　与眩晕、恶心等有关。

2. 感知紊乱　与耳鸣、听力降低有关。

3. 有受伤的危险　与眩晕有关。

4. 焦虑　与反复眩晕、听力下降影响生活和工作有关。

5. 知识缺乏　缺乏梅尼埃病预防保健知识。

【护理目标】

1. 耳鸣减轻或消失，听力恢复。

2. 患者眩晕症状消失。

3. 患者情绪稳定，焦虑减轻或消除。

4. 患者无外伤的发生。

5. 患者了解梅尼埃病的预防保健、治疗知识，积极配合治疗。

【治疗及护理措施】

1. 治疗原则　采用以调节自主神经功能、改善内耳微循环、解除迷路积水为主的药物综合治疗，发作频繁者，考虑手术治疗。

（1）对症处理　急性发作时给予前庭神经抑制药如地西泮、地芬尼多等，利尿脱水药如氢氯噻嗪等，尽快缓解眩晕、恶心等症状。还可以应用抗胆碱能药如山莨菪碱等，血管扩张药及钙离子拮抗药如氟桂利嗪、尼莫地平等。

（2）手术治疗　对反复发作、症状较重、长期非手术治疗无效的患者可根据情况选择手术治疗，如内淋巴囊手术、前庭神经切断术、迷路切断术等。

2. 护理措施

（1）休息与饮食　发作期应卧床休息，并加床栏保护；室内温湿度适宜、光线柔和，保持环境舒适、安静；宜进清淡低盐饮食，适当控制进水量。

（2）病情观察　观察发作时患者的神志、面色、生命体征等，注意眩晕发作的次数、持续时间及伴发症状。

（3）用药护理　遵医嘱给予镇静药、利尿脱水药以及改善微循环药物等，护士应掌握所用药物的作用、副作用及禁忌证，发现药物不良反应及时处理。对长期应用利尿药者，注意适当补钾，避免水、电解质紊乱；使用镇静药期间，活动时注意看护，防止患者发生意外。

（4）手术护理　对手术治疗的患者，按耳科手术前、手术后常规护理。

（5）心理疏导　向患者讲解疾病相关知识，消除疑虑，使其能够积极配合治疗。对眩晕发作频繁的患者多做解释工作，帮助其树立战胜疾病的信心。

（6）健康指导　指导患者平时注意保持良好的心态，锻炼身体，饮食宜清淡、低盐，生活和工作有规律，尽量缓解心理压力，以避免或减少疾病的反复发作；对发作频繁的患者，指导其尽量不要单独外出、骑车或登高等，不可从事驾驶、高空作业等职业，防止意外发生；告知患者眩晕发作时，应立即闭目平卧，坐位时头部应倚靠在固定的椅背或物体上，避免大幅度的摇摆，避免头颈部的活动及声光刺激，指导患者深呼吸、放松；改变体位时宜做到"三慢"，即抬头转头慢、坐起慢、站起慢，以减轻眩晕。在间歇期指导患者进行头部、颈部及躯体运动等前庭康复训练，使患者反复处于易产生眩晕的体位，使其逐渐习惯此体位而消除症状。对于发作频繁、症状较重、保守治疗无效者，可考虑手术治疗。

【护理评价】

通过治疗和护理，评价患者是否达到：听力恢复，耳鸣消失；自述眩晕症状消失；情绪稳定；能采取有效措施预防外伤的发生；能了解梅尼埃病的预防保健、治疗知识并积极配合治疗。

第二节　鼻科患者的护理

PPT

⇒ **案例引导**

案例：患者，女，17 岁，主诉鼻部长"青春痘"，伴疼痛，自行挤压痘痘，并涂擦"祛痘灵"后，症状无缓减，为求进一步诊治，来医院就诊，诊断为鼻疖。查体：鼻尖和鼻翼两侧有未成熟鼻疖，鼻疖红肿。

讨论：1. 自行挤压"痘痘"有何危险性？

2. 应如何对患者进行健康指导？

一、鼻疖

鼻疖（furuncle of nose）是鼻前庭或鼻尖部的毛囊、皮脂腺或汗腺的局限性急性化脓性炎症。金黄色葡萄球菌为主要致病菌。

【病因及发病机制】

多因挖鼻、拔鼻毛使鼻前庭皮肤损伤所致，也可继发于鼻前庭炎。机体抵抗力下降者（如糖尿病患者）易患本病。

【护理评估】

1. 健康史　评估患者近期是否挖鼻、拔鼻毛，有无鼻前庭炎史，既往是否有糖尿病病史。

2. 身体状况

（1）轻症者表现　因鼻前庭处皮肤缺乏皮下组织，皮肤与软骨膜直接相连，故发生疖肿时，疼痛剧烈。鼻疖局部红、肿、热、痛，呈局限性隆起，颌下淋巴结可肿大，有压痛，部分患者可伴低热和全身不适。约在1周内，疖肿成熟后自行破溃排出脓栓而愈合。

（2）重症者表现　炎症向周围扩散，可引起颊部及上唇蜂窝织炎，如向深层扩散，则可波及软骨膜致鼻翼或鼻尖部软骨膜炎。鼻疖最严重的颅内并发症为海绵窦栓塞，多因挤压疖肿使感染扩散，经内眦静脉、眼上静脉、眼下静脉进入海绵窦所致，临床表现为寒战、高热、头痛剧烈、患侧眼睑及结膜水肿、眼球突出、固定或失明等。

3. 心理–社会评估　疖肿因疼痛剧烈，患者就诊时可表现出痛苦表情。护士应多关心、理解患者，并讲解疾病相关知识，以满足其对疾病的认识。

【护理诊断】

1. 急性疼痛　与局部炎症反应有关。

2. 潜在并发症　鼻翼或鼻尖部软骨膜炎、颊部及上唇蜂窝织炎、海绵窦栓塞等。

3. 有体温失调的危险　与感染有关。

4. 知识缺乏　缺乏疾病相关知识。

【护理目标】

1. 疼痛减轻或消失。

2. 未出现并发症或及时汇报并发症征象。

3. 体温恢复正常。

4. 患者知晓鼻疖及其并发症的相关防护知识。

【治疗及护理措施】

1. 治疗要点

（1）疖肿未成熟者，可用1%氧化氨基汞软膏、10%鱼石脂软膏或止痛消炎软膏涂抹，并配合理疗等。严重者可全身使用抗生素。

（2）疖肿已成熟者，可待其穿破或在无菌操作下用小探针蘸少许苯酚（石炭酸）或15%硝酸银烧灼脓头，促其破溃排脓，亦可以尖刀挑破脓头后用小镊子夹出脓栓，也可用小吸引器头吸出脓液；切开时避免切及周围浸润部分，切忌挤压。

（3）疖肿溃破后，局部清洁消毒，促进引流，破口处涂以抗生素软膏消炎，促进其愈合。

（4）合并海绵窦感染者，给予足量抗生素，及时请眼科和神经科医生会诊，协助治疗。

2. 护理措施

（1）安慰患者，说明疼痛因局部炎症引起，待炎症控制或疖肿成熟破溃后疼痛感会减轻或消失。

（2）遵医嘱使用抗生素。保持疖肿局部清洁干燥，避免触碰。

（3）观察疖肿局部红肿变化及脓栓是否形成，观察体温变化，重症者观察有无海绵窦栓塞并发症的表现。

（4）健康指导

1）疖肿未成熟者，指导其局部涂抹抗生素软膏、配合理疗等正确方法，以控制炎症或促使疖肿成熟。

2）疖肿已成熟者，叮嘱其切忌挤压或热敷，以防炎症扩散，引起严重并发症。

3）指导患者勿挖鼻、拔鼻毛。若再次发生鼻疖，切勿自行挤压或热敷。

4）日常生活有规律，注意劳逸结合，忌食辛辣刺激性食物。

5）若有糖尿病等全身性疾病，配合医生积极治疗。

【护理评价】

通过治疗和护理计划的实施，评价患者是否能够达到：疼痛减轻或消失；无发热或体温恢复正常；无并发症发生；掌握鼻疖相关防治知识。

二、急性鼻炎

急性鼻炎（acute rhinitis）是由病毒感染引起的鼻腔黏膜急性炎症性疾病，俗称"伤风""感冒"，具有传染性，四季均可发病，但以冬季更多见。

【病因及发病机制】

病毒感染是其主要病因，可继发细菌感染。已知有100多种病毒可引起本病，最常见的是鼻病毒，其次是流感和副流感病毒、腺病毒、冠状病毒、柯萨奇病毒及黏液病毒、副黏液病毒等。机体在某些诱因下，抵抗力下降，使病毒侵犯鼻腔黏膜。常见诱因有：①全身因素，如受凉、过度劳累、烟酒过度、维生素缺乏、内分泌失调或其他全身性慢性疾病；②局部因素，如鼻中隔偏曲、慢性鼻炎、鼻息肉等鼻腔慢性疾病或邻近感染病灶，如慢性鼻窦炎、慢性扁桃体炎等。

早期血管痉挛、黏膜缺血、腺体分泌减少、鼻腔黏膜灼热感，进而血管扩张、黏膜充血、水肿、腺体及杯状细胞分泌增加、黏膜下单核细胞和吞噬细胞浸润。继发细菌感染者，黏膜下中性粒细胞浸润，纤毛及上皮细胞坏死、脱落。恢复期，上皮及纤毛细胞新生，纤毛功能与形态逐渐恢复正常。

【护理评估】

1. 健康史　评估患者发病前的健康状况，近期是否与类似患者接触，是否有引起本病的局部或全身性因素。

2. 身体状况

（1）局部症状　初期表现为鼻内干燥、灼热感或痒感和打喷嚏，继而出现鼻塞、清水样涕、嗅觉减退和闭塞性鼻音。继发细菌感染后，鼻涕变为黏液性、黏脓性或脓性。

（2）全身症状　因个体而异，轻重不一，亦可进行性加重。多数表现全身不适、倦怠、头痛和发热（37~38℃）等。小儿全身症状较成人重，多有高热（39℃以上），甚至惊厥，常出现消化道症状，如呕吐、腹泻等。若无并发症，上述症状逐渐减轻乃至消失，病程为7~10天。

（3）并发症　感染向前直接蔓延可引起鼻前庭炎；炎症经鼻窦开口向鼻窦内蔓延，可引起急性鼻窦炎；经咽鼓管向中耳扩散，可引起急性中耳炎；经鼻咽部向下扩散，可致急性咽炎、急性喉炎、急性气管炎及急性支气管炎，小儿、老人及抵抗力低下者还可并发肺炎。

3. 辅助检查

（1）鼻腔检查　可见鼻黏膜充血、肿胀，下鼻甲充血、肿大，总鼻道或鼻底有较多分泌物。

（2）实验室检查　合并细菌感染者可出现白细胞计数升高。

4. 心理－社会评估 患者因鼻塞引起不适，表现出烦躁不安。护士应在配合医生治疗的同时，多关心患者，并注意评估患者的心理状态，以了解其对疾病的认知和期望。

【护理诊断】

1. 舒适受损 鼻塞、流涕、张口呼吸，与鼻黏膜肿胀引起同期障碍有关。

2. 体温过高 与急性炎症引起的全身反应有关。

3. 潜在的并发症 鼻窦炎、中耳炎、肺炎等。

4. 知识缺乏 缺乏疾病相关的自我保健和预防传播的知识。

【护理目标】

1. 鼻腔通气改善，不适感减轻。

2. 体温恢复正常。

3. 未出现并发症或能及时报告并发症的征兆。

4. 患者及家属知晓疾病相关的保健知识和预防病毒传播的相关知识。

【治疗及护理措施】

1. 治疗原则 以支持和对症治疗为主，同时预防并发症。

2. 护理措施

（1）根据医嘱使用减轻充血药物、抗病毒药及抗生素等。

（2）发热患者注意观察体温变化，及时更换衣服和被服，指导患者卧床休息，多饮水，进营养丰富、易消化饮食。必要时根据医嘱使用解热镇痛药。

（3）注意观察局部及全身症状，若出现脓性鼻涕增多、耳痛、耳闷、高热不退等表现，应及时报告医生，警惕并发症的发生。

（4）健康指导

1）指导患者正确滴鼻、擤鼻（左、右侧鼻腔分次擤鼻）。

2）生活有规律，注意劳逸结合，忌食辛辣刺激食物。

3）加强锻炼，增强体质。冬季增加户外活动，以增强对寒冷的适应能力。

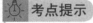

考点提示

急性鼻炎的护理

4）疾病流行期间，避免到人员密集的场所，注意开窗通风。患病期间，外出戴口罩，勤洗手，避免传播他人。

【护理评价】

通过治疗和护理计划的实施，评价患者是否能够达到：鼻塞、流涕症状减轻或消失；体温恢复正常；无并发症发生；掌握急性鼻炎的预防保健知识，知晓预防病毒传播的相关知识。

三、慢性鼻炎

⇒ 案例引导

案例：患者3年前无明显诱因出现双侧鼻塞，为交替性，伴有头痛、流涕、嗅觉减退，无发热、鼻出血，5年来睡眠打鼾、伴张口呼吸，未予就诊。近1年以来患者鼻塞、头痛加重。为进一步诊治，今以"慢性鼻炎"收入院。患者自发病以来，精神佳，饮食、睡眠可。

讨论：1. 请简述患者的用药护理措施。

2. 请针对该患者列出护理目标。

慢性鼻炎（chronic rhinitis）是鼻腔黏膜和黏膜下层的慢性炎症性疾病。以鼻腔黏膜肿胀、分泌增多、无明确致病微生物感染、病程持续3个月以上或反复发作为特点。

【病因及发病机制】

病因未明，可能与以下因素有关。

1. 局部因素　急性鼻炎反复发作或未获彻底治疗、鼻腔及鼻窦慢性疾病，如慢性鼻窦炎、鼻中隔偏曲等；邻近感染性病灶，如慢性扁桃体炎、腺样体肥大等；鼻腔用药不当，如滥用萘甲唑啉或麻黄碱滴鼻液导致的药物性鼻炎。

2. 全身因素　全身慢性疾病（如贫血，糖尿病，风湿病，结核，心、肝、肾疾病和自主神经功能混乱以及慢性便秘等）可引起鼻黏膜血管长期淤血或发反复性充血；营养不良（如维生素A、C缺乏）、内分泌疾病（如甲状腺功能减退）可引起鼻黏膜水肿。

3. 职业及环境因素　长期或反复吸入粉尘或有害化学气体。

4. 不良生活习惯　如烟酒嗜好、长期过度疲劳等。

【护理评估】

1. 健康史　评估患者有无烟酒嗜好，是否存在导致本病的全身因素或局部因素，评估患者的职业及其工作、生活环境。

2. 身体状况　慢性单纯性鼻炎和慢性肥厚性鼻炎，这两种临床类型病理学上虽有不同，但实际上无明确界限，前者可发展、转化为后者。两者在临床表现上略有差异。

（1）慢性单纯性鼻炎　鼻塞表现间歇性或交替性，一般为黏液涕，继发感染时可有脓涕，并有头痛、头昏、咽干、咽痛等症状。检查可见鼻腔黏膜充血，下鼻甲肿胀，表面光滑、柔软、富有弹性，对减充血剂敏感。

（2）慢性肥厚性鼻炎　鼻塞表现为持续、无交替，鼻涕不多，为黏液性或黏脓性，不易擤出，常有闭塞性鼻音、耳鸣和耳闭塞感，以及头昏、头痛、咽干、咽痛等症状。少数患者可有嗅觉减退。检查可见下鼻甲黏膜肥厚，黏膜表面不平，呈结节状或桑葚样，对减充血剂不敏感。

3. 心理-社会评估　因长期慢性疾病困扰，影响患者学习、生活，患者可表现出焦虑、苦闷。因此，护士应注意评估患者的情绪，对疾病的认知和期望。

【护理诊断】

1. 舒适度改变　鼻塞、头昏、头痛，与鼻黏膜充血、肿胀、肥厚及分泌物增多有关。

2. 感知觉紊乱　与嗅觉减退、鼻黏膜肿胀、肥厚及分泌物增多有关。

3. 潜在并发症　引起鼻窦炎、中耳炎等。

【护理目标】

1. 患者鼻塞减轻或消失，鼻涕减少。

2. 嗅觉恢复。

3. 患者了解慢性鼻炎及其并发症的防治知识。

4. 无并发症发生。

【治疗及护理措施】

治疗原则为祛除病因，恢复鼻腔通气功能。

1. 非手术治疗

（1）病因治疗　找出全身和局部病因，积极治疗全身慢性疾病及邻近感染灶、鼻中隔偏曲等。

（2）局部治疗　①鼻用糖皮质激素：是慢性鼻炎的首选用药，具有良好的抗炎作用和减轻充血效果。②鼻内用减充血剂：可选择盐酸羟甲唑啉喷雾剂，连续应用不宜超过7天。若继续使用，则需间断3~5天。③鼻腔清洁：鼻内分泌物较多或较黏稠者，可用生理盐水清洗鼻腔，以清除鼻内分泌物，改善鼻腔通气。

2. 手术治疗 慢性肥厚性鼻炎黏膜肥厚或对减充血剂不敏感者，可行下鼻甲等离子低温消融微创手术或下鼻甲黏膜下下鼻甲部分切除术、下鼻甲骨折外移术等。

（1）术前护理 完善各项检查。讲解疾病及手术相关知识，消除患者顾虑，以利配合手术。

（2）术后护理 ①局麻患者术后采取半卧位，减轻头颈部充血，减少出血，利于分泌物排出；②术后观察鼻腔渗血情况，若口腔内有血性分泌物嘱其不可咽下，以免引起胃部不适；③术后给予易消化、清淡流质或半流饮食，忌食辛辣刺激性的食物，可逐渐过渡到软食，忌烟酒及饮浓茶，保持大便通畅；④指导患者正确滴鼻、擤鼻，遵医嘱合理选择、使用滴鼻剂，防止药物性鼻炎；⑤及时彻底治疗相关性疾病；加强锻炼，增强机体抵抗力，防止感冒；戒烟酒，生活规律，劳逸结合；从事接触有害气体职业者嘱其加强防护措施，改善工作环境。

> 考点提示
>
> 慢性鼻炎的护理

【护理评价】

通过治疗和护理措施的实施，评价患者是否能够达到：鼻塞、头昏、头痛症状减轻或消失；无并发症发生；知晓慢性鼻炎的预防保健知识。

四、变应性鼻炎

⇒ 案例引导

案例：某患者患变应性鼻炎6年，鼻塞、鼻痒，打喷嚏，流眼泪，流鼻涕，头晕、头胀，常在春季发病，嗅觉减退，有明显的花粉过敏症状。患者自发病以来，畏风怕冷，精神萎靡，记忆力减退，睡眠不佳。检查：下鼻甲肿大，鼻黏膜灰白，鼻道有大量水样分泌物。

讨论：1. 变应性鼻炎的发病机制是什么？

2. 如何对该患者做出相应的出院指导？

变应性鼻炎（allergic rhinitis）是发生在鼻黏膜的变态反应性疾病，普通人群患病率为10%~25%，以鼻痒、喷嚏、鼻分泌亢进、鼻黏膜肿胀等为主要特点。变应性鼻炎分为常年性变应性鼻炎（perennial allergic rhinitis，PAR）和季节性变应性鼻炎（seasonal allergic rhinitis，SAR），后者又称花粉症（pollinosis）。

【病因及发病机制】

变应性鼻炎的发病与遗传及环境密切相关，带有与变应性鼻炎发病有关的基因的个体称为特应型个体。已经证实，空气污染和变应性鼻炎的发病有明显关系，如：甲醛、二氧化硫等对鼻黏膜有很大的刺激性。常年变应性鼻炎的变应原与季节性变应性鼻炎的变应原不同；季节性变应性鼻炎主要由树木、野草、农作物在花粉播散季节播散到空气中的植物花粉引起。常年性变应性鼻炎主要由屋尘螨、屋尘、真菌、动物皮屑、羽绒等引起。变应原是诱发本病的直接原因。

本病发病机制属Ⅰ型变态反应，但与细胞因子、细胞间黏附分子－1（intercellular cell adhesion molecule－1，ICAM－1）及部分神经肽的相互作用密切相关。

【护理评估】

1. 健康史 患者常有接触某种变应原的病史，部分患者可为特应性体质，评估患者是否有长期接触有害气体史。

2. 身体状况   以阵发性喷嚏、大量清水样涕、鼻痒和鼻塞为主要特征。季节性变应性鼻炎可有眼痒和结膜充血。由于鼻黏膜水肿明显，部分患者可有嗅觉减退，可并发或合并支气管哮喘等。

3. 辅助检查

（1）鼻镜检查   鼻黏膜苍白、肿胀。鼻腔常见水样分泌物。

（2）查找致敏变应原   可做过敏原皮肤试验、鼻黏膜激发试验和体外特异性 IgE 检测。

4. 心理 – 社会评估   大量连续的喷嚏和流涕可影响患者的正常生活、学习和工作效率。应注意评估患者心理状况，以了解其对疾病的认知和期望。

【护理诊断】

1. 舒适改变   鼻痒、鼻塞、喷嚏和大量清水样鼻涕与变态反应有关

2. 潜在并发症   变应性鼻窦炎、支气管哮喘和分泌性中耳炎等。

3. 知识缺乏   缺乏变应性鼻炎的自我护理及预防知识。

4. 清理呼吸道无效   与鼻黏膜水肿、分泌物增多有关。

【护理目标】

1. 患者不适感消失或减轻。

2. 患者掌握相关保健、预防知识。

3. 不发生严重并发症。

【治疗及护理措施】

1. 治疗原则   根据变应性鼻炎的分类和程度，采用阶梯式治疗方法，避免接触过敏原、非特异性治疗（药物治疗）、特异性治疗（免疫治疗）。

（1）非特异性治疗   包括糖皮质激素、抗组胺药、肥大细胞稳定剂（色甘酸钠）治疗、减充血剂治疗等。

（2）特异性治疗   避免与变应原接触是最有效的治疗方法，免疫疗法主要用于治疗吸入变应原所致的 I 型变态反应。

2. 护理措施

（1）遵医嘱使用抗过敏药物，注意观察药物的疗效和副作用。

（2）行特异性免疫治疗者，告知患者必须连续、长期进行治疗，才能显效。

3. 健康指导

（1）花粉症患者避免接触致敏物，在花粉散播的季节，外出时应佩戴口罩。常年性变应性鼻炎者应积极查找致敏变应原并避免接触。

（2）尘螨过敏者避免使用地毯、纺织沙发，定期使用除螨设备全屋清洁。

（3）对宠物过敏者建议停止饲养宠物，并主动远离。

（4）特异性免疫治疗疗程较长，指导患者应坚持配合治疗，如发生局部或全身不良反应应及时联系医生调整治疗计划。

> 💡 **考点提示**
>
>
> 变应性鼻炎的护理

（5）生活有规律，注意劳逸结合，忌烟、酒、辛辣刺激性食物。

（6）若在空气污染较严重的环境中工作，应注意改善工作环境或调整工种。

【护理评价】

通过治疗和护理计划的实施，评价患者是否能够达到：鼻痒、鼻塞、喷嚏等症状减轻或消失；无并发症发生；患者知晓变应性鼻炎的预防保健知识。

五、鼻出血

=> **案例引导**

案例：患者 6 小时前无明显诱因出现左侧鼻腔出血，量约 10ml，用纸堵塞未能止住。立即就诊，行左侧鼻腔填塞，出血止住，安返回家。1 小时后患者开始再次出血，量约 30ml，遂再次来就诊，门诊检查后即以"左鼻出血，鼻中隔偏曲"收入院。

讨论：1. 鼻出血止血的方法有哪些？

2. 护士应采取何种针对性的护理措施？

鼻出血（epistaxis）是临床常见症状之一，可单纯由鼻腔、鼻窦疾病引起，也可由某些全身性疾病所致，但以前者多见。

【病因及发病机制】

可分为局部原因和全身原因两类。

1. 局部原因

（1）外伤　①鼻内损伤：挖鼻、用力擤鼻、剧烈喷嚏及鼻内用药不当等损伤黏膜血管；鼻腔、鼻窦手术及经鼻插管等损伤血管或黏膜，未及时发现或未妥善处理均可导致鼻出血。②鼻外创伤：鼻骨、鼻中隔或鼻窦骨折及鼻窦气压骤变等损伤局部血管或黏膜，严重的鼻外伤和鼻窦外伤可合并颅前窝底或颅中窝底骨折，若伤及筛前动脉，一般出血较剧，若伤及颈内动脉，则危及生命。

（2）鼻腔异物　常见于儿童，多为一侧鼻腔出血或血涕。

（3）炎症　鼻腔和鼻窦特异性或非特异性炎症均可致黏膜血管受损出血。

（4）肿瘤　鼻腔、鼻窦、鼻咽部恶性肿瘤早期可涕中带血或少量反复出血，晚期可因肿瘤组织侵犯大血管而引起大出血。良性肿瘤如鼻腔血管瘤或鼻咽纤维血管瘤亦出血量较多。

（5）其他　鼻中隔疾病、萎缩性鼻炎可引起鼻出血。

2. 全身原因　凡可引起动脉压和静脉压增高、凝血功能障碍或血管张力改变的全身性疾病均可导致鼻出血。

（1）急性发热性传染病　流行性感冒、出血热、麻疹、疟疾、鼻白喉、伤寒和传染性肝炎等均可引起鼻出血。

（2）心血管疾病　高血压、血管硬化和充血性心力衰竭等，出血多因动脉压升高所致。

（3）血液病　①凝血机制异常的疾病；②血小板量或质异常的疾病。

（4）营养障碍或维生素缺乏　维生素 C、维生素 K、维生素 P 或钙缺乏等。

（5）其他　如肝、肾等慢性疾病和风湿热，磷、汞、砷、苯等中毒，长期使用水杨酸类药物，女性内分泌失调，遗传性出血性毛细血管扩张症等。

【护理评估】

1. 健康史　评估患者有无引起鼻出血的局部或全身性疾病，有无接触风沙或干燥气候生活史，有无鼻出血病史及出血后的诊治情况。

2. 身体状况

（1）儿童、青少年出血部位多在鼻中隔前下方的易出血区（利特尔区）。中老年人出血部位多在鼻腔后段的鼻 - 鼻咽静脉丛及鼻中隔后部动脉，出血量多且较凶猛，不易止血。

（2）局部原因引起出血者多为单侧鼻腔出血，全身性疾病多引起双侧或交替性出血。

（3）出血可表现为间歇性反复出血，亦可呈持续性出血。出血量多少不一，轻者可为涕中带血，重者可达数百毫升以上。短时间内失血达 500ml 时，患者可出现头昏、口渴、乏力、面色苍白等症状；超过 500ml 时，可出现胸闷、出冷汗、血压下降等表现；若超过 1000ml 大量出血者可致休克。反复多次少量出血可导致贫血。

3. 辅助检查

（1）前鼻镜检查　可以发现鼻腔前部的出血。

（2）鼻内镜检查　可以寻找鼻腔后部的出血部位。

（3）实验室检查　血常规检查可根据血红蛋白水平判断出血量及有无贫血；凝血功能和血小板计数检查有助于鼻出血的诊断。

（4）影像学检查　X 线摄片和 CT 扫描可排除鼻腔、鼻窦肿瘤引起的出血。数字减影血管造影（DSA）和 CT 血管造影（CTA）对外伤性假性动脉瘤所致鼻出血具有诊断意义。MRI 可用于遗传性出血性毛细血管扩张症患者颅内血管畸形的排查，有助于明确诊断。

4. 心理 - 社会评估　患者及家属常因出血量大或反复出血，就诊时表现紧张、恐惧心理，后因担心疾病预后表现为焦虑不安。护士应在配合医生抢救、治疗的同时，注意评估患者及家属的心理状态，以了解其对疾病的认知和期望。

【护理诊断】

1. 焦虑　与出血量大、反复鼻出血及担心疾病的预后有关。

2. 潜在并发症　感染、出血性休克。

3. 急性疼痛　与鼻腔填塞有关。

4. 活动无耐力　与患者大量失血后虚弱、病情需要减少活动等有关。

5. 知识缺乏　缺乏与鼻出血相关的自我保健和预防知识。

【护理目标】

1. 患者情绪稳定，焦虑感减轻或消失。

2. 患者鼻出血减少或停止，无出血性休克及感染等并发症发生。

3. 疼痛减轻或消失。

4. 在护士的帮助下满足各种生活基本需求。

5. 掌握有关鼻出血的自我保健知识和技能。

【治疗及护理措施】

鼻出血属于急诊。大量出血者常情绪紧张和恐惧，应给予安慰，使之平静。治疗原则：长期、反复、少量出血者应积极寻找病因；大量出血者需先立即止血，再查找病因。常规采取局部治疗与全身治疗相结合的方法。

1. 局部治疗

（1）简易止血方法　出血量较少、出血部位明确者可采用此方法。指导患者用手指捏紧两侧鼻翼（压迫鼻中隔前下方）10～15 分钟，同时冷敷前额和后颈；或用 1% 麻黄碱棉片填入鼻腔以暂时止血。

（2）烧灼法　反复少量出血、且出血点明确者可选用此方法。用化学烧灼法或电烧灼法破坏出血点组织，使血管封闭或凝固而达到止血目的。临床常用化学药物有 30%～50% 硝酸银或 30% 三氯醋酸。电烧灼因灼力较强，若烧灼不当反而加剧出血，现已少用。

（3）填塞法　对于出血较剧、渗血面较大或出血部位不明者，可进行鼻腔填塞。临床常用填塞材料有明胶海绵、纤维蛋白棉、凡士林纱条、碘仿纱条。经鼻腔纱条填塞未能奏效者，可行后鼻孔填塞。

凡士林纱条填塞一般不超过3~5天，需辅以抗生素治疗，以免引起感染。碘仿纱条填塞可适当延长留置时间。

（4）鼻内镜下止血法　该方法目前在临床已广泛应用，且成熟有效，患者痛苦少。

考点提示

鼻出血常用的止血方法

（5）其他止血方法　对严重鼻出血或顽固性鼻出血，可采用血管结扎法或血管栓塞法止血。

2. 全身治疗

（1）治疗　对于出血量大或行前后鼻孔填塞的患者应视病情使用镇静药、止血药、抗生素、维生素等药物，必要时补液、输血、氧疗。因全身疾病引起鼻出血应积极治疗原发病。

（2）护理措施

1）安慰患者及家属，协助取坐位或半卧位，测量生命体征，冰袋冷敷前额或颈部。

2）遵医嘱使用抗生素及止血药，必要时使用镇静药，补液，输血。

3）监测患者的生命体征，观察鼻腔、口咽渗血情况及填塞物有无松动、脱落，嘱患者勿将后鼻孔的出血咽下，防止刺激胃黏膜引起恶心、呕吐，且不利估计出血量。

4）对疑有休克者，应取头低平卧位，密切监测脉搏、血压等生命体征变化。建立静脉通道，遵医嘱给予镇静药、止血药、补液、交叉配血、吸氧等。

5）注意观察患者的血氧饱和度，尤其是对体型肥胖及年老体弱患者，观察患者有无嗜睡、反应迟钝等缺氧症状，必要时给予低流量吸氧。

6）鼓励并协助患者多饮水，进温凉的流质或半流质饮食，可少量多餐，忌食辛辣、热等刺激性食物。

7）协助患者做好口腔护理，防止嘴唇干裂和口腔感染。

8）避免打喷嚏、咳嗽、用力擤鼻、弯腰低头，以免纱条松动；避免外力碰撞鼻部；保持大便通畅，避免用力屏气，以防再次出血。

（3）健康指导

1）如患者出院后需继续用药，教会患者正确使用滴鼻药的方法。

2）出院后4~6周内避免用力擤鼻、打喷嚏、重体力劳动或剧烈运动。

3）告知患者鼻出血要以预防为主，有相关的全身性疾病或鼻部疾病应积极治疗。

4）饮食中要注意维生素的摄入，不偏食，忌食辛辣刺激食物，戒烟酒。保持大便通畅。

5）教会患者或家属简易止血法，少量出血可自行处理，如一次出血量较多，应立即到医院就诊。

【护理评价】

通过治疗和护理计划的实施，评价患者是否能够达到：患者情绪稳定，恐惧感下降或消失；无并发症发生；口腔黏膜湿润，头痛症状减轻或消失；卧床期间基本需求得到满足；患者及家属掌握鼻出血的相关防护知识。

六、鼻息肉

鼻息肉（nasal polyps）是鼻腔和鼻窦黏膜的常见慢性疾病，以极度水肿的鼻黏膜在中鼻道形成单发或多发息肉为临床特征。

【病因及发病机制】

鼻息肉的病因和发病机制尚不明确，学说众多，目前多认为息肉的形成与发展是多因素共同作用的结果，主要的学说如下。

1. 纤毛形态结构和功能障碍 纤毛结构或黏液质与量的异常，导致黏液纤毛运动功能障碍，并继发鼻窦和下呼吸道反复感染，息肉组织形成。多见于囊性纤维化（cystic fibrosis）、不动纤毛综合征（immotile ciliarg syndrome）和卡塔格内（Kartagener）综合征（支气管扩张、慢性鼻窦炎和内脏反位）患者。

2. 微环境变化的影响 窦口鼻道复合体（ostiomeatal complex，OMC）区域的狭窄或局部黏膜肿胀，可使黏膜互相接触，导致该部位纤毛活动障碍、黏膜血流减少，以致局部黏膜缺氧，黏膜纤毛清除功能减弱而致鼻息肉形成。

3. 嗜酸性粒细胞的作用 新近发现在80%欧美鼻息肉患者的息肉组织中嗜酸性粒细胞浸润占优势，提示鼻息肉与嗜酸性粒细胞增多有密切关系；黏膜及黏膜下层聚集的嗜酸性粒细胞可释放毒性蛋白导致鼻腔和鼻窦上皮损伤而形成息肉。亦有学者认为嗜酸性粒细胞系对真菌的免疫应答，在真菌性鼻窦炎患者中60%~80%伴有鼻息肉。

4. 细胞因子作用 鼻息肉黏膜上皮有明显的增生活性，并能合成和分泌多种上调局部炎性反应的细胞因子，导致上皮增生、血管生成、成纤维细胞增生和组织重塑，最终形成息肉。

【护理评估】

1. 健康史 评估患者有无慢性鼻炎、鼻窦炎病史，有无支气管哮喘病史，有无家族遗传史。

2. 身体状况

（1）鼻塞 多为双侧发病，单侧者较少，常表现为双侧鼻塞并逐渐加重呈持续性，重者说话呈闭塞性鼻音，睡眠时打鼾。

（2）鼻溢液 鼻腔流黏液样或脓性涕，间或为清涕，可伴喷嚏。

（3）嗅觉功能障碍 多有嗅觉减退或丧失。

（4）耳部症状 鼻息肉或分泌物阻塞咽鼓管口，可引起耳鸣和听力减退。

（5）可继发鼻窦炎，患者出现鼻背、额部及面颊部胀痛不适。

（6）鼻内镜检查 可见鼻腔内有一个（单发型）或多个（多发型）表面光滑、灰白色、淡黄或淡红色的如荔枝肉状的半透明肿物，触之柔软，不痛，不易出血。巨大或复发鼻息肉可致鼻背变宽，形成"蛙鼻"。鼻腔内可见到稀薄浆液性或黏稠脓性分泌物。

3. 辅助检查

（1）鼻内镜检查 可探明鼻息肉。

（2）影像学检查 X线摄片、CT或MRI扫描有助于明确诊断，了解病变范围。

4. 心理–社会评估 因鼻塞、鼻息肉反复发作，影响正常的工作、学习、生活，患者易产生焦虑心理。护士应多关心患者，并注意评估患者的心理状态，以了解其对疾病的认识和期望。

【护理诊断】

1. 舒适改变 鼻塞、张口呼吸，与鼻息肉及鼻腔填塞有关。

2. 潜在并发症 术后出血、脑积液鼻漏等。

3. 感知觉紊乱 嗅觉减退，与息肉阻塞鼻道有关。

【护理目标】

1. 鼻腔通气改善，不适感减轻。

2. 未出现并发症。

3. 患者知晓鼻息肉手术后的自我护理知识。

4. 患者嗅觉恢复。

【治疗及护理措施】

治疗采取药物治疗与手术切除相结合的综合治疗。

1. 非手术治疗　初发较小息肉，或鼻息肉手术前、后，或伴有明显变态反应者，可用局部吸入型糖皮质激素喷鼻剂喷鼻。伴有阿司匹林耐受不良、哮喘或鼻息肉手术后，可配合口服激素治疗。

2. 手术治疗　特别是多发和复发性息肉者，须采取经鼻内镜手术治疗，术后须坚持长期随访和综合治疗。

3. 护理措施

（1）术前护理　①评估患者，讲解有关知识，减轻患者对手术的焦虑及恐惧；②完善辅助检查，做好手术准备；③术前剪鼻毛，术晨禁食水。

（2）术后护理　①局麻患者术后采取半卧位，全身麻醉术后6小时改为半卧位，以减轻头部充血，利于分泌物排出；②观察鼻腔渗血情况及填塞纱条有无松动、脱落，并及时处理；③观察术后鼻部疼痛情况，因鼻腔内填塞纱条止血，会有面部肿胀、头痛、等症

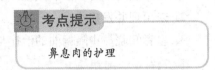

状，可采取鼻部冷敷法，以减轻疼痛和出血，必要时给予止痛栓；④术后遵医嘱给予易消化、清淡流质或半流饮食，忌食辛辣刺激性的食物，逐步进食软食；⑤指导患者张口呼吸及采取缩唇腹式呼吸以缓解不适，可用湿纱布覆盖在患者口部，用润滑油涂口唇，保持口腔湿润；⑥监测生命体征，并做好记录；⑦术后忌打喷嚏，忌用力擤鼻，忌将填塞纱条自行取出。

4. 健康宣教　①指导出院患者正确使用喷鼻剂喷鼻；②注意劳逸结合，忌烟酒及辛辣刺激性食物；③加强锻炼，增强抵抗力，预防感冒；④定期随访，并遵医嘱接受综合治疗，以防鼻息肉复发。

【护理评价】

通过治疗和护理计划的实施，评价患者是否能够达到：鼻腔通气改善，不适感减轻或消失；未出现并发症；知晓鼻息肉手术后的自我护理知识。

七、鼻中隔偏曲

鼻中隔偏曲（deflection of nasal septum）是指鼻中隔偏向一侧或两侧，或局部有突起，并引起鼻腔功能障碍，如鼻塞、鼻出血和头痛等。鼻中隔偏曲大多属先天性发育异常，后天继发者较少。

【病因及发病机制】

主要病因是组成鼻中隔的诸骨发育不均衡，形成不同的张力曲线，导致诸骨间连接异常所致。儿童时期腺样体肥大。硬腭高拱可限制鼻中隔发育引起鼻中隔偏曲。外伤也可引起鼻中隔偏曲。

【护理评估】

1. 健康史　评估患者有无鼻外伤史，儿童时期有无腺样体肥大病史，评估患者是否有鼻塞、头痛、鼻出血等症状。

2. 身体状况

（1）鼻塞　为主要症状，可表现为双侧或单侧鼻塞，取决于偏曲的类型和是否存在下鼻甲代偿性肥大。

（2）鼻出血　常发生在偏曲之凸面、骨嵴的顶尖部。

（3）头痛　偏曲之凸面挤压同侧鼻甲时，可引起同侧头痛。

（4）邻近器官症状　可继发鼻窦炎和上呼吸道感染。

3. 辅助检查

（1）鼻内镜检查可探明偏曲。

（2）影像学检查（X线摄片、CT或MRI扫描）有助于明确诊断，了解病变范围。

4. 心理-社会评估　因鼻塞、头痛等，加之严重者影响鼻的外形，患者易产生焦虑心理。护士应多关心患者，并注意评估患者的心理状态，以了解其对疾病的认知和期望。

【护理诊断】

1. 舒适改变　鼻塞、头痛，与鼻中隔偏曲及鼻腔填塞有关。

2. 潜在并发症　术后出血。

3. 知识缺乏　缺乏鼻中隔偏曲的治疗与保健知识。

【护理目标】

1. 鼻腔通气改善，头痛减轻或消失，不适感减轻。

2. 未出现并发症。

3. 患者知晓鼻中隔偏曲的治疗与保健知识。

【治疗及护理措施】

1. 治疗要点　鼻内镜下行鼻中隔偏曲矫正术，以改善鼻腔功能，预防并发症。

2. 护理措施

（1）遵医嘱使用减充血剂。

（2）手术治疗者的护理同鼻息肉手术护理。

（3）观察并预防并发症发生，如有无鼻腔出血不止，鼻梁塌陷，持续的鼻塞、寒战、发热、头痛及鼻梁胀疼感，需立即报告医师进行处理。

3. 健康指导

（1）指导患者正确使用滴鼻滴剂滴鼻。

（2）术后注意保护鼻部勿受外力碰撞，以防出血或影响手术效果。

（3）短期内避免剧烈运动。

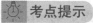
考点提示

鼻中隔偏曲的护理

（4）生活有规律，注意劳逸结合，忌烟酒、辛辣刺激性食物。

【护理评价】

通过治疗和护理计划的实施，评价患者是否能够达到：鼻腔通气改善，头痛消失，不适感减轻；无并发症发生；知晓鼻中隔偏曲的治疗与自我保健知识。

八、急性鼻窦炎

⇒ 案例引导

案例：患者，男，24岁，因"鼻塞，流涕半个月"入院。患者诉半个月前因淋雨受凉后感冒发烧头痛，于当地乡卫生院就诊，行药物治疗（具体不详）7天后症状有所缓解。几天后病情复发，患者自行服药后自觉症状不缓解，为求进一步诊治，来我科就诊，门诊以"急性鼻窦炎"收入院。

讨论：1. 该病常见的护理诊断有哪些？

2. 对该患者应如何进行用药指导？

急性鼻窦炎（acute suppurative sinusitis）是鼻窦黏膜的急性卡他性炎症或化脓性炎症，多与鼻炎同时存在，也常称为急性鼻－鼻窦炎。

【病因及发病机制】

1. 全身因素　过度疲劳、受寒受湿、营养不良、维生素缺乏等引起全身抵抗力降低。生活与工作环境不洁等是诱发本病的常见原因。此外，特应性（atopy）体质，全身性疾病（如贫血、糖尿病），甲状腺、脑垂体或性腺功能不足，上呼吸道感染和急性传染病（流感、麻疹、猩红热和白喉）等均可诱发本病。

2. 局部因素

（1）鼻腔疾病　急性或慢性鼻炎、鼻中隔偏曲、中鼻甲肥大、变应性鼻炎、鼻息肉、鼻腔异物和肿瘤等，均可阻塞窦口鼻道复合体，阻碍鼻窦的引流和通气而致鼻窦炎发生。

（2）邻近器官的感染病灶　扁桃体炎、腺样体炎等可同时伴发鼻咽和鼻腔炎症，进而伴发鼻窦炎。上颌第二前磨牙和第一、第二磨牙的根尖周感染、拔牙损伤上颌窦、龋齿残根坠入上颌窦内等均可引起上颌窦炎症。

（3）创伤性　鼻窦外伤骨折或异物射入鼻窦、游泳跳水不当或游泳后用力擤鼻导致污水挤入鼻窦等可将致病菌直接带入鼻窦。

（4）医源性　鼻腔内填塞物留置时间过久，引起局部刺激、继发感染而致鼻窦炎；此外，填塞物留置时间过久亦可因妨碍窦口引流和通气而致鼻窦炎。

（5）气压损伤　高空飞行迅速下降致窦腔负压，使鼻腔炎性物或污染物被吸入鼻窦，引起非阻塞性航空性鼻窦炎。

【护理评估】

1. 健康史　评估患者有无引起本病的全身或局部病因，有无明显诱发因素，疼痛的部位、性质等。

2. 身体状况

（1）全身症状　可出现畏寒、发热、食欲减退、便秘、全身不适等。儿童可发生呕吐、腹泻、咳嗽等消化和呼吸道症状。

（2）局部症状　鼻塞、脓涕、嗅觉改变、头痛或局部疼痛为本病最常见症状。一般而言，前组鼻窦炎引起的头痛多在额部和颌面部，后组鼻窦炎则多位于颅底或枕部。各鼻窦炎引起头痛和局部疼痛的特点如下。

1）急性上颌窦炎　眶上额部痛，伴有同侧额面部痛。晨起轻，午后重。

2）急性筛窦炎　一般头痛较轻，局限于内眦或鼻根部，也可放射至头顶部。

3）急性额窦炎　前额部周期性疼痛。晨起即感头痛，逐渐加重，至午后开始减轻，晚间则完全消失，次日又重复发作。

4）急性蝶窦炎　颅底或眼球深处钝痛，可放射至头顶和耳后，亦可引起枕部痛。晨轻，午后重。

3. 辅助检查

（1）前鼻镜检查　鼻黏膜充血、肿胀，以中鼻甲和中鼻道黏膜为甚。鼻腔内有大量黏脓性鼻涕。

（2）鼻内镜检查　查看鼻道和窦口及其附近黏膜的病理改变，包括窦口形态、黏膜红肿程度、息肉样变及脓性分泌物来源等。

（3）影像学检查　鼻道 CT 扫描，可清晰地显示鼻窦黏膜增厚及病变范围等，也可选择鼻窦 X 线摄片检查。

4. 心理－社会状况　因鼻塞、头痛、全身不适等，影响正常的工作、学习、生活和社交，患者易产生焦虑心理。护士应多关心患者，并注意评估患者的心理状态，以了解其对疾病的认知和期望。

【护理诊断】

1. 急性疼痛　感染刺激和压迫神经末梢所致。

2. 体温过高　与炎症引起全身反应有关。

3. 潜在并发症　急性咽炎、喉咽、扁桃体炎、气管炎及中耳炎等。

4. 知识缺乏　缺乏急性鼻窦炎的治疗和自我保健知识。

【护理目标】

1. 头痛、局部疼痛减轻或消失。

2. 体温恢复正常。

3. 未出现并发症。

4. 患者知晓急性鼻窦炎的治疗与保健知识。

【治疗及护理措施】

治疗原则为祛除病因，解除鼻腔鼻窦引流和通气障碍，控制感染，预防并发症。

1. 全身治疗　使用足量、有效抗生素，以及时控制感染，防止发生并发症或转为慢性鼻窦炎。特应性体质如变应性鼻炎、哮喘者，必要时使用抗变态反应药物全身治疗。全身慢性疾病或邻近感染病变如牙源性上颌窦炎等，应有针对性的进行治疗。

2. 局部治疗

（1）鼻内用减充血剂和糖皮质激素。

（2）体位引流　引流出鼻窦内潴留的分泌物。

（3）物理治疗　局部热敷、短波透热或红外线照射等。

（4）行鼻腔冲洗。

3. 护理措施

（1）高热者需卧床休息，多饮水，进清淡饮食。

（2）注意观察体温变化，可使用物理降温或口服解热镇痛药。

（3）遵医嘱使用滴鼻剂。

4. 健康指导

（1）指导患者正确滴鼻、鼻腔冲洗、体位引流等。

考点提示

急性鼻窦炎的护理

（2）若出现高热不退、头痛加剧、眼球运动受阻等症状，应及时就诊。

（3）加强锻炼，增强机体抵抗力，防止感冒。

（4）生活有规律，劳逸结合，忌烟酒、辛辣刺激性食物。注意工作、生活环境的洁净，加强室内通风。

（5）积极治疗全身及局部病因，及时、彻底治疗本病，避免转化为慢性鼻窦炎。

【护理评价】

通过治疗和护理计划的实施，评价患者是否能够达到：头痛、局部疼痛减轻或消失；体温恢复正常；未出现并发症；知晓急性鼻窦炎的治疗与保健知识。

九、慢性鼻窦炎

⇒ 案例引导

案例：患者2年余前无明显诱因出现嗅觉减退，无明显鼻塞，无流涕、头昏痛、鼻出血，数日后嗅觉自行恢复正常。以后上述症状反复发作，偶有轻度鼻塞，少许流涕。口服药物治疗（具体用药情况不详）后无明显好转。辅助检查：CT示鼻中隔偏曲，双下鼻甲肥大。为求进一步诊治，来我院就诊，门诊以"慢性鼻窦炎"收入院。自发病以来患者精神食欲可，睡眠可，二便正常，体重无明显变化。

讨论：1. 该病的治疗要点有哪些？
　　　2. 若该患者要进行手术治疗，请简述术前术后的护理措施？

慢性鼻窦炎（chronic sinusitis）多因急性鼻窦炎反复发作未彻底治愈迁延所致，可单侧或单窦发病，但双侧或多窦发病较常见。

【病因及发病机制】

病因和致病菌与化脓性鼻窦炎相似。此外，特应性体质与本病关系密切。本病亦可慢性起病，如牙源性上颌窦炎。

【护理评估】

1. 健康史　评估患者有无急性鼻窦炎反复发作史或牙源性上颌窦炎病史，是否为特应性体质。

2. 身体状况

（1）全身症状　轻重不等，时有时无。常表现为精神不振、易倦、头昏头痛、记忆力减退、注意力不集中等。

（2）局部症状

1）流脓涕　为主要症状之一。涕多，呈黏脓性或脓性，牙源性上颌窦炎患者的鼻涕有腐臭味。

2）鼻塞　是慢性鼻窦炎的另一主要症状。由于鼻黏膜肿胀、鼻内分泌物较多或稠厚所致。

3）头痛　一般头痛较轻，常表现为钝痛或闷痛。头痛多有固定时间或固定部位，经鼻内用减充血剂、蒸汽吸入等治疗后头痛缓解。

4）嗅觉减退或消失　多数属暂时性，少数为永久性。

5）视功能障碍　是本病的眼部并发症之一。主要表现为视力减退或失明，也有表现为其他视功能障碍如眼球移位、复视和眶尖综合征等。

3. 辅助检查

（1）前鼻镜检查　鼻黏膜慢性充血、肿胀或肥厚，中鼻甲肥大或息肉变，中鼻道变窄、黏膜水肿或有息肉。

（2）鼻内镜检查　可准确判断上述各种病变及其部位，并可发现前鼻镜不能窥视到的其他病变。

（3）口腔和咽部检查　牙源性上颌窦炎者可见牙齿病变。后组鼻窦炎者咽后壁可见到脓液或干痂附着。

（4）影像学检查　鼻窦CT扫描可显示窦腔大小、形态及鼻窦黏膜增厚程度等，鼻窦CT冠状位对于精确判断各窦病变范围、鉴别鼻窦占位性或破坏性病变有重要价值。鼻窦X线片和断层片对本病诊断亦有参考价值。

4. 心理-社会评估　因病程长且反复发作，鼻塞、流脓涕、头痛、记忆力减退等影响正常的工作、生活，导致患者学习成绩及工作效率下降，患者易产生焦虑心理，对治疗失去信心。护士应多关心患者，帮助其树立战胜疾病的信心。

【护理诊断】

1. 舒适改变　鼻塞、头痛与分泌物多、鼻腔填塞及脓液刺激有关。

2. 潜在并发症　手术后出血、感染、眶蜂窝组织炎、脑积液漏、球后视神经炎等。

3. 知识缺乏　缺乏疾病相关知识。

【护理目标】

1. 鼻塞、头痛减轻或消失。

2. 未出现并发症。

3. 患者知晓慢性鼻窦炎的治疗与保健知识。

【治疗及护理措施】

1. 治疗

（1）鼻内用减充血剂和糖皮质激素，以改善鼻腔通气和引流。

（2）鼻腔冲洗　每天 1 ~ 2 次，可以用生理盐水冲洗，以清除鼻腔内分泌物。

（3）行鼻窦负压置换疗法　用负压置换法使药液进入鼻窦，适用于额窦炎、筛窦炎和蝶窦炎及慢性全鼻窦炎患者。

（4）鼻腔手术　鼻中隔偏曲、息肉或息肉样变、肥厚性鼻炎等是窦口鼻道复合体区域阻塞的原因，须手术矫正或切除。

（5）鼻窦手术　经规范的保守治疗无效后选择鼻窦手术。手术方式有传统手术和鼻内镜手术。手术的关键是解除鼻腔和鼻窦口的引流和通气障碍，尽可能地保留鼻腔和鼻窦的基本结构。目前，功能性内镜鼻窦手术（FESS），已成为慢性鼻窦炎治疗的主要手术方式。

2. 护理措施

（1）遵医嘱正确使用抗生素和滴鼻剂。

（2）术后观察患者体温、脉搏变化，有无剧烈头痛、恶心、呕吐，有无视力障碍或眼球运动障碍等，警惕并发症的发生。

（3）进食前后协助患者漱口，以保持口腔清洁，防止感染。

（4）健康指导

1）向患者说明预防本病的重要性。平时注意增强体质，预防感冒，及时治疗鼻部、咽部及口腔的各种疾病。

2）对于急性发作的鼻炎或鼻窦炎应坚持治疗方案，争取治愈。

3）注意改善生活和工作环境，保持清洁和通风。

> 🔅 **考点提示**
>
> 慢性鼻窦炎的护理

4）养成良好的生活起居习惯，避免过度劳累，戒除烟酒。

5）指导患者正确滴鼻、鼻腔冲洗、体位引流及正确的擤鼻方法。

6）手术后按医嘱正确用药，定期随访，术后 1 个月内避免重体力活动。

【护理评价】

通过治疗和护理计划的实施，评价患者是否能够达到：鼻塞、头痛感消失；未出现并发症；知晓慢性鼻窦炎的治疗与保健知识。

第三节 咽科患者的护理

PPT

一、急性扁桃体炎

⇒ 案例引导

案例：患者，男，12岁。咽痛3天，体温达39.2℃，全身乏力，关节酸痛，伴有吞咽困难、呼吸急促1天住院。近1天来咽喉疼痛，讲话、吞咽时加剧，且向耳部放射。患者急性病容，面色发红；咽部充血明显、扁桃体Ⅲ度肿大，表面可见点、片状脓性分泌物，下颌淋巴结肿大。

讨论：1. 此病最可能的诊断是什么？其诊断依据有哪些？

2. 为明确诊断，还需做何种检查？

3. 该病常见治疗措施有哪些？

急性扁桃体炎（acute tonsillitis）为腭扁桃体的急性非特异性炎症，常伴有不同程度的咽黏膜和淋巴组织炎症。中医称"喉蛾风""烂乳蛾"，为咽部常见疾病。本病多继发于上呼吸道感染，常为慢性扁桃体炎的急性发作。有传染性，儿童及青少年多见，春、秋季节气温变化时容易发病。

【病因及发病机制】

扁桃体在人体免疫，特别是局部免疫中起着重要作用，是抵御上呼吸道感染的第一道门户。当机体全身或咽部局部抵抗力降低时，如免疫缺陷、营养不良、受凉或潮湿环境、劳累、烟酒过度、有害气体刺激等情况下，扁桃体的防御能力便会减弱；或者当病菌多次侵袭，特别是病菌数量大、毒力强时，可破坏隐窝上皮侵入实质导致本病的发生。

急性卡他性扁桃体炎多由病毒感染所致，最常见的是腺病毒或鼻病毒。急性化脓性扁桃体炎则以溶血性链球菌为主要致病菌。另外，非溶血性链球菌、葡萄球菌、肺炎链球菌、流感嗜血杆菌以及腺病毒、鼻病毒、单纯性疱疹病毒等也可导致本病，亦可见细菌和病毒混合感染。近年来革兰阴性杆菌感染有上升趋势，还发现有厌氧菌感染。病原体可通过飞沫、食物或直接接触而感染。本病通常散发、偶有区域性，多见于部队、工厂、学校中的集体生活者。

【护理评估】

1. 健康史 了解患者的工作、生活环境及既往病史。评估是否有导致患者全身或咽局部抵抗力下降的诱因，如全身慢性病、贫血、营养不良，发病前是否有上呼吸道感染史，是否有受凉、潮湿、劳累及过度饮酒等。评估患者的周围环境中是否有相似病情出现。评估患者咽痛的程度、时间及是否有高热、头痛等全身症状。

2. 身体状况

（1）局部症状 初期咽喉干燥，可伴不同程度的鼻塞、流涕或咳嗽、声嘶等症状。继而剧烈咽痛，因舌咽神经的反射作用，疼痛常放射到同侧耳部。咽部活动时疼痛加剧，故饮食与讲话均受影响。若炎症侵及咽鼓管，则可有耳鸣和听力减退。部分患者伴颈部淋巴结肿痛，转头受限。葡萄球菌感染者，扁桃体肿大较明显，幼儿可引起呼吸困难。

（2）全身症状 轻重不一，多见于急性化脓性扁桃体炎，表现为高热，畏寒、头痛乏力、食欲下降，关节酸痛、全身不适、便秘等。小儿可因高热而引起抽搐、呕吐及昏睡。

（3）专科检查

1）急性卡他性扁桃体炎　亦称急性充血性扁桃体炎。多为病毒感染引起，病变仅局限于扁桃体上皮和浅表组织，黏膜充血明显，无明显渗出物，隐窝内扁桃体实质无明显炎症改变。全身及局部的临床症状亦较轻。

2）急性滤泡性扁桃体炎　炎症侵及扁桃体实质内的淋巴滤泡，引起充血、肿胀甚至化脓，在隐窝口之间的黏膜下，可呈现黄白色斑点。

3）急性隐窝性扁桃体炎　扁桃体充血、肿胀，隐窝口可见由脱落上皮、纤维蛋白、脓细胞、细菌等组成的分泌物排出。厌氧菌感染者渗出物易形成假膜，容易被拭去。

（4）并发症　①局部并发症：炎症常直接波及邻近组织，导致扁桃体周围脓肿、急性中耳炎、急性鼻炎及鼻窦炎、急性喉炎、急性淋巴结炎、咽旁脓肿等。②全身并发症：可引起急性风湿病、急性关节炎、急性骨髓炎、心肌炎及急性肾炎等全身各系统疾病。机制不明，一般认为系靶器官与病原学之间存在共同抗原，对链球菌所诱生的Ⅲ型变态反应有交叉反应。

3. 辅助检查

（1）实验室检查示白细胞总数升高至 $(10 \sim 12) \times 10^9/L$，中性粒细胞增多达80%以上。

（2）细菌培养和药敏试验有助于查明病原微生物和选用抗生素。

4. 心理 – 社会评估　急性扁桃体炎起病急骤，症状明显，容易引起重视，大部分患者能得到及时治疗。儿童患者可因高热导致抽搐，引起家长的紧张、焦虑，应评估患儿家长的情绪及对疾病的认知情况，患者是否在慢性扁桃体炎的基础上反复发作，患者生活、工作环境中是否存在该病的诱发因素。

【护理诊断】

1. 急性疼痛　与扁桃体急性炎症有关。

2. 体温升高　与扁桃体急性炎症有关。

3. 潜在并发症　扁桃体周围脓肿、败血症、风湿热、急性肾炎等。

4. 知识缺乏　缺乏疾病相关的预防、治疗及护理知识。

【护理目标】

1. 咽痛减轻或消除。

2. 体温恢复正常。

3. 炎症消退，未发生并发症。

4. 了解疾病相关防治知识，逐步提高身体抵抗力。

【治疗及护理措施】

1. 应用抗生素　为主要治疗方法。首选青霉素类药物，若治疗2～3天后病情未见好转，高热不退，应分析原因并酌情使用糖皮质激素。

2. 卧床休息，保持室内空气流通，温湿度适宜。

3. 嘱患者尽量少说话，饮食宜以营养、易消化的软食或流质饮食为主，多饮水，加强营养并保持大便通畅。进食前、后漱口，常用复方硼砂溶液、复方氯己定含漱。

4. 观察患者体温变化、局部红肿及疼痛程度。体温过高者给予物理降温，如酒精擦浴及温水擦浴。体温升高达38.5℃以上时可遵医嘱给予药物降温。应注意解热镇痛药应用的间隔时间。婴幼儿需特别注意水分的补充，防止因大量出汗而导致脱水的发生。

5. 观察患者有无一侧咽痛加剧，语言含糊，张口受限，一侧软

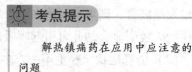

考点提示

解热镇痛药在应用中应注意的问题

腭及腭舌弓红肿膨隆、悬雍垂偏向对侧等扁桃体周围脓肿表现，同时还应仔细观察患者尿液，发现异常及时联系医生处理。

6. 疼痛护理　咽痛剧烈或高热时，可口服解热镇痛药。也可将阿司匹林1g溶于水中含漱，具有镇痛作用，在进餐前15~20分钟含漱效果较好。

7. 健康指导　该病可通过飞沫或直接接触传染，发病期间患者应适当隔离。在链球菌感染流行时，不去人群密集场所；养成良好的生活习惯，睡眠充足，劳逸结合，根据气候变化及时增减衣物，防止受凉及劳累过度。卧室及工作场所应经常开窗，保持空气流通。注意口腔卫生，经常漱口；饮食宜清淡、富于营养，戒除烟酒，少食辛辣刺激性食物；加强身体锻炼，提高机体抵抗力；对频繁发作，即每年有5次或以上的急性发作或连续3年平均每年有3次或以上发作的急性扁桃体炎或有并发症者，建议在急性炎症消退2~3周后行扁桃体切除手术。

【护理评价】

通过治疗和护理计划的实施，评价患者是否能够达到：咽痛减轻或消失；体温恢复正常；炎症消退，未发生败血症、急性肾炎等并发症；了解急性扁桃体炎防治的相关知识。

二、慢性扁桃体炎

⇒案例引导

　　案例：患者，女，8岁。患者于3年前受凉感冒后出现高热伴咽痛、吞咽困难及吞咽疼痛反复发作，有时伴发热，近2年来出现睡眠时打鼾伴张口呼吸，偶有憋醒，晨起咽干及干咳。今为进一步治疗而前来就诊。查体：双侧扁桃体及腭舌弓黏膜慢性充血，双侧扁桃体Ⅱ度肿大，挤压时有分泌物从隐窝口排出。鼻咽部腺样体未见肿大。

　　讨论：1. 此病最可能的诊断是什么？其常见的病因有哪些？

　　　　　2. 扁桃体肿大可分为几度？如何评估？

　　　　　3. 如手术治疗，其护理措施有哪些？

慢性扁桃体炎（chronic tonsillitis）是腭扁桃体的慢性炎症，多由急性扁桃体炎反复发作或因腭扁桃体隐窝引流不畅，隐窝内细菌、病毒滋生感染而演变为慢性炎症。慢性扁桃体炎迁延不愈，可出现各种免疫相关的并发症，如风湿性关节炎、风湿热、心肌炎、肾炎等。慢性扁桃体炎常见于大龄儿童及青年。

【病因及发病机制】

慢性扁桃体炎的主要致病菌是链球菌和葡萄球菌。急性扁桃体炎反复发作致病菌入侵，使扁桃体隐窝内上皮坏死组织与炎性渗出物充塞其中，使其引流不畅，从而导致本病发生，此时的扁桃体由免疫器官变成大的感染病灶，可引发全身多种并发症。本病还可继发于猩红热、白喉、流感、麻疹等急性传染病以及鼻腔、鼻窦等邻近器官组织的感染。

【护理评估】

1. 健康史　评估患者发病前有无急性扁桃体炎的反复发作，每年发作次数及近几年发作的频率；详细评估导致急性发作的诱因；评估是否引起全身的合并症如风湿热、急性肾炎等全身性疾病。

2. 身体状况　慢性扁桃体炎可分为3型：①增生型，又称肥大型；②纤维型，又称萎缩型；③隐窝型。

（1）患者常有急性扁桃体炎反复发作病史，表现为反复咽痛、发热。发作间歇期症状多不明显，表现为咽干、咽痒、明显异物感、刺激性咳嗽等。由于扁桃体隐窝内潴留干酪样腐败物，患者常伴有口臭，合并厌氧菌感染时口臭加重。小儿患者如扁桃体过度肥大，可出现张口呼吸、睡眠打鼾、吞咽或言语共鸣障碍。如隐窝脓栓被咽下，对胃肠敏感患者可致消化不良。隐窝内毒素被吸收入血，可引起头痛、乏力、低热等全身反应。

（2）局部表现　扁桃体和腭舌弓呈暗红色慢性充血，挤压腭舌弓时，隐窝口可见黄白色干酪样点状物溢出。成人扁桃体多已缩小，表面可见瘢痕，常与周围组织粘连。儿童、青年扁桃体多肥大。触诊常有下颌角淋巴结肿大，活动度好，多无压痛。

3. 辅助检查　实验室检查常可发现白细胞计数升高，并发肾炎或风湿病时，血沉加快；并发肾炎时，尿液检查可出现尿蛋白、肌酐、尿素氮异常。抗链球菌溶血素"O"、血清黏蛋白、心电图、心肌酶谱等检查，有助于诊断是否合并全身免疫性疾病。

4. 心理-社会评估　慢性扁桃体炎平时无明显症状，患者多缺乏重视。合并全身并发症时或准备手术时，患者往往表现出紧张或恐惧等心理状况。因此，护士应评估患者及家属对疾病的认知程度及情绪状况。了解患者年龄、饮食习惯、生活和工作环境，有无理化因素的长期刺激等。

【护理诊断】

1. 急性疼痛　与慢性扁桃体炎急性发作或手术伤口引起的机械损伤有关。

2. 焦虑　与慢性扁桃体炎反复发作或担心预后、并发症或手术等有关。

3. 知识缺乏　缺乏有关的治疗和自我保健知识。

4. 潜在并发症　创面出血、风湿热、急性肾炎等。

【护理目标】

1. 疼痛消失，焦虑减轻或消失。

2. 了解疾病相关知识。

3. 及早发现各种并发症，并及时处理。

【治疗及护理措施】

1. 非手术治疗　抗生素应用同急性扁桃体炎。

2. 手术治疗　施行扁桃体切除术或等离子低温消融治疗。扁桃体作为免疫器官，对机体具有重要的保护作用，尤其是儿童。任意切除扁桃体将失去局部的免疫反应，甚至出现免疫监视障碍，因此必须严格掌握手术的适应证。手术适应证包括：慢性扁桃体炎反复急性发作或多次并发扁桃体周围脓肿，扁桃体过度肥大妨碍吞咽、呼吸及发声，合并全身并发。手术禁忌证包括：5岁以下儿童，造血系统疾病及凝血机制障碍，月经期及急性炎症、全身免疫性疾病活动期。对活动性病灶，宜在并发症得到控制后进行。

（1）术前护理

1）向患者解释手术目的及注意事项，以减轻患者的紧张心理，争取配合。主动关心患者，听取患者主诉，为患者创建舒适的休息环境，以减轻患者的焦虑。

2）保持口腔清洁，术前3天开始给予漱口液含漱，每天4～6次。需明确告知患者漱口液的使用方法。

3）全身麻醉者术前6小时禁食，2小时禁饮，局麻者术日晨禁食、禁水，并遵医嘱术前用药。

（2）术后护理　最主要的护理问题为术后出血、疼痛及感染。

1）防止出血　根据出血时间可分为原发性出血和继发性出血。原发性出血发生于术后24小时内，与手术中止血不彻底、腺体组织残留或术后肾上腺素反跳有关。继发性出血多发生于手术后5～10天，与创面感染、白膜提前脱落有关。

嘱患者卧床休息，全身麻醉未苏醒者取侧俯卧位，头偏向一侧，口下可置弯盘，以利于口咽部积血、唾液或呕吐物流出，保持呼吸道的通畅。全身麻醉清醒后及局麻者取半卧位。

嘱患者勿将口腔分泌物咽下，随时将其轻轻吐出。密切观察出血量，如分泌物中带少量血丝属正常现象，若患者不断从口中吐出鲜血或未清醒患者有频繁吞咽动作，则提示有活动性出血，应立即通知医生处理并协助止血。

为防止牵拉创面引起出血，手术当日嘱患者尽量少说话，避免咳嗽，较小患儿应避免哭闹。由于术后局部组织发生充血、水肿，患者因咽部异物感而反射性地咳嗽、咳痰，应嘱患者尽量避免并协助其分散注意力，必要时遵医嘱雾化吸入稀释痰液，减轻局部症状。

防止白膜提前脱落引起继发出血。嘱患者勿食辛辣、生硬和过热食物，漱口时冲洗力度不可过大，以免损伤创面，防止过硬食物刮擦及人为触碰创面。

2）减轻疼痛 创面疼痛以术后24小时内最为明显，常引起患儿哭闹，可加重出血。应注意安抚患儿情绪，分散其注意力，如玩玩具、听歌、看视频等以减轻疼痛。术后含服冷流质饮食、颈部冰敷或穴位按摩可缓解疼痛，冷敷时要避免低温造成的局部皮肤血运障碍。疼痛较重时遵医嘱给予镇痛药或协助医生做下颌角封闭。

3）预防感染 术后遵医嘱应用抗生素，注意保持患者口腔清洁；次日指导患者用含漱液漱口，可嘱患者多做伸舌、说话，以促进局部肌肉功能恢复及防止术区感染。观察创面白膜的生长情况，白膜色白、薄而光洁，于术后4～6小时开始生长，24小时后生长完全，覆盖两侧扁桃体窝，5～7天逐渐脱落，约10天左右完全脱落。白膜生长延迟提示创面愈合不良，白膜厚而污秽者提示伤口感染。

4）密切观察患者有无发热、关节酸痛、尿液变化等，警惕风湿热、急性肾炎等并发症的发生。

5）饮食指导 如无出血，局麻患者术后2小时、全身麻醉患者清醒后3小时可进冷流质饮食，次日改为半流质饮食，3日后可进软食，2周内忌吃硬食及粗糙、酸性食物。患者因创面疼痛常不愿进食，为提高机体抵抗力，促进术后恢复，应加强宣教，鼓励患者少量多餐，补充高蛋白、高维生素等易消化饮食。

6）健康指导 恢复期间注意保暖，多饮水，预防感冒。注意休息和适当锻炼，劳逸结合，生活规律，增强体质和抗病能力。进食前后漱口，以保持口腔清洁。扁桃体切除术1个月后避免进食硬、粗糙及刺激性食物。

考点提示
扁桃体切除术后的护理措施

【护理评价】

通过治疗和护理计划的实施，评价患者是否能够达到：扁桃体切除手术伤口愈合良好，疼痛消失；了解慢性扁桃体炎的相关预后、保健知识；无出血、风湿热、急性肾炎等并发症发生。

三、腺样体肥大

腺样体又称咽扁桃体或增殖体，位于鼻咽部顶部与咽后壁处，属于淋巴组织，表面呈桔瓣样。腺样体于出生后随着年龄的增长而逐渐长大，2～6岁时为增殖旺盛的时期，10岁以后逐渐萎缩，15岁时达成人大小。若腺样体增生肥大且引起相应症状称腺样体肥大（adenoid hypertrophy），常见于3～5岁儿童。

【病因及发病机制】

1. 鼻咽炎、鼻窦炎的长期刺激 鼻咽部的急性或亚急性炎症反复发作，使鼻咽部黏膜和腺样体的淋巴滤泡发生病理性肥大，也可以因慢性鼻咽炎、慢性鼻窦炎的大量脓性分泌物长期刺激腺样体，使其发生慢性炎症反应，继而引起了病理性增生、肥大。

2. 呼吸道急性传染病 儿童期患麻疹、猩红热、百日咳、流行性感冒、白喉等常累及腺样体，使其迅速肥大。腺样体肥大也可以是全身性淋巴结肿大的局部表现。

3. 变态反应性体质学说 患变应性疾病的儿童，多有腺样体肥大，如变应性疾病得到控制时，腺样体亦可随之缩小。

4. 慢性扁桃体炎 腺样体肥大和慢性扁桃体炎的病因常相同，故两者常合并存在。

5. 外界环境因素 寒冷、潮湿、气候多变地区易发本病。

腺样体肥大的病理改变与慢性增生型扁桃体炎相似，有慢性炎症反应、淋巴组织增生、淋巴滤泡增多、嗜酸性粒细胞增多、淋巴细胞浸润、血管壁增厚、纤维组织肿胀、腺样体体积增大，表面黏膜常由柱状纤毛上皮转化为鳞状上皮，纤毛消失。

【护理评估】

1. 健康史 评估患儿有无反复发作的上呼吸道感染，有无伴有鼻、咽、喉及耳部的不适症状。同时应注意评估患儿的营养状况、生长发育及智力发育情况，精神、情绪是否稳定。

2. 身体状况 儿童鼻咽腔狭小，如果腺样体肥大堵塞后鼻孔及咽鼓管咽口，可引起耳、鼻、咽、喉等相应症状。

（1）鼻部症状 鼻阻塞为本病的主要症状，由腺样体阻塞后鼻孔引起。表现为说话时带闭塞性鼻音，患儿张口呼吸，睡眠时舌根后坠，常有鼾声，睡眠不安，严重者出现阻塞型睡眠呼吸暂停低通气综合征。此外，由于鼻腔引流不畅，故本病常并发鼻炎及鼻窦炎，除鼻塞症状外，还表现为长期流鼻涕。

（2）耳部症状 肥大的腺样体可压迫咽鼓管咽口，使鼓膜两侧气压失衡，可引起分泌性中耳炎，出现听力减退、耳鸣、鼓膜内陷或鼓室积液。也可继发感染而发生化脓性中耳炎。

（3）咽、喉和下呼吸道症状 因分泌物向下流并刺激咽、喉、气管及支气管呼吸道黏膜，常引起夜间阵咳，易并发气管炎。

（4）全身症状 因呼吸不畅，会使患儿长期处于缺氧状态，表现为慢性中毒和营养、发育障碍。患儿表现为厌食，呕吐、消化不良，继而营养不良；反应迟钝，注意力不集中，性情暴躁，烦躁不安，对周围事物漠不关心，疲乏无力，反射性头痛和贫血、消瘦等。也可因长期慢性缺氧而出现肺源性心脏病，甚至急性心力衰竭。

（5）其他 患者由于长期张口呼吸，致使面骨发育发生障碍，颌骨变长，腭骨高拱，牙列不齐，上切牙突出，唇厚，缺乏表情，出现所谓"腺样体面容"。因肺扩张不全，严重者日久胸廓两侧壁收缩，胸骨突出，形成"鸡胸"。

3. 辅助检查

（1）口咽检查可见口咽后壁有分泌物附着。纤维鼻咽镜检查在鼻咽顶部和后壁可见表面有纵行裂隙的分叶状淋巴组织，像半个剥了皮的小桔子，常常堵塞后鼻孔。Ⅰ度阻塞，腺样体阻塞后鼻孔25%以下；Ⅱ度阻塞，腺样体阻塞后鼻孔26%～50%；Ⅲ度阻塞，腺样体阻塞后鼻孔51%－75%；Ⅳ度阻塞，腺样体阻塞后鼻孔76%～100%。常有腭扁桃体肥大。电子鼻咽镜检查可见鼻咽顶后壁红色块状隆起，表面多呈橘瓣状。

（2）X线鼻咽侧位片可见鼻咽部软组织增厚，相应气道变窄。CT扫描提示腺样体肥大。

4. 心理-社会评估 注意评估患儿的年龄、情绪和性格特点。患儿可因本病导致性情暴躁，烦躁不安，对周围事物漠不关心，应重点评估其入院后的情绪反应，是否能接受医院环境，应注意对患儿进行安抚。

【护理诊断】

1. 知识缺乏 患者及家属缺少腺样体肥大对患儿生长发育影响的相关知识。

2. 焦虑 与家长对手术风险及手术效果的担忧有关。

3. 有感染的风险 与术后抵抗力下降及鼻咽黏膜损伤有关。

4. 潜在并发症 切口出血、出血误咽刺激胃肠道等。

【护理目标】

1. 患者获得本病相关知识，对手术适应证及通过手术有何获益有所了解。

2. 焦虑减轻或消失，情绪稳定，可以积极配合手术。

3. 加强护理及陪护，未发生坠床。

4. 保持术腔清洁，无感染出现。

【治疗及护理措施】

1. 非手术治疗 该病随着年龄的增长，腺样体将逐渐萎缩，病情可能得到缓解或症状完全消失。积极治疗引起腺样体肥大疾病，如急性鼻炎、慢性鼻炎、鼻窦炎等。鼻腔阻塞者采用鼻黏膜减充血剂。

2. 手术治疗 如果非手术治疗无效，应尽早行手术切除腺样体或等离子低温消融治疗，手术常同扁桃体切除术一并进行，如仅为腺样体单独病变时，可单独行腺样体切除，手术年龄以 5~6 岁为最佳。

（1）术前护理 协助医生了解有无手术禁忌证；观察患者有无体温波动及术前休息情况；与患儿加强交流，帮助其克服恐惧心理，利于其术前、术后积极配合；指导患者保持口腔清洁，术前 3 天含漱液含漱；全身麻醉者术前 6 小时禁食，2 小时禁饮。

（2）术后护理 术后出血、疼痛、感染的护理参考慢性扁桃体炎的术后护理。

【护理评价】

通过治疗和护理，患者是否能达到：了解本病相关知识；焦虑减轻或消失，情绪稳定；无意外发生；无感染发生。

四、慢性咽炎

慢性咽炎（chronic pharyngitis）是咽部黏膜、黏膜下及淋巴组织的局限性或弥漫性慢性炎症。本病极为常见，以成年人居多，病程长，多反复发作，久治不愈，往往给人们的生活质量带来影响。

【病因及发病机制】

1. 局部因素

（1）急性咽炎反复发作或延误治疗。

（2）咽部邻近的上呼吸道病变迁延 慢性扁桃体炎、口腔炎等可通过炎症直接蔓延导致本病。各种鼻部疾病影响鼻腔通气时，可导致长期张口呼吸，进而引发咽部黏膜长期过度干燥也是本病的诱因。来自鼻腔、鼻窦、鼻咽部的炎性分泌物经后鼻孔倒流至咽部刺激咽部黏膜，亦可导致本病的发生。

（3）环境及理化因素 温度、湿度的变化，空气质量差，烟、酒刺激，辛辣刺激性食物，粉尘，有害气体及放射性照射等因素均可诱发本病。

（4）职业因素 长期大量用声致咽部过度疲劳者，如教师、歌唱者等，长期刺激咽喉，引起咽喉部慢性充血而最终致病。

（5）其他 吸入性过敏原、药物影响及易感体质因素亦可引起本病。

2. 全身因素 贫血、消化不良、胃食管反流、心血管疾病、慢性支气管炎、支气管哮喘、风湿病、肝肾疾病等也可引发慢性咽炎；内分泌紊乱、自主神经功能失调、维生素缺乏及免疫功能紊乱等均与本病相关。

【护理评估】

1. 健康史　应评估患者有无上呼吸道慢性炎症、有无烟酒嗜好及辛辣饮食偏好，职业及环境中是否经常接触理化因素的反复长期刺激，以及是否伴有导致机体抵抗力下降的全身性疾病。

2. 身体状况　从病理学上，慢性咽炎可分为以下5类：慢性单纯性咽炎、慢性肥厚性咽炎、萎缩性及干燥性咽炎、慢性过敏性咽炎、慢性反流性咽炎。

（1）患者全身症状多不明显，以局部症状为主。表现为咽部不适，如异物感、干燥感、发痒、灼热、微痛等。分泌物少而黏稠常附着于咽后壁，不易咳出，故患者常表现为干咳及习惯性清嗓子，过度用力时还可引起咽部黏膜出血，造成分泌物中带血。以及由于鼻、鼻窦、鼻咽部病变造成夜间张口呼吸，常在晨起时出现刺激性咳嗽或刷牙时恶心、干呕。

（2）慢性单纯性咽炎　咽黏膜慢性充血，小血管曲张，呈暗红色，表面有少量黏稠分泌物。慢性肥厚性咽炎咽后壁多个颗粒状滤泡隆起，呈慢性充血状，有时融合为一体，在淋巴颗粒隆起的顶部可形成囊状白点，破溃时可见黄白色渗出物，咽侧索淋巴组织可增厚呈条索状。慢性萎缩性咽炎或慢性干燥性咽炎，咽部附有干痂，伴有口臭。检查见咽黏膜干燥、菲薄，重者呈鳞状、发亮。可覆盖脓性干痂，病变延续到咽鼓管可引起耳鸣、听力减退，蔓延到喉部可引起声音嘶哑。

3. 辅助检查

（1）咽部视诊　慢性单纯性咽炎咽黏膜呈暗红色弥漫性充血，慢性肥厚性咽炎咽后壁淋巴滤泡增生，咽侧索淋巴组织增厚。

（2）间接喉镜检查　可进一步了解会厌、声带及梨状窝的情况。

4. 心理－社会评估　重点评估患者对疾病的认知程度，部分患者因慢性咽炎症状不明显且缺乏全身症状，未引起足够重视，导致疾病反复发作、迁延。部分患者则因为咽部不适、异物感久治不愈而产生焦虑、烦躁，甚至产生恐癌心理，治疗上希望尽快根治而不断就诊。

【护理诊断】

1. 舒适改变　咽干、咽痒、恶心、干呕，与慢性咽炎有关。

2. 焦虑　与长期咽部不适，症状反复发作、迁延不愈有关。

3. 知识缺乏　缺乏咽部炎症防治的相关常识。

【护理目标】

1. 患者自述咽部异物感和不适感减轻或消失。

2. 情绪稳定，能积极配合治疗和护理。

3. 患者对本病有较全面的认识，了解引起本病的相关诱发因素，并能积极进行防治，如能戒除烟酒嗜好，避免刺激性饮食、消除急躁、抑郁情绪。

【治疗及护理措施】

1. 指导慢性单纯性咽炎患者正确使用含漱液　口含药液使头稍后仰，张口发"啊"音，并防止误咽。常用药物有复方硼砂溶液含漱，含服润喉片、含碘喉片等，金嗓利咽丸、咽炎冲剂等中成药。

2. 慢性肥厚性咽炎　除上述治疗外，可用碘甘油涂抹于咽后壁。局部冷冻或射频消融治疗适用于淋巴滤泡增生显著者，但范围不宜过大、过深。因治疗有可能导致局部瘢痕形成，加重咽部异物感，治疗前应并向患者做好解释说明。

3. 慢性萎缩性及干燥性咽炎　一般处理同上，但不可实行烧灼治疗。注意营养均衡，服用维生素A、维生素 B_2、维生素 C、维生素 E 以促进黏膜上皮生长。

4. 遵医嘱指导患者用药并注意观察药物使用后的疗效。

5. 向患者讲解本病的病因、治疗及预防，鼓励患者避免复发诱因，提高机体抵抗能力。嘱患者戒除烟酒，减少刺激性食物，避免接触有害的理化因素刺激，及时治疗急性上呼吸道感染，积极治疗全身性疾病。

【护理评价】

通过治疗和护理计划的实施，评价患者能否达到：咽部炎症减轻，不适感消失；焦虑减轻或消除，情绪稳定；了解本病的病因、治疗和预防，能在生活中做好复发的预防。

五、咽后脓肿

咽后脓肿（retropharyngeal abscess）为咽后间隙的化脓性炎症，早期为蜂窝织炎，继而形成脓肿。随着脓肿增大可影响呼吸及吞咽功能，严重者危及生命。咽后脓肿分急、慢性两类，急性者常因咽后淋巴结感染化脓引起，多见于3岁以下婴幼儿；慢性者少见，多系颈椎结核形成脓肿，又称寒性脓肿。

咽后间隙为一含疏松结缔组织的潜在间隙，位于咽后壁后方，颊咽筋膜与翼筋膜之间，上起颅底枕骨部，下连后纵隔，下部齐3~4颈椎平面，相互黏着，故脓肿极少下延入胸腔后纵隔；两侧与咽旁间隙有不完整的筋膜相隔，故感染可能在两间隙相互扩散。咽后间隙内充以疏松结缔组织，在中线结缔组织密集形成正中缝，将其分隔为左、右两间隙，因此，急性咽后脓肿多偏向一侧。每侧间隙中有3~8个淋巴结，有口咽、鼻咽、鼻腔、鼻窦、咽鼓管、鼓室和腮腺等区域的淋巴汇入，3~5岁后逐渐萎缩消失，故本病多发生于3岁以下幼儿。

【病因及发病机制】

1. 咽后淋巴结感染 最常见。鼓室、鼻咽等部淋巴在婴幼儿部分汇入咽后淋巴结，故患上呼吸道感染、流行性感冒、麻疹、猩红热、白喉、肺炎、鼻窦与咽部急性感染、化脓性中耳炎等，均可引起咽后淋巴结感染及其周围炎症，继之形成脓肿。

2. 咽后间隙外伤、异物致咽后间隙蜂窝织炎，形成脓肿。

3. 颈椎结核 因颈淋巴结结核或腺样体结核，引起椎前淋巴结结核，化脓后形成寒性脓肿。

【护理评估】

1. 健康史 评估患者近期有无口腔、鼻腔、鼻窦化脓性感染，有无咽后壁外伤史，有无结核病史，尤其是颈椎结核病史。

2. 身体状况

（1）急性咽后脓肿 急性起病，初起发热、畏寒、咽痛、吞咽困难，婴幼儿哭声似鸭鸣，吮乳可逆入鼻腔或引起呛咳，较大儿童可表现为语音含混不清和打鼾。病情严重者，脓肿累及喉咽部则有吸气性喘鸣及吸气性呼吸困难，并可出现发绀、脱水、酸中毒及全身衰竭表现。患儿多表现为烦躁不安、拒食或不愿吮乳。颈部活动受限，头前伸并偏向患侧，为此病一大特征。咽后壁黏膜充血并隆起，患侧咽腭弓及软腭均被推向前，颈部淋巴结肿大、压痛。

（2）慢性咽后脓肿 起病缓慢，早期多只有结核症状，下午低热、盗汗、消瘦等，直至脓肿较大时方出现症状。咽后壁膨隆，局部黏膜多无明显充血。

3. 心理-社会评估 咽后脓肿多以急性起病，患儿常因呼吸困难需紧急手术，其家长常紧张、恐惧、情绪不稳。护士应评估患儿家长的心理、情绪状况、对疾病的认知程度及对治疗的配合程度等。慢性咽后脓肿则病程较长，治疗效果缓慢，患者可因长期病痛而产生焦躁心情。

4. 辅助检查

（1）咽部检查 用压舌板轻压舌体可见一侧咽后壁呈半圆形隆起，触之有波动感，软腭与咽后壁间隙缩小，甚至可推压软腭、咽峡。急性型表面光滑、充血；慢性型常为整个咽后壁隆起，表面黏膜多苍白，无明显充血。

（2）影像学检查　急性者颈部正、侧位 X 线摄片，显示咽后壁前移、咽后隙阴影增宽，有时可见液平面及颈椎骨质破坏征象。

（3）实验室检查　急性型可见白细胞计数升高，可达$(15\sim30)\times10^9/L$，并有中性粒细胞增多、核左移及中毒颗粒。慢性者则多无此表现。

【护理诊断】

1. 体温过高　由于咽后间隙感染所致。

2. 吞咽困难　因咽痛和咽后脓肿增大，阻塞咽腔所致。

3. 急性疼痛　咽痛、吞咽时加重，与咽后脓肿压迫及炎症反应有关。

4. 有窒息的危险　因咽后脓肿破裂误吸以及并发喉头水肿引起。

5. 潜在并发症　吸入性肺炎、急性喉炎、喉头水肿、纵隔炎、大出血等。

【护理目标】

1. 体温降至正常，发热引起的全身反应减轻或消失。

2. 患者主诉疼痛减轻或消失，患儿哭闹减少或不再哭闹。

3. 保持正常的呼吸形态，无窒息及并发症发生。

【治疗及护理措施】

1. 急性咽后脓肿治疗原则　早期做脓肿切开引流或穿刺抽脓，大剂量使用抗生素及全身营养支持。严重呼吸困难者，须先行气管切开。手术方式主要有经口径路切开引流及颈外径路切开引流。

（1）手术治疗　①经口径路切开引流：无咽旁间隙感染、纵隔炎者可采用此方法。优点是手术时间短，并发症少，但要注意防止脓液吸入呼吸道引起窒息。严重呼吸困难者，须先行气管切开。患者表面麻醉，取仰卧头低位，以压舌板、直接喉镜或麻醉充分暴露咽部及脓肿位置后用长粗针头穿刺抽脓，但要注意防止脓液吸入呼吸道引起窒息。术中应准备好气管切开包、氧气及麻醉插管等抢救器材。②颈外径路切开引流：脓肿较大且位置深下，或脓肿扩展到咽旁间隙，颈部肿胀明显者宜采用此法。手术多在全身麻醉下进行，采用胸锁乳突肌后缘切口，切开排脓后放置橡皮引流条。

（2）抗感染治疗　早期应用大剂量青霉素加甲硝唑治疗，青霉素过敏者可选用先锋霉素或喹诺酮类药物。待术中抽取的脓液做细菌培养和药物敏感试验后则改为敏感抗生素。

（3）支持治疗　注意水分及营养的补充，提高机体抵抗力，必要时根据症状对症治疗。

2. 慢性咽后脓肿　为避免感染扩散，不可在咽部切开排脓，需经口腔达咽后脓肿处穿刺抽脓，并向脓腔中注入抗结核药物冲洗。并发颈椎结核者，则取颈外径路切开排脓，同时配合全身抗结核治疗。

3. 术前护理　重点为保持呼吸道通畅、控制感染及对症护理。

（1）密切观察患儿病情，尤其注意呼吸情况，缺氧者给予吸氧，应防止脓肿有破溃的可能，床旁备吸引器、气管切开包等抢救物品并积极做好术前准备。

（2）安抚患儿家长情绪，并向家长说明手术的目的及方法，取得家长的同意及配合。

（3）患儿取仰卧头侧位，需保持安静，必要时可遵医嘱应用镇静药，以免哭闹时脓肿破裂而引起误吸造成窒息。一旦脓肿破溃，立即将患儿取头低足高位，防止误吸的发生，并尽快吸出脓液。

4. 术后护理

（1）密切观察患儿呼吸情况，及时吸出患儿口内痰液，每日进行口腔护理，保持口腔清洁。

（2）患儿术后应取去枕平卧位，必要时采取头低足高位，以利引流。抱起时亦应保持该体位。

（3）经口腔切开引流者，术后每日用血管钳撑开分离伤口一次，并排尽脓液，直到无脓液为止。

（4）监测患儿体温变化，遵医嘱应用抗生素预防感染的发生。如喉部有水肿，可在应用抗生素情况下适当应用激素。也可通过超声雾化吸入局部给药治疗。

> 📖 **考点提示**
>
> 咽后脓肿的治疗原则及护理措施

（5）注意患儿营养及水分的补充，鼓励母乳喂养以增强抵抗力。如有拒哺或拒食、吞咽困难者，在不妨碍引流的情况下可给予鼻饲饮食。

【护理评价】

通过治疗及护理，评估患者体温是否降至正常，发热引起的全身反应是否减轻或消失；患者主诉疼痛是否减轻或消失，患儿哭闹是否减少或不再哭闹；患者是否保持正常的呼吸形态，无窒息的危险。

六、鼻咽癌

➡ **案例引导**

案例：患者，女，43 岁。自诉反复出现晨起回缩鼻涕时涕中带血丝 2 年余，伴鼻塞、头疼、左耳听力下降 2 个月，5 个月前无意触及右耳后下方花生米大小肿物，质硬，1 个月前发展至鸡蛋大小，皮肤表面潮红，触之疼痛，周围组织肿胀，于医院就诊行鼻咽显微镜检查示：右咽隐窝见新生物，右耳鼓膜内陷。

讨论：1. 此病最可能的诊断是什么？其临床典型的症状及体征有哪些？

2. 针对该患者病情提出主要护理问题，并制定相应的护理措施。

鼻咽癌（nasopharyngeal carcinoma）是我国常见的恶性肿瘤之一，居耳、鼻、咽、喉恶性肿瘤之首。流行病学调查资料显示，我国鼻咽癌的发病率居世界首位，好发于我国南方，男性发病率为女性的 2~3 倍，40~50 岁为高发年龄段。

【病因及发病机制】

本病病因尚未明确，目前认为与遗传、病毒及环境等因素有关。

1. 遗传因素 有种族易患性和家族聚集现象。鼻咽癌主要见于黄种人，白种人较少发生，同时具有垂直和水平的家庭发生倾向。有研究发现，鼻咽癌的发生发展与人类白细胞抗原（HLA）的某些遗传因素密切相关。

2. EB 病毒 目前研究虽不能证实 EB 病毒是鼻咽癌的病因，但两者关系十分密切。鼻咽癌患者体内存在高滴度抗 EB 病毒抗体，且抗体滴度随病情发展而升高。在鼻咽癌活检组织中亦证实有 EBV DNA 特异性病毒 mRNA 或基因产物的表达。EB 病毒呈水平传播，感染广泛存在于世界各地人群。而鼻咽癌的发生却有明显的地域性，说明 EB 病毒感染并非鼻咽癌致病的唯一因素。

3. 环境因素 鼻咽癌高发区的大米和水中微量元素镍含量高于低发区，鼻咽癌患者头发中的镍含量亦高。咸鱼、鱼干及腊味的腌制过程中往往采用亚硝酸盐，经胃液消化时可形成亚硝胺类化合物。后者经动物实验证实可诱发鼻咽癌，而镍对此有促进作用。另外，维生素缺乏和性激素失调也可改变鼻咽黏膜对致癌物质的敏感性。

【护理评估】

1. 健康史 评估患者发病的危险因素，是否属于高发种族及是否存在家族易患性，尤其是直系亲属。有无 EB 病毒感染史，是否经常食用腌制、腊味等亚硝酸盐含量高的食品，是否经常接触污染空气及饮用水情况等。

2. 身体状况 鼻咽癌多发生于鼻咽部咽隐窝及顶后壁，其解剖位置隐蔽，故早期症状不典型，临床上容易延误诊断。一旦患病，大多属于低分化和未分化类型，恶性程度高，疾病进展快。

（1）**鼻部症状** 癌肿位于鼻腔顶后壁时，早期有鼻出血倾向，为软腭背面与肿瘤表面相互磨擦所致。表现为晨起回缩涕血或擤出血性涕，但量少，会自行停止，随病情进展反复出现并呈逐渐加重趋势。晚期则出血量较多，肿瘤可阻塞后鼻孔，出现鼻塞。初期为单侧，继而发展为双侧。

（2）**耳部症状** 肿瘤可阻塞或压迫咽鼓管咽口，引起耳鸣、耳闷塞感及听力减退。咽鼓管开放不良，使鼓室内形成负压，伴有鼓室积液时临床上易误诊为分泌性中耳炎，需提高警惕。

（3）**颈部淋巴结肿大** 颈部淋巴结转移者较常见，60%患者以此为首发症状。转移多见于颈深部上群淋巴结，呈进行性增大，质硬不活动，无压痛，始为单侧，继而发展为双侧，晚期与皮肤或深层组织粘连而固定。

（4）**脑神经症状** 肿瘤经患侧咽隐窝的破裂孔侵入颅内。侵犯第 II ~ VI 对脑神经可产生头痛、面部麻木、复视、眼球外展、上睑下垂等神经受累症状；瘤体直接侵犯或由转移淋巴结压迫，可导致第 IX ~ XII 对脑神经受损引起软腭麻痹、反呛、声嘶、伸舌偏斜等症状。

（5）**远处转移症状** 晚期鼻咽癌可发生远处器官转移并出现相应症状，以骨、肺、肝转移多见。

3. 辅助检查 鼻咽癌的3大体征为鼻咽部肿块、颈部肿块、脑神经麻痹，需通过辅助检查尚可明确诊断。

（1）**间接鼻咽镜、纤维/电子鼻咽喉镜检查** 可发现鼻咽部的形态改变及黏膜的细微病变，是目前鼻咽癌主要的诊断方法之一。肿瘤常位于咽隐窝或鼻咽顶后壁，呈菜花状、结节状或溃疡状，表面粗糙，易出血。早期病变不典型，仅表现为黏膜充血、血管怒张或一侧咽隐窝较饱满。

（2）**影像学检查** CT 和 MRI 鼻咽颅底扫描检查，可了解肿瘤侵犯的范围及颅底骨质破坏的程度。

（3）**EB 病毒血清学检查** 可以作为鼻咽癌辅助诊断指标，目前已开展的有 EB 病毒壳抗原（EBV-CA）、EB 病毒早期抗原、EB 病毒核抗原和 EB 病毒特异性 DNA 酶等抗体检测。其中，EB 病毒壳抗原 – 免疫球蛋白 A（EBVCA – IgA）抗体在鼻咽癌患者血清中升高最为显著，其测定常用于鼻咽癌诊断、普查和随访。EBVCA – IgA 抗体的动态观察是发现早期病例的有效方法。

（4）**活组织检查** 为鼻咽癌确诊的依据。应尽可能做鼻咽部原发灶的活组织检查，一次组织检查阴性不能否定鼻咽癌的存在，部分病例须多次活组织检查才能明确诊断。

4. 心理 – 社会评估 鼻咽癌早期症状不典型，漏诊、误诊率高，常需反复多次活检，给患者造成极大的心理压力。当出现颈淋巴结肿大等典型症状时，疾病已达到晚期，患者往往感到痛苦和绝望。因此，应注意评估患者的文化层次、对疾病的认知程度、情绪状况、压力应对方式和家庭支持情况等。

【护理诊断】

1. 恐惧 常与被诊断为鼻咽癌，对有关放射治疗和化学治疗知识不了解等有关。

2. 疼痛 与肿瘤侵犯脑神经和脑实质及放射治疗损伤有关。

3. 潜在并发症 鼻部出血，放射治疗引起的张口困难、口腔溃疡等。

4. 知识缺乏 缺乏鼻咽癌相关知识。

【护理目标】

1. 保持情绪稳定，以积极的心态面对疾病，接受、配合治疗。

2. 疼痛减轻或消失。

3. 放射治疗后并发症状明显缓解或消失。

4. 了解鼻咽癌治疗相关知识。

【治疗及护理措施】

1. 治疗原则　鼻咽癌大多数属于低分化鳞癌，首选放射治疗。通常采用钴 – 60（^{60}Co）或直线加速器高能治疗，目前临床上"调强适形放射治疗"投照技术的应用，能最大限度地将照射剂量集中于肿瘤靶区，尽可能使周围器官免受照射，使放射治疗的精确性更高，减少了并发症的发生。放射治疗后残留或局部复发灶可采取手术治疗。化学治疗、中医中药及免疫治疗也可在放射治疗期间配合使用，以防止癌细胞向远处转移，提高放射治疗敏感性和减轻放射治疗的并发症。

2. 心理护理

（1）鼓励患者说出恐惧、焦虑的原因及心理感受，评估其程度，帮助患者转移情感，分散恐惧，介绍成功病例，提高患者对治疗的信心。

（2）行各种检查和治疗前，详细说明目的和注意事项，耐心解释放射治疗造成的不良反应并给予安慰。

（3）对于晚期患者，应密切观察心理变化并给予疏导，以免因癌痛难忍、瘫痪、失明等产生悲观厌世情绪。

（4）争取家属、亲友及有关社会团体的关心和陪伴，给予患者心理支持。

3. 疼痛护理　头痛严重者遵医嘱及时给予镇静止痛药。鼓励患者配合相应治疗，告知患者经治疗后头痛大多能够明显减轻或消失。

4. 鼻出血护理　参照鼻出血的护理措施。

5. 放射治疗护理

（1）**常规口腔护理**　放射治疗前应先治疗患者所有的口腔疾病，包括处理龋齿、拔除残根、去除金属牙冠及洁牙等。指导患者每日进行口腔护理，避免辛辣刺激性食物，饭前、饭后及睡前漱口。口腔黏膜破溃者，指导采用杀菌、抑菌、促进组织修复的漱口液含漱；因放射治疗常累及唾液腺，使口腔腺体分泌减少，自洁功能消失，常伴口干、咽痛、口腔溃疡等症状，可配以中药增液汤或养津饮，时常饮用、含漱以保持口腔黏膜湿润；也可用1%利多卡因液含漱镇痛；必要时行超声雾化；对出现严重口腔反应影响进食者，应暂停放射治疗，并遵医嘱抗炎和静脉营养液补液支持治疗。放射治疗后尽量不拔牙，以免发生感染和骨髓炎。必须拔牙者，需在放射治疗后 2 ~ 5 年方可进行。

（2）**鼻腔黏膜保护**　放射治疗后鼻腔黏膜可有不同程度的受损，应注意保持室内适宜的温湿度。保持鼻腔的湿润，可用复方薄荷油滴鼻。指导患者进行鼻腔冲洗。

（3）**放射治疗区皮肤保护**　局部皮肤应保持清洁干燥，避免阳光直射和粗糙衣领的摩擦刺激。皮肤蜕皮或发痒时不可以用手撕抓，可采用1%的冰片滑石粉撒于患处。湿性皮炎者则可用温和的消炎软膏涂敷。此外，放射治疗区皮肤避免化学物品刺激，如碘酊、乙醇、肥皂水等，只用温水清洗即可。

（4）出现皮肤损伤时应密切观察局部红斑色泽变化，如瘙痒、烧灼感、肿胀及疼痛程度，应保持局部皮肤清洁、干燥，并留取渗液和表皮组织做细菌培养及药物敏感试验，根据培养结果，遵医嘱使用有效的抗生素药液进行湿敷。出现Ⅳ度放射性皮肤损伤时暂停放射治疗，密切观察红斑、水疱、溃疡、组织坏死的范围及程度，给与镇静、镇痛药物控制疼痛；坏死、溃疡超过 3cm 者，用 3% 过氧化氢溶液、生理盐水交替局部冲洗，必要时清创，去除坏死组织，增加换药次数。

6. 健康指导

（1）普及健康知识，少食咸鱼、腊肉等腌制品，如出现颈部肿块、剧烈头痛、回缩涕血、耳鸣、耳聋等症状时应及时就医。

（2）对有家族遗传史者，应定期进行鼻咽癌的筛查，如免疫学检查、鼻咽部检查等。

（3）放射治疗和化学治疗过程中，应注意骨髓抑制、消化道反应、皮肤反应、唾液腺萎缩、放射治疗性肺炎等并发症。经常检查血常规，防止感染，注意口腔卫生，适当中药调理等。

（4）进食高蛋白、高热量、高维生素饮食，多喝水，多吃水果，以改善营养状态，增强机体抵抗力。

（5）定期复查，根据不同病期情况制定相应的随访计划。如无特殊情况，建议随访时间为 3 个月、半年、1 年。

考点提示

鼻咽癌的身体状况评估及鼻咽癌放射治疗后的护理措施

【护理评价】

通过治疗和护理计划的实施，评价患者是否能够达到：情绪稳定、自信心及应对能力增强；头痛减轻或消失；未出现并发症；了解鼻咽癌相关知识，积极配合治疗。

七、阻塞型睡眠呼吸暂停低通气综合征

阻塞型睡眠呼吸暂停低通气综合征（obstructive sleep apnea hypopnea syndrome，OSAHS）是指睡眠时上气道塌陷阻塞引起的呼吸暂停和低通气，通常伴有打鼾、睡眠结构紊乱、频繁发生血氧饱和度下降、白天嗜睡、注意力不集中等病症，并可导致高血压、冠心病、糖尿病等多器官多系统损害。OSAHS可发生于任何年龄，男性多于女性，以中年肥胖男性发病率最高。

【病因及发病机制】

OSAHS 的病因尚不完全清楚，目前研究表明与下列 3 方面因素有关。

1. 上气道解剖结构异常导致气道不同程度的狭窄

（1）鼻腔和鼻咽部狭窄　如鼻中隔偏曲、鼻息肉、腺样体肥大等，其中鼻咽部狭窄是发生 OSAHS 的重要原因之一。

（2）口咽腔狭窄　如腭扁桃体肥大、软腭肥厚、咽侧壁肥厚、舌根肥厚，舌根后缩和舌根部淋巴组织增生，均可引起该部狭窄。由于咽腔无支架，故口咽腔狭窄在 OSAHS 发病中占有重要地位。

（3）咽喉及喉腔狭窄　如婴儿型会厌、会厌组织塌陷、巨大声带息肉、喉肿物等。

（4）由于上颌骨、下颌骨发育障碍、畸形等导致上气道骨性结构狭窄。

2. 上气道扩张肌肌张力异常　主要表现为颏舌肌、咽壁肌肉及软腭肌肉张力异常。

3. 呼吸中枢调节功能异常　主要表现为睡眠中呼吸驱动力降低及对高二氧化碳、高氢离子及低氧的反应阈提高。

4. 某些全身因素及疾病也可通过影响上述 3 种因素而诱发本病，如肥胖、妊娠期、更年期、甲状腺功能低下、糖尿病等。遗传因素可使 OSAHS 的发生机率增加 2 ~ 4 倍，吸烟和饮酒、镇静催眠药等亦可加重病情。

【护理评估】

1. 健康史　评估患者是否有口咽部狭窄、上气道扩张肌肌力异常及肥胖、甲状腺功能低下、糖尿病等致病因素。了解患者夜间打鼾的程度、憋醒的频率和时间以及家族有无肥胖、鼾症患者。儿童还需评估有无扁桃体和腺样体肥大、生长发育迟缓、胸廓发育畸形及学习成绩下降等。

2. 身体状况

（1）睡眠打鼾及呼吸暂停　随年龄和体重的增加可逐渐加重，夜间睡眠过程中打鼾且鼾声不规律，呈间歇性，呼吸及睡眠节律紊乱，反复出现呼吸暂停及觉醒。早期憋气常发生于仰卧位，侧卧时减轻或消失，严重时频繁发作，每次持续数十秒。患者常常会憋醒，为患者就诊的主要原因。

（2）睡眠结构紊乱　呼吸暂停和低通气引起睡眠过程反复出现微觉醒，导致呼吸结构紊乱，患者睡眠效率下降，夜间不能安静入睡，常有躁动、多梦、遗尿、阳痿等。出现晨起头痛、乏力、白天瞌

睡、记忆力减退、注意力不集中、工作效率低。严重者可出现心理、智力、行为异常。睡眠结构改变可使机体内分泌激素分泌紊乱，影响儿童的生长发育，出现胸廓发育畸形、生长发育差等，或引起成人机体的代谢紊乱，使脂肪过度增加、肥胖加重、性与生育能力下降。

（3）心血管症状 患者憋醒后常感心悸、胸闷或心前区不适。病程较长的患者可能合并高血压、冠状动脉粥样硬化性心脏病、心律失常（特别是以慢－快心律失常为主）、肺源性心脏病、脑卒中、非胰岛素依赖型糖尿病（2 型糖尿病）及胰岛素抵抗等，并可有进行性体重增加。

（4）其他 患者多较肥胖，颈短、颈围大。部分患者可有颌面部、胸廓部发育畸形现象。呼吸暂停可导致吸气时咽腔、胸腔压力明显增加，影响心血管系统功能，也可能引发反流性食管炎、咽喉炎。

（5）专科检查 口咽腔狭窄，扁桃体肥大，软腭组织肥厚，悬雍垂过长、肥厚等。部分患者还可有鼻中隔偏曲、鼻息肉、腺样体肥大、舌扁桃体肥大及舌根肥厚等引起上气道狭窄的相关病变。

3. 辅助检查

（1）内镜检查 如鼻内镜、纤维鼻咽镜、喉镜等，有助于明确病因。

（2）多导睡眠图（polysomnography，PSG） 是诊断 OSAHS 的金标准。应用多导睡眠描记仪对患者进行整夜连续的睡眠观察和监测，可测试肺功能，自动记录口鼻气流、胸腹呼吸运动、脑电图、眼电图、肌电图、血氧饱和度等。OSAHS 具体是指成人于 7 小时的夜间睡眠时间内，至少有 30 次呼吸暂停，每次呼吸暂停时间至少在 10 秒以上，睡眠过程中呼吸气流强度较基础水平较低 50% 以上，并伴有动脉血氧饱和度下降 $\geq 4\%$；或呼吸暂停低通气指数（即平均每小时睡眠中呼吸暂停和低通气的次数）>5。

（3）影像学检查 可做头颅 X 线、CT 扫描或 MRI 等检查，对查明病因、判断阻塞部位具有一定意义。

（4）声学监测 用声级计和频谱仪测量鼾声，用于比较治疗效果。

4. 心理－社会评估 OSAHS 起病初期往往被忽略，直到引起严重并发症才引起重视。频发呼吸暂停、对疾病缺乏相关知识及对预后的担心常使患者及家属感到焦虑和担心。患者因性格改变、行为怪异等常导致人际关系紧张。因此，应重点评估患者睡眠情况、性格特征、情绪状况、社交水平及对疾病的认知程度等。

【护理诊断】

1. 焦虑 与频繁睡眠中憋醒，产生恐慌并担心治疗效果有关。

2. 气体交换受损 与气道狭窄等原因引起睡眠呼吸暂停或通气不足有关。

3. 睡眠形态紊乱 与睡眠中出现打鼾、呼吸暂停或憋醒有关。

4. 潜在并发症 心肌梗死、脑卒中、呼吸衰竭、睡眠中猝死等。

5. 知识缺乏 缺乏本病相关知识及手术配合知识。

6. 意外受伤的危险 与患者白天过度睡眠有关。

【护理目标】

1. 保持情绪稳定，应对能力增强。

2. 通气状况改善，气体交换恢复正常。

3. 睡眠情况有所改善。

4. 及早发现并积极处理并发症。

5. 了解本病相关知识，积极配合治疗与护理。

6. 防止意外受伤的发生。

【治疗及护理措施】

1. 一般治疗 通过控制饮食、药物治疗、手术等方法减轻体重。戒除烟酒，以提高机体对低氧刺激的敏感性。

（1）密切观察患者的生命体征，特别是凌晨 4~6 时呼吸、血压的变化，因这段时间内最容易发生频繁呼吸暂停或猝死。同时准备好抢救用物，如吸引器、气管切开包或气管插管用物等以备急用。

（2）指导患者采取半坐卧位或侧卧位睡眠，以防止软腭及舌根塌陷导致呼吸道阻塞，睡前不用镇静催眠药，睡前 3~4 小时内不饮含乙醇的饮料。避免擅自应用镇静、催眠等中枢神经系统抑制药，以免直接导致睡眠窒息的发生。

2. 特殊治疗

（1）无创气道正压通气治疗　是目前应用较为广泛且有效的方法之一，为中、重度 OSAHS 的首选治疗方法。包括持续气道正压通气、双水平气道正压通气及自动调节持续气道正压通气。其原理是通过一定压力的机械通气，使患者上呼吸道保持开放状态，保证睡眠时呼吸道通畅。

1）通气前准备　初次通气治疗，上机前向患者解释目的和方法，消除患者顾虑及紧张情绪。训练患者呼吸，使其很快与呼吸机同步。

2）人、机连接界面的选择　根据病情及患者的耐受情况选择鼻罩或面罩，对轻症呼吸阻塞患者应首选鼻罩通气，无效时换用面罩，重症呼吸衰竭时应首选面罩。

3）体位与面罩松紧　患者治疗时可取半卧位、坐位，但要使头、颈、肩在同一平面上，头略向后仰，保持气道通畅。四头带和软帽固定带的松紧度以无明显漏气的最小张力为宜，注意防止鼻梁、鼻翼两侧皮肤受损及因头发的滑动影响头带的固定。

4）气道管理　加强气道湿化和雾化，指导患者进行有效咳嗽、排痰，协助翻身、拍背，在病情允许的情况下鼓励其多饮水。如患者无力咳嗽或出现意识障碍不能自行排痰，应卸除面罩吸痰，必要时行气管插管。

5）加强监护　治疗过程中应严密观察动脉血气分析、血氧饱和度、血压、心率、呼吸频率、呼吸幅度、呼吸肌运动情况及患者精神状态、意识和主观感觉。注意保持呼吸机处于正常工作状态。

（2）口腔矫治器治疗　患者佩戴特定的口内装置将下颌向前牵拉，以扩大舌根后气道。适用于以舌根后气道阻塞为主、下颌后缩及病情较轻的患者。

睡前可用舌保护器置于口中，使舌保持轻度前置位，增加喉腔前后距离，从而减轻上呼吸道阻塞症状。

3. 手术治疗　根据狭窄和阻塞平面不同，可选择不同的术式：如鼻咽腔平面阻塞，可行鼻中隔矫正术、鼻腔扩容术、腺样体切除术；如口咽平面阻塞，可行悬雍垂腭咽成形术及改良术式、硬腭截短软腭前移术、软腭小柱植入、舌根牵引术、舌骨悬吊术、上气道低温等离子打孔消融术；针对颌面畸形，可行颌骨前徙术等。以上手术方式可单独或联合、同期或分期进行。

（1）OSAHS 患者多合并有高血压、冠状动脉粥样硬化性心脏病和高脂血症，术前应遵医嘱留取各种标本，配合各种检查，并督促患者按时服药。术前还应使用鼻黏膜减充血剂，保持鼻腔通畅。

（2）术后患者去枕平卧 6 小时，给予低流量吸氧。严密观察患者呼吸情况，嘱患者将口中分泌物轻轻吐出，不能吐出者则用吸引器及时吸出，保持呼吸道通畅。6 小时后患者取半卧位，头稍向后倾，以减少头颈部充血肿胀，降低咽部肌肉张力而减轻疼痛。指导患者睡眠时采取半坐卧位或侧卧位，以防止舌根后坠，阻塞呼吸道。

> 💡 **考点提示**
>
> OSAHS 无创正压通气治疗及手术前后的护理措施

（3）注意观察患者睡眠时打鼾症状是否有改善及有无鼻腔堵塞情况出现。

（4）其他部分参照扁桃体切除术的护理。

4. 健康指导

（1）由于术中切除部分软腭及悬雍垂，术后有可能出现饮食误吸而致呛咳或鼻腔反流现象，一般会在 2 周内消失。

（2）术后 2~4 周内切勿进食坚硬、粗糙以及辛辣刺激性食物，防止切口出血；注意口腔卫生，进食后漱口，预防切口感染。

（3）告知患者术后一般 1~2 个月内效果才比较显著，6~12 个月疗效才稳定。嘱患者定期随访并检测心脏功能、血压等，防止并发症的发生。

（4）指导患者控制饮食，戒除烟酒，多做健身运动，制定减肥计划并落实。

（5）告诫患者不宜从事长途驾驶、高空作业等有潜在危险的工作，以免发生意外。

【护理评价】

通过治疗和护理计划的实施，评价患者是否能够达到：情绪稳定，应对能力增强；气体交换正常；睡眠良好，无并发症发生；了解本病相关知识；未出现意外受伤。

第四节 喉科患者的护理

PPT

一、急性会厌炎

⇒ **案例引导**

> **案例：**患者，男，48 岁，主诉咽喉痛及吞咽困难 3 小时，伴畏寒、发热，体温 39℃，说话含混不清；间接喉镜下见会厌弥漫性充血、肿胀，会厌抬举困难，声门无法窥及。
>
> **讨论：** 1. 患者可能的护理诊断是什么？
>
> 　　　　2. 护士应提供哪些护理措施？

急性会厌炎（acute epiglottitis）是以会厌为中心的急性喉部炎症，又称急性声门上喉炎。起病急、发展快，严重时会厌高度肿胀至正常的 6~10 倍，导致气道阻塞而窒息死亡。成年、儿童均可患本病，全年均可发病，以冬、春季多见。急性会厌炎可分为急性感染性会厌炎和急性变态反应性会厌炎。

【病因及发病机制】

本病最主要的病因为感染。常见致病菌为乙型流感嗜血杆菌、葡萄球菌、链球菌、肺炎双球菌等，也可与病毒混合感染。对某种变应原发生反应，也可引起会厌变态反应性炎症。外伤、异物、创伤、吸入有害气体、误咽化学物质及放射性损伤均可引起会厌的急性炎症。会厌黏膜及黏膜下组织弥漫性充血水肿，会厌肿胀似球状，易堵塞呼吸道引起喉阻塞。

【护理评估】

1. 健康史 询问患者发病时间、起病的缓急，有无过度疲劳、吸入有害气体、外伤、误吸异物、接触变应原等。评估患者有无上呼吸道感染及邻近器官感染如咽炎、扁桃体炎等，有无喉痛及呼吸困难。

2. 身体状况

（1）全身症状 患者呈急性面容，有畏寒、发热等全身中毒症状，体温多在 38~39℃，少数可达40℃以上，老人或儿童症状更重，可表现为面色苍白，精神萎靡。

（2）局部症状　多数患者有剧烈咽喉痛，吞咽困难，严重时唾液也难以咽下，讲话时含混不清。会厌高度肿胀时可引起不同程度的吸气性呼吸困难，甚至窒息。患者声带未受累，故很少有声音嘶哑的症状。

3. 辅助检查　间接喉镜检查或电子纤维喉镜检查可清晰显示会厌明显充血肿胀（图7-1），严重时呈球形，如红肿黏膜表面见有黄白色脓点，预示会厌脓肿形成；小儿不能配合，不宜行间接喉镜检查，喉部X线侧位片如能显示肿大的会厌，对诊断有帮助。

4. 心理-社会评估　本病发病急，咽喉部疼痛剧烈，吞咽时加重，严重时呼吸困难，因此患者和家属焦急、恐惧，护士应注意评估患者和家属的心理和情绪状况。对于无呼吸困难的患者，往往容易掉以轻心，误认为只是普通的咽喉炎，不必住院治疗，对此评估时要注意患者对疾病的认识程度、文化层次等，使其对疾病能够有正确的理解和认识，防止意外发生。

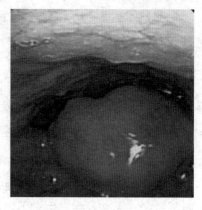

图7-1　高度肿胀的会厌

【护理诊断】

1. 窒息的危险　与会厌高度肿胀阻塞呼吸道有关。

2. 急性疼痛　与会厌炎症引起充血、肿胀有关。

3. 体温过高　与会厌感染引起炎症反应有关。

4. 知识缺乏　缺乏本病相关的预防保健和治疗配合知识。

【护理目标】

1. 呼吸道通畅，呼吸平稳，无窒息发生。

2. 会厌炎症消退，充血肿胀减轻或消失，咽喉部疼痛解除。

3. 体温恢复正常。

4. 患者了解本病相关知识，积极配合治疗护理。

【治疗及护理措施】

一旦确诊，需住院治疗，全身及局部应用足量的抗生素和糖皮质激素，如有呼吸困难，静脉使用足量的抗生素和糖皮质激素后仍无改善的，需及时行气管切开，如会厌舌面脓肿形成，应行切开排脓。

1. 控制炎症　按医嘱及时给予足量的抗生素和激素类药物，观察用药疗效。

2. 预防窒息　严格半卧位休息，密切观察患者的呼吸形态，发现呼吸困难、吸气性软组织凹陷、喉喘鸣等喉阻塞症状，立即向医生汇报，并给予吸氧、监测血氧饱和度。床旁备置气管切开包，做好紧急气管切开术前准备。向患者讲解本病的特点及危害，使其理解并配合治疗，不随意离开病房。如治疗后患者喉阻塞症状无明显缓解，应向患者及家属告知病情及采取预防性气管切开手术的必要性，并做好术前准备。

3. 减轻疼痛　向患者解释疼痛的原因及疾病过程，鼓励患者树立信心。保持平和心理，尽量减少讲话。对于疼痛明显患者，必要时遵医嘱给予止痛药物缓解疼痛症状。做好口腔护理，进食后用漱口液漱口。保持大便通畅。

4. 饮食护理　疾病初期患者咽痛致吞咽困难或患者惧怕吞咽加剧疼痛，可指导患者进食温凉流质饮食，如牛奶、汤类、果汁等，恢复期间减少刺激性食物的摄入，多以清淡的半流质食物为主，如面条、粥等，待其疼痛感明显缓解后再过渡到普通膳食。

💡**考点提示**

急性会厌炎的护理

5. 发热护理　患者出现高热症状，护理人员需采取物理降温或药物降温的措施，及时擦拭身上的汗液，更换清洁衣裤，促进舒适并观察体温变化。

6. 健康教育　向患者讲解本病的特点及预防措施，由变态反应所致者应避免与变应原接触。生活有规律，不过度疲劳，戒烟酒，积极治疗邻近器官感染，如出现咽喉剧痛、吞咽困难、呼吸困难等症状时应立即就近就诊，及时治疗。

【护理评价】

通过治疗和护理，评价患者是否能够达到：呼吸困难明显改善，呼吸平稳；疼痛消失；体温恢复正常；了解本病相关知识，积极配合治疗，主动预防。

二、急性喉炎

急性喉炎（acute laryngitis）是指以声门区为主的喉黏膜急性卡他性炎症，以声嘶、喉痛为主要症状。小儿急性喉炎好发于 6 个月至 3 岁的儿童，常累及声门下区黏膜和黏膜下组织，易发生喉阻塞引起呼吸困难，严重时可危及生命，本节主要介绍小儿急性喉炎。

【病因及发病机制】

多继发于上呼吸道感染，由病毒或细菌感染引起，小儿急性喉炎可继发某些急性传染病如流行性感冒、麻疹、水痘、百日咳、猩红热等，小儿急性喉炎的病情常比成人严重，易发生呼吸困难。主要原因为：①小儿喉腔狭小，喉黏膜与黏膜下组织较松弛，感染时肿胀较重易发生喉阻塞；②小儿咳嗽反射较差，不易排出喉部及下呼吸道分泌物，使呼吸困难加重；③小儿神经系统不稳定，易受激惹而发生喉痉挛，喉痉挛使喉腔更加狭小。

【护理评估】

1. 健康史　评估患者有无感冒，有无劳累、用声过度、外伤、烟酒刺激、食物过敏等诱因。小儿患者应评估营养发育状况，有无过敏体质，有无急性上呼吸道感染史，有无同时发生流行性感冒、百日咳、麻疹、猩红热等急性传染病；评估发热、咳嗽、咳痰、呼吸困难的发生和持续时间，有无明显诱因如受凉、上呼吸道慢性病等。

2. 身体状况　多数患者有声嘶、发热、全身不适等。小儿症状较重，起病急，主要表现为犬吠样咳嗽、吸气性喉喘气、吸气性呼吸困难；严重时，患儿出现鼻翼扇动及四凹征，如治疗不及时，患儿可出现面色苍白、发绀，呼吸无力，神志不清，最终因呼吸、循环衰竭而死亡。

3. 辅助检查　喉镜检查可见喉黏膜充血、肿胀，声带红肿，发"衣"音时声带闭合不全。黏膜表面有时附有黏稠性分泌物。因小儿不合作，通常不做喉镜检查。

4. 心理 – 社会评估　本病起病急、声音嘶哑或咳嗽甚至失音，常使患者焦虑不安。小儿则烦躁哭闹，家长常处于紧张和恐惧不安中。应评估患者或小儿家长的心理状况、受教育程度、经济状况、对疾病的认知程度等，以便提供针对性措施。

【护理诊断】

1. 有窒息的危险　与喉阻塞或喉痉挛有关。

2. 体温过高　与喉部黏膜感染引起炎症反应有关。

3. 潜在并发症　低氧血症。

4. 知识缺乏　家长缺乏相关疾病知识，对小儿急性喉炎的急、危程度认识不足。

【护理目标】

1. 呼吸道阻塞解除，呼吸道保持通畅，呼吸形态正常。

2. 生命体征正常，无低氧血症发生。

3. 家长掌握小儿喉炎的预防和护理知识。

【治疗及护理措施】

本病一旦确诊，应及早使用有效、足量的抗生素控制感染，并用较大剂量的糖皮质激素减轻或消除喉黏膜肿胀，配合给氧、解痉和化痰治疗，解除患儿呼吸困难，如有重度喉阻塞，经药物治疗未缓解，应立即行气管切开术。

1. 备齐抢救用品，床旁备好氧气、吸痰器，必要时备气管插管物品、气管切开包、心电监护仪、雾化吸入器等。密切观察患儿的面色、有无发绀、意识状态、有无呼吸困难，当患儿出现缺氧加重、鼻翼扇动、口唇发绀或苍白、血氧饱和度下降、出汗、心动过速、烦躁不安，甚至抽搐时，应立即报告医生，迅速实施气管切开及其他解除喉梗阻的紧急措施。

2. 加强支持疗法，注意患儿的营养与电解质平衡，尽量使患儿安静，避免哭闹，减轻呼吸困难。体贴关心患儿，护理时动作轻柔，态度和蔼，以消除其恐惧心理。

3. 给予物理降温或遵医嘱给予退热药，用药后观察患儿的体温变化及出汗情况，多喂水，防止脱水。

4. 告知患儿家长此病的危险性及预防措施，冬季应注意保暖，预防受凉，及时治疗感冒及上呼吸道感染，不能随意喂服镇咳、镇静药物，因镇静类药物会抑制咳嗽不能有效排出气道分泌物，加重呼吸道阻塞。患儿出现犬吠样咳嗽、呼吸困难时及时就医，以免延误病情。

【护理评价】

通过治疗和护理计划的实施，评价患儿及家属是否能够达到：呼吸道保持通畅，呼吸形态正常；体温恢复正常；生命体征正常，无低氧血症发生；家属掌握小儿喉炎的预防和护理知识。

三、声带小结和声带息肉

声带小结（vocal nodule）又称歌者小结，典型的声带小结为双侧声带前、中 1/3 交界处对称性结节状突起。声带息肉（polyp of vocal cord）好发于声带游离缘前、中段，为半透明、白色或淡红色表面光滑的肿物，单侧多见，也可双侧同时发生，是常见的引起声嘶的喉科疾病之一。

【病因及发病机制】

多因发声不当或用声过度导致，也可为一次强烈发声之后引起，所以本病多见于职业用声或过度用声的患者，如教师、歌唱演员、纱厂女工、喜欢喊叫的儿童等。

1. **用声过度** 演唱时间过长、大声喊叫等均易使发声器官不堪重负，超过声带张力强度，失去了各器官间的协调控制作用，致喉部过度紧张而发病。

2. **发声方法不当** 发声时，喉内、外肌过分紧张，胸、腹壁肌肉的配合不好，呼吸运动不当以及共鸣腔运用不恰当等，均可增加声带负担，造成声带损伤。

3. **环境与不良生活习惯的影响** 气温骤变、空气过分干燥或太多粉尘，生活无规律，过度烟酒等均可致喉部炎症及声带损伤。

4. **全身健康状况和心理因素** 内分泌功能紊乱、甲状腺功能减退可引起声带水肿。植物神经功能失调、精神过分紧张、月经期或妊娠期等均可影响喉部。

5. **呼吸道炎性疾病** 如慢性鼻窦炎、慢性咽炎等致发声之共鸣受到不良影响，使发声费力影响声带。

6. **咽喉反流** 由于胃内容物反流刺激喉部黏膜引起慢性炎症，也是声带小结的原因之一。

【护理评估】

1. 健康史　评估患者声嘶的严重程度、发生和持续的时间，有无明显诱因，如用声不当或长期吸烟史，有无上呼吸道感染史。

2. 身体状况　声嘶为主要症状，时轻时重，轻者仅有音色改变。重者可近于失声，逐渐发展为持续性。此外，可有喉干燥感、异物感和微痛感。

通过直接喉镜检查或间接喉镜检查可有以下几种表现。

（1）声带小结　由炎性组织形成，多在双侧声带前、中1/3交界处对称性针尖样突起，声门可有黏液丝附着。早期症状轻，仅表现为发声疲倦和间歇性声嘶，后期表现为持续性声嘶。

（2）声带息肉　为较长时间声嘶，其程度与息肉大小及部位有关。病变初期为声带黏膜水肿，久则形成息肉。息肉长在声带边缘者声嘶明显，长在声带表面者对发声影响小。声带边缘广基大息肉可引起失声，巨大息肉可堵塞声门引起吸气性喉喘鸣和呼吸困难。典型的单发性息肉多在一侧声带前部，大多是基底小而有蒂、半透明、淡红色或苍白色圆形物，可随呼吸上下活动，若息肉增大，可致呼吸不畅或呼吸困难。弥漫性声带息肉基底宽，声带呈"鱼腹样"增厚。

（3）喉肌无力或喉肌疲劳　致声门闭合不全，出现梭形裂隙。

（4）接触性溃疡　系滥用喉引起双侧声带突内侧面有灰白色浅表性溃疡，周边充血。

3. 辅助检查　间接喉镜或纤维电子喉镜下见双侧声带前、中1/3交界处有对称性结节状隆起，多为声带小结（图7-2）。如一侧或双侧声带前、中段有半透明、白色或粉红色的肿物，表面光滑，多为声带息肉。息肉可带蒂，也可广基，带蒂的息肉可随呼吸气流上下移动（图7-3）。频闪喉镜检查既可观察声带形态，又可同时观察声带运动情况。此外也可进行各类嗓音声学评估检查及空气动力学评估，了解发声时声带及通过声门的气流受病变影响的程度。

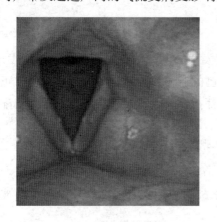

图7-2　声带小结

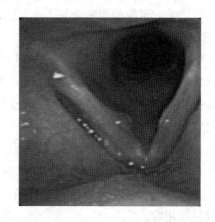

图7-3　声带息肉

4. 心理-社会评估　患者因持续声嘶影响工作或形象而就诊，但对本病发生的原因、如何保护声带、促进声带康复缺乏了解。应注意评估患者的文化层次、职业、生活习惯等，以便提供针对性的护理措施。

【护理诊断】

1. 知识缺乏　缺乏正确用声等相关保健知识和有关手术的配合知识。

2. 窒息的可能　与手术后声带过度充血、肿胀有关。

【护理目标】

1. 手术顺利，伤口愈合。

2. 掌握保护声带的相关知识。

【治疗及护理措施】

1. 非手术治疗

（1）噤声和注意发声后休息，对急性炎症和早期的声带小结与息肉的患者是非常必要的，可使早期声带小结自行消失；儿童声带小结也可能在进入青春期后自行消失；经保守治疗无效考虑手术治疗。

（2）根据病情给予药物治疗，积极治疗引发声带息肉和小结的相关疾病。急性发作期除噤声外，应用糖皮质激素、抗生素混合液超声雾化吸入作为辅助治疗。

（3）声门闭合不全的喉肌无力，可用理疗、针刺或按摩术，减轻喉肌的疲劳。

2. 手术治疗　声带息肉的主要治疗方法是手术治疗，方法包括在表面麻醉下经纤维喉镜或电子喉镜下切除或在全身麻醉下经支撑喉镜行喉显微手术切除。

（1）术前护理　向患者解释手术的目的、基本过程、术中可能出现的不适以及如何与医生配合。全身麻醉患者按全身麻醉术前护理常规。

（2）术后护理

1）全身麻醉者按全身麻醉术后常规护理。观察患者呼吸情况，嘱患者将口中分泌物吐出，观察其性状。术后避免剧烈咳嗽。如有不适及时与医生联系。

2）饮食护理　表面麻醉患者术后 2 小时可进温、凉流质或逐渐过渡到正常饮食。

3）观察呼吸变化　手术创伤可引起喉头水肿，导致患者出现呼吸困难，严重者甚至窒息。术后观察呼吸变化，遵医嘱给予抗生素及肾上腺皮质激素治疗。

4）促进声带创面愈合　术后噤声 2~4 周以利于声带黏膜充血、水肿消退和创面愈合。勿用耳语，发耳语声时，声带处于半开半闭状态，此时声带肌、声韧带和其他喉内肌均处于不完全收缩或舒张状态，不利于手术后声带创面的恢复。

3. 健康指导

（1）告知患者注意保护嗓音，控制每天用喉时间及连续发声时间，改正发声方法，进行发声训练，正确用喉，避免用声过度并定期检查喉部。歌唱者应了解自己的音域范围，科学练声和用声，正确运用呼吸方法找到最佳的共鸣位置，最好由有教学经验的声乐教师指导，喉科医师应与声乐教师相配合，避免术后复发。

（2）合理饮食和作息时间，避免烟酒过度、忌食辛辣刺激性食物。

（3）积极治疗和预防上呼吸道感染，感冒期间尽量少说话，使声带休息。

（4）童声和青少年变声期应加强嗓音的保护，避免乱喊乱叫。妇女月经期、妊娠期及上呼吸道感染时不宜过度用喉。

【护理评价】

通过治疗和护理计划的实施，评价患者是否能够达到：配合手术顺利完成，呼吸平稳，伤口愈合；掌握保护声带的知识。

四、喉阻塞

喉阻塞（laryngeal obstruction）又称喉梗阻，系因喉部或其相邻组织的病变，使喉部通道发生阻塞引起的呼吸困难。为耳鼻咽喉科常见急症之一，如不及时治疗，可引起窒息死亡。小儿喉腔较窄，黏膜下组织疏松，喉部神经易受刺激而引起痉挛，故小儿较成人更易发生喉阻塞。

【病因及发病机制】

1. 炎症　如急性会厌炎、小儿急性喉炎、咽喉脓肿、颌下脓肿及口底蜂窝织炎等。

2. 外伤　喉部挫伤、切割伤、烧灼伤等。

3. 水肿　喉血管神经性水肿、药物过敏反应和心、肾疾病引起的水肿。

4. 异物　喉部、气管异物不仅造成喉梗阻，还可引起喉痉挛。

5. 肿瘤　喉癌、多发性喉乳头状瘤、喉邻近器官肿瘤。

6. 畸形　喉蹼、喉软骨畸形、喉瘢痕狭窄。

7. 其他　双声带麻痹。

【护理评估】

1. 健康史　询问患者近期有无上呼吸道感染病史；有无喉部外伤、吸入异物、喉部肿瘤史；有无接触过敏原史；有无甲状腺手术史、气管插管史；评估患者发生呼吸困难的时间、程度及其诱因、有无类似情况的发病史等。

2. 身体状况

（1）**吸气性呼吸困难**　是喉阻塞的主要症状。当声门狭窄时，吸气期气流将声带斜面向下、向内推压，促使声门裂狭窄进一步加剧，以致造成吸气性呼吸困难。临床表现为吸气运动加强，时间延长，吸气深而慢，但通气量并不增加，如无显著缺氧，则呼吸频率不变。呼气时气流向上外推开声带，使声门裂较吸气时变大，尚能呼出气体，故呼气困难并不显著。

（2）**吸气性喉喘鸣**　为吸入的气流通过狭窄的声门裂时，形成气流漩涡冲击声带，声带颤动所发出的喉喘鸣声，与喉阻塞程度呈正相关。

（3）**吸气性软组织凹陷**　因吸气时气体不易通过声门进入肺部，胸、腹辅助呼吸肌均代偿性加强运动，将胸部扩张以辅助呼吸，而肺叶不能相应膨胀，故胸腔内负压增加，使胸壁及其周围软组织凹陷，包括胸骨上窝、锁骨上窝、锁骨下窝、胸骨剑突下或上腹部、肋间隙，临床上称为"四凹征"，其程度与呼吸困难程度呈正相关，儿童因肌张力较弱，此凹陷尤为明显。

（4）**声嘶**　若病变位于声带，则出现声音嘶哑，甚至失声。

（5）**缺氧症状**　因缺氧而面色青紫，吸气时头后仰，烦躁不安，不能平卧。晚期呼吸快而表浅、脉搏微弱而快或不规则、心律不齐、心衰，最终昏迷死亡。

⊕ **知识链接**

喉阻塞分度

根据病情轻重，将喉阻塞分为四度。

一度：安静时无呼吸困难，活动或哭闹时有轻度吸气期呼吸困难，稍有吸气期喉喘鸣及吸气期胸廓周围软组织凹陷。

二度：安静时有轻度吸气期呼吸困难、吸气期喉喘鸣及吸气期胸廓周围软组织凹陷，活动时加重，但不影响睡眠和进食，无烦躁不安等缺氧症状。脉搏尚正常。

三度：吸入性呼吸困难明显，喉喘鸣声较响，吸气期胸廓周围软组织凹陷明显，并出现缺氧症状，如烦躁不安、不易入睡、不愿进食、脉搏加快等。

四度：呼吸极度困难，患者坐卧不安、手足乱动、出冷汗、面色苍白或发绀、定向力丧失、心律不齐、脉搏细速、昏迷、大小便失禁等。若不及时抢救，则可因窒息致心跳呼吸停止而死亡。

3. 心理－社会评估　喉阻塞患者常急诊就医，患者和家属都会因患者呼吸困难威胁生命而感到非常恐惧，希望立即解除呼吸困难，但对气管切开手术缺乏认识。要评估患者的年龄、性别、情绪状态、对本病的认识程度、心理状况及家庭支持程度。

【护理诊断】

1. 恐惧 与患者呼吸困难，害怕窒息、死亡有关。

2. 有窒息的危险 与喉阻塞或手术后套管阻塞或脱管有关。

3. 潜在并发症 低氧血症、术后出血、皮下气肿、气胸等。

4. 知识缺乏 缺乏气管切开术后自我护理和喉阻塞的预防知识。

【护理目标】

1. 情绪稳定，积极配合医疗和护理。

2. 呼吸道阻塞解除，呼吸道保持通畅。

3. 无并发症发生。

4. 术后无感染发生，生命体征处于正常范围。

5. 掌握气管切开后自我护理知识和技能。

【治疗及护理措施】

1. 治疗原则及主要措施 对急性喉阻塞患者，需争分夺秒，因地制宜，迅速解除呼吸困难，以免造成窒息或心力衰竭。根据其病因及呼吸困难的程度，采用药物或手术治疗。

（1）一度和二度 明确病因，积极进行病因治疗，如由炎症引起，使用足量抗生素和糖皮质激素。

（2）三度 由炎症引起，喉阻塞时间较短者，在密切观察呼吸变化下可积极使用药物治疗，并做好气管切开术的准备；若药物治疗未见好转，全身情况较差时，宜尽早行气管切开术；若为肿瘤，则应立即行气管切开术。

（3）四度 立即行气管切开术。若病情十分紧急时，可先行环甲膜切开术，或先气管插管，再行气管切开术。

2. 心理护理 向患者解释产生呼吸困难的原因、治疗方法和疗效，使患者尽量放松，帮助患者树立信心，对喉阻塞较严重的患者，护士应专人守护，密切观察病情变化，安抚患者，减轻患者的紧张和恐惧心理。

3. 保持呼吸道通畅，改善缺氧症状，预防窒息

（1）室内保持适宜的温、湿度，为患者创造安静的休息环境，取坐位或半坐卧位，限制探视人数，尽量减少患者活动量，减少耗氧量。小儿患者，避免因哭闹而加重呼吸困难。

（2）遵医嘱及时药物治疗，并注意观察用药后的疗效，必要时给予低流量吸氧和雾化吸入。如为喉异物、喉外伤、喉部肿瘤或双侧声带麻痹引起，立即做好术前准备工作，以便随时手术。

（3）病情观察 对一度和二度喉阻塞患者动态评估喉阻塞程度，如病情加重及时通知医生。对三度和四度喉阻塞患者密切观察病情的同时立即报告医生，做好抢救准备，配合医生进行抢救。

（4）备齐急救物品 对二度和三度喉阻塞患者，在行气管切开术前应准备气管切开包、适宜型号的气管套管、床旁站灯和吸引器等，放于患者床旁，同时密切观察呼吸状况。四度喉阻塞应争分夺秒，积极抢救。

4. 气管切开术患者的护理 气管切开术（tracheotomy）是一种切开颈段气管前壁并插入气管套管，使患者直接经套管呼吸和排出分泌物的急救手术。一般在第2~4气管环处切开气管，避免切开第1环，以免损伤环状软骨而导致喉狭窄，亦不能低于第5环，以防损伤血管发生大出血。

（1）术前护理

1）严密观察患者呼吸困难及喉阻塞的程度，床旁备好氧气、吸引器、吸痰管、床头灯、气管切开包、适当型号的气管套管、抢救用品等。如病情加剧，紧急情况下及时与医生联系行床旁气管切开术。

2）向患者说明手术的目的和必要性，术中可能出现的不适感以及如何配合，术后康复过程中需要注意的事项，解除患者和家属的紧张和恐惧心理。

3）如病情许可需完善实验室常规检查，如血常规、尿常规、出凝血时间，必要时做好心电图、胸部 X 线等检查。检查时应有医务人员陪同。告知患者不可随意离开病房，以防发生意外。

4）术前应禁食、禁水。

5）如果时间允许，应为患者更换宽松的病员服。如果情况紧急，必须争分夺秒，立即行气管切开。

（2）术后护理

1）保持气管内套管通畅　成人一般每天清洗消毒内套管至少 2 次，，清洗消毒后立即放回，内套管不宜离外套管时间过久，以防外套管被分泌物阻塞。如分泌物较多或小儿气管切开患者，要增加清洗次数，以防分泌物干痂附于管壁内影响呼吸。气管套管的内芯应放在床旁柜抽屉内随手可取之处，以备急用。

2）保持下呼吸道通畅　室内保持适宜的温湿度，温度宜在 20～25℃，湿度在 60%～70%。根据患者痰液黏稠度，实施适宜的人工气道湿化，气管内分泌物黏稠者可用 0.45% 氯化钠溶液、抗生素及糜蛋白酶或氨溴索行雾化吸入。协助患者取平卧或半卧位，鼓励有效地咳嗽、咳痰，必要时可用吸引器吸出下呼吸道痰液。

3）预防感染　每日清洁、消毒切口，更换套管垫，保持切口清洁、干燥；密切观察体温变化及切口渗血、渗液、气管内分泌物的量及性质，如出现发热、分泌物增多、性质异常及时报告医生，按医嘱使用抗生素，进食营养丰富的半流质饮食或软食，增加蛋白质、维生素的摄入，增强机体抵抗力，鼓励患者经常翻身和下床活动，必要时帮助患者翻身拍背，预防肺部感染。

4）更换气管垫法　患者取坐位或卧位，取下污染的气管垫，必要时吸痰。用碘伏棉球擦去切口周围渗血及痰液。将清洁气管垫（两侧均附有系带）置于气管外套管翼下，带子交叉系于颈后或颈侧，打活结。注意消毒切口或放入清洁气管垫时，动作幅度不要过大，以免将气管套管拉出引起危险。带子打结勿太紧或太松，以能伸进一手指为宜，更换气管垫时切勿将外套管的系带解开，以免脱管发生危险。

5）再次发生呼吸困难的处理　气管切开后患者若再次发生呼吸困难，应考虑以下三种原因并做相应处理。

①套管内管阻塞：拔出套管内管呼吸即改善，表明内套管阻塞，应予清洗、消毒后再放入。

②套管外管或下呼吸道阻塞：拔出内套管后呼吸仍无改善者，可滴入湿化液并进行深部吸痰后，呼吸困难即可缓解。

③套管脱出：脱管的原因多见于套管系带太松或为活结易解开，套管太短或颈部粗肿，气管切口过低，皮下气肿及剧烈咳嗽、挣扎等。如脱管，应立刻通知医生并协助重新插入套管。

6）预防脱管　气管切开手术完成后，将外套管系带系于颈后或颈侧，应打 3 个外科结，松紧以能容纳 1 个手指为宜，经常检查系带松紧度和牢固性，患者术后 1～2 天可能有皮下气肿，待气肿消退后系带会变松，必须重新调整系带松紧并打死结，告诉患者和家属不得随意解开或更换系带；患者剧咳时告知可用手轻轻抵住气管外套管翼部。吸痰时动作轻柔，取放内套管时，应一手抵住外套管翼部，一手取放内套管，禁止单手取放。

7）并发症的观察和护理　常见的并发症包括皮下气肿、纵隔气肿、气胸、出血等。故术后应注意观察患者的呼吸、血压、脉搏、心率以及缺氧症状有无明显改善，如不见改善反趋恶化，应警惕是否有纵隔气肿或气胸发生，并立即报告医生。观察皮下气肿的消退情况，正常情况下 1 周左右可自然吸收。

8）拔管及护理　喉阻塞及下呼吸道阻塞症状解除，呼吸恢复正常，可考虑拔管。拔管前先要堵管24~48小时，如活动及睡眠时呼吸平稳，方可拔管，如堵管过程中患者出现呼吸困难，应立即拔除塞子。拔管后不需缝合，用蝶形胶布拉拢创缘，数天后即可自愈。拔管后1~2天内仍需严密观察呼吸，叮嘱患者不要随意离开病房，并备好床旁紧急气管切开包，以便患者再次发生呼吸困难时紧急使用。

5. 健康指导

（1）对住院期间未能拔管而需戴管出院的患者，应教会患者或家属：①消毒内套管、更换套管垫、湿化气道和增加空气湿度的方法；②叮嘱患者切不可自行取出套管，以免切口闭合发生窒息；③洗澡时防止水流入气管，不得进行水上运动，外出时注意遮盖套管口，防止异物吸入；④定期随访，如发生气管外套管脱出或再次呼吸不畅，应立即到医院就诊。

（2）喉阻塞多由炎症、异物吸入、药物过敏等引起，且后果严重。因此，应通过各种途径向公众大力宣传喉阻塞的原因和后果，以及如何预防喉阻塞，包括增强免疫力，防止上呼吸道感染；养成良好的进食习惯，吃饭时不大声谈笑；家长应注意不要给小儿吃豆类、花生、瓜子等颗粒类食物，防止异物吸入；有药物过敏史者应避免与过敏原接触；喉外伤患者应及早到医院诊治等。

【护理评价】

通过治疗和护理计划的实施，评价患者是否能够达到：情绪稳定，积极配合治疗；喉阻塞解除，呼吸道通畅；缺氧症状改善，无并发症发生或引起严重后果；掌握气管切开后自我护理知识和技能，了解预防喉阻塞的知识。

五、喉癌

喉癌（carcinoma of larynx）是发生于喉黏膜上皮组织的恶性肿瘤，是头颈部常见的恶性肿瘤，多发于50~70岁男性，可能与吸烟率较高有关；2008年WHO统计我国喉癌发病率男性为2.2/10万，女性为0.5/10万。

【病因及发病机制】

喉癌的致病原因迄今尚不明确，可能与下列因素有关。

1. 烟酒刺激　绝大多数喉癌患者有长期吸烟史。因烟草燃烧时产生烟草焦油，其中含有致癌物质苯芘。烟草可使呼吸道纤毛运动迟缓或停止，黏膜充血水肿，上皮增厚和鳞状化生，成为致癌基础。饮酒可明显增加声门上癌的发生率，且吸烟和饮酒有致癌的协同作用。

2. 病毒感染　成年型喉乳头状瘤由人乳头状瘤病毒（HPV）引起，目前认为是喉癌的癌前病变。

3. 环境因素　长期大量接触各种有机化合物（多环芳香烃、亚硝胺等），吸入生产性粉尘或工业废气，如二氧化硫、芥子气、砷、镍等，喉癌发生率高。

4. 其他　喉癌的发生可能与性激素水平、营养缺乏、胃食管反流及遗传有关。

5. 病理　喉鳞状细胞癌最为常见，约占喉癌的98%，且多分化较好，腺癌、未分化癌等极少见。喉癌的大体形态可分为4型。①溃疡浸润型：癌组织稍向黏膜面突起，表面可见深层浸润的凹陷溃疡，边界不整，界线不清。②菜花型：肿瘤外突生长，呈菜花状，边界清，一般表面无溃疡。③结节型或包块型：肿瘤表面为不规则隆起，多有较完整的包膜，边界较清，很少形成溃疡。④混合型：兼有溃疡和菜花型的外观，表面不平，常有较深的溃疡。

6. 转移途径　喉癌常为直接扩散、淋巴转移和血行转移。

【护理评估】

1. 健康史　询问患者发病前的健康状况，有无长期慢性喉炎或其他喉部疾病如喉白斑、喉角化病、喉乳头状瘤等，了解患者发病的危险因素，如有无长期吸烟、饮酒、接触工业废气、肿瘤家族史等。

2. 身体状况　根据解剖部位，喉癌可分为声门上癌、声带癌和声门下癌。

（1）**声门上癌**　肿瘤大多原发于会厌喉面根部，早期仅有咽喉不适、痒感或异物感等，声门上型癌分化差、发展快，早期易出现颈淋巴结转移。癌肿向深层浸润或出现较深溃疡时，可有喉咽痛，并可放射到同侧耳部。若侵犯到梨状窝，可影响吞咽。当癌肿表面溃烂时，有咳嗽和痰中带血，并有臭味。呼吸困难、吞咽困难、咳嗽、痰中带血等常为声门上癌的晚期症状。

（2）**声带癌**　最为多见，一般分化较好，转移较少。声嘶是其主要症状。早期症状为发音易疲倦或声嘶，随着肿瘤增大，声嘶逐渐加重，当肿块增大时阻塞声门引起呼吸困难。

（3）**声门下癌**　即位于声带平面以下、环状软骨下缘以上部位的癌肿，最少见。因位置隐蔽，早期无明显症状，检查不易发现。当肿瘤发展到相当程度时，可出现咳嗽、痰中带血、声嘶和呼吸困难等。

3. 辅助检查

（1）**喉镜检查**　可以了解癌肿的部位、形态、范围和喉的各部分情况，观察声带运动和声门大小情况等。纤维喉镜或电子喉镜检查能更清晰地观察癌肿大小和形态，并可取活组织检查以确定诊断（图7-4）。

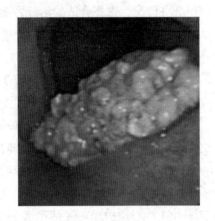

（2）**影像学检查**　颈部和喉部 CT 和 MRI 能了解病变范围及颈部淋巴结转移情况，协助确定手术范围。

4. 心理-社会评估　癌症给患者和家属带来极大的精神负担，喉癌的手术治疗又使患者丧失发音功能以及颈部遗留永久性造口，给患者的心理造成严重的不良刺激，患者易产生恐惧、抑郁、悲观、社交障碍等心理社会问题，家庭易产生应对能力失调等。因此，应

图7-4　喉癌

了解患者的年龄、性别、受教育程度、职业、压力应对方式、对疾病的认知状况、经济状况、家庭支持程度等，以便协助患者选择有效且能接受的治疗方案，同时又有利于术后康复。

【护理诊断】

1. 焦虑　与被诊断为癌症和缺乏治疗、预后的知识有关。

2. 有窒息的危险　与术前癌肿过大、术后颈部肿胀、喉阻塞有关。

3. 疼痛　与手术引起局部组织损伤有关。

4. 语言沟通障碍　与喉切除失声有关。

5. 有感染的危险　与皮肤完整性受损、切口经常被痰液污染、机体抵抗力下降有关。

6. 潜在并发症　出血、肺部感染、咽瘘、乳糜漏等。

7. 有营养失调的危险　低于机体需要量与术后营养摄入途径、种类改变有关。

8. 吞咽困难　与癌肿阻挡吞咽或手术切除病变组织致咽腔重建有关。

9. 自理能力缺陷　与术后疼痛、身体虚弱、各种引流管和导管限制活动有关。

10. 自我形象紊乱　与术后对喉部结构和功能的丧失不能适应有关。

11. 知识缺乏　缺乏出院后自我护理知识和技能。

【护理目标】

1. 患者术前能够认识引起焦虑的原因，进行自我调节。

2. 手术前、后呼吸道通畅。

3. 疼痛减轻或消失。

4. 能用其他方法有效沟通与交流。

5. 切口愈合好，无出血、感染。

6. 无肺部感染、咽瘘、乳糜漏等发生。

7. 营养满足机体需要，无营养不良发生。

8. 患者术后逐渐恢复吞咽功能，能正常进食。

9. 自理能力逐渐恢复。

10. 接受自身形象改变，自信地参与社会交往。

11. 患者或家属能够掌握自我护理颈部切口和套管的知识和技能。

【治疗及护理措施】

喉癌的治疗方式包括手术、放射治疗、化学治疗和免疫治疗等。根据病变的部位、范围、扩散情况和全身情况，选择合适的治疗方案或综合治疗。放射治疗主要用于小而表浅的单侧或双侧声带癌，声带运动正常；病变 <1cm 的声门上癌；全身情况差，不宜手术者；病变范围广，术前先行放射治疗，术后补充放射治疗者。

手术治疗是治疗喉癌的主要手段。原则是在彻底切除癌肿的前提下，尽可能保留或重建喉功能，以提高患者的生存质量。手术方式主要分为喉部分切除术及喉全切除术。喉部分切除术包括喉显微 CO_2 激光手术、喉裂开声带切除术、喉垂直部分切除术、喉水平部分切除术、喉次全切除或近全切除术等，主要适用于较早期的喉癌；喉全切除术适用于不适宜行喉部分切除术的 T_3 喉癌、T_4 喉癌、原发的声门下癌、喉部分切除术后或放射治疗后复发的患者等。

1. 术前护理

（1）心理护理　评估患者的焦虑程度，倾听其主诉，对患者的感受表示理解和认同，安慰患者，鼓励其面对现实，积极配合治疗。鼓励家属多陪伴患者，给予情感支持。告知患者疾病的相关知识及治疗方法，进行术后如何保证生活质量的健康宣教，如有哪些可替代的交流方法、在什么情况下可恢复工作等，帮助患者树立战胜疾病的信心。

（2）术前指导　教会患者全身麻醉术前的准备工作，使患者能够对自己的情况进行控制，做好充分的术前准备，配合手术顺利进行。做好口腔的清洁和准备工作。教会患者放松技巧，如肌肉放松、缓慢的深呼吸等。

（3）预防窒息　注意观察呼吸情况；避免剧烈运动；防止上呼吸道感染；限制活动范围；必要时床旁备气管切开包。

2. 术后护理

（1）疼痛的护理　评估疼痛的部位、程度，告知疼痛的原因和可能持续的时间；必要时按医嘱使用镇静药或镇痛泵；抬高床头 30°~45°，减轻颈部切口张力；教会患者起床时保护颈部的方法；避免剧烈咳嗽加剧切口疼痛。

（2）语言交流障碍护理　评估患者读写能力，术前教会患者简单的手语，以便术后与医护人员沟通，表达个人需要；术后也可使用写字板、笔或纸，对于不能读写的患者可用图片。鼓励患者与医护人员交流，交流时给予患者足够的时间、耐心和理解；告知患者术后可以学习其他发音方式如食管发音、电子喉等。

（3）防止呼吸道阻塞　观察患者呼吸的节律和频率，监测血氧饱和度；定时湿化吸痰，防止痰液阻塞气道；室内湿度保持在 55%~65% 左右，防止气道干燥、结痂；鼓励患者深呼吸和咳嗽，排出气道分泌物，保持呼吸道通畅，防止肺部感染。

（4）防止切口出血 注意观察患者的血压、心率变化；切口加压包扎；吸痰动作轻柔；仔细观察出血量，包括敷料渗血情况、痰液性状、口鼻有无血性分泌物、负压引流量及颜色；如有大量出血，应立即让患者平卧，用吸引器吸出血液，防止误吸，同时建立静脉通路，尽快通知医生，根据医嘱使用止血药或重新手术止血，必要时准备输血。

（5）预防感染和咽瘘 注意观察体温变化；换药或吸痰时注意无菌操作；每日消毒气管套管；气管套管纱布垫潮湿或受污染后应及时更换；负压引流管保持通畅有效，防止死腔形成；做好口腔护理；1周内不做吞咽动作，嘱患者有口水及时吐出；根据医嘱全身使用抗生素；增加营养摄入，提高自身免疫力。

（6）防止营养摄入不足 保证鼻饲量，鼓励少量多餐；注意鼻饲饮食中各种营养的供给，包括热量、蛋白质、维生素、纤维素等；患者鼻饲饮食发生不适时，如腹胀、腹泻、打嗝等，及时处理；做好鼻饲管护理，防止堵塞、脱出。

（7）摄食训练 对于水平部分喉切除的患者，指导患者进食时采取端坐头低、下颌内收、躯干稍稍前倾的体位进食；对于垂直喉切除的患者，术后采取端坐位，头偏向非手术侧、躯干前倾的进食体位；全喉切除患者进食采取端坐位，头颈部无特殊角度要求，舒适为主。食物的形态应根据吞咽障碍的程度及决定。全喉切除的患者可从流质、半流质、逐渐过渡到普通膳食；部分喉切除的患者可从糊状、浓流质、稀流质、固体食物依次过渡到正常饮食。

（8）吞咽训练 喉癌术后患者吞咽功能训练对提高疾病预后和改善生活质量尤为重要。①用力吞咽法：用舌体顶住硬腭后用力吞咽，此方法可增加口腔对食团的控制，增加舌根到咽后壁运动，延长气道闭合时间，增加气道保护。②声门上吞咽法：患者先深吸气，然后屏气吞咽，用食指按住气管套管口，吞咽结束后紧接着自主咳嗽，以排出滞留于咽部或进入喉腔、气管内的食团。③反复吞咽法：通过反复吞咽动作将滞留于下咽部的食团挤入食管。

（9）帮助患者适应自己的形象改变 鼓励患者倾诉自己的感受，鼓励患者照镜子观察自己的造口；调动家庭支持系统帮助患者接受形象改变，主动参与社会交往；还可教会患者制作围巾、镂空饰品等遮盖造瘘口，保持自我形象整洁。

（10）自理缺陷的护理 术后一段时间患者自理缺陷，应做好各项基础护理，保持患者身体清洁、舒适，满足其基本需要。以后根据患者病情和切口愈合情况，协助其逐渐增加活动量，恢复自理能力。

3. 放射治疗护理 告知患者放射治疗可能出现的副作用如皮肤损害、黏膜损害等及应对方法，放射治疗后局部皮肤可能有发黑、红肿、糜烂，注意用温水轻轻清洁，不用肥皂、沐浴露等刺激皮肤，涂以抗生素油膏；鼓励患者树立信心，克服放射治疗不良反应，坚持完成疗程；注意观察呼吸，因放射治疗会引起喉部黏膜充血肿胀，使气道变窄，如患者出现呼吸困难，可先行气管切开，必要时暂缓拔管，再行放射治疗。

4. 出院健康指导 ①教会患者或家属清洗、消毒和更换气管内套管或全喉套管的方法。②外出或沐浴时保护造口，外出时可用有系带的清洁纱布垫系在颈部，遮住气管造口入口，防止异物吸入；沐浴时勿使水流入气管套管。③清洁、消毒造口：每日观察造口是否有痰液或痰痂附着，可用湿润棉签清洁，必要时用碘伏棉球消毒造口周围皮肤。④根据患者具体情况向气道内滴入湿化液，以稀释痰液，防止痰液干燥、结痂；多饮水；室内干燥时注意对室内空气进行加湿。如果气道内有痂皮形成，应去医院，切勿自行清理，以免坠入气管内，导致气管异物。⑤不到人群密集处，防止上呼吸道感染。可适当锻炼身体，增强抵抗力，但不可进行水上运动。⑥学会自我检查颈部淋巴结。⑦进行恢复头颈、肩功能的锻炼。⑧定期随访，1个月内每2周1次，3个月内每月1次，1年内每3个月1次，1年后每半年1次。⑨如发现造口出血、呼吸困难、造口有新生物或颈部扪及肿块，应及时就诊。⑩向患者提供有关发音康复训练及相关社会活动组织，如喉癌俱乐部等，加强相互沟通交流，促进康复。

5. 发音康复指导 喉全切除术后，有 3 种不同的方法可以帮助患者重建发音功能。①食管发音：是最为经济、简便的方法，其基本原理是经过训练后，患者把吞咽进入食管的空气从食管冲出，产生声音，再经咽腔和口腔动作调节，构成语言。其缺点是发音断续，不能讲长句子。②电子喉发音：也是喉全切除患者常用的交流方式，具体方法是讲话时将其置于患者颊部或颈部，利用音频振荡器产生声音，即可发出声音，但声音欠自然。③食管 – 气管造口术是通过外科手术在气管后壁与食管前壁之间造瘘，插入发音钮（单向阀），发音机制为当患者吸气后，堵住气管造口，使呼出的气体通过单向阀进入食管上端和下咽部，产生振动而发音，患者配合口腔、舌、牙齿、嘴唇的动作形成语言。常用的发音钮包括 Blom – Singer 发音假体、Provox 发音钮等。

> **考点提示**
>
> 喉癌患者的护理

【护理评价】

通过治疗和护理计划的实施，患者能否达到：情绪稳定，焦虑减轻或消除；气管套管通畅，呼吸平稳；疼痛轻微或无疼痛；能够用一种或多种替代方法有效沟通交流；切口愈合好，无出血、感染；无肺部感染、咽瘘、乳糜漏等发生；营养满足机体需要，体重无明显下降；生活能基本自理；接受自身形象改变，主动参与社会交往；掌握自我护理颈部造口和气管套管的知识和技能。

第五节 气管、支气管、食管异物患者的护理

PPT

⇒ 案例引导

案例：患儿，女，1 岁 9 个月，患儿在进食花生米时发生呛咳伴呼吸困难，脸部憋红，持续咳嗽约 1 分钟后缓解，近 2 天患儿间断咳嗽伴有喘鸣，遂来院就诊。入院时 CT 检查提示：右支气管异物、右侧肺气肿。查体：T 36.6℃，R 24 次/分，心率 100 次/分，心律齐。听诊：右肺呼吸音较左肺明显降低，可闻及哮鸣音。初步诊断：呼吸道异物。入院后在全身麻醉下行呼吸道异物取出术，手术顺利，取出 1/4 粒花生米，术后第 3 天出院。

讨论：1. 该患儿手术前后的病情观察重点包括哪些？

2. 手术前后的护理诊断、护理措施有哪些？

3. 出院时如何向患儿家属做健康指导？

一、气管、支气管异物

气管、支气管异物（foreign bodies in the trachea and bronchi）是耳鼻咽喉科常见危急重症，治疗不及时可发生急性上呼吸道梗阻，严重时可危及患者生命。常发生于 1～5 岁儿童，老年人及昏迷患者由于咽反射迟钝，也易产生误吸，导致气管、支气管异物。根据异物来源，有内源性异物和外源性异物两类，临床以外源性异物多见。

【病因及发病机制】

1. 儿童牙齿发育和咀嚼功能不完善，喉的保护性反射功能不健全，不能将花生、瓜子、豆类等硬物嚼碎，当嬉笑、哭闹、追逐、跌倒、做游戏、受惊吓或打骂时，口中的食物或异物很容易误吸入气管。

2. 昏迷、麻醉等状态的患者、老年人及醉酒者由于吞咽反射功能不健全，咽反射减弱，易将口咽

部异物如义齿或呕吐物误吸入气管。

3. 部分成年人将针、钉及纽扣、笔帽类等含于口中，偶有不慎或突然说话时发生误吸。

4. 气管、支气管手术中，器械装置不稳而脱落，或切除的组织突然滑落而被误吸入下呼吸道。

5. 部分鼻腔或口咽异物在诊治的过程中发生移位，误吸入下呼吸道。

6. 精神病患者或企图自杀者。

【护理评估】

1. 健康史　儿童患者评估有无进食坚果类或果冻等食物，有无将玩具或其他颗粒状小物品等放入口中或鼻腔；成人有无异物吸入史，引起剧烈呛咳等病史。评估患者有无呼吸困难、面色发绀等症状。仔细询问发病过程、时间和异物的种类、大小，有无院外处理等。

2. 身体状况　气管、支气管异物的症状与体征的临床分期如下。

（1）异物进入期　异物经喉进入气管时，立即引起剧烈呛咳、憋气，面色潮红；如异物嵌顿于声门，可致窒息。

（2）安静期　异物进入气管或支气管后即停留于内，可无症状或只有轻微咳嗽、轻度呼吸困难及喘鸣。小的金属异物停留在支气管内时可无症状，常被忽视。

（3）刺激或炎症期　异物刺激呼吸道黏膜诱发炎症反应，可引起咳嗽、痰多、肺不张、肺气肿等症状。

（4）并发症期　异物阻塞导致的通气障碍及缺氧可导致肺循环阻力增加、心负荷加重，表现为呼吸困难、心力衰竭，从而引起肺不张、肺气肿、气胸、纵隔或皮下气肿。

3. 辅助检查　对于金属类不透光性异物，胸部 CT 可确定异物形状、大小及所在部位、纵隔摆动、肺气肿、肺部感染等。支气管镜检查是气管、支气管异物确诊的最可靠方法，并可同时取出异物。

4. 心理－社会评估　患者常因剧烈咳嗽、憋气甚至窒息而极度紧张和恐惧，患者家属则十分担心和焦虑，应评估患者及家属的情绪状态及对疾病的认知程度，患者及家属的受教育程度、生活环境及教养方式。

【护理诊断】

1. 有窒息的危险　与异物较大，阻塞气管或声门裂有关。

2. 有感染的危险　由于异物刺激支气管黏膜或阻塞支气管引流而继发感染。

3. 恐惧　与担心异物不能取出危及生命有关。

4. 潜在并发症　肺炎、肺不张、肺气肿、气胸、心力衰竭等。

5. 知识缺乏　与缺乏气管、支气管异物的预防知识有关。

【护理目标】

1. 呼吸困难消除或减轻，保持正常的呼吸形态，无窒息发生。

2. 无感染发生或感染得到控制。

3. 患者或家属情绪稳定，积极配合治疗和护理。

4. 无并发症发生。

5. 患者或家属能够了解有关呼吸道异物的预防知识。

【治疗及护理措施】

1. 治疗原则　手术取出气管、支气管异物是唯一的治疗方法。应尽早明确诊断，行异物取出术，以防窒息和其他并发症的发生。气管内活动的异物经直接喉镜下行异物取出术。直接喉镜下不能取出的气管异物及绝大多数支气管异物需经支气管镜取出。根据情况可在纤维支气管镜或电子支气管镜下钳取位于支气管深部小的金属异物。对难以取出的较大并嵌顿的支气管异物，可行开胸手术取出。

2. 术前护理

（1）保持呼吸道通畅。严密观察患者呼吸情况，患者宜卧位或半卧位，指导其卧床休息，减少活动量和耗氧量，如有呼吸困难，立即报告医生，及时处理。持续监测血氧饱和度变化。

（2）床边备好气管切开包、吸引器、氧气等急救物品，做好气管切开的准备。婴幼儿患者不予拍背、摇晃，减少患儿哭闹，避免抽血、测体温等刺激，避免异物移位发生窒息。

（3）心理护理。评估患者及家属恐惧程度，保持病室安静，给予适当安慰，耐心讲解疾病有关的治疗方法、预后情况，使其情绪稳定并积极配合诊疗活动。婴幼儿避免哭闹，未手术之前，避免任何不良刺激。

（4）病情危重或重度呼吸困难者，应直接进行手术抢救。

3. 术后护理

（1）了解异物有无完全取出。给予氧气吸入，严密观察呼吸情况，监测血氧饱和度，如再次发生明显呼吸困难或呼吸困难改善不明显则提示喉头水肿发生，根据医嘱使用地塞米松，严重者行气管切开术。

（2）及时吸净患者口内及呼吸道分泌物；麻醉尚未清醒前，头偏向一侧，防止误吸分泌物。手术当天应尽量卧床休息，少说话。患儿应避免哭闹，防止并发症的发生。

（3）遵医嘱使用抗生素和糖皮质激素治疗，以控制感染和防止喉头水肿，观察有无体温升高、咳嗽加重、多痰等呼吸道感染征象，及时报告医生处理。

（4）按全身麻醉术后常规护理。

4. 健康指导

（1）向患者及家属讲解气管、支气管异物发生的原因及危害等防治知识。婴幼儿避免进食花生、瓜子、豆类等带硬壳的食物或吸食果冻等滑润食物，以免不慎误吸。小儿进食时不可嬉笑、哭闹、追逐。纠正小儿口中含物的不良习惯，成人应避免口含物品仰头作业，以免误吸入呼吸道。

> 考点提示
>
> 气管、支气管异物的护理

（2）对昏迷、全身麻醉及重症患者，应使其头偏向一侧，及时吸出口腔内分泌物，保持呼吸道通畅；老年人睡觉前应取下活动义齿，以免发生意外。

【护理评价】

经过治疗和护理，评价患者能否达到：异物取出，呼吸困难解除；无感染发生或感染减轻；恐惧感减轻或消除，情绪稳定；术后顺利康复，无并发症发生；患者或家属能够了解有关呼吸道异物的预防知识。

🜨 **知识链接**

海姆立克急救法

　　海姆立克急救法是一位名叫海姆立克的人发明的用冲击腹部治疗急性呼吸道异物阻塞的急救方法，是目前世界上公认的有效治疗急性呼吸道阻塞的急救法。其方法是：如果患者清醒，操作者站在患者的背后，双臂环抱腰部，一手在腹部前面握拳，另一手包握住该拳，紧贴于脐部至剑突处，再用大鱼际肌从患者的上腹部向内向上快速地冲击，使膈肌上抬、胸腔的压力增高冲击呼吸道，从而使异物从口腔排出。反复冲击直至异物排出。此方法适用于1岁以上儿童急性呼吸道阻塞的急救。

二、食管异物

食管异物（foreign bodies in esophagus）是耳鼻咽喉科常见的急诊疾病，可发生于任何年龄，以老人和儿童多见。患者因误咽导致异物嵌顿于食管狭窄处，以第一狭窄处为多见。

【病因及发病机制】

食管异物的发生与年龄、性别、饮食习惯、精神状态及食管疾病等诸多因素有关，多见于老人及儿童，误将鱼刺、猪骨、鸡骨等咽入食管。小儿磨牙发育不全，食物未经充分咀嚼或口含小玩物，不慎坠入食管；老人因牙齿脱落或熟睡时松动的义齿脱落而误咽。另外，精神、神志状态不正常者，容易发生。其他如因自残或他杀行为所致，食管本身疾病如食道狭窄或食管癌也可造成食物嵌顿。

【护理评估】

1. 健康史　仔细询问患者或家属有无直接或间接误咽或自服异物史。了解异物的性质、大小、种类、形状及停留的时间，仔细询问发病经过，有无呛咳、咯血及便血症状，有无自行处理或就诊等。

2. 身体状况　常与异物的性质、大小、形状，梗阻的部位和时间，以及有无继发感染等有关。

（1）吞咽困难　异物停留于食管入口，明显吞咽困难，张口流涎，同时感胸部有物阻塞。小的异物梗阻尚可进流质饮食，异物较大或合并感染时，可完全堵塞不能进食。

（2）吞咽疼痛　异物较小时常有梗阻感。尖锐、棱角异物于颈前甲状软骨下疼痛。胸段食管异物常引起胸骨后或放射到肩背部疼痛。食管上段异物常引起颈根部或胸骨上窝处疼痛。

（3）呼吸困难　较大的食管异物，可压迫气管后壁发生呼吸困难甚至窒息，唾液流入气管引起刺激性咳嗽等症状。

3. 辅助检查　对于金属不透光异物或大块致密骨质可以食管 X 线检查确诊和定位。对不显影的异物用钡剂检查或加入棉絮纤维进行透视定位。疑有食管穿孔时改用碘油。少数病例有明显异物史和相应症状，X 线检查不能确诊时，需做食管镜或胃镜检查，可明确诊断、发现异物并取出。

4. 心理－社会评估　患者可因疼痛、出血、手术等紧张和恐惧，护士应注意评估患者及家属的情绪和心理状态，评估患者的年龄、饮食习惯、进食方式，了解其对疾病的认识。

【护理诊断】

1. 吞咽疼痛　与尖锐异物刺激食管壁有关。

2. 有感染的危险　由异物停留过久，刺激食管引起继发感染所致。

3. 恐惧　与异物引起大出血、疼痛不适、担心疾病预后有关。

4. 潜在并发症　感染、食管穿孔、出血、气管食管瘘、食管狭窄。

5. 知识缺乏　缺乏食管异物相关知识。

【护理目标】

1. 异物取出，疼痛消失。

2. 无感染发生或感染得到控制。

3. 患者情绪稳定，配合治疗。

4. 无并发症的发生。

5. 患者及家属了解食管异物的相关知识。

【治疗及护理措施】

1. 治疗原则　尽早行食管镜检查发现并取出异物。难以取出时，可考虑应用颈侧切开术或开胸术，同时行抗感染、补液、全身支持疗法。

2. 术前护理

（1）一旦确诊后立即通知患者禁食、禁饮，卧床休息。如为尖锐带钩异物则应绝对卧床，防止异物活动刺伤主动脉引发并发症。做好术前各项常规准备。

（2）观察患者有无脱水，体温过高、感染、电解质紊乱；全身情况较差者，应遵医嘱给予补液和使用抗生素，纠正电解质紊乱及预防感染。

（3）评估患者疼痛状况，有否呼吸困难及其程度，床边备氧气、吸引器，如发现患者出现高热、全身中毒症状明显、局部疼痛严重、吞咽时呛咳、大量呕血或便血等症状，应立即报告医生，及时予以处理。

（4）保持病室安静舒适，评估患者恐惧程度，向患者及家属介绍手术方法、注意事项及如何配合等，安慰患者，解除患者紧张情绪。

3. 术后护理

（1）了解术中情况，异物如完整取出，食管黏膜无损伤者，视麻醉不同术后给予软食。食管镜检查致黏膜损伤或感染者，禁饮食1~2天，给予输液及全身支持治疗，给予足量的抗生素。若有食管穿孔者行鼻饲饮食或禁饮食，并请胸外科会诊处理，待症状消失及穿孔愈合后方可进食。手术时异物被推入或自行滑入胃内，向患者耐心解释大多可随大便排出，消除其思想顾虑，告知患者及家属每天需观察大便，直至异物排出。

（2）严密观察病情变化，如发现患者出现高热、皮下气肿、胸痛严重、吞咽时呛咳、大量呕血或便血等症状，应立即报告医生，及时予以处理。遵医嘱输液、使用抗生素，必要时输血等。

4. 健康指导

（1）向患者及家属进行预防食管异物防治知识宣教。进食要细嚼慢咽，不要进食黏性强的食物，松动的义齿要及时修复，睡前、全身麻醉或昏迷患者将活动的义齿取下。

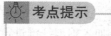
考点提示

食管异物的护理

（2）教育小儿纠正口含玩物的不良习惯，成人不要含物工作。

（3）误吞异物后，立即到医院就诊，切忌自行吞服饭团、馒头等食物，以免加重损伤，增加手术难度，造成取出困难，甚至出现严重并发症。

【护理评价】

经过治疗和护理，评价患者能否达到：异物取出或清除；无感染发生或感染得到控制；无并发症发生；患者情绪稳定；患者及家属了解食管异物防治相关知识。

第六节　职业相关的耳鼻咽喉常见疾病及预防

PPT

一、上呼吸道职业相关疾病

上呼吸道即鼻腔及咽喉部，是呼吸系统中具有重要防御功能的关口，易受到多种职业性致病因子，如粉尘、化学物质等有害物质的影响，在生产工作过程中如长期吸入有害物质，将引起鼻、咽、喉器官病变和功能障碍，且与下呼吸道职业病的发生、发展密切相关。因此，认识上呼吸道职业病、做好相应防治工作，改善生产环境等，对保障劳动者的健康十分重要。

【病因及发病机制】

病因包括个人内在因素如变态反应、原有的呼吸道疾病、个体感受性、机体反应状态，以及工龄长短、个人卫生知识、外在现场工作条件等。主要因素为生产环境中的有害物质，如物理因素（包括高、低温，高、低气压，过度干燥，粉尘等），常见的有水泥、石灰面粉、皮毛、木屑、棉花等粉尘通过直接刺激作用、化学腐蚀作用、毒性作用、变态反应引起上呼吸道黏膜病理变化；化学因素如游离的二氧化硅粉尘，氯、有机磷农药等化学物质，这些有害物质以气体、雾、烟及粉尘等形式存在于生产环境中，主要通过呼吸道进入机体，亦可通过皮肤、消化道进入人体引起全身损害。化学物质以气体、蒸气、雾、烟对机体的损害主要是通过抑制酶的活性发挥其毒性作用，也可破坏蛋白合成，或破坏遗传物质，或影响免疫系统，如氯气、氨气等；还有许多化学物质可直接造成其接触部位的组织损伤。生物因素如生产环境或原料中存在的真菌孢子、炭疽杆菌等。

【临床表现】

1. 粉尘工业相关的上呼吸道疾病

（1）慢性鼻前庭炎　由于粉尘的长期刺激可致鼻前庭炎，表现为局部红肿、糜烂、结痂、干燥、皲裂、鼻毛稀少等。

（2）慢性鼻炎　最为多见。粉尘对鼻黏膜的损害程度与粉尘的浓度、化学成分、颗粒大、接触时间等因素有关。粉尘引起的鼻黏膜慢性炎症可表现为：①慢性单纯性鼻炎，以鼻塞、多涕为主要症状，检查时下鼻甲充血、肿胀；②干燥性鼻炎，临床表现为鼻内干燥不适或涕中少量带血，检查时黏膜较干燥。鼻甲前端可见少许痂皮，但鼻甲的大小正常，无黏膜萎缩；③萎缩性鼻炎，常发生于接触粉尘时间较长的工人中，由于鼻黏膜萎缩致鼻腔宽大，或有干痂形成，常无臭味；④变应性鼻炎，多见于吸入有机性粉尘者，其表现与常年性变应性鼻炎相似。

（3）慢性咽炎、喉炎　粉尘刺激致鼻塞或劳动时长期张口呼吸，粉尘直接侵犯咽、喉部黏膜，常有咽部干燥、发痒、咳嗽、声嘶，异物感等不适。检查可见咽部黏膜充血，咽后壁淋巴滤泡增生，声带充血、肥厚、闭合不全等表现。

（4）因变态反应出现喉水肿、支气管哮喘、尘肺等呼吸系统病症。

2. 化学工业相关的上呼吸道疾病

（1）鼻部病变　接触氯气后立即产生流泪、喷嚏、流涕、鼻塞、鼻内烧灼感等症状。检查可见鼻黏膜充血、肿胀、水样分泌物增多等，严重者有糜烂、溃疡、假膜形成甚至黏膜坏死。在铬电镀、生产和使用重铬酸盐的过程中，在颜料等工业中，均有机会吸入以酸雾或粉尘等形式存在的铬化合物，如长期接触，可出现鼻塞、涕多、嗅觉减退、干燥等不适，检查可见鼻甲红肿、鼻中隔前下方黏膜苍白、糜烂、溃疡，甚至穿孔等表现。此外，硫酸、硝酸等酸雾或砷、汞等重金属气的吸入，亦可出现类似的表现。锰的长期刺激可产生鼻黏膜肥厚或萎缩性病变。慢性磷中毒时，鼻黏膜常有发干、充血及肿胀等表现。氟化物刺激可出现鼻部疼痛、鼻出血、鼻塞以及嗅觉减退和分泌物增多等症状。

（2）咽部病变　正常情况下，鼻腔对吸入的空气有清洁过滤功能，故化学物质对咽部的刺激常轻于鼻腔，但在鼻功能减弱、鼻塞、张口呼吸或吸入高浓度刺激性气体时，仍可刺激咽部，产生咽痛、烧灼感等证状。检查见咽部黏膜充血、肿胀、分泌物增多等症。如长期接触低浓度的有毒化学物质，可形成慢性咽炎，出现咽干、异物感等不适。

（3）喉部病变　氨气等溶解度高的有毒气体对黏膜产生刺激作用，当接触湿润的上呼吸道黏膜后，形成氢氧化铵，呈强碱性，对上呼吸道的刺激较重，可引起局部黏膜充血、肿胀、分泌物增多，甚至出现急性喉水肿而致吸入性呼吸困难，偶可诱发喉痉挛而致呼吸困难。氯气遇水产生氯化氢和次氯酸，吸入高浓度氯气后也可产生类似的喉部病变。长期吸入二氧化硫等低浓度的刺激性气体后，可引起喉部黏膜的慢性炎症，出现咽喉干燥、痒、咳嗽、多痰、声嘶等症状。

【治疗及预防】

1. 对于粉尘引起的上述疾病，可给予对症治疗，如给予鼻黏膜保护药物、抗过敏治疗、维生素类药物等。预防措施包括加强个人防护、改革工艺、改进生产设备，可采用湿性作业减少粉尘飞扬，对不能采用湿性作业的生产过程，可用密闭和排风相结合的方法，防止有害物质外逸。

2. 发现化学物质急性中毒时，应立即撤离现场并吸入新鲜空气。发现急性喉水肿致呼吸困难者，应及时给氧，应用地塞米松，以减轻症状。病情严重者及早行气管插管或气管切开术。对鼻中隔黏膜糜烂、溃疡等病变，可用温水行鼻腔冲洗，局部涂布金霉素、红霉素眼膏等药物，促进创面愈合，防止穿孔发生。对于化学物质引起的慢性鼻炎、慢性咽炎、慢性喉炎等，给予对症处理，以缓解症状。其预防主要包括改进生产设备、改革工艺流程，减少有害化学物质的外漏；加强个人防护，讲究个人卫生，定期体检；定期监测生产环境中有害因素的剂量和浓度，严格执行国家规定的卫生标准，对有害因素的职业危害进行评估，并采取相应的有效措施。

二、鼻窦气压伤

鼻窦气压伤（sinus barotrauma）系鼻窦内气压不能随外界气压发生急剧变化而改变时，鼻窦内的气压与外界气压差悬殊而引起的鼻窦损伤。本病多发生于飞行员和高气压作业人员，如潜水员和隧道作业工人。本病多发生于额窦，其次为上颌窦。

【病因及发病机制】

正常人的鼻腔、鼻窦经常保持通畅，外界气压发生急剧升降变化时，鼻窦内空气可通过窦口与外界气压迅速保持平衡。若窦口受某些鼻病（如鼻中隔偏曲、变应性鼻炎、急慢性鼻炎及鼻腔新生物等）的影响，通气受阻，形成单向活瓣，即当外界气压下降时，因窦内气压高于外界气压，空气尚可勉强冲开活瓣逸出与外界取得平衡，一旦外界气压迅猛增高时，窦内气压相对较低，窦口附近的病变组织受到外界气压的压迫，活瓣被推压堵住窦口，外界空气不能迅速进入窦口，结果窦内的负压使黏膜发生充血肿胀，渗出或出血，严重者可发生黏膜剥离形成血肿。

【临床表现】

主要为额部或面颊部不同程度的胀痛，伴上颌牙疼痛或麻木感，偶有鼻出血、眼痛、流泪及视物模糊等。鼻镜检查可见黏膜充血肿胀，可有浆液血性分泌物，鼻窦 X 线可见窦腔黏膜增厚或有液平面。有血肿者可见半圆形阴影。鼻窦 CT 可更清楚地显示上述病变。

【治疗及预防】

尽快排除窦口堵塞，恢复通气功能，预防感染。黏膜充血肿胀者用减轻充血药，局部热敷或理疗。伴有变态反应者用抗过敏药。对气压损伤性上颌窦炎可行穿刺注气以缓解疼痛，病变严重难以立即消除堵塞原因者，可行鼻窦负压置换疗法，保持窦内外气压的再平衡。有严重的窦内黏膜下血肿者，经观察短期不能吸收者须行鼻窦手术清除。必要时给予抗生素，以预防感染。

对特殊职业如飞行员、潜水人员等，应严格选拔，定期体检，患严重鼻中隔偏曲、鼻息肉、鼻炎或鼻窦炎者不宜飞行，必须预先矫治。

三、耳气压伤

耳气压伤（barocrauma）又称气压损伤性中耳炎（barotraumatic otitis media），是由于鼓室内气压不能随外界大气压急剧变化而改变时，引起鼓室内外压力相差较悬殊所致的中耳损伤。飞行时因飞机从高空急剧下降所致者称航空性中耳炎（areotitismedia），潜水、沉箱作业等引起者称潜水员中耳炎（divet ear）。

【病因及发病机制】

咽鼓管为沟通鼓室与鼻咽部的通道。一般情况下，咽鼓管处于关闭状态，当张口、吞咽、打呵欠、歌唱及用力擤鼻时瞬间开放以调节鼓室气压。当患鼻炎、咽炎、鼻窦炎、鼻及鼻咽部肿瘤、牙咬合不良、腭裂或咽鼓管黏膜肿胀、瘢痕狭窄等病变，或当飞机下降时入睡等非病理性因素，均可影响咽鼓管的通气功能而易患本病。当外界气压急速下降时，如飞机上升，鼓室处于相对高压状态，鼓室内正压使鼓膜外凸，当鼓室内外的气压差达到 2.0kPa 时，鼓室内的气压超过咽鼓管软骨部周围组织挤压的力量，鼓室内的气体即可冲出咽鼓管外，使鼓室内外的气压基本保持平衡。所以当飞机上升时，一般不易发生中耳气压损伤。当外界气压急剧增加时，如飞机骤降，鼓室内相对形成负压状态，鼓膜内陷，咽鼓管软骨部因单向活瓣作用，咽口受到周围较高气压影响不易开放，以致外界气体不易进入鼓室，导致中耳负压增加。中耳负压可使黏膜血管扩张致渗液、黏膜水肿、鼓室内积液，严重者可发生黏膜下出血或鼓室内积血、鼓膜充血、内陷，甚至破裂。同样，潜水员每下潜 10m 就增加一个大气压，如不吸入压缩空气，亦可引起中耳气压损伤。

【临床表现】

当飞机逐渐升高或潜水员逐渐上升水面时，鼓室内压力较外界气压为高，咽鼓管有自动调节作用，故较少发生症状，偶有耳内不适、耳闷、耳鸣或听力稍减退。反之，当飞机骤然俯冲下降或潜箱急速下沉时，咽鼓管便失去调节作用，特别在病理条件下，较易发生中耳气压损伤。轻者症状不明显，重者突感耳闷、耳内刺痛、耳鸣、耳聋，鼓室负压如继续增加，上述症状也逐渐加重，耳痛可放射至颞部及面颊，有时负压通过鼓室内壁两窗刺激迷路而出现眩晕及恶心、呕吐，少数还可引起感音神经性耳聋。如鼓膜破裂，鼓室负压消失，耳痛即可缓解。检查见鼓膜内陷充血，尤以松弛部及锤骨柄等处充血明显，有时鼓膜表面有血疱、瘀斑，或有裂隙状鼓膜穿孔。若鼓室积液，透过鼓膜可见液平面或气泡，如鼓室积血，鼓膜可呈蓝色。听力检查常为传导性耳聋。

【治疗及预防】

应积极采取恢复鼓室内外气压平衡的措施，如进行吞咽、咀嚼、打呵欠等动作，施行咽鼓管吹张术。鼻或鼻咽部使用减充血剂，耳部可进行红外线或超短波等物理治疗。全身应用抗生素，以防继发感染。有鼓室积液或积血者，可在无菌操作下行鼓腹穿刺抽吸术或鼓膜切开术。鼓膜破裂者应保持外耳道清洁、干燥，待其自愈。有窗膜破裂者应行鼓室探查及窗膜修补术。

飞行员和潜水员如发现有鼻腔、鼻咽部疾病或中耳感染者，应暂停飞行或潜水，并应积极治疗。加强有关卫生宣教工作，平时应进行咽鼓管开放运动训练，如吞咽、提喉、软腭运动与下颌运动并定期体检。乘客在飞机下降时不可入睡，并不断做吞咽动作，如嚼口香糖、打呵欠、喝饮料或捏鼻闭口鼓气，以促使咽鼓管不断开放，避免耳气压伤。

四、噪声性耳聋

噪声性耳聋（noise‐induced deafness）是长期接触噪声刺激引起的缓慢进行性感音神经性耳聋，又称声损伤。

【病因】

噪声对听觉损害的有关因素为：①噪声的强度，强度越大听力损伤出现越早、越严重，这是造成听力损失的重要因素；②高频噪声较低频噪声损害大，窄带噪声比宽带噪声损害大，以 4000Hz 左右的听阈受损最早、最明显；③脉冲噪声比同等声级的持续噪声危害重；④个体每天在噪声中暴露的时数和工龄越长受害越重，但有个体差异；⑤个人的防护措施到位能减轻噪声损伤；⑥有研究认为个体噪声致伤的敏感性与遗传有关。

【临床表现】

1. 耳鸣　出现较早，常出现在耳聋之前，多为双耳持续性高调音。

2. 听力减退　为缓慢进行。初期程度轻，休息后可恢复，或因高频区对语言交流不畅而忽视。随着听力损害的加重，语言交流障碍而发觉。

3. 长期接触强噪声　可引起自主神经系统、大脑皮质、内分泌及消化系统组织器官功能紊乱。

4. 耳部检查　鼓膜检查多无异常。纯音测听呈感音神经性耳聋。

【治疗及预防】

1. 治疗　无真正有效方法，使用血管扩张药、ATP、维生素 B_1 等药物；脱离噪声环境；根据情况佩戴助听器。

2. 预防　工作场所将噪声控制在安全卫生标准以下；消除噪声源并做好个人防护，如耳塞、耳罩及防声帽，定期检查并测听，对噪声敏感者尽早调离；环境做到厂区与生活区分开，合理的作息时间，适当增加工间休息；普通人群应远离爆震、高噪声环境，少用耳塞收听或收看电视、音乐，适度控制音量和时间，以不引起不适为宜。

> **考点提示**
>
> 职业相关的耳鼻咽喉常见疾病的预防

目标检测

答案解析

一、选择题

1. 慢性化脓性中耳炎的常见原因是（　）治疗不当
   - A. 急性鼻窦炎
   - B. 慢性鼻窦炎
   - C. 急性鼻炎
   - D. 急性化脓性中耳炎
   - E. 急性扁桃体炎

2. 患者，男，8 岁。玩耍时，沙土不慎进入耳内，单腿蹦跳后清除部分，但仍有残余。就医后应采取的治疗方法为（　）
   - A. 使用盯聍钩勾出
   - B. 外耳道冲洗
   - C. 鼓气吹出
   - D. 使用耳勺挖出
   - E. 无需治疗，等待慢慢自行出来

3. 患者，男，25 岁。患急性上呼吸道感染后，出现左耳耳鸣，耳部剧痛，耳镜检查：鼓膜充血、膨出。临床诊断为左耳急性化脓性中耳炎。此病变主要发生在（　）
   - A. 鼓室
   - B. 咽鼓管
   - C. 鼓窦
   - D. 乳突
   - E. 前庭

4. 下鼻道有（　）。
   - A. 上颌窦自然开口
   - B. 鼻泪管开口
   - C. 筛窦开口
   - D. 咽鼓管的开口
   - E. 窦口鼻道复合体

5. 患者，女，19 岁。主诉：双侧交替性鼻塞伴黏液鼻涕 3 年，感冒时鼻塞加重。行鼻镜检查：双鼻下鼻甲黏膜充血、肿大、表面光滑，对收缩药敏感。该患者可能的初步诊断是（　）
   - A. 急性鼻炎
   - B. 慢性鼻炎
   - C. 变应性鼻炎
   - D. 慢性单纯性鼻炎
   - E. 慢性肥厚性鼻炎

6. 下列关于扁桃体摘除术后白膜的说法，错误的是（　　）

    A. 术后 5 小时左右开始出现　　　　B. 术后 12 小时生长完全

    C. 术后 6 天左右开始脱落　　　　　D. 术后 10 天左右完全脱落

    E. 白膜出现延迟提示创面愈合不良

7. 下列关于食管异物的做法，不正确的是（　　）

    A. 进食时忌匆忙，尤其是吃带刺的食物时更应注意

    B. 老年人应及时修复损坏的义齿

    C. 误咽异物后，立即进食饭团或韭菜将异物吞下

    D. 食管异物取出后，应酌情禁食并使用抗生素

    E. 食管异物合并为纵隔脓肿时，及时请胸外科医生处理

8. 患者，男，2 岁。发热，哭闹拒食伴呼吸不畅 2 天，查体：咽部弥漫性充血，一侧咽后壁隆起。诊断为急性咽后脓肿。下列护理措施中正确的是（　　）

    A. 体温过高时遵医嘱应用解热镇痛药

    B. 密切观察患儿呼吸情况

    C. 床旁备负压吸引器及气管切开包等急救物品

    D. 安抚患儿避免哭闹

    E. 注意患儿营养及水分的补充

9. 关于急性会厌炎的健康指导包括（　　）

    A. 向患者宣传此病的危害及预防措施

    B. 邻近器官疾病如急性扁桃体炎、咽炎等应积极治疗

    C. 避免接触过敏原，不过度疲劳，戒烟酒

    D. 发生剧烈吞咽疼痛时可自服止痛药，缓解疼痛，症状未缓解，再就医治疗

    E. 以上都是

二、名词解释

梅尼埃病

三、简答题。

鼻出血的止血方法有哪些？

四、病例分析题

患者，男，56 岁。自述吸烟史 30 年，每天 2 包，经常饮酒应酬。半年前出现持续声嘶，以为是感冒及用声过度引起，未予理会。近 1 个月声嘶加重，伴活动后呼吸困难，经门诊取活检初步诊断为喉癌收入院。准备行全喉切除术。

    分析：1. 评估该患者患病的危险因素有哪些？

          2. 手术后患者的护理诊断和护理措施有哪些？

          3. 出院前责任护士为患者的健康指导要点有哪些？

书网融合……

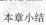

本章小结

题库

第三篇　口腔科护理学

第八章　口腔颌面部的应用解剖与生理

📖 学习目标

知识要求：

1. 掌握　口腔前庭和固有口腔的境界和解剖标志；乳牙萌出的特点、牙位的记录方法；牙齿的组织结构、形态与功能的关系；上下颌骨的位置、形态结构及与临床有关的解剖标志。

2. 熟悉　唇、颊的层次结构；表情肌和咀嚼肌的位置、形态和功能。

3. 了解　颌面部血管和淋巴的走行和分布。

技能要求：

1. 能熟知口腔颌面重要的解剖标志，引导口腔治疗护理时精准选取切入点。

2. 能指导患儿父母采取合适的干预措施促使牙齿萌出。

素质要求：

树立整体护理和以人为本的理念，在护理中体现人文关怀、尊重生命及爱岗敬业的精神。

第一节　口腔的应用解剖与生理

PPT

口腔（oral cavity）是消化道的起始部，由牙齿、颌骨、唇、颊、腭、舌、口底和唾液腺等组织、器官组成。主要生理功能有摄食、吸吮、咀嚼、味觉、消化、吞咽、语言及辅助呼吸等。其前壁为上唇、下唇，两侧壁为颊，上壁为腭，下壁为口腔底。口腔借上、下唇形成的口裂与外界相通，向后经咽峡与咽相通。整个口腔分为前外侧部的口腔前庭（oral vestibule）和后内侧部的固有口腔（oral cavity proper）两部分。口腔前庭可借第三磨牙后方与固有口腔相通，牙关紧闭或颌间固定的患者可经此通道输入营养物质。

一、口腔前庭

口腔前庭是唇、颊与牙列、牙龈及牙槽骨弓之间的"U"形潜在间隙。口腔前庭的前外侧壁由上、下唇及两侧的颊组成，其后内侧壁则由上、下牙弓和牙龈组成；由唇颊向下后方或上后方移行至牙槽的黏膜穹隆部，称为前庭沟或唇沟。在前庭沟的正中线，上、下中切牙间与唇连接的结缔组织称唇系带。一般上唇系带比下唇系带明显。若唇系带过宽、附着过低，伸入两中切牙牙间乳头，则易造成两中切牙间隙过大而影响牙齿的排列（图 8-1）。

1. 唇（lip）　分上唇和下唇，其间是口裂，上、下唇联合处为口角。唇红部组织内有丰富的血管通过。唇红与皮肤交界处为唇红缘，上唇中央有一纵形的浅沟称人中。唇从外到内依次有皮肤、浅筋膜、肌层、黏膜下组织、黏膜，肌层主要为口轮匝肌，肌层与皮肤之间的浅筋膜层较疏松，在口唇感染时常出现明显水肿。黏膜下层含多数黏液腺，直接分泌黏液润滑口腔，当腺管阻塞时，可发生黏液囊肿。唇的皮肤有丰富的汗腺、皮脂腺，是疖、痈之好发部位。

　　2. 颊（cheek）　　位于面部两侧，构成口腔的外侧壁，主要由皮肤、颊部表情肌、颊脂垫（颊脂体）、颊肌和颊黏膜组成，此处组织疏松而富有弹性。大张口时，因颊脂垫的衬托而在颊黏膜呈现底在前方的三角形突起。其尖端称颊脂垫尖，尖顶略高于下颌孔的水平，向后接近翼下颌皱襞（翼下颌韧带）前缘，临床上常将此尖作为下牙槽神经阻滞麻醉的进针标志。

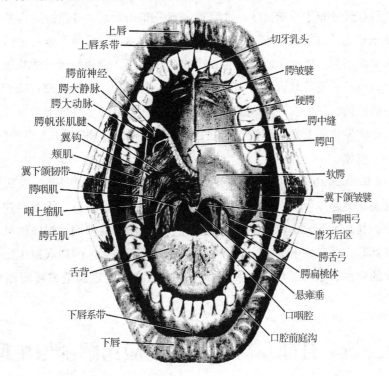

图 8-1　口腔

二、固有口腔

　　固有口腔是口腔的主要部分，其前外侧壁由上、下牙弓和牙龈构成，而后壁缺损形成向后的通道即咽峡，顶为腭，底由舌、黏膜、肌肉和皮肤等组成。

　　1. 腭（palate）　　位于口腔顶，由前 2/3 的硬腭（hard palate）和后 1/3 的软腭形成口腔的上界和后界，并借之与鼻腔和鼻咽部分隔开。硬腭覆盖有致密的黏骨膜，在两中切牙后方的突起称切牙乳头，其下为切牙孔，是鼻腭神经阻滞麻醉时进针的标志。在第二磨牙腭侧缘向内约 0.5cm 处，左右各有一孔称为腭大孔，内有腭前神经、血管通过，向前分布于尖牙腭侧以后的黏骨膜和牙龈。腭大孔是行腭前神经阻滞麻醉的常用部位。软腭向前与硬腭相连，其后方为游离缘；在游离缘的中份有一小舌样物体，称为悬雍垂，软腭两侧向外方形成两个弓形黏膜皱襞，即前外方的腭舌弓和稍后内方的。腭咽弓两弓之间形成腭扁桃体窝，容纳有腭扁桃体。软腭较厚，主要由黏膜、黏膜下层、腭腱膜和腭肌构成。正常情况下通过软腭和咽部肌肉的协调运动，以行使其语言、吞咽等功能。

　　2. 舌（tongue）　　附着于口底，几乎充满固有口腔。前 2/3 为舌体部，后 1/3 为舌根，两者之间有一倒"V"字形界沟。舌体活动度大，其前端为舌尖，上面拱起称舌背，下面为舌腹，两侧为舌缘；舌后 1/3 为舌根部，活动度小，尖端向后有一凹陷称舌盲乳，其是胎儿时期甲状舌管遗留的残迹。舌具有味觉功能，能协助完成语言、咀嚼、吞咽等重要生理功能。此外，还可以通过观察舌了解某些全身疾病，不少病理变化可在舌黏膜反映出来。

舌体主要由横纹肌组成，肌纤维呈上下、左右、前后三方向交错排列，肌肉收缩可以改变舌的形状，如变薄变宽、变厚变窄、变长变短甚至卷曲等。舌外肌也较多，主要有颏舌肌，因此舌体非常灵活，能前伸、后缩、卷曲等多方向运动。舌内、外肌都受舌下神经支配，当舌下神经损伤时，舌的运动受限，伸舌会偏向患侧。舌的感觉神经可分为两种，分别是一般感觉神经和特殊内脏感觉神经。一般感觉神经由三叉神经的舌神经分布于舌前 2/3，舌咽神经则分布于舌后 1/3；特殊内脏感觉神经即舌的味觉神经，为面神经的鼓索支，将味觉纤维分布于舌前 2/3 区的黏膜；或经舌咽神经分布于舌后 1/3 区的黏膜。一般来说，舌尖部对甜、咸味觉敏感，舌根部对苦味敏感，舌两侧缘对酸味敏感。舌背黏膜有丝状乳头、菌状乳头、轮廓乳头及叶状乳头等多种乳头分布，其中除丝状乳头没有味蕾外，其他乳头均含有味蕾。舌腹黏膜平滑而薄，正中有一黏膜皱襞与口底相连称舌系带。临床上常见舌系带过短，限制舌的活动或影响舌尖部肌肉发育而致发音不清。舌根部黏膜有较多圆形淋巴滤泡突起，其间有浅沟分隔，整个淋巴滤泡称为舌扁桃体。

3. 口底（floor of the mouth）　指舌体以下和下颌骨体以内的口腔底部，表面为黏膜覆盖，在舌系带两侧各有一呈乳头状突起称舌下阜，之中的小孔为下颌下腺导管开口。舌下阜往后为颌舌沟，其内的黏膜皱襞称舌下襞，其是舌下腺小管的开口部位。舌下腺在沟的前内侧，沟底的黏膜皱襞内有下颌下腺导管和舌神经行经其间，做口底手术时注意避免损伤或误扎此导管。因口底组织比较疏松，在外伤或感染时容易形成较大的血肿、水肿或脓肿，将舌推向后方堵塞呼吸道而造成呼吸困难或窒息，应特别警惕。

第二节　牙体及牙周组织的应用解剖与生理

PPT

一、牙

1. 牙的名称及萌出时间　人的一生中共萌出两副牙齿（teeth），即乳牙和恒牙（表 8 – 1）。

（1）乳牙（deciduous teeth）　一般有 20 颗，上、下颌的左右两侧各有 5 颗乳牙，从中线向两侧分别称之为乳中切牙、乳侧切牙、乳尖牙、第一乳磨牙、第二乳磨牙。出生后 6～7 个月开始萌出乳中切牙，然后依次萌出乳侧切牙、第一乳磨牙、乳尖牙和第二乳磨牙，约在 2 岁全部萌出。儿童自 6～7 岁至 12～13 岁，乳牙逐渐脱落并被恒牙所替代。

（2）恒牙（permanent teeth）　有 28～32 颗，上、下颌的左右两侧各有 8 颗恒牙，从中线向两侧分别称之为中切牙、侧切牙、尖牙、第一前磨牙、第二前磨牙、第一磨牙、第二磨牙、第三磨牙。恒牙中，第一磨牙首先长出，除第三磨牙萌出较晚，萌出时颌骨发育将近成熟，若无足够的位置，常影响其正常萌出，从而发生各种阻生牙。第三磨牙终身不萌出者约占 30%。切牙、尖牙分别用以咬切和撕扯食物，磨牙和前磨牙则有研磨和粉碎食物的功能。

表8-1 牙的萌出和脱落时间表

牙		萌出时间
乳牙	乳中切牙	6~8个月
	乳侧切牙	6~10个月
	乳尖牙	16~20个月
	第一乳磨牙	12~16个月
	第二乳磨牙	20~30个月
恒牙	中切牙	6~8岁
	侧切牙	7~9岁
	尖牙	9~12岁
	第一前磨牙	10~12岁
	第二前磨牙	10~12岁
	第一磨牙	6~7岁
	第二磨牙	11~13岁
	第三磨牙	17~25岁

2. 牙的记录方法 临床上为了便于记录牙位，常以被检查者的方位为准，以"━┼━"符号划分左上、左下、右上、右下4个区。纵线左侧代表被检查者右侧，纵线右侧则代表被检查者左侧。以罗马数字Ⅰ~Ⅴ标示乳牙，用阿拉伯数字1~8标示恒牙。

3. 牙的形态结构 从外形上看，牙体可分为牙冠、牙根、牙颈及牙腔4个部分（图8-2）。

（1）牙冠 是显露口腔中，露出牙龈以上并由牙釉质覆盖的部分，是牙齿发挥咀嚼功能的主要部分。

（2）牙根 是牙体外层由牙骨质覆盖的部分，也是牙体的支持部分，有单根、双根、多根。牙根的尖端部有小孔通过牙髓血管、神经，称根尖孔。

（3）牙颈 位于牙冠和牙根的交界处，又称为牙缘或颈线。

（4）牙腔 分为位于牙冠内的牙冠腔和位于牙根内的牙根管两部分。

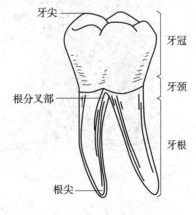

图8-2 牙体形态

4. 牙的组织结构 从结构上看，牙由牙釉质、牙本质、牙骨质和牙髓组成。

（1）牙釉质 是位于牙冠表面，呈乳白色、有光泽、半透明的组织，含无机盐达96%以上，是人体内钙化程度最高、最硬、最耐磨的组织，起着保护牙本质和牙髓的作用。

（2）牙本质 是构成牙齿的主体，颜色呈浅黄色类骨组织，含70%左右的无机盐，牙本质的硬度比釉质低、比骨组织高。牙本质内有牙本质基质和牙本质小管。牙本质小管中的神经末梢因牙本质暴露受到外界冷、热、酸、甜刺激会产生酸痛。

（3）牙骨质　是牙根表层的色泽较黄的硬组织。接近牙颈部处的牙骨质较薄，根分叉处及根尖部的牙骨质较厚。

（4）牙髓　是位于髓腔内的疏松结缔组织，含有丰富的细胞、血管、淋巴和神经纤维。其功能是形成牙本质和营养牙体组织。

5. 牙齿的功能　牙齿的主要功能是咀嚼功能，其次是协助语言和维持面部的正常形态。切牙有切断食物的作用，尖牙和前磨牙起撕裂和捣碎食物的作用，而磨牙则主要是将食物嚼碎和研磨。

二、牙周组织

牙周组织包括牙周膜、牙槽骨和牙龈，又可称为牙支持组织。

1. 牙周膜（periodontal membrane）　介于牙根和牙槽骨之间的致密纤维结缔组织，将牙齿固定在牙槽窝内，多数牙周膜纤维排列成束，纤维的两端分别埋于牙骨质和牙槽窝骨壁里，使牙齿固定于牙槽窝内，并有一定的生理活动度。牙周膜含有丰富的神经、血管、淋巴和上皮细胞。牙周膜能调节牙齿所承受的咀嚼压力，并有形成和营养骨质的功能。

2. 牙槽骨（alveolar bone）　又称牙槽突，颌骨包绕牙根的突起部分，通过牙周膜与牙根紧密相连。此处骨质较疏松，并富于弹性，是支持牙齿的重要组织。牙槽骨容纳牙根的骨窝称为牙槽窝，牙根之间的骨板称牙槽中隔。牙槽骨的游离缘又称牙槽嵴，而当牙齿脱落后，牙槽骨则发生萎缩。

3. 牙龈（gingiva）　是附着在牙颈和牙槽骨部分的口腔黏膜组织，呈粉红色，有光泽，质地坚韧。表面有呈橘皮状的凹陷小点，称点彩，当发炎水肿时，点彩则消失。两邻牙之间突起的部分称龈乳头，牙龈的边缘称为游离龈，游离龈与牙齿间的空隙称龈沟，正常深度为 1～2mm。龈沟过深则表示有牙周病变（图 8 - 3）。

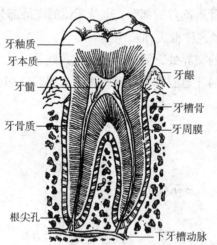

图 8 - 3　牙体组织和牙周组织

第三节　颌面部的应用解剖与生理

PPT

口腔颌面部位于头颅下前方，是机体的主要显露部分，由颌骨、唾液腺及周围的软组织等构成，参与呼吸、咀嚼、吞咽、消化及面部表情等功能活动。

一、颌骨

（一）上颌骨

上颌骨（maxilla）为颜面部中 1/3 最大的骨，左右各一，互相对称，它与邻骨连接，参与眼眶底、口腔顶、鼻腔底及侧壁、颞下窝和翼腭窝前壁、翼上颌裂和眶下裂的构成。上颌骨形态不规则，可分为一体（上颌骨体）及四突（额突、颧突、牙槽突、腭突）。

1. 一体　即上颌骨体，位于上颌骨的中央部，可分为前外、后、上、内 4 个面。体内的含气空腔为上颌窦。

（1）前面　又称脸面，稍向前上方。上界为眶下缘下界移行于牙槽突，内界为鼻切迹（nasal notch）。眶下缘中点下方 0.5cm 左右为眶下孔，孔内有眶下神经及血管通过。眶下孔的下方骨面有一深凹即尖牙窝，该处骨壁菲薄，上颌窦的手术常由此凿孔进入窦腔。眶下孔是眶下神经阻滞麻醉的进针部位。

（2）上面　又称眶面，呈三角形，构成眶下壁大部。其后份中部有由后方眶下裂向前行之眶下沟，并形成眶下管，眶下管长约 1.5cm，开口于眶下孔。上牙槽前神经、上牙槽中神经由眶下管内分出。经上颌窦前壁和外侧壁分布到前牙和双尖牙。

（3）后面　又称颞下面，常以颧牙槽嵴作为前壁与后壁的分界线，其后方骨质微凸呈结节状，称上颌结节（maxillary tuberosity）。上颌结节上方有 2～3 个小骨孔，上牙槽后神经、血管在此通过。颧牙槽嵴和上颌结节是上牙槽后神经阻滞麻醉的重要标志。

（4）内面　又称鼻面，构成鼻腔外侧壁，内面后上方有三角形的上颌窦裂孔通向鼻腔。上颌窦囊肿摘除及根治术即在下鼻道开窗引流（图 8-4）。

上颌骨骨质疏松，血供丰富，因此上颌骨骨折出血较多，但较下颌骨易于愈合。上颌骨骨髓炎远较下颌骨少见，且多局限。

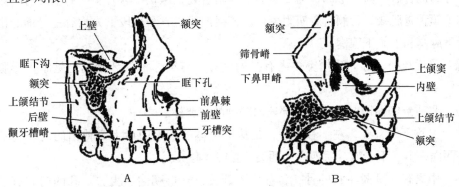

图 8-4　上颌骨

A. 前外侧面观；B. 内侧面观

2. 四突

（1）额突（frontal process）　为坚韧细长的骨板，位于上颌体的内上方其向上后缘，分别依次与额骨、鼻骨和泪骨相连接。

（2）颧突（zygomatic process）　为锥体形，自上颌体的前、后面之间突向外上方。由上颌体的前面、后面、上面汇集形成一锥状突起，向外上与颧骨相接，向下至第一磨牙外，形成颧牙槽嵴。

（3）牙槽突（alveolar process）　又称牙槽骨。自上颌体向下方伸出，系上颌骨包在牙根周围的突起部分，厚而质松，前部较薄，后部较厚，每侧牙槽突上有 7～8 个牙槽窝容纳牙根。两侧牙槽突在中部结合形成马蹄形的牙槽骨弓。

（4）腭突（palatine process）　为水平骨板，前部较厚，后部较薄，两侧腭突在正中线相连形成腭正中缝，参与口腔顶及鼻腔底的构成。腭突后缘呈锯齿状与腭骨水平部相连，构成腭横缝。

（二）下颌骨

下颌骨（mandible）是颌面部唯一可活动的、最坚实的、两侧对称的骨骼，在正中线融合成弓形。下颌骨分水平部和垂直部，水平部为下颌骨体，垂直部为左、右两下颌支（图8-5）。

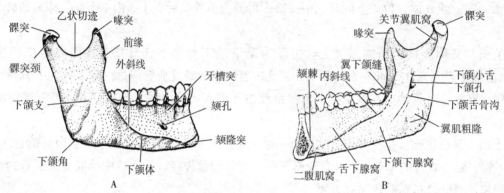

图8-5　下颌骨
A. 外侧面观；B. 内侧面观

1. 下颌体　下颌体呈弓形，有内、外两面，牙槽突和下颌体下缘。

（1）外面　在外侧面正中联合之处为颏部，两旁靠近下缘处，各有一隆突称颏结节。相当于第二前磨牙的下方，在骨体上、下缘之间有一孔，称颏孔。为下颌管的出口，有颏神经和血管通过。

（2）内面　在正中线的下份有4个向内突出的小骨棘，称颏棘，其上、下分别有颏舌肌、颏舌骨肌附着。颏棘下方两侧各有一卵圆形凹，为二腹肌前腹附着处，从正中联合斜向后上方有一条骨粗糙线为内斜线，又称下颌舌骨肌线，为颌舌骨肌附着处。该线前段上方和后段下方均有一骨面光滑的浅窝，前后分别称为舌下腺窝和下颌下腺窝。

（3）上缘　骨质疏松，称为牙槽突，内有排列整齐、容纳牙根的牙槽窝，是颌骨牙源性感染的好发部位。

（4）下缘　骨质致密而圆厚，是颌面部表面解剖的主要标志之一。

2. 下颌支　又称下颌升支，左、右各一，是从下颌体的后端向后上方伸出的内外扁平的长方形骨板，分内、外两面，上、下、前、后四缘和两突（髁突和喙突）。

（1）内面　中央有一呈漏斗状的骨孔，称为下颌孔，开口朝向后上方。孔的前方有下颌小舌，为蝶下颌韧带附着处。孔的后上方有下颌神经沟，下牙槽神经、血管通过此沟进入下颌孔。

（2）外面　外面的下方骨面比较粗糙，称为咬肌粗隆，为咬肌的附着处。

（3）四个边缘　上缘薄，为乙状切迹；下缘与下颌体下缘连接与后缘相遇成下颌角；后缘厚而圆，自髁突延伸到下颌角，上部轻度向后凸而下部凹，与腮腺相接触；前缘上部薄，与喙突连续，下部厚，与内外斜线连接。

（4）喙突　又称肌突或冠状突，呈扁三角形，内外分别有颞肌、咬肌附着。颧骨骨折时可压迫喙突，影响下颌运动。

（5）髁突　又称髁状突或关节突。髁突上端有关节面，与颞下颌关节盘相邻。髁突是下颌骨的主要生长中心之一，如该处在发育完成之前受到损伤或破坏，将影响下颌骨的生长发育，导致颌面部畸形。

二、肌肉

与口腔颌面部有关的面部肌肉可分为浅部的表情肌和深部的咀嚼肌两部分，其主要功能为完成人体的咀嚼、语言、表情和吞咽动作。

（一）表情肌

面部表情肌一般薄而短小，收缩力较弱，起自骨膜或深筋膜浅面，止于皮肤。肌肉纤维围绕面部孔裂，如眼、鼻和口腔，排列成环形或放射状。主要肌肉有眼轮匝肌（orbicularisoculi）、口轮匝肌（orbicularis oris）、上唇方肌、额肌、笑肌和颊肌等。在肌纤维收缩时，牵引额部、眼睑、口唇和颊部皮肤活动，显露各种表情。因表情肌与皮肤连接紧密，故当外伤或手术切开皮肤和表情肌后，通常创口裂开较大，应考虑肌纤维走行的方向给予逐层缝合，以免引起术后内陷瘢痕。面部表情肌均由面神经支配运动，若面神经受到损伤，则可引起表情肌瘫痪而造成面部畸形。

（二）咀嚼肌

咀嚼肌主要附着在下颌骨上，管理开口、闭口和下颌骨的前伸与侧方向运动，可分为闭口肌群和开口肌群两组，此外还有翼外肌（lateral pterygoid）。其神经支配均来自三叉神经的运动神经。

1. 闭口肌（升颌肌）　主要附着在下颌角和下颌升支的内、外两面，由咬肌、颞肌、翼内肌组成。这组肌肉强大而有力，当收缩时，使下颌骨上升，口腔闭合，上、下牙齿面接触。

2. 开口肌（降颌肌）　由二腹肌、下颌舌骨肌、颏舌骨肌组成。各肌分别附着在舌骨和下颌骨体上，是构成口底的主要肌。当其收缩时，使下颌骨体下降，口腔张开，上、下牙齿面分离。

3. 翼外肌　起端有上、下两头，上头起于蝶骨大翼的颞下嵴及其下的骨面，下头起于翼突外板之侧面，二头分别止于颞下颌关节盘前缘和下颌颈部。其功能较特殊，下头收缩时有开口作用以及下颌前伸及侧方向运动，上头收缩时起闭口作用；双侧收缩时下颌前伸，单侧收缩下颌向对侧运动；同时有稳定关节盘的作用。

三、血管

1. 动脉　颌面部的血液供应主要来源于颈外动脉的分支舌动脉、面动脉、上颌动脉、颞浅动脉和甲状腺上动脉等。各分支之间都有吻合，且两侧动脉之间也有吻合，因此面颈部的血液供应极为丰富，手术与外伤均可引起较大量的出血；压迫止血时，还必须压迫供应动脉的近心端，才能暂时止血。同时，血供充足又能促进伤口愈合，提高组织的抗感染能力。

2. 静脉　口腔颌面部的静脉系统分支较多且细小，彼此之间通常互相吻合，大多数静脉与同名动脉伴行，其静脉血主要通过颈内静脉、颈外静脉回流至心脏。常分为两个静脉网：浅静脉网由面前静脉和面后静脉组成；深静脉网主要为翼静脉丛、上颌静脉、下颌后静脉与面总静脉，位置较深。面静脉的特点是无静脉瓣，不能阻挡血液回流，当肌肉收缩或挤压时，易致血液反流。故颌面部的感染，特别是鼻根与两侧口角连线三角区内的感染，若处理不当（如挤压、手术等），则易逆行传入颅内，引起海绵窦血栓性静脉炎等严重并发症。通常将此三角区域称为面部的危险三角区。

四、淋巴

口腔颌面部的淋巴组织很丰富，淋巴管组成网状结构，间有环形组和纵形组两大淋巴结群，构成了颌面部的重要防御系统。正常情况下，淋巴结小而柔软，不易触及；但当其淋巴结所收纳的范围内有炎症或肿瘤时，相应的淋巴结就会发生肿大，硬而可被触及。急性炎症时伴有明显压痛。故而淋巴结对炎症、肿瘤的诊断、肿瘤的转移、治疗以及预后有极其重要的临床意义。

五、神经

与口腔颌面部密切相关的神经主要有：面神经（facial nerve）、舌下神经（hypoglossal nerve）、三叉神经（trigeminal nerve）、舌咽神经（glossopharyngeal nerve）及迷走神经（vagus nerve），在此主要介绍面神经、舌下神经和三叉神经。根据纤维成分不同分为运动神经、感觉神经和混合神经。面神经和三叉神经属于混合神经，舌下神经属于运动神经。

1. 面神经　为第Ⅶ对脑神经，有运动神经，伴有味觉及分泌神经纤维。面神经的颅外段经茎乳孔出颅后分为上下两支，向前穿入腮腺，并在腮腺内交织成网状。随后，沿腮腺的上缘、前缘和下缘发出5组分支，即颞支、颧支、颊支、下颌缘支和颈支，呈扇形分布于颜面部及颈部，支配面部的表情肌和颈阔肌。颞支损伤额纹消失；颧支损伤，眼睑不能闭合；颊支损伤，鼻唇沟消失变平坦不能鼓腮；下颌缘支损伤，患者口角流涎、口角偏斜；颈支损伤，颈部皮纹消失。由于面神经与腮腺的关系非常密切，腮腺病变可影响面神经，使之发生暂时性或永久性的麻痹，故在做面部手术时，应了解面神经各支的走行，以免损伤后造成面部畸形的严重后果。

2. 舌下神经　起自延髓的舌下神经核，经舌下神经管出颅后进入口底，分布到所有的舌内肌和绝大部分舌外肌，支配舌的运动。当一侧的舌下神经损伤，伸舌将偏向患侧；舌位于口腔内静止时，舌偏向健侧。

3. 三叉神经（图8-6）　为第Ⅴ对脑神经，含粗大的感觉神经根和细小的运动神经根，运动支起自脑桥中部的三叉神经运动核，发出的纤维加入到三叉神经的第3个分支下颌神经，支配咀嚼肌的活动。感觉根中的假单级神经元组成三叉神经半月节，并发出3个分支：眼神经、上颌神经和下颌神经。眼神经眶上裂入眼眶，分布于泪腺和眼眶周围的皮肤及鼻腔黏膜。上颌神经经圆孔入翼腭窝，分支有颧神经、翼腭神经、上牙槽后神经、上牙槽中神经和上牙槽前神经。下颌神经前干较细，主要为运动神经，分别至咬肌、颞肌和翼内外肌，下颌神经前干中唯一的感觉神经是颊神经。下颌神经后干较粗，多为感觉神经，主要分支有耳颞神经、舌神经和下牙槽神经，前两者为感觉神经，下牙槽神经为混合神经。

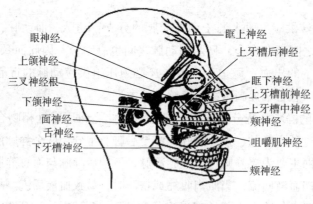

图8-6　三叉神经

六、唾液腺

唾液腺又称涎腺，分为浆液腺、黏液腺和混合腺三类。功能有湿润口腔黏膜、消化食物、杀菌、调和食物便于吞咽以及调节机体水分平衡等。唾液腺分大唾液腺和小唾液腺两种：小唾液腺又称无管腺，主要为黏液腺，分布在唇、舌、颊、腭等处的黏膜固有层和黏膜下层；大唾液腺有3对，即腮腺、下颌下腺和舌下腺。

1. 腮腺（parotid gland） 是唾液腺中最大的一对，为浆液腺。位于两侧外耳前下方和颌后窝内。腺体呈不规则的楔形，可分为浅、深两面，并有多个纤维间隔，将腺体分为许多小叶。腮腺管长5~7cm，管腔直径为0.3~0.5cm，在腺体前缘近上端发出，走行到咬肌前缘时呈直角向内穿过颊肌，开口于正对上颌第二磨牙牙冠处的颊黏膜上的腮腺导管乳头。

2. 下颌下腺（submandibular gland） 为混合腺，呈扁椭圆形，位于下颌下三角内。腺体深层延长部经下颌舌骨肌后缘进入口底，导管走行方向从后下方向前上，长约5cm，开口于舌系两旁的舌下肉阜。

3. 舌下腺（sublingual gland） 以分泌黏液为主的混合腺。位于口底舌下，由若干小腺所构成，各小腺泡均有单独的短小导管，直接开口于口底的舌下肉阜。亦有少数导管汇入下颌下腺导管，终开口于口底。由于管口较小，不易发生逆行感染，是潴留性囊肿的好发部位。

七、颞下颌关节

颞下颌关节是颌面部唯一具有转动和滑动、左右协同统一的联动的关节。其具有咀嚼、吞咽、语言和表情等功能，由下颌骨髁突、颞骨关节面、关节盘、关节囊和关节韧带组成。在肌肉作用下参与咀嚼、吞咽、语言及表情等重要活动。

1. 下颌骨髁突 呈梭形，内外径长，前后径短，向内突出多，向外突出少，内外径是前后径的3倍。两侧髁突的水平轴与下颌支垂直。有一横脊将髁突分为前、后两个斜面，前斜面为功能面，是关节的负重区，关节病一般最早破坏此区。髁突颈部较细，稍弯向腹侧，是下颌骨骨折的好发部位之一。

2. 颞骨关节面 包括关节面的凹部（即关节窝）和关节面的凸面（即关节结节）。关节窝呈三角形，髁突能在关节窝内做回旋运动。关节结节位于颧弓根部，有前后两个斜面：前斜面是颞下窝的延长，斜度较小，便于髁突在张口时可越过关节结节的脊顶再向前滑行；后斜面是关节的负重区。

3. 关节盘 位于关节窝和髁突之间，呈椭圆形，内外径大于前后径。关节盘的厚度不均，从前向后依次可见前带、中间带、后带和双板区。前带较厚，前后径窄，由胶原纤维和弹性纤维组成。中间带最薄，前后径窄，介于关节结节后斜面和髁突前斜面之间，是关节的负重区，无血管和神经，是关节盘穿孔破裂的好发部位。后带最厚，前后径宽，介于髁突横脊和关节窝顶之间。血管和神经表面覆盖有滑膜。双板区分为上、下两层，上下层之间有丰富的血管、神经和疏松结缔组织，是关节盘穿孔、破裂的好发部位，也是临床上关节区疼痛的主要部位之一。

4. 关节囊 由结缔组织构成的纤维囊，韧性强、松而薄，是人体唯一没有外力就可以脱位的关节，且脱位时关节囊并不撕裂。

5. 关节韧带 颌面部每侧有3条韧带，即颞下颌韧带、茎突下颌韧带和蝶下颌韧带。其主要功能是悬吊下颌，限制下颌运动于正常范围。

目标检测

答案解析

一、选择题

1. 下列关于唇的解剖层次描述，错误的是（　　）

   A. 最外层是皮肤，富于毛囊皮脂腺和汗腺　　　　B. 皮肤下为浅筋膜

   C. 中间为肌层，主要是口轮匝肌　　　　D. 基层内侧为黏膜

   E. 黏膜上有黏液腺开口

2. 三叉神经第三支属于（　　）

    A. 交感神经　　　　B. 混合神经　　　　C. 运动神经　　　　D. 感觉神经　　　　E. 副交感神经

3. 牙周炎的主要病理变化之一是（　　）

    A. 牙松动　　　　B. 菌斑形成　　　　C. 牙龈增生　　　　D. 牙龈出血　　　　E. 牙槽骨吸收

4. 口腔唾液腺中最大的是（　　）

    A. 腮腺　　　　B. 舌下腺　　　　C. 颌下腺　　　　D. 腭腺　　　　E. 唇腺

5. 腮腺乳头开口于（　　）

    A. 上颌第一前磨牙牙冠颊面相对的颊黏膜上

    B. 上颌第二前磨牙牙冠颊面相对的颊黏膜上

    C. 上颌第二磨牙牙冠颊面相对的颊黏膜上

    D. 上颌第一前磨牙牙冠颊面相对的颊黏膜上

    E. 上颌第三磨牙牙冠颊面相对的颊黏膜上

6. 乳牙开始萌出的时间是（　　）

    A. 5～6个月　　　　B. 6～7个月　　　　C. 7～8个月　　　　D. 8～9个月　　　　E. 10～12个月

7. 颌骨牙源性骨髓炎的好发部位为（　　）

    A. 牙槽突　　　　B. 颧突　　　　C. 腭突　　　　D. 上颌骨　　　　E. 腮腺

8. 牙从外形上可分为（　　）

    A. 牙龈　　　　B. 牙冠　　　　C. 牙根　　　　D. 牙颈　　　　E. 牙腔

9. 下颌骨形态分为（　　）

    A. 水平部　　　　B. 垂直部　　　　C. 下颌升支部　　　　D. 漏斗部　　　　E. 喙突部

10. 大唾液腺有（　　）

    A. 腮腺　　　　B. 下颌下腺　　　　C. 舌下腺　　　　D. 甲状腺　　　　E. 肾上腺

二、名词解释

固有口腔

三、简答题

简述下颌骨的解剖特点。

书网融合……

本章小结　　　　　　题库

第九章 口腔科患者的护理概述

第一节 口腔科患者的护理评估

PPT

对口腔科患者进行护理评估时，要全面搜集和掌握患者健康信息，运用专科检查技能，系统了解患者口腔卫生、健康状况，并注意捕捉患者生理、心理、社会等方面现存或潜在的健康问题，从而为护理诊断、护理计划及护理措施落实提供系统的、完整的、可靠的第一手资料。

一、健康史

询问患者口腔卫生习惯、口腔清洁方式、是否有口腔溃疡、白斑、牙龈出血、龋齿、口臭、牙本质过敏、牙齿松动、牙体缺损、牙列缺失、张口受限、牙外伤史、吸烟史、过敏史、遗传史以及由牙病引起的三叉神经痛等病史。

二、身体状况

1. 牙痛 是口腔科患者就诊的主要原因和常见症状，疼痛的特点包括自发性剧痛、自发性钝痛、激发痛和咬合痛。引起牙痛的原因有多种，包括牙齿本身、牙周组织、颌骨的某些疾病、神经系统疾病及某些全身性疾病。病因不同所引起牙痛的性质、部位、持续时间等均不同。同时疼痛是一种主观感觉，因个体痛阈值、敏感性及耐受性不同而疼痛状况各异。引起牙痛常见的原因有以下5种：①牙齿本身疾病，深龋、各种牙髓炎、牙本质过敏等疾病；②牙周组织疾病，牙周组织损伤、坏死性龈炎、龈乳头炎、牙周脓肿、牙槽脓肿、各种急慢性根尖周炎、冠周炎及干槽症等疾病；③邻近组织的疾病，急性化脓性上颌窦炎、颌骨骨髓炎、颌骨内和上颌窦内的肿物或埋伏牙压迫邻牙，造成牙根吸收继发感染等均可引起牵涉痛；④神经系统疾病，颞下窝和翼腭窝肿物压迫三叉神经或三叉神经本身疼痛常以牙痛为就诊主诉；⑤全身性疾病，流行性感冒、神经衰弱、癔症、月经期和绝经期等均有可能出现牙痛；心脏病可引起心源性牙痛。

2. 牙齿松动　正常情况下牙齿只有极轻微的生理活动度（约 1mm 内），超过生理活动度，多为病理原因所致，常见的原因有以下 5 种：①牙周病，是牙齿松动乃至脱落的最主要原因；②外伤，主要发生在前牙，因受外力大小不同，可造成牙周膜撕裂而致牙齿松动；③牙周炎症，急性根尖周炎和急性牙槽脓肿均可引起牙齿松动，慢性根尖周炎随病变程度不同，牙齿的松动度不同；④颌骨骨髓炎，牙源性颌骨骨髓炎可引起多颗牙齿迅速松动，转为慢性期时，病源牙必须拔除，其邻近的松动牙可逐渐恢复稳固；⑤颌骨内肿物，良性肿物或囊肿在缓慢地生长过程中，可造成牙齿移位或牙根吸收，使牙齿逐渐松动。恶性肿瘤使颌骨被广泛破坏，在较短时间内出现多颗牙齿松动和移位。

3. 牙龈出血　是指牙龈在无任何刺激下出血，出血量多少不等，并且没有自限性（与受刺激后的牙龈流血进行区别）。引起牙龈出血的常见原因有口腔疾病和全身疾病。①口腔疾病：各种牙龈炎、牙周病、坏死性龈炎、牙龈肿瘤、不良修复体的刺激等。②全身疾病：如严重贫血、血液病、维生素 C 缺乏病、脾功能亢进、肝硬化、尿毒症、播散性盘状红斑狼疮等。

4. 口臭　是口腔、鼻咽部和某些全身性疾病都可以表现出来的一种常见症状。常见原因有以下 4种：①口腔卫生问题引起的口臭，口腔不洁、牙石及牙垢过多、嵌塞于牙间隙和龋洞内的食物发酵腐败是产生口臭的主要原因；②口腔疾病引起的口臭，由口腔黏膜糜烂、溃疡、智齿冠周炎、残根、干槽症、牙周炎、牙龈炎、龋病等引起；③鼻咽部疾病，萎缩性鼻炎、化脓性上颌窦炎、小儿鼻内异物、扁桃体炎等均可发生口臭；④全身性疾病，如消化不良、胃肠疾病、支气管扩张、肺部感染、发热、白血病引起的牙龈和黏膜的坏死等致口臭。

5. 牙齿着色和变色　正常牙齿呈黄白色或灰白色，有光泽。①牙齿着色：是指牙齿表面有外来的色素沉着。色素来源于饮食、烟和茶中的有色物质或口腔中的产色细菌。牙齿着色是外来的，经洁治和磨光等物理性处理后大多能祛除。②牙齿变色：分为个别牙变色和全口牙变色。个别牙变色常见于局部原因，如牙外伤后，牙体治疗时使用某些药物，渗入到牙本质小管，将牙齿染成青灰色、褐色、粉红色。全口牙齿变色常见于牙齿发育期间受环境和全身情况的影响，如牙齿发育期间服用大量四环素，导致牙齿变为黄褐色或灰色；若饮水中含氟量过高，牙齿则变为褐色或白垩色斑纹。

6. 张口受限　成人正常张口度大小相当于自身的示指、中指和无名指合拢时三指末关节的宽度，大约 3.7cm，凡不能达到正常张口度者，均称为张口受限。常见原因有以下 5 种。①口腔颌面部炎症：如下颌智齿冠周炎、颌面部间隙感染以及牙源性颌骨骨髓炎等。②颞下颌关节病：如颞下颌关节强直、关节炎症、关节盘脱位及颞下颌关节功能紊乱等。③口腔颌面部外伤：如颌面部颧骨和颧弓骨折、颞下颌关节挫伤、口腔颌面部软组织损伤等。④口腔颌面部肿瘤：凡能累及颞下颌关节或闭口肌群的恶性肿瘤均可引起张口受限。⑤全身因素：破伤风患者咀嚼肌阵发性痉挛，紧张性收缩，可引起张口受限；癔症患者由于精神因素影响，发作时也可导致张口受限。

7. 咀嚼功能障碍　常见于开𬌗患者、牙列缺失、牙周炎、牙髓炎；口腔颌面部间隙感染如咬肌间隙感染、翼下颌间隙感染等；也可见于颞下颌关节脱位等。

8. 吞咽困难　常见于咽旁间隙感染、下颌间隙感染、口底多间隙感染等。

9. 颌面部肿胀或压痛　因口腔颌面部炎症或牙及牙周组织感染而致，如颌面部间隙感染、牙髓炎、冠周炎等。

10. 其他表现　包括白斑、口腔黏膜溃烂，牙龈缘红肿、增生或萎缩，牙周袋、龋齿、牙缺失、颞下颌关节压痛、弹响等。

三、辅助检查

1. 实验室检查 通过临床检验、生物化学检验、细菌学检验等检查，对颌面外科疾病的诊断、治疗及全身情况监测具有重要意义。

2. X 线检查 可借助 X 线摄片检查龋齿发生的部位和深度。

3. 牙科锥形计算机断层扫描（CBCT） 是目前口腔科最先进的设备。由于其成本低、分辨率高、辐射低，所以 CBCT 已经成为口腔疾病诊断与治疗的重要手段。

4. 透照检查 用光导纤维装置进行透照检查，可直接观察到龋损发生部位及病变深度范围。

5. 牙髓活力测验 正常牙髓对温度和电流的刺激存在一定的耐受程度。当牙髓发生病变时，刺激阈就会随之变化，对本来可耐受的刺激产生过度反应或对过强的刺激产生迟钝反应，甚至无反应。临床上，常采用对温度或电流的不同反应来协助诊断牙髓是否有病、病变发展的阶段，以及牙髓的活力是否存在。①温度测试：正常牙髓对 20～25℃之间的温度刺激不产生反应，一旦发生炎症，则对温度刺激反应敏感。可用冷试法或热试法。最简便易行的方法是用水枪喷试冷水。在病牙不易确诊时，一定要先喷试下颌牙、后上颌牙，先后牙、后前牙，逐个测试以免误诊。热试法可用热水喷注或烤热的牙胶置于牙面观察其反应，以相邻牙或对侧同名牙为对照。②电流测试：常用电牙髓活力测量仪来测试。测试前与患者沟通操作的目的及注意事项。先将牙面擦干，隔离唾液，将牙膏涂于活力计探头上，然后放置在被测牙面，将活力计电位从"0"逐渐加大到牙有刺激感时，让患者举手示意，记录测试数值以作参考。电流测试时，也以相邻牙或对侧同名牙为对照。牙髓对外界刺激的反应，受年龄和特殊情况等影响，如随着年龄的增长反应会逐渐降低，月经期、妊娠期、精神紧张时反应增加。所以，做牙髓活力测试时应考虑到这些情况。

6. 穿刺及细胞学涂片检查 穿刺检查分为细针穿刺和粗针穿刺检查。细针穿刺主要用于口腔颌面部肿物的检查；粗针穿刺用于颌面部感染患者的检查。当怀疑为颈动脉体瘤或动脉瘤时，则禁忌行穿刺检查。

7. 活体组织检查 根据病变的部位、大小、位置深浅不同可采用穿刺抽吸、钳切和切取活体组织检查。用于明确肿瘤的病变性质、类型及分化程度，对诊断和治疗具有决定性意义，但应结合临床和其他检查方法综合分析。

四、心理－社会评估

1. 就医延迟心理 口腔疾病的患者在没有自觉症状时，尚不知自己已患有牙病，直到出现疼痛或其他明显症状时才就医。部分患者认为牙病是小病，一拖再拖，或吃了镇痛药暂时止住疼痛，没有及时到医院诊治，延误了治疗时机，导致严重口腔疾病的发生。

2. 恐惧、焦虑心理 大多数患者对钻牙有恐惧心理，畏惧疼痛及仪器转动发出的声响，不愿及时就诊。对复发性口腔溃疡的患者，因反复发作，治疗时间较长，引起患者不安；在进食时常因溃疡引起的疼痛，让患者惧怕进食，心情十分焦虑。另外，外伤、恶性肿瘤术后引起面容毁损的患者，焦虑、自卑心理更为严重。

3. 急切治疗 部分患者在牙痛难忍时，表情十分痛苦，出现烦躁、坐卧不安，一到医院，立即要求为其解除疼痛。

4. 面部美观要求高 口腔疾病多在面部，治疗范围也在口腔颌面部。在治疗的同时，患者对面部外形的维持和美观改善期望值高，如未达到要求，则可引发较为复杂的心理问题，甚至导致医疗纠纷的发生。

5. 人际交往障碍　因口腔疾病所致的口臭，唇、腭裂引起的语言不清以及面容的改变和毁损，都导致患者自我形象的紊乱，产生自卑，严重地影响了正常社会生活和人际交往。

6. 家庭、社会支持不足　唇、腭裂患者如未进行整复术，通常伴有自卑、孤僻的心理，不愿与人交往，患儿会受到同龄儿童的歧视。患者的父母也会受到来自各方面的压力和心理创伤。唇、腭裂患者术后需要进行较为系统的语音训练，才能改善腭裂语音，由于缺乏相关理论知识，家属往往在手术修复改善了患者面貌后，不重视语音的序列治疗，或在进行语音序列治疗的过程中难以坚持而终止训练。语音序列治疗时间较长，经济花费较高，这些都导致患者的家庭、社会支持不足。

第二节　口腔科患者常用护理诊断

PPT

1. 急性疼痛　与根尖周炎急性发作、牙槽脓肿未引流或引流不畅有关。

2. 慢性疼痛　与口腔黏膜病损以及食物刺激有关。

3. 牙齿异常　与牙釉质变色、牙齿松动、过多的牙结石或牙齿结构的完整性受到破坏有关。

4. 口腔黏膜受损　与牙龈萎缩、游走性舌炎（地图舌）、黏膜剥脱、牙龈增生、口腔溃疡等引起的唇部和口腔软组织的损伤有关。

5. 有创伤后综合征的危险　与颌面外伤后社会支持不足或角色转移等适应不良有关。

6. 有误吸的危险　与颌面部手术或外伤后上、下颌牙齿栓丝等可能导致胃内容物、呼吸道内分泌物误吸入气管或支气管有关。

7. 清理呼吸道无效　与颌面外伤、术后喉头水肿、分泌物增多及切口疼痛等有关。

8. 吞咽障碍　与口腔疾病引起的口腔、咽喉部结构功能缺陷和运转异常有关。

9. 进食自理缺陷　与口腔颌面部手术后完成进食活动的能力受损有关。

10. 恶心　与使用麻醉药、化疗药物或抗生素有关。

11. 尿潴留　与全身麻醉手术后膀胱不能完全排空有关。

12. 自理缺陷　与口腔颌面部手术后，自己完成口腔卫生活动的能力受损有关。

13. 有感染的危险　与口腔颌面部损伤或手术后个体处于受病原体侵犯的危险性增加有关。

14. 焦虑　与口腔疾病性质不明、就诊环境改变以及对手术效果担心有关。

15. 知识缺乏　与患者缺乏自我护理方面的知识有关。

16. 社交障碍　与口臭、颌面部毁损、唇腭裂语音障碍等有关。

17. 不依从行为　与患者的文化、健康、信仰或获得相关疾病知识技能、经济状况、理解、记忆能力有关。

18. 语言沟通障碍　与颌面外科全身麻醉术后患者呼吸道插管以及腭裂患者传递语言信号系统的能力减弱、迟缓与丧失有关。

19. 应对无效　与患者感知控制水平不够，不会使用可获得的信息对一些应激原做出有效的评价或做出的实际反应不恰当有关。

第三节　口腔科常用检查及护理操作

PPT

口腔颌面部检查是正常诊断口腔及全身疾病的重要手段，检查前应详细询问患者病史，对局部病变进行检查的同时，应兼顾全身健康状况。在进行检查时，护士应配合医师准备好检查所需的物品。

一、口腔颌面常用检查

1. 一般检查

（1）检查要求　①诊室要安静、整洁和光线充足。室温保持在 20～24℃，室内相对湿度在 55%～60%。②设备器材应以方便医师和护士操作为宜。③调节好椅位，保证患者的安全与舒适。一般椅背上缘与患者肩部平齐，头枕支持住患者的枕骨部分。④根据检查需要调节椅位，检查上颌牙时，患者背部和头部稍微后仰，使上颌牙列与地面成 45°～60°；检查下颌牙时，患者正坐，下面与地面平行，高度与医师肘部平齐。⑤检查顺序由外向内，由表及里兼顾整体。

（2）常用检查器械　①口镜：可以利用镜面反光和影像作用观察直视不到的部位；还可牵拉唇、颊及推压舌体等软组织。其柄作叩诊牙齿之用。②牙用镊子：可夹持牙齿检查其松动度；也可夹持传递物品；柄端也可叩诊牙齿。③牙用探针：用来检查牙的点、隙、沟裂、龋洞以及敏感部位；探测牙周袋的深度和是否有龈上、龈下牙石；检查充填物边缘密合度及皮肤或黏膜的感觉功能。另外，还有一种标有毫米刻度的钝头性探针，用于探测龈沟及牙周袋的深度。

（3）检查基本方法　①问诊时语言要简明扼要、通俗易懂，认真倾听患者陈述，主要了解疾病的发生原因、发展、诊治经过、效果及与本次疾病有关的病史。②视诊时应观察患者的牙龈、牙齿、舌、口腔黏膜及涎腺等组织器官情况。③探诊是借助探针检查并确定病变部位、范围、反应程度等。探诊时动作要轻，检查牙面时用尖头，探查邻面颈部时用三弯端。④叩诊是利用口镜柄或镊子柄在牙齿殆面或切缘轻轻垂直叩打，应先叩邻近正常牙作为对照。叩诊的目的是检查牙周病或根尖周病是否存在。叩痛的程度用（＋）、（＋＋）、（＋＋＋）记录表示。正常牙齿叩诊呈清脆音，当根尖有较大病变或牙周膜普遍破坏时，叩诊则呈浊音。⑤触诊时动作要轻柔，用手指或镊子夹棉球按压牙龈缘或根尖部牙龈，观察有无牙痛、溢脓或波动，便于牙周病和根尖周病的诊断。⑥嗅诊可以协助诊断，如坏死性牙髓炎及坏死性龈炎，有特殊腐败的腥臭味；糖尿病患者口中常有"烂苹果"气味。⑦咬诊主要了解患者咬殆时牙齿有无疼痛、早接触牙齿的接触点的具体部位及范围等。

（4）口腔检查　①唇：查唇形态、黏膜，有无肿胀、疱疹，唇周皮肤及口角有无糜烂、色素沉着、白斑及增生物等。②颊：查颊黏膜色泽、对称性，有无肿胀，有无过敏、压痛及慢性瘘管等。同时注意颊黏膜有无角化、表面发白的情况，特别要注意腮腺导管乳头有无充血、水肿、溢脓及触痛。③牙龈：查牙龈组织的色、形、质的改变，有无色素沉着；有无瘘管存在；牙龈有无红肿、发炎、增生、萎缩、溃疡、坏死和窦道等。④系带：依其所在部位不同而命名为唇系带、颊系带、舌系带。检查时应注意其数目、形状、位置及附着情况，对牙位及口腔功能有无影响。⑤腭：硬腭黏膜呈粉红色，黏膜下有骨质；软腭黏膜略呈暗红色，黏膜下无骨质。观察腭部黏膜有无充血、水肿、溃疡、角化，有无畸形、肿块等异常。⑥舌：检查舌苔的颜色，舌面有无裂纹，舌乳头是否充血、肿大、有无肿物，舌的运动与感觉功能有无异常。⑦口底：查舌系带是否过短，舌下肉阜有无异常分泌物，导管乳头有无红肿，口底有无肿胀、包块的硬度和活动度等情况。

（5）牙齿检查　①询问患者牙病发生、发展及治疗过程，牙病的部位、发病时间、牙痛性质、有无反射痛等。②视诊时观察其主诉部位，再检查牙齿的数目、形态、颜色、位置、萌出情况、牙体、牙周组织等。③探诊时用牙科探针或牙用镊子探测龋齿的好发部位、大小、深浅，充填牙的密合程度，软化牙本质的多少，牙髓是否暴露等。检查牙龈是否出血、牙周袋的深度、龈下结石的分布以及窦道（瘘管）的方向。④叩诊时用口镜或镊子柄端叩击牙齿，以正常牙作为对比，通过观察患者的反应情况，确定根尖周或牙周炎性反应程度。⑤用手指轻压牙周组织进行触诊，轻压龈缘处观察是否有脓液溢出。打压根尖部的牙龈，检查有无压痛和波动感。⑥牙齿活动度检查时，前牙用牙科镊子夹持牙冠唇、舌面摇动，后牙将镊子尖合拢置于殆面，摇动镊子检查牙齿松动情况。健康牙齿可以有 1mm 幅度的活动度，超出此幅度为病理性松动。以牙松动幅度记录：Ⅰ度，松动幅度不超过 1mm；Ⅱ度，松动幅度为 1~2mm；Ⅲ度，松动幅度 >2mm。以牙松动方向记录：Ⅰ度，松动仅有唇（颊）舌侧方向活动；Ⅱ度，松动为唇（颊）舌向及近远中方向均有活动；Ⅲ度，松动为唇（颊）舌向、近远中及垂直向多方向活动。

2. 专科检查

（1）颞下颌关节检查　医师站在患者前方，用双手示指和中指放于两侧耳屏前髁状突的外侧面，让患者做开闭口及侧方、前伸运动，以确知髁状突的活动度和有无杂音等。特别注意杂音出现的时间、性质及数量。观察颏部中点是否正中位。触诊髁状突前后方及咀嚼肌群的肌肉等，如果有压痛可协助关节病的诊断。还要检查咬殆关系是否正常，有无紊乱，有无早接触，牙齿的磨耗程度，正中关系位与正中殆位是否协调，正中接触是否平衡，义齿是否合适等。

（2）颌面部检查　视诊时首先注意观察面部表情与神志意识，颜面部肤色、皱纹、弹性，有无瘢痕及瘘口。颜面外形是否对称、比例是否协调，有无突出和凹陷、畸形等。注意面部器官与颌面部疾病的密切关系。触诊时注意病变部位的形态、大小、表面特征、硬度、浸润范围、活动度、有无压痛等。

（3）涎腺检查　重点是对腮腺、舌下腺、颌下腺的检查。观察腺体两侧是否对称、形态变化，导管口有无红肿、狭窄、瘢痕和分泌物等。触诊以示指、中指和无名指三指指腹由后向前揉压腺体及导管，观察分泌物是否清亮等。触诊导管时要了解是否有结石及导管的质地。探诊主要是通过口腔冲洗注射针插入导管口，进行造影、冲洗或药物等检查和治疗。

（4）张口度检查　用圆规或卡尺测量上、下切牙间距离，或用手指宽度表示。张口受限常见于翼外肌痉挛，张口过大常见于翼外肌功能亢进。轻度张口受限为上、切牙缘间距离可置入两横指，为 2~3cm。中度张口受限为上、下切牙切缘间距可置入一横指，为 1~2cm。重度张口受限为上、下切牙缘间距离不足一横指。完全性张口受限为完全不能张口，也称牙关紧闭。

二、口腔科常用护理操作及配合

1. 二人口腔护理

（1）操作目的　保持口腔清洁，预防感染；观察口内情况，了解病情变化；保持正常的口腔功能，促进患者舒适。

（2）评估要点　评估患者意识及配合程度；观察口腔卫生状况、有无血痂及分泌物；行颌间结扎固定的患者观察结扎钢丝断端有无损伤口腔黏膜。

（3）物品准备　①治疗盘 1（操作者用盘）：内盛生理盐水的治疗碗、手套、一次性治疗巾、压舌板、手电筒、棉签、纱布、弯盘。②治疗盘 2（协助者用盘）：治疗碗 3 个（分别盛有生理盐水、1% 过氧化氢溶液、复方氯己定溶液）、一次性无菌吸痰管 2 根、20ml 注射器、手套、弯盘。必要时备开口器。③负压吸引装置。

（4）操作步骤　①操作者洗手、戴口罩，推用物至患者床旁，向患者解释操作的目的和注意事项。②安装负压吸引装置，检查有无漏气。③为患者取半卧位，抬高床头 30°，头适当偏向操作者，取治疗巾围于患者颌下。④取棉签湿润患者口唇并查看口腔情况。⑤协助者用注射器抽吸适量 1% 过氧化氢溶液冲洗口内血痂，操作者持吸痰管吸净口腔内液体。重复上述操作 3~5 次，直至血痂完全脱落。⑥患者咬殆上、下牙，从内向外冲洗左外侧面的各邻近牙缝，同法冲洗右侧；嘱患者张口，纵向冲洗左上牙内侧面、左上咬殆面、左下牙内侧面、左下咬殆面，同法冲洗右侧。边冲洗边吸引。⑦冲洗硬腭、舌面及舌下。⑧用复方氯己定溶液冲洗、消毒口腔，指导患者含漱 3~5 分钟。

（5）注意事项　操作动作要轻柔，避免吸痰管直接触及伤口和转移皮瓣；注意结扎钢丝断端勿刺破黏膜；昏迷患者禁用此法行口腔护理。

2. 口腔四手操作技术

（1）操作目的　通过口腔四手操作技术提高牙科操作的质量与效率，减轻患者的不适感。

（2）评估要点　①评估患者病情意识、配合程度；②观察患者口腔状况；③向患者解释所做治疗的目的、方法、注意事项及配合要点，取得患者配合。

（3）物品准备　①环境准备：干净整洁、安静、安全的治疗室，牙科椅功能完好。②人员防护准备：标准预防，另加防护面罩、防护服、戴手套。③用物准备：牙科综合治疗台、吸唾器、手套、弯头慢速手机、强力吸引器、医师用椅、护士用椅、活动器械柜、固定柜、口腔检查盘（探针、镊子、口镜、胸巾）、漱口杯、治疗椅上的一次性薄膜（头套、灯柄套、铺巾）、护目镜。

（4）操作步骤

1）核对患者姓名、就诊号；协助患者在牙椅上取舒适的体位。

2）将常用的器械、物品按使用顺序摆放整齐。

3）医师和护士按操作区域就坐。术者区：位于时钟 7～12 点位，一般为 11 点位处。医师治疗下颌时，多选用 7～9 点位置；治疗上颌时，多选用 12 点工作位。静态区：位于时钟 12～2 点位，此处可放活动柜。护士区：位于时钟 2～4 点位，通常保持在 3 点的位置。传递区：位于时钟 4～7 点位。

4）依次传递治疗所需器械。

传递镊子：护士握住镊子的非工作端，留出足够的柄长度，传递给医师。

传递夹小棉球的镊子：护士左手持夹有棉球的镊子的工作端，以保证棉球不从镊子头上掉下来，镊子与患者口角连线平行，传递给医师。

传递夹有棉球的可锁镊子：护士持镊子柄的非工作端，柄与口角连线及患者的额平面平行，镊子柄留有足够的长度传递给医师。

传递口镜和探针：护士左手持探针的非工作端，右手的拇指、示指握住口镜柄的前 1/3 与中 1/3 交界处，从治疗盘拿起，然后向右转动工作凳，器械柄与护士的手背成 45°，传递给医师。

传递注射器：医师伸开右手拇指、示指处于准备姿势，护士左、右手共持注射器，用左手拇指、示指持针筒部分，右手轻触针套，注射器的长轴与患者口角连线平行，传递给医师，待医师拿稳注射器后，护士的左手拇指、示指继续持针筒部分，右手将针套拔出。医师注射完毕，针筒在传递区域内与患者口角平行，传递给护士，护士双手牢牢地持筒身，从医师手中挪开，以免污染注射器。

传递拔牙钳：为保证绝对无菌操作，拔牙钳在传递过程中，护士只能接触消毒袋外面，而不直接接触拔牙钳本身。医师握紧拔牙钳柄后，消毒袋由护士拉掉，护士的手始终不接触消毒拔牙钳的任何部分。

器械的交换：正确的器械交换要求是，医师设定合理的器械应用顺序；护士要预先知道在操作过程中下一步需要的器械是什么；在医师用完器械后，将工作端离开患者的牙齿，把器械柄向外移出 2cm，示意已用完毕。

在器械传递过程中，护士传递的器械需与医师使用完的器械进行交换时，应把器械工作端递给医师。两种器械应相互平行，不能碰撞。器械传递的方法有双手传递法和自我传递法。

5）可用手指牵拉、口镜牵拉或吸引器牵拉患者的牙、唇及舌部组织，暴露手术部位（必要时使用橡皮防水障，可充分暴露治疗牙位，保持牙体干燥，安全地进行口腔内治疗）。

6）使用吸唾器、强力吸引器吸出口腔内污染物，治疗前后使用三用枪清洗口腔。

7）在治疗过程中，为保证患者的舒适，护士应随时调节牙用灯，避免刺激患者眼睛。

（5）注意事项

1）传递过程中，护士及时用吸唾管吸走唾液、水和碎屑。保持口腔的干净。

2）不能在患者的头部进行器械的交换。

3）注意强吸的位置，不能太靠近患者的口唇，以免将口唇吸住。避免放入患者口内敏感区域，以免引起恶心。注意规范性操作，勿紧贴黏膜，以免损伤黏膜和使管口封闭。

4）医师护士在治疗过程中自始至终采用坐式操作，各自的工作区域互不干扰。①医师的正确体位：双足平放地面，大腿应几乎与地面平行，两肩连线也应平行于地面。双手保持在心脏水平，前臂在工作时应能与地面平行。头部微向前倾，眼睛向下看着工作区，背部挺直且靠住椅背。②护士的正确体位：护士的位置要求应比医师高出一头（10cm）。护士椅应该接近患者椅位，椅面向着患者并与患者的口腔在同一水平面上，胯部与患者肩部处于同一水平面上。护士应坐在椅位上，背部挺直，足放在足踏上，大腿与地面平行，扶手放在肋下区以便作为身体在倾斜体位时的支撑。③患者的正确体位：采取仰卧位，综合治疗椅的靠背呈水平位或抬高 7°～12°，脊柱完全放松，头部位置舒适。当医师的头部和眼睛向前倾斜时，患者的口腔应在医师眼睛的正下方，患者的上颌牙𬌗平面平行于医师的身体，下颌牙𬌗平面与医师的面部相对，头部与心脏平位，下肢完全放松，头部必须靠于头托端部。

3. 口腔正畸固定矫治患者的护理配合

（1）口腔正畸常用器械及材料

1）口腔正畸固定矫治常用的器械分为固定矫治常用器械、舌侧固定矫治常用器械、隐形矫治专用器械和微螺钉种植体支抗手术专用器械。固定矫治常用器械包括：细丝切断钳、末端切断钳、持针器、细丝弯制钳、转矩成型钳、方丝弓成型器、分牙钳、带环推子、带环去除钳、托槽反向镊、颊管反向镊、托槽定位器、托槽去除钳、陶瓷托槽去除钳、中曲钳、三叉钳、末端回弯钳、特威德弯曲梯形钳、霍式钳、小日月钳、牵引钩钳、掀盖钳、技工钳、测力器；舌侧固定矫治常用器械包括：舌侧去托槽钳、45°弯头持针器、45°细丝切断钳、45°舌侧多用途钳、弓丝就位器。隐形矫治专用器械包括：水平钳、垂直钳、打孔钳、泪滴钳。微螺钉种植体支抗手术专用器械包括：自攻系统手柄和钻针、助攻系统手柄和钻针。

2）正畸固定矫治主要材料包括托槽，颊管或者带环、弓丝，结扎丝或者结扎圈、舌侧扣和分压圈等组成。另外有口腔门诊各种粘接剂，包括玻璃离子水门汀粘接材料、树脂强化型玻璃离子粘接剂、化学固化粘接材料、光固化粘接材料、牙釉质粘接树脂（垫牙蓝胶）、流动树脂、牙科聚合物充填修复材料。

正畸治疗过程中常用的牵引材料包括链状橡皮圈、牵引橡皮圈、弹力线、拉簧、推簧、口外弓、颈带、头帽、高位牵引头帽配 J 型钩、前方牵引器。

（2）佩戴固定矫治器的护理配合

1）术前准备　宽敞整洁、明亮、舒适、安全、温湿度适宜的环境。备常用物品，如一次性检查器、棉球棉卷敷料盒、酒精棉球、酒精纱布、口杯、防污膜。备正畸固定矫治专用器械和材料。

2）术中配合

①粘接托槽及颊管

清洁牙面：护士将牙科低速手机安装好矽粒子递给医生清洁牙面，以去除牙垢和油脂，再以清水冲洗，酒精擦洗后吹干，隔湿以利酸蚀。

酸蚀牙面：护士递予医生开口器，随后将 35% 磷酸酸蚀剂递给医生进行酸蚀，酸处理时间为 15～30 秒，氟斑牙可适当延长。医生使用三用枪水和气彻底冲洗后吹干，护士使用强弱吸唾管及时吸引酸蚀剂冲洗液和水雾，防治酸蚀剂刺激黏膜，协助医生吹干牙面，递给医生棉球棉卷隔湿。

涂粘接剂：如使用单组份化学固化粘接剂，先在酸蚀好并保持干燥的牙面上涂处理剂，并在托槽粘接面上涂一层处理剂，再取少量粘接剂于涂过预处理剂的托槽粘接面，注意挤出粘接剂后擦干净尖头并盖上帽，以防止尖头粘接剂与处理剂碰触发生固化堵塞尖头；如使用光固化粘接剂，先在每个要粘接的牙面上均匀地涂一薄层预涂处理剂，然后在托槽底部直接挤少量粘接剂即可，注意不要过早从注射剂尖头挤出粘接剂，防止自然光线对粘接剂性能产生影响。

粘接托槽：涂好粘接剂的托槽迅速递予医生置于牙面，然后用探针调整托槽位置，必要时使用托槽定位器。若使用化学固化粘接剂，调整好位置后待粘接剂固化；若使用光固化粘接剂，调整好位置后需要光固化灯光照 20~30 秒固化。

②粘接带环：直接粘接技术的广泛应用大大降低了带环的使用，目前带环的使用逐渐减少，但是牙齿临床冠较短、表面不适合粘接颊管等附件、牙齿需要承受较大矫治力时，带环仍然是必须的。粘接带环的牙齿需要在近远中制造一些间隙时才能将带环戴入并粘接，因此粘接前 3~5 天需要使用分牙圈给患者分牙，粘接带环当天去除分牙圈或者分牙簧。

3）术后护理

①恢复椅位，嘱患者漱口，协助整理仪容。

②术后宣教：a. 疼痛不适。初戴固定矫治器牙齿会出现轻度不适或疼痛，一般持续 3~5 天，会自行缓解。b. 进食方式。固定矫治过程中，避免进食大块、较硬或过黏的食物。勿做啃食动作，带核、带壳的食物先要去核、去壳，以免矫治器损坏延长正畸治疗的疗程。c. 口腔卫生。戴固定矫治器使得口腔自洁作用减弱，口腔卫生差会使牙龈红肿出血，导致牙龈炎、牙周炎等疾病，每次进食之后都应刷牙。因次，口腔卫生的维护对正畸患者非常重要。d. 突发状况。随时检查矫治器有无损坏、变形、移位等，若发现异常及时联系医生。

（3）拆除固定矫治器的护理配合 佩戴正畸固定矫治的患者，矫治完成后，都需将固定矫治器进行拆除，并将保持器戴入口内进入保持阶段。

1）术前准备 ①患者准备：查看患者病历、核对患者信息，调节椅位及灯光，与患者沟通，确定拆除矫治器。②用物准备：包括常规用物，如一次性检查器、凡士林棉签、弱吸管、棉球、棉卷、口杯、护目镜。拆除矫治器专用用物，如去托槽钳、去带环钳、技工钳、持针器、低速牙科手机（弯机、直机）、钨钢钻、矽粒子、保持器。

2）术中护理 ①润滑口角：以防操作中牵拉口角造成患者疼痛。②去除托槽：将去托槽钳递予医生，去除患者牙面上的托槽。③去除带环：将去带环钳递予医生，去除患者口内的带环。④去除粘接剂：将磨石安装到低速手机的直机上递予医生，医生去除患者牙齿上残留的固化粘接剂时，护士用强吸协助吸尘，用弱吸吸唾。⑤抛光牙面：矽粒子安装到低速手机的弯机上递予医生，进行牙齿抛光时，协助吸唾。⑥留取资料：嘱患者漱口，遵医嘱为患者留取相应的矫治后资料，制取记存模型，照面颌相，拍 X 线片。⑦戴保持器：将备好的保持器递予医生，传递技工钳，医生调整并给患者试戴保持器，护士予以协助。

3）术后宣教 ①佩戴保持器，鼓励患者坚持佩戴保持器。②交代佩戴时间：佩戴保持器的时间需严格按医嘱执行。③佩戴方法：摘戴保持器时左右两侧同时用力，避免不良摘戴造成保持器损坏。④佩戴注意事项：保持器要用冷水清洗，勿用热水，以免保持器变形。如有丢失或损坏，及时就诊。⑤饮食：进食或喝有色饮料时应摘下保持器。将摘下的保持器放置在专用的盒子里，避免挤压和丢失。⑥强调复诊，复查的重要性。

4. 口腔种植患者的护理配合 口腔种植学是研究以解剖生理为基础，采用人工制作的种植体植入颌骨及颅面骨，以修复牙、颌及颌面器官缺损，以恢复其外形和生理功能，并预防、治疗口腔颌面系统性疾病的一门临床科学。种植义齿是牙种植体支持、固位基础上完成的一类缺牙修复体。为"用人工材料制成植入颌骨内，并以此为基础完成义齿修复的装置"。依据不同的分类，种植手术可分为以下几种类型：即刻种植、早期种植和延期种植；埋入式种植及非埋入式种植；翻瓣种植术与非翻瓣种植术等。应根据患者口腔内的具体情况选择相应术式。种植义齿主要包括牙冠、基台和种植体。骨内种植体是目前临床使用最广泛的一类种植体，本文主要以二段式骨内种植体植入手术的护理进行阐述（图9-1）。

（1）种植一期手术的护理配合

1）术前患者准备　①手术前1周完成口腔牙周洁治、余留牙的牙周牙体治疗。②术前遵医嘱常规用药（抗生素、止痛药），消毒液漱口。测量生命体征。③完善实验室检查、放射学检查。种植术前常规拍摄CBCT，必要时可辅助其他X线检查，如曲面断层片、根尖片等。④检查病历，再次评估患者全身情况，口内已完成的牙体牙周治疗状况等；了解治疗计划书；检查患者是否签署手术同意书。⑤研究模型和外科引导模板：复杂病例术前取研究模型，辅助术者确定治疗方

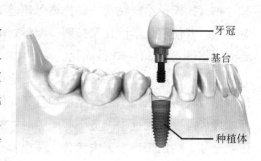

牙冠
基台
种植体

图9-1　种植义齿的基本构成

案。为保证种植体植入的位置与方向准确，可事先制作外科引导模板，术前消毒备用。

2）环境及用物准备　手术室环境准备、种植设备和器械、种植体、手术器械包、局部麻醉用物、消毒用品、吸引装置、一次性物品。

3）术中的配合

①与医师共同核对患者姓名、牙位、手术方案及术式，将X线片及种植体模板图片置于读片灯上或从电脑内调出CBCT便于医师术中查看。

②根据手术部位调节椅位及光源。上颌手术时上牙𬌗平面与地面呈45°，下颌手术时下牙𬌗平面与地面平行。

③用75%乙醇或碘伏棉球消毒口周及面部皮肤。

④外科手消毒，协助医生穿手术衣，戴无菌手套，常规铺巾。

⑤核对麻醉剂的名称、浓度、剂量、有效期，配合医生完成局部麻醉。

⑥依次摆好无菌手术器械，连接负压装置及种植设备。清点种植手术器械盒中的各种器械。

⑦再次与医师共同核对患者姓名、牙位，在医师切开、分离黏骨膜时牵开口角，吸唾协助暴露术区。

⑧牙槽骨暴露后，准备持针器及缝线，以备悬吊牵拉组织瓣。如需修整骨面，准备咬骨钳或球钻供医师使用。

⑨核对种植系统，打开相应的外科器械盒，依次准备导向钻、先锋钻、扩孔钻、成形钻，完成逐级备洞。在种植窝制备过程中及时吸去冷却液，充分暴露手术区域，以利于医师操作。避免将负压吸引器头长时间放置在黏膜上，以免损伤黏膜。

⑩种植窝制备完成后，用生理盐水彻底清除窝洞内的骨屑。按医师要求查对种植体的型号，打开种植体包装，传递种植体输送工具。种植体的拿取均采用专用夹持器械，严禁与橡胶手套、纱布、血管钳、唾液等接触。减少种植体在空气中的暴露时间，避免种植体被细菌污染。

⑪种植体就位后，协助医生安装覆盖螺丝（图9-2）。

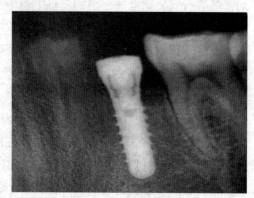

图9-2　种植体植入

⑫无张力关闭软组织，严密缝合，放置无菌纱布压迫止血。

⑬手术过程中密切观察患者的生命体征，询问患者感受，如有异常及时处理。

⑭再次核对患者信息，检查有无器械或异物遗留在口腔内，擦净患者口周血迹，清点手术器械物品，并分类清洁、消毒、灭菌。

⑮种植体生产批号标签贴在手术同意书上，备查。

⑯登记患者姓名、性别、年龄、联系地址、种植牙位、种植体和植骨材料等，以备术后对患者进行随访。

4）术后护理

①术后观察患者生命体征，观察30分钟后方可离开。

②手术结束半个小时后拍曲面断层片或CBCT，判断种植体的位置、轴向，是否损伤上颌窦黏膜、下牙槽神经管等解剖结构。

（2）种植二期手术的护理配合 种植体植入后，一般3~6个月后可行二期手术，暴露种植体，连接愈合基台。二期手术的方式可用打孔法或切开法。临床上多用切开法，故此处将具体介绍切开法的护理配合。

1）术前准备 嘱患者拍X线片，以确定种植体位置以及与周围骨结合的情况，并查阅一期手术时选用的种植系统及手术情况。

2）用物及器械准备 二期手术器械包括组织环切刀、手术刀片、种植体修复螺丝刀、扭矩扳手、愈合基台等。

3）术中配合 嘱患者用0.2%氯已定漱口，局部浸润麻醉后，用一期手术中使用的定位模板确定种植体的位置，翻瓣暴露种植体顶部，用种植修复系统取出覆盖螺丝，根据牙龈的厚度选择配套的牙龈成形基台，用螺丝刀将其固定于种植体上，必要时缝合，给予棉球压迫止血。操作过程中预防配件滑脱，防止误吞、误吸的发生（图9-3）。

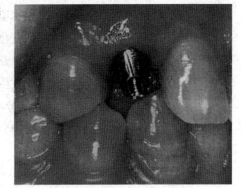

图9-3 愈合基台

（3）种植手术后的健康指导

1）嘱患者咬纱布或棉球40分钟。

2）手术2小时后可进温凉流质或半流质饮食，术后1~2周内进半流食或软食，禁食过热、过硬及刺激性食物，忌用术侧咀嚼食物，以免造成伤口出血和裂开。

3）术后24小时内唾液中会有少量血丝，属正常现象，一般可自行停止。若唾液中出现明显的出血，可用消毒棉卷或纱布咬在伤口处，及时就诊。

4）手术当天不要刷牙和漱口，不宜频繁吐口水，不要用舌头舔吸伤口，以免血凝块脱落造成伤口出血。术后每次进食后先用清水漱净口腔内的食物残渣，再用漱口水含漱2~3分钟。每天3~4次，连续使用2周。

5）术后口服消炎药3~7天，必要时遵医嘱服用止痛药。24小时内可间断冰敷，以减轻水肿和疼痛。

6）术后睡眠时避免术侧受压；避免剧烈运动和过多讲话，禁止吸烟和饮酒。

7）术后1周内复查，观察伤口愈合情况。7~10天拆除缝线。如疼痛剧烈、肿胀，及时来医院复诊。

8）如有活动义齿者，2周内暂时不带义齿，通常两周后可将原义齿调磨缓冲后再佩戴使用。

9）一期手术后告知患者二期手术复诊时间，一般为术后 3~6 个月。

10）二期手术后 2 周复诊，制取种植修复模型。

5. 全身麻醉下儿童口腔治疗的护理配合 全身麻醉下儿童口腔治疗技术是指在严密监护下使用麻醉药物，使儿童进入无意识状态，周身不感到疼痛，神经反射及肌肉活动不同程度受到抑制，且由训练有素的麻醉医师和口腔科医护人员共同合作完成患儿全口牙齿治疗的一种行为管理技术。

（1）术前准备

1）术前准备 评估患儿有无全身性疾病，有无传染性疾病史、药物过敏史。评估患儿有无感冒、发烧、咳嗽等，各项检查结果。医护人员 4 名。口腔专科器械用物、麻醉及气管插管用物。

2）患儿准备 术前一天进清淡饮食、睡眠充足；术前 8 小时禁食肉类和油炸食物，术前 6 小时禁食固体食物（牛奶视为固体食物），术前 4 小时禁食母乳，术前 2 小时禁水。手术当日患儿穿宽松衣物，不佩戴首饰。

（2）术中配合

1）协助麻醉医师完成麻醉诱导，严密监测患儿生命体征，做好患儿身体保暖。

2）建立静脉通道，协助麻醉医师用药。

3）固定患儿头部，头后仰，开放气道，暴露声门，协助麻醉医生完成插管。记录插管时间，粘贴胶布固定气管导管。

4）贴眼膜，将鼻插管与麻醉回路连接处用胶布固定在患儿额部。记录治疗前患儿口内情况，发现术前漏记，及时与家属沟通。

5）安装橡皮障，及时吸唾，熟练应用四手操作技术高效进行口腔治疗配合。

6）治疗中注意患儿生命体征的变化，随时观察患儿的全身情况。

7）填写护理记录单，准确记录患儿进入手术间时间、术中情况和出手术间时间。

8）协助麻醉医生拔管。密切观察生命体征，检查口内无异物，准备吸引器及吸痰管，便于麻醉医生吸尽患儿咽部及气囊上方气管内的分泌物，以防拔管时发生窒息和吸入性肺炎。

9）患儿头偏向一侧，便于鼻腔内分泌物排除，防治呼吸道堵塞。

10）留存患儿治疗后的相关资料。

（3）术后护理

1）患儿术后留观至少 3 小时，严密观察患儿术后生命体征和血氧饱和度。注意保暖，防治麻醉苏醒后躁动坠床。

2）术后 1 天专人电话回访。

3）术后健康教育 ①离院回家后，全麻患儿应有专人看护至次日早晨，如有剧烈恶心、呕吐、呼吸困难等请及时就近就诊。②无恶心、呕吐情况下术后 2 小时可饮水，4 小时后可进流质饮食，再过渡到正常饮食。③术后 1~2 天，部分患儿可能出现低热，一般无需处理，多饮水、物理降温及口服退烧药降温。若体温 >39℃或 3 日后仍未退热，请及时来院就诊。

第四节 口腔科护理管理

PPT

口腔科护理工作贯穿于患者诊疗的全过程，体现在为患者进行导诊、分诊、助疗、健康指导及诊疗中的医院交叉感染控制。现代口腔科护理工作不但要求护士要有协调的配合能力、娴熟的护理技能、高效地调制材料，同时更加要求护士具备丰富的人文知识，将传统的"医护配合"模式转化为"以患者为中心"的整体护理模式上来，为患者提供全程的优质护理服务，满足患者生理、心理、社会和精神文化等多方面的需求。

一、口腔科门诊护理管理

1. 口腔科护士的素质要求 口腔科护士应具有良好的职业道德和敬业精神，丰富的人文知识和心理护理知识，良好的心理素质及人际沟通技巧；扎实的专业基础知识和熟练的专科操作技能，院感防护意识和无菌观念；敏锐的疾病观察能力；健康的体魄和良好的职业形象。

2. 口腔科门诊的特点

（1）口腔疾病治疗的复诊患者多、流动性大，对治疗、护理要求高。

（2）由于口腔诊疗的特殊性，绝大部分工作是医务人员用手在口腔内操作完成的，而口腔聚集了多种微生物，并且伴随着患者的血液和唾液，这种环境成为体内多种疾病感染和传染病的传播途径，若处置不当，极易造成交叉感染，影响患者与医护人员的安全。

（3）护士与医师要密切配合，护士不但要掌握治疗的全过程，而且要熟练、高效率地进行材料的调拌，因为材料调拌的质量直接关系到治疗的成败。

（4）口腔治疗工作中所需的器械设备精细贵重，需要进行特殊的保养与维护；口腔材料种类繁多，性质和形状各异，工作中需要护士细心准确地配合与管理。

3. 门诊管理

（1）诊室环境 应保持整洁、舒适、安静、通风、明亮，设备运转良好处于备用状态。洗手池旁备好抗菌洗手液、速效手消毒剂、擦手纸巾等手卫生设施。

（2）诊室物品 诊疗区备有急救设备，并保持完好。常用物品、器械、材料、药品齐全，摆放在固定位置。备好文具及各种医疗用纸。

（3）就诊秩序 对患者初步问诊后进行分诊，优先安排急、重症及年老体弱、残疾人就诊，维持候诊秩序。

（4）预约登记 做好患者检查、治疗、门诊手术、复诊、随诊的预约登记工作。

（5）椅旁护理 安排患者坐在牙科综合治疗台上并取舒适体位，根据治疗需要调整好椅位，头靠及光源。在诊治过程中，护士应掌握患者病情和治疗全程，及时传递药品及材料；注意观察患者的反应，适时进行沟通。

（6）医院感染预防 ①治疗过程中医务人员按六步洗手法洗手，及时更换手套。戴帽子、口罩、防护眼镜或面罩，做好自我防护。②使用防回吸式口腔综合治疗台和手机，在操作前后及时冲洗管路。③诊疗器械和物品患者每人一份，一用一灭菌。提倡使用一次性无菌物品，对于需要重复使用的器材采用高温高压灭菌器处理。严格掌握口腔科器械清洗消毒流程。④按规范及时完成医疗废物的分类放置与回收。做好诊室环境的清洁、消毒工作。⑤消毒剂每日现配现用，并监测浓度和记录。⑥压力蒸汽灭菌器需要定期进行物理监测、化学监测及生物监测，并留存记录。

（7）人员培训 四手操作技术作为国际标准化牙科操作模式，提高了工作效率和质量；减轻了医护身心压力；提高了患者满意度；降低了院内交叉感染，已经在当代口腔诊疗中得到广泛应用。四手操作的实施、口腔医疗技术的发展、口腔设备材料的更新、患者及其家属需求的提升，都需要护士在工作中不断学习和培训以提高自身素质。

（8）健康教育 对口腔科门诊患者及家属做好疾病相关知识的指导和口腔卫生保健知识的宣传工作。

（9）设备养护 做好手机、器械、设备的保养与维护工作。

（10）安全管理 注意工作细节安排，防止患者发生跌倒等安全隐患。下班后及时将治疗台回位，关闭水、电、门窗等设施。

二、口腔门诊患者常规护理

1. 诊疗前准备

（1）检查牙椅功能，确保处于完好状态。

（2）核对并评估患者，了解患者有无药物过敏史，做好自我介绍及介绍主诊医师等。

（3）根据患者病情及治疗项目准备所需药物及材料等。

（4）引导患者上综合治疗椅，调整患者体位，调节合适椅位、光源。

（5）向患者讲解治疗步骤、所需时间、预后及术中注意事项。告知患者在治疗过程中勿用口呼吸，以免误吞冲洗液、碎屑及细小器械，如有不适可举手示意，勿随意讲话、转动头部及躯干，以免口腔软组织受损。

（6）安慰及鼓励患者，消除其恐惧心理，以配合医师诊疗。

2. 诊疗中护理及配合

（1）为患者戴胸巾，准备漱口水、护目镜等。

（2）医护人员在诊疗中应严格遵守操作规程及无菌操作原则。

（3）熟练掌握四手操作技术，按各项治疗步骤配合，及时传递治疗用物。

（4）治疗过程中注意观察患者有无不良反应，如有不适应停止治疗并及时处理。

3. 诊疗后护理

（1）治疗结束后请患者漱口及清洁面部，取下护目镜、胸巾，牙椅复位。

（2）根据不同疾病对患者进行相应的健康指导和自我护理，告知复诊时间，若有不适应随时就诊。

（3）清理物品，医疗废物按要求分类处置，及时做好器械的预清洁处理。

三、口腔颌面外科病房管理

1. 口腔颌面外科的特点

（1）口腔颌面部血供丰富，血管吻合支多、缺乏静脉瓣，所以损伤后易引起大量的出血。

（2）口腔颌面部解剖关系复杂，其窦腔内有多种微生物存在，创口一旦与窦腔相通，异物的污染和细菌的存在均可导致或加重感染；颌面部皮下组织疏松，筋膜间隙多，易形成组织内血肿或间隙感染，导致面部肿胀；但面部丰富的血供使组织的抗感染能力与愈合能力增强，有利于创伤治疗。

（3）颌面部组织种类繁多，有神经、涎腺、导管及颞下颌关节等，一旦损伤或骨折，易引起咀嚼、语言、呼吸、吞咽及表情等功能障碍和颌面部畸形，给患者的生活和精神造成极大的痛苦。

（4）口腔颌面部上接颅脑，下连颈部，为呼吸道和消化道的起端。由于暴露在人体上部的外面，易遭受损伤。据统计报道，颌面部创伤的发生率呈逐年上升趋势。颌面部创伤伤情复杂，损伤广泛，常以出血、肿胀为特点，若伴有颌骨骨折则可出现张口受限，通常合并有颅脑损伤、休克、呼吸道梗阻等。

（5）口腔颌面外科全身麻醉手术后，可能会出现一些危急并发症，如误吸、喉痉挛、舌后坠、支气管痉挛、喉声门下水肿、呼吸道梗阻以及低氧血症等。因此，术后必须做好呼吸道的管理，密切观察患者的生命体征变化。

（6）颌面外科手术大多在口腔内进行，由于其特殊的解剖、生理关系，使口腔内的微生态环境异常复杂。因此，具有专科特色的口腔护理对患者术后维持口腔清洁十分重要。

2. 病房管理

（1）病室环境　保持病室清洁、安静、安全、通风、舒适、光线柔和，为患者创造一个有利于诊治与休息的人性化环境。

（2）病室设施　一次性物品、备用药品和液体准备齐全，心电监护仪、微量泵、抢救车、负压吸引和吸氧装置等急救设施由专人管理，保证功能良好，随时处于备用状态。

（3）做好术前、术后护理，落实出院健康宣教。

（4）终末处置　患者出院后对床及床褥进行消毒，床单元行终末处置。

四、口腔颌面外科手术患者常规护理

1. 术前护理

（1）做好患者入院评估，测量患者生命体征，了解患者既往健康史，如有无高血压、心脏病及糖尿病等疾病，有无心、肝、肺及肾等器官功能不全等；评估患者身体状况及心理和社会支持情况。向患者及其家属进行宣教，包括入院须知的介绍。

（2）疼痛患者做好疼痛评估，有跌倒风险者做好相应防范措施。

（3）协助患者做好专科检查和辅助检查，并介绍相关检查的注意事项。

（4）遵医嘱做好皮肤清洁、口腔护理、牙洁治及其他准备。

（5）心理护理　为患者介绍治疗方案、手术过程、预后及术前、术后注意事项时，认真倾听患者的主诉，消除其疑虑和恐惧心理，使患者保持良好的心理状态。

（6）做好个人卫生，进行口腔清洁，保证充足的睡眠；做药物过敏试验，按医嘱备血，备术前用药；做好皮肤准备。

（7）全身麻醉患者按全身麻醉术前护理常规禁食、禁水。

（8）手术当日详细检查病历资料及术前准备工作是否完善，取下患者身上的饰物，排空膀胱，更换手术衣。

（9）术前半小时根据医嘱静脉输入预防性抗菌药物。

2. 术后护理

（1）全身麻醉者按全身麻醉术后常规护理。

（2）患者全身麻醉清醒6小时后给予半卧位，有利于颌面部分泌物的引流和排痰；指导患者采用合适的方法咳嗽。

（3）严密观察生命体征变化，并做好记录，发现异常及时报告并及时处理。

（4）观察伤口敷料渗液、渗血及肿胀情况，保持呼吸道通畅，必要时给予氧气吸入。

（5）连接各种引流管，观察并保持引流管通畅，注意观察引流物的量、色、性状，做好记录。

（6）加强专科口腔护理，以预防感染；密切观察手术创口渗血情况。

（7）对语言沟通障碍的患者鼓励其用文字、图片或手势进行表达和交流。

（8）术后遵医嘱给予治疗饮食，注意饮食类型及进食方式。

（9）做好出院宣教　依据护理评价结果，对患者进行术后功能康复、饮食及用药、复诊时间等方面的宣教。

五、口腔门诊患者突发病情变化的应急处理

1. 患者发生药物过敏的预防护理应急流程

（1）给药前仔细询问患者过敏史，严禁使用已知严重过敏药物。

（2）对于一般性过敏反应，病情轻者，遵医嘱给予对症处理。

（3）严重过敏反应的救治措施　①立即停用致敏药物，报告医生；②给予肾上腺素（1∶1000），14岁及以上患者单次0.3~0.5ml深部肌内注射，14岁以下患者0.01ml/kg体重深部肌内注射（单次最大剂量0.3ml），5~15分钟后效果不理想者可重复注射，注射部位为大腿中部外侧；③保持气道通畅，吸氧，必要时气管插管或气管切开，监测生命体征；④建立静脉通道（两条或两条以上），遵医嘱用药；如吸入$β_2$受体激动剂，使用升压药、抗组胺药、糖皮质激素等；⑤如出现心跳呼吸骤停，立即就地进行心肺复苏术。

（4）密切观察病情，记录患者生命体征、意识状态、尿量、一般情况及抢救过程，并保存好病例资料。患者经救治脱离危险后，应留院观察至少12小时。

（5）记录引起过敏反应的药物名称、批号，保留药品并报告药剂科。

（6）及时通知家属，并做好沟通工作。

2. 患者发生误吸的护理应急流程

（1）当患者发生误吸时，病情允许时立即使患者采取俯卧、头低脚高位，扣拍背部，尽量使异物排出。如效果不明显，可采取海姆立克法使患者尽快排出气道内异物。同时立即大声呼叫身边其他人通知医生。

（2）卧床或者处于昏迷状态的患者，使其处于平卧位，头偏向一侧，医护人员按压其腹部，同时予以负压吸引，快速清理口鼻及呼吸道异物。

（3）监测生命体征和血氧饱和度，如出现严重发绀、意识障碍以及呼吸频度、深度异常，在采用简易呼吸器呼吸的同时，急请麻醉科插管吸引或气管镜吸引。

（4）做好记录，必要时遵医嘱开放静脉通路，备好抢救仪器及物品。

（5）患者病情平稳后，向患者详细了解发生误吸的原因，制定有效的预防措施，防止类似情况再次发生。

3. 患者发生晕厥的预防及应急处理流程

（1）晕厥的预防　①口腔诊疗前仔细评估患者的身体状态，询问有无晕厥病史。既往有明确心脏病史或健忘病史者，提示存在结构性心脏病变，治疗前行心脏彩超检查。②患者身体虚弱、疲劳、饥饿和女性月经期避免口腔治疗。患者局部有明显疼痛时暂缓操作。③口腔诊疗过程中主动询问患者不适。

（2）晕厥的应急处理　①口腔治疗时一旦发现患者有晕厥的前驱症状，需立即停止操作，放平牙椅，使患者处于平卧位，促进头部供血。②检查口腔，祛除口内异物，吸尽口内分泌物，确保呼吸道通畅。③建立静脉输液通路，给予氧气吸入和心电监护，严密监护患者生命体征情况。根据需要纠正低血压或低血糖状态。④怀疑心源性或脑源性晕厥时，立即请相关科室会诊转至专科治疗。

第五节　口腔科诊疗的感染控制与常规工作程序

PPT

口腔科诊疗环境的感染情况有其特殊性和复杂性。工作中一些带有细菌和病毒的唾液、血液、飞沫、气溶胶等可造成医护之间、医患之间以及患者与患者之间的交叉感染，因此，口腔科诊疗环境的感染控制已是一个不可忽视的公共卫生安全问题。

一、感染的特点

1. 门诊患者易感因素多　口腔门诊感染的重要危险因素来自患者口腔中的分泌物、血液及大量的共生微生物。由于口腔诊室特殊的结构环境（每5~6m²放置一台诊椅），通风受到一定的影响，又因口腔治疗中一次性器具的大量使用和特殊器械（牙钻、机头、拔髓针、洁治器等）的反复使用，因此，当上述危险因素通过不同方式污染诊室空气、环境和口腔器具时，极易因消毒或预防工作中的疏忽而增加门诊患者的感染发病率。

2. 住院患者易感人群多 口腔颌面外科收治的住院患者，以颌面肿瘤、唇腭裂整复、正颌及关节外科、创伤外科病种为主，故住院患者中手术、高龄者、儿童居多。因此，口腔住院患者多具有医院内的易感人群特征。

3. 医务人员感染机会多 以口腔每一门诊患者平均就诊时间为 30 分钟，每一病种平均治疗疗程 3 ~ 4 次，每位医师日均接诊患者 11 ~ 15 人次计算，如此大量的治疗工作都是由医师、护士在患者充满唾液、血液和多种微生物的口腔环境下用手操作完成，且往往医务人员、患者都无法回答和判定口腔疾病患者是否是感染性疾病的带菌者，因此稍有不慎，医务人员即会获得感染性疾病。

二、感染的途径

1. 接触传播

（1）直接接触传播 医师、护士在与患者直接接触中，可通过手的污染而形成医务人员与患者、医务人员之间、患者与患者之间的交叉感染，这是感染的主要途径。

（2）间接接触传播 主要通过被病原微生物污染的公用物品而感染，这是接触传播的又一重要途径。

2. 空气传播 口腔治疗过程中，使用的高速涡轮手机工作时，产生带有病原微生物的飞沫和气雾，随同牙质碎屑或固体颗粒、腐败坏死组织等污染物，从患者的口腔扩散到周围空气中，也可直接污染口腔医务人员的手。当污染空气的尘埃、飞沫降落到治疗桌、治疗椅和口腔器械、器具上时可导致这些物品的污染。降落到诊室的地上，可导致诊室内地板的污染。

3. 媒介传播

（1）水管路的污染 综合治疗台的手机供水系统和吸唾器，是导致水污染的主要媒介。当手机停止转动的一瞬间，手机头部的空气呈负压状态，导致患者口腔中的唾液、血液、微生物、切割碎屑等污染物，回吸入手机内部的死角。再次使用手机时，回吸入手机内部的污染物，可随水雾进入患者口腔，导致交叉感染。如果吸唾器未清洗彻底，管道中的残留水也可使细菌繁殖，导致交叉感染。

（2）口腔材料传播 主要通过大量成型或半成型卫生材料污染所致。如口腔种植体、印模托盘、印模材料、蜡、修复体及各种类型正畸矫治器等。

三、口腔医疗设备、器械、材料及药物介导的交叉感染

口腔疾病的诊疗操作中常会接触到传染病患者，而传染病患者的唾液和血液中存在着大量的病原微生物，如乙型肝炎病毒（HBV）、丙型肝炎病毒（HCV）、艾滋病病毒（HIV）等，这些病原微生物可直接污染口腔设备、器械、材料、药物、模型义齿以及医护人员的手，极易成为口腔交叉感染的传播媒介。

1. 口腔设备介导的交叉感染 口腔综合治疗台与连接台上的手机一起组成口腔基本治疗单位。由于口腔现代综合治疗台内部管道系统复杂，手机构造精密、价格昂贵，增加了清洁与消毒的难度。经口腔综合治疗台及手机系统造成的交叉感染，是口腔治疗过程中特有的问题。

（1）手机回吸介导的交叉感染 手机在使用中停止转动瞬间所产生的负压，可将患者口腔中的唾液、血液、微生物、切割碎屑物等污染物，回吸入手机内部的死角及水、气管道，甚至可能直接进入口腔综合治疗台的水、气管道系统。病原微生物可以在手机内部死角及管道侧壁繁殖形成菌落和微生物

膜。再次使用手机时，回吸入手机内部的污染物可随水雾进入患者口腔导致交叉感染，这已被实验室细菌学系染料试验和对 HBV、HIV 患者进行的临床测试所证实。

（2）三用枪介导交叉感染　三用枪又称水气（雾）枪，是口腔综合治疗台必备的装置，主要用于冲洗口腔和干燥牙体表面及窝洞。研究表明，在不同的口腔医院、诊所检测了 300 支三用枪，以其表面、腔内及喷出枪内的水等标本进行细菌培养，均为阳性，而且枪内水的污染率 >92%。说明三用枪仍存在回吸现象。因此，不能忽视三用枪的消毒、灭菌。

（3）口腔综合治疗台表面及其他装置介导交叉感染　口腔治疗操作中，唾液、血液、气溶胶、飞沫等不仅可污染医师的手及患者的身体，还可污染综合治疗台及周围物体的表面，导致交叉感染。值得重视的是，随着口腔综合治疗台配置的多功能化，如高频电刀、牙髓活力测定器、超声洁牙手柄、光固化机、口腔内镜、数字化牙片机 CCD 传感器等设施均要进入患者口腔操作，常因在短时间内反复为多个患者使用，而又无全面规范地控制污染的措施，成为介导交叉感染的传播媒介。

2. 口腔医疗器械介导交叉感染　口腔医疗器械品种繁多，如口腔内科的各种根管治疗器械、口腔外科的拔牙器械、口腔正畸与修复的各种技工钳等，在诊治过程中，这些器械不可避免地直接或间接接触到患者的唾液、血液等分泌物，若不能规范操作和消毒无菌处置，可在医务人员与患者之间引起交叉感染。另外，由于口腔器械多为有腔器械，且形状不规则，个别器械价格昂贵，使用频率高，消毒、灭菌难度大，若处理不当则很容易导致交叉感染。

3. 口腔材料、药物反复使用过程中介导交叉感染　口腔诊治中，常需要使用大量的口腔材料和药物，如口腔内科治疗中常使用一些窝洞消毒、安抚镇痛、失活、盖髓、干髓、根管消毒等药物。这些患者共同使用的药物，在使用中反复取拿并与其他药物混合调拌，操作中稍有不慎，极易造成交叉污染。尽管其中一些药物本身具有杀菌、抑菌作用，但药物本身的污染不容忽视。有研究发现，在使用中的消毒药液中发现有链球菌、腐生葡萄球菌、枯草杆菌等病原微生物生长。口腔修复材料使用时多需粉、液调拌，操作中容易介导交叉感染，同时由于这些材料的包装过大、材料使用时间较长，反复为多个患者使用，这也是在使用中易被污染的一个原因。有研究发现，使用中的材料也有细菌生长。这些被污染的药物、材料已成为口腔交叉感染的传播媒介。

4. 口腔印模、模型介导交叉感染　印模是用可塑性材料在患者口腔内直接获得的阴模，将阴模用石膏或超硬石膏灌注成阳模即成模型，模型是制成各种修复体的依据和基础。医师所取印模上黏附有患者的唾液、血液，若不进行处理、消毒，则可污染模型，引起技工室医技人员、修复体、临床医护人员和患者之间的交叉感染，导致医院内感染。

5. 医疗设备器械在使用过程中产生的飞沫与气雾介导的交叉感染　有研究表明，使用牙钻钻牙超声波洁牙以及用牙钻打磨义齿等操作时，产生的飞沫与气溶胶也是交叉感染的重要途径之一。这些带有病原体的气雾悬浮于空气中，可进入患者和医务人员的支气管及肺泡，可能导致肺炎、肺结核、流行性感冒等疾病的传播。HBV、HCV、HIV 亦可由血液飞沫及气溶胶，进入口、鼻、眼黏膜及破损的皮肤而导致交叉感染。有研究发现，被细菌或病毒污染的飞沫及气雾多分布在医护人员的手臂表面、颈下部、胸部及面罩或口罩上。但分布变化极大，受诸多因素影响，如操作类型、牙位、体位的不同，患者口腔和呼吸道内的细菌水平，患者是否术前刷牙或用抗生素漱口剂漱口，诊疗室是否使用高容量的抽吸装置和空气消毒、灭菌设备等。因此，所有口腔治疗过程中均应采用常规性隔离防护及有效控制污染的措施。

四、口腔科感染控制的常规工作

世界卫生组织（WHO）提出的有效控制医院感染的关键措施有消毒、灭菌、无菌技术、隔离、合理使用抗生素，以及监测和通过监测进行效果评价。护理工作在预防和控制口腔科感染中有着十分重要的作用。

（一）诊室环境管理

1. 诊室布局合理　合理的布局可避免诊室清洁区和污染区交叉感染，患者就诊流程安全可靠，医护人员操作、治疗受到安全保护。每台诊疗椅至少应保持 $5 \sim 6m^2$ 的空间距离，边台距诊疗椅扶手66cm，目的是医师容易接触边台，免于接触无关区域。诊室不宜设置多台椅位，诊室的储物柜、地板及墙壁的装修，应充分考虑能够简单、快捷地进行清洁及消毒。每一诊疗椅位应设洗手池一个，使用非手动触摸开关；使用抗菌洗手液和速干手消毒剂，方便手的清洁和消毒。

2. 诊室区域划分　根据口腔诊室环境及设备的特殊性，划分为治疗区、治疗边缘区及治疗外周区。这种划分突出体现了口腔诊室的特点和需要。

（1）治疗区　主要为治疗工作区及相邻区域边台。治疗区内以使用一次性物品为主，其他位于该区的物品为保持清洁卫生，应覆盖消毒单或一次性保护膜。该区的消毒应于每日治疗前及两名患者诊疗之间进行。

（2）治疗边缘区　该区为口腔治疗操作中需频繁接触使用的诊疗椅附件，如手机、三用枪托、供水系统与吸唾装置、医师座椅等设备。该区域物品应于每位患者治疗结束后常规擦拭消毒。有条件的可使用防污贴覆盖，在每位患者诊治后及时更换。

（3）治疗外周区　该区主要指不易被患者或污染物污染的区域，如地板、墙壁、储物柜及洗手池等设施，此区域应在每日工作结束后统一清洁、消毒。

3. 诊疗室废弃物处理　患者使用过的一次性口杯，应做毁损性无害化处理；一次性医用品使用后应分类弃于医疗废物袋（利器盒）内，然后集中回收处理；血液及吸引器的液体应小心注入下水道；医疗废物应与生活垃圾分开放置，分别处理。

4. 保持诊室内空气流通净化

（1）各诊室对流通风，每日早、中、晚各1次，每次30分钟以上，尤其是使用空调的房间更应注意通风，以保持室内空气新鲜，减少空气中微生物含量。这是最为简便、有效的空气净化手段。

（2）每日治疗结束后，应用紫外线消毒器或静电吸附空气消毒器消毒1小时。

（3）实验室、技工室、消毒室的工作环境，必须备有有效的通风设备，以控制有毒的蒸汽。

（4）每日治疗结束后，应立即湿拭清洁地面，冲洗消毒洗手池，用消毒液刷洗痰。凡与患者有表面接触的治疗用品及工作面，均应采用相应的消毒剂擦拭消毒。有外套覆盖的物体应及时更换覆盖外套。

（二）医护个人防护

1. 洗手与隔离　洗手的目的是为了清除手上的微生物，切断通过手传播的途径，是防止感染扩散的最简单而最重要的一项措施。

（1）洗手设备和方法　每一诊室椅位或每一病室应设有一个洗手池，水龙头使用足踏操作开关或红外线传感自动开关。洗手时使用抗菌洗手液，按六步洗手法洗手，并使用一次性擦手纸巾。

（2）隔离防护　①衣着：应着干净的工作服，如有可见的污染应及时更换。②正确使用防护用具：接诊一位患者应更换一副手套，即一人一用一更换；操作中应戴眼罩、口罩或面罩，以隔绝在使用口腔设备时产生的气雾悬滴以及残屑残垢。对治疗中的患者双眼也应给予必要的保护；口罩的使用应注意有效时间，一般为 $30 \sim 60$ 分钟，潮湿的口罩应及时更换，面罩也应更换或消毒。在做牙体治疗时应尽可能使用橡皮障，以减少因唾液、血液而形成的污染气雾。同时，还可以防止治疗中对口腔黏膜组织的创伤和继发出血。应常规使用有外通风的高效吸引器，以减少诊室内空气中的微生物气溶胶。

2. 医务人员的健康防护　①口腔医务人员应当坚持一年一次的健康检查，对免疫力低下的职工应给予注射免疫疫苗。②医护人员的个人卫生状况在口腔医疗活动中起着重要的防护作用，其中手的防护尤为重要。手部不要戴任何饰物，定期修剪指甲，接诊前后洗手并注意正确使用手套，一旦发现手部锐器伤，应进行必要的处理。③工作服应每日更换，最好是穿隔离衣裤；如有污染或治疗患感染性疾病的患者后，应及时更换清洗，对可疑交叉感染的衣物应单独按要求处置。在非诊疗区以外的公共场所禁穿工作服。

3. 锐器伤的处理　医务人员工作中应遵守操作规程，做好标准预防和职业防护，防止锐利器械和针头损伤，若有误伤应立即采取以下措施。①让伤口的血液自行流出，再从近心端向远心端挤压出伤口附近的血液，同时用流动水彻底冲洗伤口。②使用器械或针头为乙型病毒性肝炎患者所接触过的，医护人员则应在伤后 24 小时内尽快接受乙肝免疫球蛋白注射；若从未接种过乙肝疫苗，应同时注射第一针乙肝疫苗；若曾接种过乙肝疫苗，则应取血确定抗体水平；如果抗体水平不足，则应补充注射乙肝疫苗。③如果接诊为 HIV 阳性或可疑患者，应立即上报有关部门，做出相应处理，并对误伤者进行密切观察，按规定定期检测血清 HIV 水平。④如诊治的患者为可疑破伤风患者，对误伤者应立即注射破伤风抗毒素。⑤根据有关规定向有关部门报告并做好记录。

（三）口腔设备器械消毒、灭菌

1. 口腔设备器械的特殊性　现代化口腔设备器械的特点是种类繁多，精密度高，价格昂贵，形态、大小不一，材质各异。口腔设备器械使用频繁，被唾液、血液、残屑及炎性坏死组织等污染的机会多，必须进行严格的消毒。如果稍有疏忽，消毒不彻底，极易造成医院交叉感染。

2. 消毒、灭菌方法　有物理方法和化学方法，以高压蒸汽灭菌为主。

3. 手机消毒、灭菌

（1）各诊疗室使用后的手机，须装入启封后的手机消毒袋内，以避免使用后手机污染环境，同时起到保护手机避免直接碰撞损伤的作用。

（2）对黏附有大量血渍、污渍的手机应先预处理。

（3）将手机逐个安放在加热清洗消毒柜内的手机插座上，置于热清洗消毒柜内。其程序是：先清洗，然后在 93℃ 条件下消毒 10 分钟，再经过 1 次或 2 次的漂洗过程，最终在 80℃ 条件下漂洗 3 分钟，该程序共需 36 分钟。

（4）将手机逐个从清洗消毒柜中取出，进行内部干燥和注油养护。对于低速手机，可将机头直接插入注油机的接口位置，按启动键，经过 35 秒后完成内部干燥和注油养护工作。对于高速手机需配置相应的衔接头，进行养护注油。

（5）将完成养护的手机放入一次性灭菌纸塑袋内，经压膜封口后，送入高压蒸汽灭菌器内。

（6）灭菌程序结束后，将手机从灭菌器内取出，查看手机灭菌纸袋上的指示剂是否变色，变成黑色为彻底灭菌标记。将灭菌好的手机放入无菌箱内发送至各诊室。

4. 口腔特殊器械、材料消毒灭菌　消毒灭菌原则：凡不穿透人体或不与黏膜组织接触的器械，材料可做消毒处理；任何能穿透人体并伸入到口腔组织和黏膜以及灭菌区域的器械、材料应做到高压灭菌处理；高危人群患者所使用过的器械，都应采用灭菌处理。

（1）口腔印模的消毒　印模的消毒方法有多种，如喷雾及短时间浸泡、紫外线照射和气体熏蒸消毒。

（2）口腔修复体和矫正器的消毒　修复体在技工室完成后，患者需要试戴而往返于医师、患者与技工室工作人员之间，如果不能有效地消毒，可能成为感染的来源。美国 ADA 推荐用环氧乙烷或碘伏、氯化物浸泡活动（可摘）修复体以达到灭菌的目的。碘伏、氯化物对金属有一定的腐蚀作用，但如果浓度（1∶10 次氯化物）及时间（10 分钟）合适，其对钴铬合金的影响甚微。消毒方法：从患者口中取出修复体，用自来水刷洗或超声清洗。将修复体浸泡于适宜的消毒液中；待消毒时间到，取出用自来水冲洗；树脂修复体冲洗后保存在稀释的漱口液中。

（3）咬𬌗蜡、𬌗堤、模型以及咬合记录的消毒　提倡用碘伏"喷—擦—喷"的方法进行𬌗堤及咬𬌗蜡的消毒，并保持一定的湿度和消毒时间，以达到杀灭结核菌的目的，咬合记录若使用氧化锌丁香酚水门汀（ZOE）或复合印模时，也可使用上述方法消毒印模。石膏模型可采用消毒剂消毒喷雾达到足够湿度，以及用 1∶10 次氯酸钠或碘伏浸泡的方法。

（4）其他器械的消毒　其他一些耐高温的器械均应高压蒸汽灭菌，如面弓、镊子、正畸钳、金属印模托盘、金属用刀、不锈钢碗、根管治疗器械以及抛光用的轮、杯、刷、钻等。对光固化机头等不耐高温的器械，可采用防污贴覆盖加碘伏擦拭消毒处理。

五、口腔科消毒隔离管理

消毒隔离技术是预防口腔科院内感染的基本手段，能否有效地防止和控制口腔临床感染扩散，往往取决于消毒隔离工作的质量。因此，应特别注意以下 6 个方面。

1. 严格遵守口腔诊疗中的各项操作规程，严格落实相关规章制度。

2. 专人负责　每一护理单元应设医院感染监控护士，在医院感染管理专职人员的领导下，负责督促检查本护理单元的消毒隔离制度及无菌操作执行情况。

3. 定期消毒　无论有无感染发生，各类器具都应按规定时间定期消毒灭菌，不能任意变更。一旦发生感染，应检查消毒液情况以及增加消毒次数。除定期消毒的器具外，对某些物品还必须做好随时消毒、预防性消毒和终末消毒处理。

4. 定期监测　为确保消毒、灭菌的效果，对某些项目应定期监测做出鉴定。如对消毒液的有效成分与污染情况、含氯消毒液中有效氯的性能及各种消毒液的细菌污染情况等，必须定时进行分析和鉴定。对高压蒸汽灭菌器还必须定期进行生物与化学检测。

5. 定期检查评价　建立定期检查制度，明确划定控制感染机构，有计划、有措施、有分析、有整改及反馈。

6. 定期培训　定期组织学习院内感染管理新知识、新技术和新理论，更新院内感染控制新理念，落实相关管理措施。

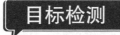

答案解析

一、选择题

1. 锐器损伤的正确处理方法不包括（　　）

    A. 用碘伏浸泡伤口手

    B. 被乙型病毒性肝炎患者接触过的器械误伤医护人员，本人应在伤后 24 小时内尽快接受乙肝免疫球蛋白注射

    C. 及时上报并做好记录

    D. 患者为可疑破伤风患者，对误伤者应立即注射破伤风抗毒素

    E. 检测伤者的血清 HIV 水平，时间为即刻、伤后 6 周、伤后 12 周

2. 牙齿松动乃至脱落的最主要原因是（　　）

A. 颌骨内肿物　　B. 根尖周炎　　　C. 外伤　　　　　D. 牙周病　　　　　E. 颌骨骨髓炎

3. 引起牙痛的常见原因不包括（　　）

A. 牙齿本身疾病　　　　　　　B. 颌骨内肿物

C. 外伤　　　　　　　　　　　D. 神经系统疾病

E. 牙周组织疾病

4. 引起口腔科院内感染的主要途径是（　　）

A. 通过公用物品污染形成的交叉感染

B. 通过手污染形成的交叉感染

C. 通过空气污染形成的交叉感染

D. 通过水路污染形成的交叉感染

E. 通过口腔材料污染形成的交叉感染

5. 严重过敏反应的首选药物是（　　）

A. 地塞米松　　　　　　　　　B. 氢化可的松

C. 肾上腺素　　　　　　　　　D. 抗组胺药，如苯海拉明

E. 糖皮质激素

6. 注射局部麻醉药时，患者自述不适，护士首先需要（　　）

A. 肌内注射肾上腺素　　　　　B. 静脉推注地塞米松

C. 静脉推注钙剂　　　　　　　D. 停止注射药物

E. 氧气吸入

7. 晕厥发生后最重要的处理措施是（　　）

A. 保持呼吸道通畅　　　　　　B. 呼叫医生

C. 呼叫家属　　　　　　　　　D. 给氧

E. 建立静脉通道

二、名词解释

口腔种植学

三、简答题

1. 口腔颌面外科的特点是什么？

2. 口腔科诊疗的感染特点有哪些？

书网融合……

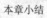

本章小结　　　　　　　　　题库

第十章　口腔科患者的护理

📖 学习目标

知识要求：

1. 掌握　颌骨骨折患者的治疗及护理；先天性唇裂与腭裂患者的护理评估、护理诊断、治疗及护理措施。

2. 熟悉　颌面部感染患者的护理评估、护理诊断、治疗及护理措施；腮腺多形性腺瘤、舌癌患者的护理评估、护理诊断、治疗及护理措施；特殊人群的口腔保健。

3. 了解　局部麻醉患者的护理常规；牙体牙髓病、根尖周疾病及牙周病患者的护理；牙列缺损、牙列缺失及口腔错𬌗畸形患者的治疗及护理。

技能要求：

1. 能对口腔科患者常见护理问题实施正确的护理措施。

2. 能快速识别口腔科常用器械和材料，精准进行口腔四手操作配合。

素质要求：

1. 在护理工作中，严格落实核心制度，确保患者安全。

2. 在整个护理程序中，始终做到尊重患者和家属，关心患者，让患者充满信心地面对疾病并建立良好的护患关系。

第一节　口腔局部麻醉患者的护理

PPT

　　局部麻醉（local anesthesia）简称局麻，是指用药物暂时阻断机体某一部分的感觉神经传导，从而使该区域痛觉消失，以便在完全无痛的情况下进行手术。局部麻醉常用于颌面部小手术、牙和牙槽骨手术、疼痛的治疗。局部麻醉时患者意识清醒，是一种简便、安全、效果明确的麻醉方法。但是，局部麻醉不适用于局部有炎症表现或不合作的患者。

一、常用局部麻醉药物

　　口腔局部麻醉药物的使用十分广泛，随着无痛治疗原则的要求不断提高，局部麻醉药物注射技术的研究也逐渐深入。局部麻醉药物的种类很多，按其化学结构可分为酯类和酰胺类。目前国内常用的局部麻醉药物有酯类的丁卡因，酰胺类的利多卡因、布比卡因和阿替卡因。

　　1. 丁卡因（tetracaine）　又名地卡因（dicaine）、潘托卡因（pantocaine），易溶于水、穿透力强，主要用于黏膜表面麻醉。一般用 1%～2% 的溶液，1～3 分钟即可显效。一般不用作浸润麻醉。

　　2. 利多卡因（lidocaine）　又名赛罗卡因（xylocaine），是口腔临床目前应用最多的局部麻醉药。具有起效快、弥散广、穿透力强，对组织无刺激，无明显扩张血管作用的特点，维持时间 1～2 小时。利多卡因有迅速而安全的抗室性心律失常的作用，因此常作为心律失常患者局部麻醉的首选药物。用作表面麻醉时药物浓度为 2%～4%。临床上主要应用含 1∶100000 肾上腺素的 1%～2% 利多卡因行浸润麻醉和阻滞麻醉。每次用量不超过 0.4g，以防发生毒性反应。

3. 布比卡因（bupivacaine） 又名麻卡因（marcain），其麻醉作用维持时间是利多卡因的 2 倍，可达 6 小时以上；强度是利多卡因的 3 ~ 4 倍。常以 0.5% 的溶液与 1∶200000 肾上腺素合用，适用于较长时间的手术，术后镇痛的时间也较长。

4. 阿替卡因（articaine） 其制剂复方盐酸阿替卡因注射液的主要成分为 4% 盐酸阿替卡因和 1∶100000 肾上腺素。其主要特点是局部的渗透力比一般麻醉药物强。对于一些麻醉效果不理想的患者采用阿替卡因进行麻醉，能够收到满意效果。其毒性比利多卡因低，过敏反应少见，目前临床已广泛使用。适用于成人及 4 岁以上儿童。阿替卡因配有专用的注射器，注射时速度要慢，一般每分钟不超过 1ml。

二、局部麻醉方法

临床常用的局部麻醉方法有表面麻醉、浸润麻醉和阻滞（传导）麻醉。

1. 表面麻醉（surface anesthesia） 又称涂布麻醉（topical anesthesia），是将穿透力强的局部麻醉药滴、喷或涂于手术区表面，麻醉药物吸收后使末梢神经麻痹，从而达到镇痛的作用。常应用于表浅的黏膜下脓肿切开引流，松动乳牙或恒牙的拔除，舌根、软腭或咽部检查以及气管插管前的黏膜表面麻醉。常用的药物有 1% 丁卡因或 2% ~4% 利多卡因。

2. 浸润麻醉（infiltration anesthesia） 是将局部麻醉药注射于组织内，以阻断组织中神经末梢的传导，产生镇痛的作用。浸润麻醉适用于口腔颌面部软组织及牙、牙槽突的手术。常用的药物有 1% ~ 2% 利多卡因。临床常用的浸润麻醉方法有：①骨膜上浸润麻醉（supraperiosteal infiltration anesthesia），又称局部浸润麻醉（local infiltration anesthesia），是将麻醉药物注射到牙根尖部的骨膜浅面的方法，适用于拔除上颌与下颌前牙及牙槽骨手术；②牙周膜浸润麻醉（ periodontal infiltration anesthesia），注射角度由牙的近中和远中侧刺入牙周膜，深约 0.5cm，分别注入局部麻醉药 0.2ml，使牙及牙周组织达到麻醉效果。

3. 阻滞麻醉（block anesthesia） 是将局部麻醉药注射到神经干或其主要分支附近，以阻断神经末梢传入的刺激，使被阻滞的神经分布区域达到麻醉作用。阻滞麻醉是口腔科拔牙或颌面部手术常用的麻醉方法，尤其适用于拔除上颌磨牙和下颌牙。在进行阻滞麻醉时应注意：①必须熟悉口腔颌面局部解剖以及注射标志与有关解剖结构的关系；②严格遵守无菌原则，防止感染；③注射麻醉药之前，应回抽针芯无回血后方可注入麻醉药液。常用的方法有上牙槽后神经阻滞麻醉、鼻腭神经阻滞麻醉、腭前神经阻滞麻醉、眶下神经阻滞麻醉及下牙槽神经阻滞麻醉等。

三、局部麻醉常见并发症

1. 全身并发症

（1）晕厥（syncope） 是一种突发性暂时性意识丧失。通常是由于一过性中枢缺血、缺氧所致。一般可因恐惧、饥饿、疲劳、疼痛、全身健康较差及体位不良等因素诱发。患者早期有头晕、恶心、胸闷、全身冷汗、面色苍白、四肢厥冷、脉快而弱、呼吸短促，继而出现心率减慢、血压下降，重者可有短暂的意识丧失。晕厥是局部麻醉中最多见的并发症。

（2）过敏反应（anaphylactic response） 脂类局部麻醉药的过敏反应表现较突出，但并不多见，在同类局部麻醉中有交叉现象。临床中表现为即刻反应的是，用极少量药后立即产生极严重的症状，患者表现为突然惊厥、昏迷、呼吸心跳骤停；延迟反应的表现主要是血管神经性水肿，偶见哮喘、荨麻疹、过敏性紫癜。

（3）中毒（intoxication）　　在单位时间内血液中麻醉药物的浓度超过机体的耐受力，引发各种不同程度的毒性反应。临床上有两类表现：①兴奋型，话多、颤抖、气急、多汗、烦躁不安、血压升高，重者出现发绀、全身抽搐；②抑制型，上述症状不明显，但迅速出现脉搏细弱、血压下降、神志不清、呼吸心跳停止。

2. 局部并发症

（1）注射区疼痛和水肿（pain and edema）　　常见的原因是局部麻醉药物溶液不等渗；注射针头钝；针头刺入骨膜下，造成骨膜撕裂；患者对疼痛敏感等。

（2）血肿（hematoma）　　在注射过程中刺破血管，导致组织内出血。多见于上牙槽后神经阻滞麻醉时刺破翼静脉丛；偶见眶下神经阻滞麻醉刺入眶下管，刺破眶下动脉、眶下静脉，局部浸润麻醉时刺破小血管。临床表现开始为局部迅速肿胀，无疼痛，皮肤或黏膜出现紫红色瘀斑，数天后转变为黄绿色，最后吸收消失。

（3）感染（infection）　　发生感染的主要原因是注射部位消毒不严、针头被污染以及针头穿过感染灶等，引起口腔颌面部间隙感染。一般在注射后 1～5 天，局部组织出现红、肿、热、痛，吞咽困难或张口受限等症状。有的患者会出现菌血症和脓毒血症，表现为白细胞计数升高、发热、畏寒等。

（4）暂时性面瘫（transient facial nerve paralysis）　　一般见于下牙槽神经经口内阻滞麻醉时，由于注射部位过深，将麻醉药物注入腮腺内，麻痹面神经，导致暂时性面瘫。临床表现为注射后数分钟，患者感觉面部活动异常，注射侧眼睑不能闭合，口角下垂。

四、局部麻醉患者的护理

1. 心理护理　　与患者进行沟通，告知局部麻醉用药的相关知识，说明牙科无痛治疗的特点，消除其焦虑和恐惧心理，避免空腹手术。

2. 一般护理

（1）局部麻醉前准备　　详细询问患者是否为过敏体质，有无麻醉药物过敏史及进食情况。若为过敏体质或对酯类局部麻醉药过敏者，应改用酰胺类局部麻醉药，并做药物过敏试验。

（2）在麻醉及治疗过程中，观察生命体征　　测量体温、脉搏、呼吸、血压，观察神志变化。

（3）急救物品的准备　　配备肾上腺素、氧气等急救药品和急救设备、输液用品等。

（4）在麻醉药注射过程中，应随时观察患者的面部表情及全身变化。一旦出现异常，立即停止注射并进行急救。

3. 特殊护理

（1）晕厥患者的护理　　立即停止注射，迅速将患者平卧，松解衣领，置患者于头低足高位，保持呼吸道通畅；意识丧失者立即用针刺或指压人中穴等方法帮助苏醒；吸氧、保暖；遵医嘱静脉注射 50% 葡萄糖或静脉滴注 10% 葡萄糖注射液。

（2）过敏反应患者的护理　　轻者可给予抗组胺类、钙剂、激素等药物。重者应立即注射肾上腺素，当出现抽搐或惊厥时，应迅速静脉注射地西泮 10～20mg，或分次静脉注射 2.5% 硫喷妥钠。

（3）血肿患者的护理　　立即协助医师局部压迫止血，冷敷患处 24 小时，必要时给予止血和抗感染药物。

（4）感染患者的护理　　遵医嘱立即给予抗感染治疗。如有脓肿形成，应及时切开引流。

（5）暂时性面瘫患者的护理　　向患者耐心解释，说明一般在麻醉药作用消失后，各项功能即可恢复，无需特殊处理。

第二节　牙体牙髓及根尖周疾病患者的护理

PPT

牙体牙髓及根尖周疾病患者的护理是在牙体牙髓病学以及护理学的基础上，根据牙体牙髓病患者的生理、心理、社会及文化的需要，以人的健康为中心，以护理程序为框架，采用专业的四手操作技术，与口腔医师默契配合，为患者提供优质的医疗服务。牙体牙髓及根尖周疾病主要包括龋病、牙髓病及根尖周炎。

一、龋病

龋病（dental caries）是在以细菌为主的多种因素作用下，牙体硬组织发生慢性进行性破坏的一种疾病。患龋病的牙齿称为龋齿，是人类的常见病、多发病之一。由于其病程进展缓慢，在一般情况下不危及患者生命，因此不易受到人们重视。龋病不仅使牙齿崩溃缺损，还能继发牙髓组织和根尖周围组织的疾病，甚至使颌骨受感染引起骨髓炎；同时，随着牙体硬组织的不断破坏，逐渐造成牙冠缺损，形成残根，甚至牙体缺失，破坏咀嚼器官的完整性，从而影响消化功能等一系列并发症，以至影响全身健康。

【病因及发病机制】

龋病是一种多因素疾病，主要是细菌、宿主、饮食以及一定的作用时间等因素相互作用致病，即龋病发生的四联因素。

1. 细菌因素　主要是变形链球菌，另有某些乳杆菌、放线菌等。

2. 饮食因素　蔗糖等糖类食物在口腔中可作为细菌代谢的底物，在代谢过程中，为细菌提供营养，其终末产物乳酸（pH 值 <4.5）又可以对牙体造成破坏。

3. 宿主因素　主要是牙齿和唾液。牙釉质发育不良、牙齿本身的窝沟、含氟量低易患龋；牙齿排列拥挤、错位、阻生等容易滞留食物不易被探针及牙刷毛所清除，引起细菌生长繁殖，也是龋病发生的条件；唾液质与量的改变、缓冲能力的大小以及抗菌系统变化都与龋病的发生有密切的关系。

4. 时间因素　从牙面上清除所有附着物到获得性膜开始产生；从获得性膜附着到菌斑形成；从致龋菌代谢糖类（碳水化合物）产酸到釉质脱矿等过程均需要一定时间。同时，还包括牙齿萌出之后的时间和糖类滞留于牙面的时间。不论哪种情况，时间因素都和其他三大因素有联系。

【护理评估】

1. 健康史　评估患者有无感染史、有无喜好含糖食物、牙釉质先天性发育不良等。

2. 身体状况　龋病最好发于磨牙，特别是下颌第一磨牙、第二磨牙，其次为上颌第一磨牙、第二磨牙，再次为上、下颌尖牙和上颌侧切牙。临床上可见龋齿有色、形、质的变化，其中以质变为主，色、形变化是质变的结果。随着病程的发展，病变由釉质进入牙本质，组织不断被破坏、崩解而逐渐形成龋洞。根据龋病的临床表现，可按其病变深度、进展速度及解剖部位进行分类。

（1）按病变深度分类

1）浅龋　龋损在牙釉质和牙骨质层中。初期于平滑面表现为脱矿所致的白垩色斑块，以后因着色而呈黄褐色，窝沟处则呈浸墨状弥散，局部有斑点状缺损，此期患者一般无明显的自觉症状，仅探诊时有粗糙感，后期可出现局限于釉质的浅洞，探诊也无反应。

2）中龋　龋损已达牙本质浅层，临床检查有明显龋洞，龋洞内有龋腐，可有探痛，对外界刺激（如冷、热、甜、酸）和食物嵌入等引起一过性敏感症状，当刺激源祛除后疼痛立即消失，无自发性痛。

3）深龋 龋损已达牙本质深层，一般表现为大而深的龋洞或入口小而深层有较为广泛的破坏，对外界刺激反应较中龋为重，但刺激源祛除后，仍可立即止痛，无自发性痛。

（2）按进展速度分类

1）急性龋病（acute caries） 又称湿性龋，多见于儿童或青年人。龋损呈浅棕色，质地湿软，病变进展较快。

2）慢性龋（chronic caries） 又称干性龋，临床多见。龋损呈黑褐色，质地较干硬，病变进展较慢。

3）继发龋（secondary caries） 龋病治疗后，由于充填物边缘或窝洞周围牙体组织破裂，形成菌斑滞留区，修复材料与牙体不密合，形成微渗漏，或治疗时未将病变组织除净，都可能产生龋病，称继发龋。

（3）按解剖部位分类

1）点隙窝沟龋 牙和前磨牙的咬合面、下磨牙的颊面、上磨牙的腭面、上前牙的腭面，尤其是上颌侧切牙的舌侧窝，均为点隙、沟裂分布的部位，是龋最好发的部位，临床上最为多见，年轻恒牙多发，从点隙窝沟处的墨浸状改变到呈现深大龋洞，表现不一。

2）平滑面龋 牙冠的平滑面指唇、颊面、舌/腭面和相邻两齿间的邻接面是平滑面龋的高发部位。

3）根龋 多见于中、老年人和牙周病患者。

3. 心理－社会评估 通过与患者沟通，了解患者的年龄、职业、受教育程度，家庭状况，对该疾病认知，有无焦虑、恐惧心理等。

【护理诊断】

1. 完整性受损 因龋坏导致牙体缺损所致。

2. 焦虑 与疼痛反复发作有关。

3. 潜在并发症 进一步发展可导致牙髓病、根尖周病等。

4. 知识缺乏 与患者不重视牙病，卫生宣传不够，对牙病早期治疗的重要性认识不足有关。

【护理目标】

1. 牙体完好或牙体缺损减轻。

2. 能自我调节情绪，焦虑减轻或消失。

3. 对牙病重视，掌握预防、早期治疗的重要性等方面知识。

【治疗及护理措施】

龋病治疗的目的在于终止病变进展并恢复牙齿的固有形态和功能，保持牙髓的正常活力。由于牙齿结构特殊，虽有再矿化能力，但对实质性缺损无自身修复能力。其治疗方案包括非手术治疗和手术治疗。龋病的非手术治疗是采用药物或再矿化等方法使龋病病变终止或消除的治疗方法，这种方法仅适用于恒牙早期釉质龋，尚未形成龋洞者；乳牙广泛性浅龋，1 年内将被恒牙替换者以及静止龋。常用药物包括氨硝酸银和氟化物等。对已形成实质性缺损、不能自行恢复原有形态的牙齿，充填术是目前应用最广泛且成效较好的方法，其基本过程可分为两步：先去除龋坏组织和失去支持的薄弱牙体组织，并按一定要求将窝洞制成合理的形态。然后以充填材料填充或其他特定方式恢复其固有形态和功能。常用充填材料包括银汞合金、玻璃离子黏固粉和复合树脂等。

1. 一般护理 耐心解释病情，介绍治疗方法，提高患者的口腔保健意识，预防龋病的发生。

2. 用药护理 即用药物使龋损延缓或终止的方法。常用的药物为：10% 硝酸银溶液，其性能为与人体组织和细菌的蛋白结合形成蛋白银沉淀，具有收敛、抑菌的作用，高浓度时能杀灭细菌。75% 氟化钠甘油糊剂，可使脱矿釉质沉积氟化物，促进再矿化，从而使龋病病变停止。注意所用药物都有较强的腐蚀性，应防止灼伤软组织。

3. 配合医师进行牙体修复术 龋病一旦造成牙体硬组织的实质性缺损，不能自行恢复原有形态，只能采用充填治疗，因此配合医师进行牙体修复术充填龋洞是最常用的治疗方法。

（1）术前准备 ①安排患者就诊，调好椅位、光源，系上胸巾，做好患者的心理护理。②器械及用物：检查盘、黏固粉充填器、双头挖器、银汞充填器、各型车针、成形片及成形片夹、咬纸、橡皮轮、纱团、小棉球。③药品：丁香油、樟脑酚合剂、75% 乙醇、甲酚甲醛合剂、木馏油。④窝洞填充材料：银汞合金、光固化复合树脂、光固化复合体、光固化玻璃离子、磷酸锌粘固剂、氧化锌丁香油粘固剂、牙胶条。

（2）术中配合 ①制备洞形：协助暴露手术视野，及时吸唾液，保持手术视野的清晰干燥。②隔湿和消毒：采用橡皮障、吸水纱卷和棉球，根据龋洞情况用小棉球蘸消毒剂置于窝洞内杀灭残余的细菌，与此同时唾液或冲洗液均可影响充填材料的性能，甚至使充填失败，故在消毒前要协助医师用棉条隔湿。③调拌垫底及充填材料：浅龋不需垫底；中龋用磷酸锌粘固粉或玻璃离子粘固粉单层垫底；深龋则需用氧化锌丁香油粘固粉及磷酸锌粘固粉双层垫底。调拌所需垫底材料，再选用永久性充填材料充填。后牙多采用银汞合金，前牙可选用复合树脂或玻璃离子粘固体。

（3）术后护理 ①清点手术器械以及消毒棉球，整理用物，消毒备用。②告知患者银汞合金充填24 小时才完全固化稳定，在这段时间之内勿用患牙咀嚼食物，同时嘱患者术后勿用患牙咀嚼硬物；若出现牙齿轻度不适，一般会在治疗后 1~2 天消失，如出现较明显不适，应及时复诊。

【护理评价铼】

通过治疗及护理，评价患者是否：牙体完好或牙体缺损减轻；牙痛减轻或消失；情绪稳定，正视疾病，配合治疗；对牙病相关知识掌握，能积极预防。

二、牙髓病

牙髓病（dental pulp disease）是指牙髓组织的疾病，是口腔科最常见的疾病之一，也是临床上牙痛的主要原因。牙髓组织因病原刺激物的性质、强度、作用时间及机体抵抗力的大小不同，可以经历充血、炎症、变性、坏死和牙内吸收等各种病理过程，临床上以牙髓炎最常见。

【病因及发病机制】

1. 感染因素 细菌感染是导致牙髓病的主要因素，细菌感染的主要途径如下。

（1）经牙体缺损处感染 这是牙髓感染发生最多、最主要的途径。当牙釉质或牙骨质的完整性被破坏时，细菌可由暴露于口腔中的牙本质小管进入牙髓；当牙髓腔暴露，细菌也可直接侵入裸露的牙髓，引发牙髓感染。

（2）从牙根逆行感染 细菌及毒素经过牙周袋，通过根尖孔、侧副根管而侵入牙髓；同时，当机体处于菌血症或败血症时，细菌、毒素可随血行进入牙髓，引起牙髓炎，临床上较少见。

2. 物理因素

（1）急性创伤 突然外伤所造成的牙冠折断，牙髓直接受到外力创伤或裸露的牙髓被细菌感染。

（2）慢性创伤 牙齿在长期行使咀嚼功能过程中所形成的生理磨耗，慢性损伤以及长期的咬合创伤，一方面造成牙体硬组织的过度丧失，另一方面造成根端血供障碍，进而导致一系列牙髓病理改变。牙体治疗时温度过高、电流及机械压力等物理刺激可刺激牙髓发生病变。

3. 化学因素 龋病治疗时消毒药物刺激性过强、垫底和充填材料选择不当均可引起牙髓病变。

【护理评估】

1. 健康史　评估患者有无感染史，有无急、慢性损伤，牙体治疗不当等。

2. 身体状况　临床上按临床表现和治疗预后，将牙髓炎分为可复性牙髓炎和不可复性牙髓炎。

（1）可复性牙髓炎　又称牙髓充血，牙髓组织以血管扩张、充血为主要病理变化的初期炎症表现。患牙受到冷、热温度刺激或酸、甜化学刺激时，立即出现瞬间的疼痛反应，刺激一旦祛除，症状仅持续数秒即缓解。患牙无自发痛。

（2）不可复性牙髓炎

1）急性牙髓炎　发病急，剧烈疼痛，临床上绝大多数属于慢性牙髓炎急性发作的表现。其特征是自发性、阵发性疼痛，夜间痛、温度刺激疼痛加剧，放射痛，特点如下。①疼痛常突然发作，早期呈间歇性，一般约持续数分钟，随后数小时间歇期，患者尚可指患牙。随病情发展，发作期延长，间歇期缩短，逐渐转变为持续性剧痛，并沿同侧三叉神经分布区发散（如上牙向颞部、耳前、颧颊部，下牙向耳下、耳后、下颌部放散），往往不能明确指出患牙部位。②疼痛往往夜间较剧，卧倒时尤甚。③早期冷、热刺激均可激发或加剧疼痛，以冷刺激痛较明显；后期或化脓时，热刺激疼痛，冷刺激仅可使疼痛暂时缓解。后期患者常含冷水或吸冷空气以减轻疼痛，此种症状对诊断有一定帮助。④检查时常可见患牙穿髓，探痛明显。⑤处于晚期炎症的患牙，可出现垂直方向的轻度叩痛。

2）慢性牙髓炎　是临床上最为常见的一类牙髓炎。慢性牙髓炎的发生多由深龋所致，也可从急性牙髓炎或其他类型的牙髓损伤转变而来。慢性牙髓炎的病程较长，患者可诉有长期的冷、热刺激痛病史。一般没有剧烈的自发性疼痛，有时可出现阵发性隐痛或钝痛。患牙常表现有咬合不适或轻度叩痛。患者一般多可定位患牙。临床上，慢性牙髓炎根据患牙牙髓腔开放与否分为 3 类：即慢性闭锁性牙髓炎、慢性开放性牙髓炎及慢性增生性牙髓炎，慢性开放性牙髓炎又称慢性溃疡性牙髓炎，慢性增生性牙髓炎又称牙髓息肉。慢性牙髓炎的诊断要点包括：①可以定位患牙的长期冷、热刺激病史和（或）自发痛史；②可查到引起牙髓炎的牙体硬组织疾病或其他病因；③患牙对温度测验的异常表现；④叩诊反应可作为很重要的参考指标。

3）残髓炎　发生在经牙髓治疗后由于残留了少量炎症根髓或多根管遗漏了未做处理的根管，进而在治疗后又出现慢性牙髓炎的症状，故称为残髓炎。临床上症状与慢性牙髓炎的疼痛特点相似，其治疗原则为去除残髓或找到并处理遗漏根管，重做根管治疗。

4）逆行性牙髓炎　可表现为急性牙髓炎症状，也可为慢性牙髓炎的表现。患牙有严重牙周炎的表现；牙齿有不同程度的松动；患牙对叩诊的反应为轻度疼痛至中度疼痛，叩诊为浊音；X 线片显示患牙有广泛的牙周组织破坏或根分叉病变。诊断要点：①患牙有长期的牙周炎病史；②近期出现牙髓炎症状；③患牙未查出有引起牙髓病变的牙体硬组织疾病；④患牙有严重的牙周炎表现。

3. 心理－社会评估　通过与患者沟通，了解患者的年龄、职业、受教育程度，家庭状况，对该疾病认知，有无焦虑、恐惧心理等。

【护理诊断】

1. 疼痛（牙痛）　与牙髓炎症及髓腔压力增大有关。

2. 焦虑　与疼痛反复发作有关。

3. 潜在并发症　治疗不当可演变为根尖周炎和间隙感染。

4. 知识缺乏　与疾病的发生、发展及防治知识缺乏有关。

【护理目标】

1. 无疼痛或疼痛减轻。

2. 能自我调节情绪，焦虑减轻或消失。

3. 掌握牙髓炎相关疾病知识。

【治疗及护理措施】

急性牙髓炎及急性根尖周炎在无相应手术条件下，可采取的应急处理办法为：开髓引流、切开排脓、降低咬合压力、消炎镇痛。牙髓炎的治疗主要通过临床表现和临床诊断选择不同的治疗方法。牙髓病变是局限或可逆的，选择以保留活髓为目的的治疗方法，如直接盖髓术、间接盖髓术和牙髓切断术等。于其他情况的慢性牙髓炎，后牙采用根管治疗术，前牙则采用去髓术。慢性牙髓炎急性发作时先应急处理，方法是局部麻醉下开髓引流、药物镇痛等。待剧痛缓解后，选择以去除牙髓、保存患牙为目的的治疗方法，如根管治疗术等。残髓炎重新按牙髓治疗术去除残髓，进行彻底、完善的根管治疗。逆行性牙髓炎采用去髓术合并牙周治疗。

1. 应急镇痛治疗　急性牙髓炎的主要症状是难以忍受的疼痛，故应首先镇痛。

（1）遵医嘱用药　口服镇痛药，以暂时缓解疼痛。龋洞处理后放入丁香油、樟脑酚等消炎镇痛药。

（2）开髓减压　为镇痛最有效的方法，在局部麻醉下用牙钻或挖匙使牙髓暴露，髓腔内渗出物得以引流，从而降低髓腔的压力，可使疼痛减轻，甚至可以完全镇痛。

（3）针刺或指压镇痛　一般取合谷、人中、内关、颊车等穴位针刺或指压镇痛。

2. 保存患牙治疗

（1）保髓治疗　牙髓炎早期（可逆性牙髓炎），可选择保留活髓为目的的治疗方法，如采用直接盖髓术、间接盖髓术和牙髓切断术。以活髓切断术为例说明操作步骤及护理配合。

1）用物准备　口腔检查基本器械、暂封器械、调拌器械、局部麻醉药物、氢氧化钙盖髓剂、氧化锌丁香油糊剂。

2）护理配合　①局部麻醉护理。②隔离、消毒：协助医师用橡皮障或棉条隔湿，备2% 碘酊和75%乙醇小棉球消毒牙面及窝洞，严格无菌操作。③去腐及备洞：护士协助用生理盐水冲洗髓腔，备0.1%肾上腺素棉球止血。④调拌盖髓剂（氢氧化钙）。⑤盖髓：严格执行无菌操作，传递探针或充填器供医师取盖髓剂置于患牙处，递氧化锌丁香油糊剂暂封窝洞，递小湿棉球给医师修整多余的暂封材料。

（2）保存患牙　晚期（不可逆性牙髓炎）选择祛除牙髓、保存患牙为目的的治疗方法，如根管治疗等。

【护理评价】

通过治疗及护理，评价患者是否：牙痛减轻或消失；情绪稳定，正视疾病，配合治疗；较好掌握牙髓炎相关疾病知识。

三、根尖周炎

根尖周组织是指根尖部的牙周组织，包括牙骨质、牙周膜和牙槽骨。

【病因及发病机制】

根尖周炎（periapical periodontitis）是指局限于根尖周组织的炎症性疾病。凡可引起牙髓病的病原刺激物，都能直接或间接地引起根尖周炎。其致病因素主要是感染因素，其次是创伤和化学因素。主要的细菌是厌氧菌，尤其是专性厌氧菌，其感染途径大多数由牙髓途径造成根尖周组织的感染；少数经由牙周病变、邻牙根尖周病变或血行感染。牙髓受到细菌感染时，受损的细胞可释放大量的炎症介质，引起血管扩张，通透性增加，趋化中性粒细胞进入受损部位，中性粒细胞在杀灭细菌时所释放的溶酶体也导致牙髓组织的变性或坏死。当细菌进入牙髓或根尖周组织时可产生多种有害物质直接毒害组织细胞，或通过引发炎症和免疫反应间接导致组织损伤。

【护理评估】

1. 健康史　评估患者有无局部或全身感染，有无创伤或化学因素刺激。

2. 身体状况　根据临床症状的急缓，根尖周炎可分为急性和慢性两大类。

（1）急性根尖周炎（acute periapical periodontitis）　在此阶段根据其发展过程，可分为两个时期。

1）浆液期　或称急性浆液性根尖周炎。①患牙有咬合痛、自发痛和持续性钝痛。患者因疼痛而不愿咀嚼，影响进食。患者能定位患牙。②患牙可见龋坏、充填体或其他牙体硬组织疾病，有时可查到深牙周袋。③牙冠变色。④叩诊疼痛（＋）～（＋＋），扣压患牙根尖部有不适或疼痛感。⑤患牙可有Ⅰ度松动。

2）化脓期　或称急性化脓性根尖周炎。①根尖脓肿：患牙出现自发性剧烈、持续的跳痛，伸长感加重，患者因此不敢咬合。叩痛（＋＋）～（＋＋＋），Ⅱ～Ⅲ度松动。根尖部牙龈潮红，但无明显肿胀，扣诊感微疼痛。②骨膜下脓肿：患牙持续性、搏动性跳痛更加剧烈，患者感到极度痛苦；可伴有体温升高。③黏膜下脓肿：根尖区黏膜的肿胀已局限，呈半球状隆起。

（2）慢性根尖周炎（chronic periapical periodontitis）　是指根管内由于长期有感染及病原刺激存在，根尖周围组织呈现慢性炎症反应，表现为炎性肉芽组织形成和牙槽骨破坏。病变类型包括根尖周肉芽肿、慢性根尖周脓肿、根尖周囊肿和根尖周致密性骨炎。

3. 心理-社会评估　通过与患者沟通，了解患者的年龄、职业、受教育程度、家庭状况，对该疾病的认知情况，有无焦虑、恐惧心理等。

【护理诊断】

1. 疼痛、牙痛、颌面部疼痛　与根尖周炎急性发作、牙槽脓肿未引流或引流不畅有关。

2. 体温升高　与根尖周组织急性感染有关。

3. 口腔黏膜改变　与慢性根尖周炎引起瘘管有关。

4. 知识缺乏　与患者对疾病病因及治疗知识认识不足有关。

【护理目标】

1. 无疼痛或疼痛减轻。

2. 体温下降或正常。

3. 口腔黏膜完整。

4. 掌握疾病相关知识。

【治疗及护理措施】

急性根尖周炎的处理原则，首先缓解疼痛，然后进行根管治疗或牙髓塑化治疗。护士配合医师完成如下操作。

1. 开髓减压　是控制急性根尖周炎的首要措施。医师打开髓腔，拔除根髓，疏通根管，使根尖周渗出物通过根尖向根管引流，达到镇痛、防止炎症扩散的目的。护士备齐所需用物，医师开放髓腔。拔除根髓后，护士抽吸3%过氧化氢溶液及生理盐水，供医师冲洗髓腔，吸净冲洗液，吹干髓腔及根管，备消毒棉球及短松棉捻供医师置入根管内及根管口，防止食物掉入。窝洞不封闭，以利引流。

2. 脓肿切开　对急性根尖周炎骨膜下及黏膜下脓肿，除根管引流外，同时切开排脓，才能有效控制炎症。切开脓肿前，护士协助医师对术区进行清洁、消毒、隔湿准备。黏膜下脓肿可用1%丁卡因表面麻醉或氯乙烷冷冻麻醉，骨膜下脓肿多用阻滞麻醉。准备麻醉药物，若用氯乙烷喷射麻醉，嘱患者闭合双眼，以免药物溅入眼内。切口位置应在脓肿下极，切口方向与血管、神经一致，避免损伤。深部脓肿，术后放置橡皮引流条，嘱患者定期换药至伤口清洁、无渗出物。

3. 全身治疗　按医嘱服用抗生素、镇痛药、维生素等药物，嘱患者注意适当休息，高热患者多饮水，进食流质及半流质食物，注意口腔卫生。慢性根尖周炎处理原则：用机械和化学处理的方法，消除髓腔内根管内的感染源，经过根管预备、冲洗、消毒、充填密封根管，达到治疗和预防根尖周病的目的。

4. 根管治疗的护理配合　根管治疗适用于晚期牙髓炎、牙髓坏死及各类根尖周炎。其治疗原理是用机械和化学处理的方法，消除髓腔内特别是根管内的感染源，经过根管制备、冲洗、消毒、充填密封根管，达到治疗和预防根尖周病的目的。

（1）器械准备　除充填术使用的器械外，另备根管扩挫针、光滑髓针、拔髓针、根管充填器、根充材料、消毒棉捻、根管冲洗液等。

（2）操作步骤及护理配合　对活髓牙，应在麻醉或失活下拔除根髓，用生理盐水冲洗根管，消毒、吹干后即可进行根管充填。对感染根管，除去牙髓后用2%氯胺－T钠溶液和3%过氧化氢溶液交替冲洗，再用生理盐水冲净余液，用根管扩挫针反复扩挫管壁，冲洗拭干后，将蘸有消毒药液的棉捻置于根管内，用氧化锌丁香油糊剂暂封窝洞。待自觉症状消失，复诊检查时，根管内取出的棉捻无分泌物、不臭，无叩痛，即可进行根管充填。治疗过程中注意无菌原则，防止交叉感染。

（3）根管充填　是根管治疗的最后一个步骤，整个过程应在无菌操作下进行。根管充填常用的材料有氧化锌丁香油糊剂、碘仿糊剂等。其方法是：先将根管充填材料调成糊状送入根管内，再将消毒后的牙胶尖插入根管，直达根尖孔，以填满根管为度，用加热后的充填器，去除多余牙胶，最后做永久充填。在以上各项治疗过程中，护士按其操作步骤，及时准确地为医师提供所需器械及用物，调制各类充填材料，与医师进行密切配合。

5. 塑化治疗的护理配合　塑化治疗常用于多根牙。治疗原理是将未聚合的液态塑化液导入根管内，使其与管内残存的牙髓组织及感染物质共同聚合，固定成为无害物质留于根管中，并严密封闭根管，使根尖周组织的慢性炎症逐渐消除，组织得以恢复。

（1）治疗配合　进行塑化治疗前准备好所需器械（同根管治疗）及塑化剂（常用酚醛树脂液）。协助医师进行消毒、隔湿、窝洞冲洗，保持术野清晰。

（2）遵医嘱配制塑化剂　往髓腔送塑化剂时，注意防止液体外溢，避免烧伤口腔黏膜，若发现塑化液流失到髓腔外，应立即协助医师用干棉球擦除或进行冲洗，并用碘甘油棉球涂敷患处。

6. 根管治疗的健康教育

（1）初诊开髓封药期　治疗前向患者介绍根管治疗的必要性、治疗步骤、配合方法、预后及并发症。窝洞暂封时间为一周，预约复诊时间。

（2）根管预备期　介绍橡皮障隔湿的应用与配合，引导患者使用张口支持器，防止颞下颌关节发生紊乱。

（3）根管充填期　确保患牙无痛和无其他不适的状态下进行充填。

（4）根管治疗结束后一定要明确告知患者需进行冠修复及其必要性。

【护理评价】

患者了解根尖周炎的发病原因、治疗过程及可能出现的问题；疼痛减轻或消失；体温恢复正常。

第三节　牙周病患者的护理

PPT

牙周病（periodontal disease）是指发生在牙周支持组织（包括牙龈、牙周膜、牙槽骨和牙骨质）的慢性破坏性疾病。牙周病是口腔两大类主要疾病之一；在我国，牙周病的患病率更居于龋病之上。牙周病早期多无自觉症状，易被忽视，往往在发展较为严重时才被发现。因此，定期检查、及早发现、早期治疗有重要意义。根据病变侵犯的部位，牙周病分为牙龈炎和牙周炎两类。

【病因及发病机制】

牙周病的病因比较复杂，分为局部因素和全身因素。局部因素中牙菌斑为始动因子，牙菌斑生物膜是口腔中不能被水冲去或漱掉的细菌性斑块，是由基质包裹的互相黏附或黏附于牙面、牙间或修复体表面的软而未矿化的细菌性群体。细菌则和牙菌斑黏附在一起生长，难以清除，使各种细菌长期生存，在合适的微环境中发挥不同的致病作用。牙垢、牙结石、食物嵌塞、不良修复物、咬合创伤等因素会促进或有利于牙菌斑的堆积，或造成对牙周组织的损伤，使之容易受细菌的感染，或对已存在的牙周炎起加重或加速破坏的作用。全身因素包括营养不良、代谢障碍、长期慢性疾病、内分泌失调等机体防御能力减弱而诱发。

【护理评估】

1. 健康史　评估患者有无局部或全身感染，有无牙垢、牙结石、食物嵌塞、不良修复物、咬合创伤等；有无营养不良、代谢障碍、长期慢性疾病、内分泌失调等。

2. 身体状况　根据病损破坏深度不同，可分为牙龈炎和牙周炎两类。

（1）牙龈炎（gingivitis）　牙龈炎种类很多，1999 年新的分类法将牙龈病分为菌斑引起的牙龈病和非菌斑引起的牙龈病，本文着重介绍边缘性牙龈炎和增生性牙龈炎。

1）边缘性牙龈炎　①牙龈改变：牙龈变为鲜红色或暗红色，严重时可以波及附着龈；龈乳头变为圆钝、肥大、点彩消失，表面光滑、发亮，质地变得松软脆弱，缺乏弹性。②探诊出血：牙龈轻触（或探诊）即出血。③龈沟液增多：龈沟液渗出增多，重者牙龈沟溢脓。④自觉症状：病变局限于牙龈边缘，一般自觉症状不明显，常有刷牙或咬硬物时出血并有口臭，局部牙龈发痒、肿胀等不适，患者往往因此就诊。

2）增生性牙龈炎　是指牙龈组织在慢性炎症的基础上，受到某些局部因素刺激而发生的炎症性增生，主要表现为牙龈组织明显的炎性肿胀，同时伴有细胞和胶原纤维的增生。增生性牙龈炎好发于前牙唇侧龈，表现为：①牙龈改变，牙龈肿胀、增生肥大、松软光亮，颜色呈深红色或暗红色；②龈沟深度，龈沟探诊可加深达 3mm 以上，形成假性牙周袋；③探诊，按压牙龈袋表面可见溢脓；④病程较久的增生性龈炎，纤维组织较多则颜色粉红或苍白，质地坚硬而有弹性，增生性龈炎可覆盖牙面形成假性牙周袋。

（2）牙周炎（periodontitis）　牙周炎是由牙菌斑中的微生物所引起的牙周支持组织的慢性感染性疾病，导致牙周支持组织的炎症、牙周袋形成、进行性附着丧失和牙槽骨吸收，最后可导致牙齿丧失，病程长达十余年甚至数十年。早期自觉症状不明显，患者常只有激发性牙龈出血或口臭的表现，与龈炎症状相似。检查时可见：牙面常有大量牙石，龈缘、龈乳头和附着龈肿胀、质松软，呈鲜红色或暗红色，探诊出血、溢脓。随着炎症的进一步扩散，出现下列症状。

1）牙周袋形成　由于炎症的扩展，牙周膜被破坏，患牙周炎时，结合上皮向根方增殖，其冠方部分与牙面分离，使龈沟加深而形成牙周袋，是牙周炎最重要的病理改变之一。

2）牙周脓肿　当机体抵抗力降低、牙周袋渗液引流不畅时，可形成牙周脓肿。此时牙龈呈卵圆形突起，发红、肿胀，牙齿松动度增加，有叩痛。患者感局部剧烈跳痛，有时同时出现多个部位的脓肿，称多发性牙周脓肿。此时患者可有体温升高、全身不适、颌下淋巴结肿大及压痛等症状。

3）牙槽骨吸收　是牙周炎的另一个主要病理变化。在生理情况下，其吸收与新生是平衡的，故牙槽骨的高度保持不变。当骨吸收增加或骨新生减少，或两者并存时即发生骨丧失，使牙槽高度降低。

4）牙齿松动　由于牙周组织被破坏，特别是牙槽骨吸收加重时，支持牙齿力量不足，出现牙齿松动、移位等现象。此时患者常感咬合无力、钝痛，牙龈出血和口臭加重。

3. 心理－社会评估　通过与患者沟通，了解患者的年龄、职业、受教育程度、家庭状况，对该疾病的认知情况，有无焦虑、恐惧心理等。

【护理诊断】

1. 口腔黏膜改变　与牙龈肿胀、牙龈增生、牙周脓肿有关。

2. 牙龈出血　牙龈炎症所致。

3. 疼痛（牙痛）　与牙周脓肿形成有关。

4. 知识缺乏　缺乏口腔卫生知识。

【护理目标】

1. 口腔黏膜完整。

2. 牙龈无出血或出血倾向。

3. 牙痛减轻或消失。

4. 掌握口腔卫生相关知识。

【治疗及护理措施】

1. 牙龈炎治疗　主要是清除附着在牙体表面的菌斑，使有菌斑的牙面只占全部牙面的 20% 以下，减少牙面刺激。采用洁治术和刮治术彻底清除牙石，使根面平整光滑，牙龈结缔组织有可能重新附着于根面，形成新附着。对于完善基础治疗后疗效不佳者（残留逸 5mm 的牙周袋）可用手术方法清理牙周袋，修整牙龈和固定松动牙、拔牙等。

2. 牙周炎治疗　主要是做龈上洁治术或龈下刮治术，必要时调整咬合，消除食物嵌塞和纠正不良修复体。牙周袋溢脓时，可用 1%～3% 过氧化氢溶液冲洗，袋内置 10% 碘合剂或螺旋霉素、甲硝唑等药膜。在去除局部因素后，较浅的牙周袋可用碘酚液烧灼，较深的牙周袋需做牙周手术，以消除牙周炎。牙周袋深达根尖、牙齿松动明显时，可考虑拔除。牙齿松动者，可做暂时性或永久性的牙周夹板以固定松动的牙齿。牙周脓肿局限时，可切开引流。

3. 向患者介绍各种手术的适应证及优、缺点　医师将根据不同病情选择不同的手术方法，使患者放心并密切配合治疗。

4. 全身治疗　增加营养，改善代谢障碍；抗感染，积极治疗全身系统性疾病，以阻止其对牙周局部组织产生的不良影响。

5. 健康教育

（1）每天早晚彻底清洁牙齿 2 次，每次至少 3 分钟。饭后及时漱口。

（2）减少甜食和碳酸饮料的摄入。

（3）配合使用牙线和牙间隙刷。

（4）每半年进行牙周洁治 1 次，每 3 个月进行口腔专科检查 1 次。

【护理评价】

经过治疗及护理，评价患者是否：口腔黏膜完整；牙痛减轻或消失；情绪稳定；正视疾病，配合治疗；牙龈无出血及出血倾向。

第四节　口腔黏膜病患者的护理

口腔黏膜病是指发生在口腔黏膜和软组织的疾病。这类疾病病种较多，病损及临床表现多种多样，病因复杂，部分是发生在局部的独立病变，大部分疾病的发生、发展与全身健康状况密切相关，在诊治和护理中应注意整体观念。常见疾病有复发性阿弗他溃疡、疱疹性口炎和白念珠菌病。

一、复发性阿弗他溃疡

复发性阿弗他溃疡（recurrent aphthous ulcer，RAU）又称复发性口疮或复发性口腔溃疡，是口腔黏膜病中最常见的一种疾病，患病率高达20%，居口腔黏膜病之首。本病具有自限性，但反复发作。

【病因及发病机制】

本病的病因和发病机制目前尚不清楚，可能与免疫功能异常、遗传、胃肠功能紊乱、内分泌失调（有些妇女发病与月经周期有关）、精神紧张、睡眠不足、某些维生素和微量元素缺乏、感染等有关。

【护理评估】

1. 健康史 评估患者有无局部或全身感染，有无自身免疫病及营养不良，有无内分泌失调、精神紧张、睡眠不足等。

2. 身体状况 本病青壮年女性多见，好发于口腔内角化较差的区域，如唇、颊、舌、口底，牙龈及硬腭少见。RAU一般表现为反复发作的圆形或椭圆形溃疡，具有"黄、红、凹、痛"的临床特征（即病损面覆盖黄色假膜，周边有充血红晕带，中央凹陷，灼痛明显，影响说话和进食）。具有"发作期（前驱期—溃疡期）—愈合期—间歇期"周期规律，并且有不治而愈的自限性，溃疡一般持续7~10天可自愈，愈合后不留瘢痕，但间隔一段时间又复发，间歇期长短各人不一。

3. 心理–社会评估 通过与患者沟通，了解患者的年龄、职业、受教育程度、家庭状况，对该疾病的认知情况，有无焦虑、恐惧心理等。

【护理诊断】

1. 口腔黏膜疼痛 与口腔溃疡、局部炎症以及进食刺激有关。

2. 口腔黏膜改变 与口腔内溃疡形成有关。

3. 焦虑 与溃疡反复发作、进食疼痛有关。

【护理目标】

1. 牙痛减轻或消失。

2. 能自我调节情绪，焦虑减轻或消失。

3. 口腔黏膜完整。

【治疗及护理措施】

1. 治疗 由于病因尚不明确，故临床疗效不很理想。①局部治疗：主要是消炎、镇痛、防止继发感染，促进愈合。②全身治疗：原则为针对病因治疗、控制症状、促进愈合、减少复发。

2. 心理护理 让患者了解复发性阿弗他溃疡具有自限性，不经治疗7~10天溃疡也会自愈。虽然不能根治，但通过适当、长期的治疗可以控制。告诉患者该溃疡是无传染性、无恶变的良性病损。耐心解释，做好疏导工作，减轻患者的心理负担。

3. 药物治疗

（1）全身用药 使用肾上腺皮质激素及其他免疫抑制剂、免疫增强剂、中药，必要时补充维生素、微量元素等。

（2）局部用药 ①药膜：在羧甲基纤维素钠、山梨醇中，加入金霉素、氯己定、表面麻醉药物、皮质激素等制成，有保护溃疡面、减轻疼痛、延长药物作用的效果。②软膏：0.1%曲安西龙。③含漱液：0.1%高锰酸钾液。④含片：西地碘片（华素片）。⑤散剂：复方皮质散、冰硼散及西瓜霜等。⑥超声雾化剂。⑦镇痛类药物：0.5%盐酸达克罗宁液、1%普鲁卡因或2%利多卡因液，经稀释，在疼痛难忍和进食前涂于溃疡处或含漱，有镇痛作用。

【护理评价】

通过治疗及护理，评价患者是否：疼痛减轻或消失；情绪稳定，正视疾病，配合治疗；掌握相关疾病知识。

二、口腔念珠菌病

口腔念珠菌病（oral candidiasis）是念珠菌属感染所引起的口腔黏膜疾病，又称雪口病或鹅口疮，多发于婴幼儿和体弱儿童。近年来，由于抗生素和免疫抑制剂在临床上广泛应用，造成菌群失调和免疫力下降，使口腔念珠菌病日益常见且危害性逐渐引起人们重视。

【病因及发病机制】

病原为白念珠菌和热带念珠菌，属于条件致病菌，常寄生在正常人的口腔、肠道、阴道和皮肤等处，平时此菌与口内其他微生物存在拮抗作用，保持平衡状态，故不发病。该菌在酸性环境下易于生长，当口腔不洁、长期使用广谱抗生素致使菌群失调、长期使用免疫抑制剂、放射治疗使免疫机制受抑制、原发性免疫功能缺陷、糖尿病或恶病质等全身严重疾病等，该菌就会大量繁殖而致病。婴儿鹅口疮常是在分娩过程中为阴道白念珠菌感染所致，也可通过被白念珠菌污染的哺乳器或母亲乳头而引起感染。

【护理评估】

1. 健康史　评估患者有无局部或全身感染，有无口腔不洁、长期使用广谱抗生素致使菌群失调、长期使用免疫抑制剂、放射治疗使免疫机制受抑制、原发性免疫功能缺陷、糖尿病或恶病质等全身严重疾病。

2. 身体状况　口腔念珠菌病按其主要病变部位可分为念珠菌口炎、念珠菌唇炎与念珠菌口角炎。

（1）念珠菌性口炎（candidal stomatitis）

1）急性假膜型念珠菌性口炎　本病多见于婴幼儿、体弱多病或长期应用皮质类固醇激素者，好发于唇、颊、舌、腭部，出现黏膜充血，随即出现许多散在的白色小斑点，小点略高起，状似凝乳，逐渐增大，相互融合为白色丝绒状斑片，严重者蔓延至扁桃体、咽部、牙龈。早期黏膜充血较明显，斑片附着不十分紧密，稍用力可擦掉，露出红的黏膜糜烂面及轻度出血。一般患者不感到疼痛，全身症状亦不明显。

2）急性红斑型念珠菌性口炎　又称萎缩型念珠菌性口炎。主要表现为黏膜充血、糜烂，舌背乳头呈团块萎缩，周围舌苔增厚。患者常先有味觉异常或味觉丧失、口腔干燥、黏膜灼痛。

3）慢性肥厚型念珠菌性口炎　又称增殖型念珠菌口炎。

4）慢性红斑型念珠菌性口炎　又称义齿性口炎。

（2）念珠菌性唇炎（candidal cheilitis）　　多发于50岁以上的患者。

（3）念珠菌口角炎（candidal angular cheilitis）　　多发生于儿童、身体衰弱患者和血液病患者。

3. 心理－社会评估　通过与患者沟通，了解患者的年龄、职业、受教育程度、家庭状况、对该疾病的认知情况，有无焦虑、恐惧心理等。

【护理诊断】

1. 疼痛　与口腔黏膜的炎症及糜烂有关。

2. 口腔黏膜改变　与口腔黏膜充血、水肿、溃疡有关。

3. 知识缺乏　缺乏口腔念珠菌相关疾病及自我护理知识。

【护理目标】

1. 口腔黏膜疼痛减轻或消失。

2. 能自我调节情绪，焦虑减轻或消失。

3. 口腔黏膜完整。

【治疗及护理措施】

治疗原则为去除诱发因素，积极治疗基础病，必要时辅以支持治疗。分为局部治疗及全身治疗。

1. 嘱患者注意休息，给予流质或半流质饮食，忌刺激性食物，饭前可用 1% ~2% 普鲁卡因溶液含漱或用 0.5% 达克罗宁液、1% 丁卡因液涂布溃疡面，暂时缓解疼痛，以利于患者进食。喂乳时要注意乳头清洁、哺乳器消毒，以免交叉感染。

2. 应用抗真菌药酮康唑、氟康唑、伊曲康唑等。

3. 加强口腔护理，局部用 2% ~4% 碳酸氢钠溶液清洗口腔，破坏念珠菌的生长环境，然后涂 2% 甲紫液（龙胆紫）。也可用每毫升含 10 万单位制霉菌素溶液或甘油局部涂布，亦可涂 5% 克霉唑软膏。

4. 增强机体免疫力，注意均衡饮食，也可使用胸腺素及转移因子等辅助治疗。

【护理评价】

通过治疗及护理，评价患者是否：疼痛减轻或消失；情绪稳定，正视疾病，配合治疗；掌握相关疾病知识。

三、口腔单纯疱疹

单纯疱疹（herpes simplex）是由单纯疱疹病毒（herpes simplex virus，HSV）所致的皮肤黏膜病。疱疹可在咽喉、角膜、生殖器以及口腔周围颜面皮肤等处发生。在口腔黏膜处称为疱疹性口炎，单独发生在口周皮肤者称为唇疱疹。

【病因及发病机制】

感染单纯疱疹病毒的患者及无症状的带病毒者为传染源，主要通过飞沫、唾液及疱疹液直接接触传播，也可以通过食具和衣物间接传染。传染方式主要经呼吸道、口腔、鼻、眼结膜、生殖器黏膜或破损皮肤进入人体，胎儿还可经产道感染。病毒在侵入处生长、繁殖，造成原发感染。单纯疱疹病毒在人体内不能产生永久性免疫力，尽管原发感染后机体产生了抗单纯疱疹病毒的循环抗体，但该抗体无明显的保护作用。当机体遇到激发因素如紫外线、创伤、感染、胃肠功能紊乱、妊娠、劳累、情绪、环境等改变时可使体内潜伏的病毒活化，疱疹复发。

【护理评估】

1. 健康史　评估患者有无口腔单纯疱疹病毒接触史，有无激发因素如紫外线、创伤、感染、胃肠功能紊乱、妊娠、劳累、情绪、环境等。

2. 身体状况

（1）原发性疱疹性口炎（primary herpetic stomatitis）　为 HSV1 引起，多表现为急性疱疹性口炎。以 6 岁以下儿童较多见，尤其是 6 个月至 2 岁者更多。成人亦可发病。发病前常有与疱疹病患者接触史。经潜伏期后，出现发热、头痛、疲乏不适、全身肌肉疼痛、咽喉肿痛等急性症状，下颌下淋巴结和颈上淋巴结肿大、触痛。患儿流涎、拒食、烦躁不安。随后口腔黏膜广泛充血、水肿，开始出现成簇的小水疱，形似浅表溃疡，水疱破溃后继发感染，并形成黄色的假膜，最后糜烂面逐渐缩小、愈合，整个病程需 7 ~10 天。

（2）复发性疱疹性口炎（recurrent herpetic stomatitis）　原发性疱疹感染愈合后，有30%~50%的病例可能发生复发性损害。一般复发感染的部位在口唇附近，故又称为复发性唇疱疹。

3. 心理 – 社会评估　通过与患者沟通，了解患者的年龄、职业、受教育程度、家庭状况、对该疾病的认知情况，有无焦虑、恐惧心理等。

【护理诊断】

1. 疼痛　与疱疹破裂形成溃疡有关。

2. 体温升高　与病毒感染有关。

3. 知识缺乏　缺乏疱疹相关疾病与自我护理知识。

【护理目标】

1. 疼痛减轻或消失。

2. 体温正常或降低。

3. 掌握疱疹相关疾病知识。

【治疗及护理措施】

全身抗病毒治疗：目前认为核苷类药物是抗 HSV 最有效的药物，主要有阿昔洛韦、伐昔洛韦、泛昔洛韦和更昔洛韦。口腔局部可选用0.1%~0.2%氯己定漱口液，3%阿昔洛韦溶液局部涂搽。对于单纯疱疹感染复发较严重而频繁者，除抗病毒药物，还应选用免疫调节剂。疼痛剧烈或有全身症状者，可给予镇痛对症治疗和支持疗法。

1. 口腔局部护理　保持口腔卫生，可用 0.1%~0.2%氯己定溶液含漱，有消炎、防腐作用，不可用手撕痂皮，防止感染。

2. 药物护理　按时按量服药，为便于进食，饭前可用1%~2%普鲁卡因溶液含漱或0.5%达克罗宁、1%丁卡因涂敷创面，可暂时镇痛。嘱应用抗感染、抗病毒药物，同时给予大量的维生素 C 和复合维生素 B。进食困难者静脉输液，保证饮水量，维持体液平衡。

3. 对患儿及其家属进行心理安慰，让其了解疾病的发病原因及注意事项，按医嘱用药，缩短疗程，促进组织愈合。

【护理评价】

通过治疗及护理，评价患者是否：疼痛减轻或消失；情绪稳定，正视疾病，配合治疗；体温正常或降低；掌握疱疹相关疾病知识。

第五节　儿童口腔疾病患者的护理

PPT

儿童时期口腔疾病常见的有儿童龋病（包括乳牙龋病和年轻恒牙龋病）、儿童牙髓病、根尖周病和牙外伤。由于儿童时期牙齿处于不断发育过程中，牙齿的结构、物理性状和口腔疾病的好发部位等与恒牙有所不同。另外儿童活动性强，常因剧烈运动和玩耍发生碰撞、跌倒等意外伤害容易造成牙外伤。

一、儿童龋病

儿童龋病（children dental caries）包括乳牙龋病和年轻恒牙龋病。乳牙龋病常好发于上下颌乳切牙、上下颌乳尖牙及下颌乳磨牙。1~2岁时，主要发生在上颌乳前牙的唇面和邻面；3~4岁时，主要发生在乳磨牙𬌗面窝沟；4~5岁时，多发生于乳磨牙的邻面。年轻恒牙是指恒牙已经萌出，但根尖孔还未完全形成的恒牙。

【病因及发病机制】

儿童龋病有患龋率高，发病时间早，龋病发展迅速的特点，一方面是因为儿童时期乳牙的解剖特点和组织结构特点因素，乳牙列存在生理间隙，容易滞留菌斑和食物残渣；乳牙矿化程度较恒牙低，牙釉质和牙本质薄，易发生龋齿；另一方面是因为儿童咀嚼功能差，饮食以流质饮食或半流质饮食为主，黏附性较强；第三方面是因为儿童睡眠时间长，口腔处于静止的时间也较长，唾液分泌量少，口腔自洁作用差。

乳牙龋病不仅影响患儿的咀嚼功能，损伤口腔黏膜软组织，最要紧的是乳牙龋坏后使食物残渣、软垢滞留于口腔，严重影响口腔卫生，易导致新萌出的恒牙发生龋坏。乳牙龋坏发展成根尖周炎，可导致恒牙萌出过迟或过早，影响萌出顺序和位置。

【护理评估】

1. 健康史 评估患儿有无全身性疾病，有无传染性疾病史、药物过敏史及饮食习惯。

2. 身体状况 乳牙龋病分为婴幼儿奶瓶龋和猖獗龋。婴幼儿奶瓶龋主要发生于上颌乳牙前唇面，与喂养不当有关。猖獗龋又称猛性龋，表现为同一患儿多数牙体、牙面同时患龋，使不易患龋的下颌乳前牙也受到龋蚀，而且进展快、破坏性强，最后导致多个牙残根和残冠。

3. 心理－社会评估 评估患儿的年龄、接受治疗的承受能力、配合度；评估家长对患儿治疗的支持度，包括认知、陪护、经济状况等。

【护理诊断】

1. 疼痛 与乳牙龋坏及牙髓炎、根尖周炎有关。

2. 组织完整性受损 与乳牙龋坏有关。

3. 恐惧 与口腔诊疗引起疼痛有关。

4. 焦虑 与害怕牙齿治疗有关。

5. 知识缺乏 与患儿及家长缺乏口腔保健知识有关。

6. 语言沟通障碍 与患儿年龄小，语言沟通能力未完全建立有关。

【护理目标】

1. 牙体完好或牙体缺损减轻。

2. 能自我调节情绪，焦虑减轻或消失。

3. 家长重视牙齿常规体检，重视口腔保健，出现龋坏能做到早发现、早治疗。

【治疗及护理措施】

1. 治疗 乳牙龋病的药物治疗主要是氟化物，用涂药的方法治疗龋病。主要用于龋损面广泛的浅龋和剥脱状的环状龋。乳牙龋病治疗以修复治疗为主。

2. 护理措施

（1）治疗前准备好用物，调整好椅位和灯光。

（2）做好家长的解释和患儿的安抚工作。

（3）根据不同的治疗方案实施四手操作配合。及时吸唾，保持术野清晰。

【护理评价】

患儿和家属的紧张焦虑情绪消除，家长和患儿掌握正确的口腔护理方法和养成定期带患儿检查口腔的习惯。

二、儿童牙髓病和根尖周病

儿童牙髓病和根尖周病包括乳牙、年轻恒牙牙髓病和根尖周病两种，由于乳牙和年轻恒牙的解剖生理特点不同，其临床表现和治疗方法也有所不同。

【病因及发病机制】

乳牙和年轻恒牙牙髓病多数由龋齿引起，龋蚀达到牙本质深层时，细菌和毒素通过牙本质小管刺激牙髓，使牙髓发生炎症反应。乳牙和年轻恒牙根尖周炎是指根尖周围的牙骨质、牙周膜和牙槽骨等组织的炎症反应，其病因主要来源于牙髓的感染，其次是牙齿遭受外伤、牙齿发育异常、牙髓治疗过程中药物或充填材料使用不当等引起。乳牙牙髓病和乳牙根尖周炎都可表现为急性和慢性。

【护理评估】

1. 健康史　评估患儿有无全身性疾病，有无龋病和传染性疾病史、药物过敏史及其他疾病史。

2. 身体状况

（1）乳牙和年轻恒牙牙髓病根据急性和慢性，表现症状轻重不一。急性牙髓炎常表现为阵发痛、自发痛和夜间痛。疼痛发作时不能明确指出患牙位置，冷热温度刺激均可诱发或加重疼痛。慢性牙髓炎多数患牙症状较轻。

（2）慢性根尖周炎可无明显的自觉症状，有的可在咀嚼时有不适感，有的牙龈出现瘘管，有的反复溢脓、肿胀。急性根尖周炎是慢性根尖周炎的急性发作，当引流不畅时可导致急性炎症。表现为剧烈的自发性疼痛、咀嚼痛和咬合痛，穿通牙髓腔时可见穿髓孔溢血、溢脓。

3. 心理-社会评估　评估患儿的年龄、接受治疗的承受能力、配合度；评估家长对患儿治疗的支持度，包括认知、经费等。

【护理诊断】

1. 疼痛　与牙髓炎和根尖周炎等急慢性炎症刺激有关。

2. 焦虑和恐惧　与缺乏牙髓炎相关知识有关。

3. 口腔黏膜受损　与根尖周炎引起瘘管有关。

4. 睡眠障碍　与牙髓炎、根尖周炎夜间疼痛有关。

5. 知识缺乏　与患儿及家长缺乏口腔保健知识有关。

6. 潜在的并发症　口腔黏膜受损，与根管治疗时口腔黏膜受损有关。

【护理目标】

1. 牙疼痛缓解或消除。

2. 延长患牙的保留时间。

3. 尽量避免或减少对恒牙胚的影响。

4. 患儿或家属掌握根管治疗后牙齿保护常识。

【治疗及护理措施】

1. 治疗原则　乳牙和年轻恒牙牙髓病和根尖周病必须及时治疗，其治疗方法包括间接牙髓治疗、直接盖髓术、乳牙牙髓切断术和乳牙根管切断术。

2. 护理措施

（1）间接牙髓治疗　是在治疗深龋近髓患牙时，为避免露髓，特意保留洞底近髓部分龋坏的牙本质。

（2）直接盖髓术　将药物直接覆盖于暴露的牙髓处，以保护牙髓和保存牙髓活力。

（3）乳牙和年轻恒牙牙髓切断术 在局麻下去除冠方牙髓组织，用药物处理牙髓创面以保存根部健康牙髓组织的方法。

（4）乳牙根管治疗 是通过根管预备和药物消毒去除感染物质对根尖周组织的不良刺激，采用可吸收的充填材料充填根管，防治发生根尖周病和促进根尖周炎的愈合。

（5）年轻恒牙由于发育不完全，根尖孔未形成，根尖呈开放状态，在发生牙髓病变或根尖周感染时，不能常规进行根管治疗，因此采用药物及手术的方法保存根尖部的牙髓或使根尖周组织沉积硬组织，促使牙根继续发育和根尖形成的方法，即根尖诱导成形术。

（6）护理配合 根据治疗需要和医生治疗习惯备治疗用物，根据治疗流程配合器械的传递和护理。

（7）健康教育 指导治疗后的患者观察自发痛、夜间痛的症状，有不适随时就诊；每3～6个月进行1次患牙X线影像学检查。根管治疗后2小时内不能进食，封药期间只用健侧牙咀嚼，防治暂封剂脱落。若有暂封剂脱落，及时就诊。封药后1～2周复诊。

【护理评价】

通过治疗及护理措施评价，评价患儿或家属是否：掌握配合治疗的方法，疼痛减轻或消失；无感染发生。

三、儿童牙外伤

儿童牙外伤是指牙齿受到急剧创伤，尤其是撞击或打击引起的牙体硬组织、牙髓组织和牙周支持组织的损伤。是造成儿童牙缺失或牙损伤的第二大疾病。

【病因及发病机制】

牙外伤分为牙体硬组织损伤、牙髓组织损伤和牙周组织损伤。乳牙外伤可伤及牙槽骨的继承恒牙胚，造成恒牙发育不全；恒牙外伤可造成牙齿折断或牙齿松动、移位，影响咀嚼功能和面容的美观；较为严重的牙外伤还可能会影响到患者的心理发育。

【护理评估】

1. 健康史 评估患儿外伤史、有无全身性疾病，有无传染性疾病史、药物过敏史和外科大手术史。

2. 身体状况

（1）评估牙齿的颜色、位置、口腔软组织完整性、牙齿动度、咬合，必要时行牙髓活力测试。

（2）牙体硬组织和牙髓组织损伤 表现为釉质裂纹、冠折、冠根折、根折。

（3）牙齿脱位性损伤 包括牙齿震荡和亚脱位、半脱出、侧方移位和挫入、全脱出。牙齿震荡和亚脱位没有牙齿位置改变，可有叩击痛和龈沟、牙髓充血，牙冠出现轻重不等的粉红色改变。半脱出、侧方移位和挫入牙齿均发生位置改变，常伴有牙槽窝骨折。

（4）牙外伤伴发的支持组织损伤 支持组织损伤包括骨组织损伤、牙龈和口腔黏膜损伤。

3. 心理－社会评估 患儿因遭受意外伤害，有无出现恐惧和焦虑及其他心理障碍。

【护理诊断】

1. 疼痛 与外伤损伤牙髓及牙周支持组织有关。

2. 牙齿异常 与牙齿松动或脱落有关。

3. 自我形象紊乱 与外伤后牙齿缺失、容貌发生改变、牙齿功能受损有关。

4. 焦虑和恐惧 与突然遭受外伤有关。

5. 有误吸的危险 与松动牙脱落、软组织脱落或外伤使外界异物吸入呼吸道有关。

6. 潜在的并发症 根管治疗时误吸误咽、口腔黏膜受损有关。

【护理目标】

1. 患儿疼痛减轻或消失。

2. 呼吸道维持通畅状态。

3. 患儿无哭闹和社交恐惧。

4. 患儿能主动配合治疗和护理。

【治疗及护理措施】

1. 牙体硬组织和牙髓组织损伤

（1）釉质裂纹和简单冠折治疗主要是恢复牙齿外形，用光固化复合树脂修复和断冠粘接术，复杂的冠折可采取冠髓切断术。

（2）冠根折分为简单和复杂两种，其治疗方式不同。简单冠根折通过排龈止血，光固化树脂修复治疗，根据断端情况采取断冠粘接术。复杂冠根折需先行评估，在没有条件进行详细检查情况前，若断端未完全脱离，先将折断部分用复合树脂和邻近牙一起固定，使患牙处于相对稳定状态。若已完全脱离，年轻恒牙直接盖髓，防止根管污染，成熟恒牙直接拔髓后封闭髓腔，并尽快实施评估，确定下一步治疗，如口腔修复、口腔正畸、牙周治疗等相关联合治疗。

2. 牙根折断的治疗　断端复位并固定患牙，复位后利用调𬌗或全牙列𬌗垫消除咬合创伤，然后对残留牙根进行根管治疗联合正畸跟牵引术或辅以冠延长术。

3. 牙齿脱位性损伤　包括牙齿震荡、亚脱位和全脱位。

（1）牙齿震荡和亚脱位在没有咬合创伤时，可不做处理。

（2）半脱出、侧方移位时需及时复位并固定牙齿，同时消除咬合创伤，密切观察牙髓状态的转归。若正中𬌗存在咬合创伤，需使用全牙列𬌗垫治疗。

（3）挫入的治疗应视挫入的程度、患儿的年龄和牙齿发育的程度区别对待。年轻恒牙挫入，其血管神经愈合力强，为防止牙周膜－根尖－牙髓血管二次损伤，应观察牙齿自行在萌出，不宜将牙齿拉出复位。观察4周没有萌出迹象，可采取正畸牵引的方法拉出该牙。根尖发育成熟的挫入牙齿，挫入较少可观察，挫入2/3以上，应即刻拔除挫入的牙齿，复位固定。

（4）牙齿全脱出的治疗方法是牙齿再植术。

4. 健康教育

（1）儿童牙外伤的患儿需定期复查，1个月、3个月、6个月一次，年轻恒牙外伤复查到外伤牙发育成熟。

（2）自我观察　观察牙齿对冷热刺激的反应，疼痛情况，咬合不适感等。观察牙齿的颜色，有无变色。

（3）半脱出使用全牙列𬌗垫固定的患儿需坚持佩戴至外伤牙基本不松动，正中咬合时没有异常动度。

【护理评价】

患儿疼痛减轻无哭闹，呼吸道保持通畅，无呼吸困难，患儿配合进行牙齿复位处理和使用全牙列𬌗垫。

第六节　口腔颌面部感染患者的护理

PPT

常见的口腔颌面部感染分为化脓性和特异性两类，前者主要有冠周炎、颌面部蜂窝织炎、颌骨骨髓炎等，常由葡萄球菌、溶血性链球菌、大肠埃希菌等病原菌引起。近年来因应用厌氧菌培养技术，在口腔颌面部感染中可检出厌氧菌，如类杆菌属、梭杆菌属等，后者是由结核分枝杆菌、梅毒螺旋体、放线菌等病原菌引起。部分口腔颌面部感染可由病毒、真菌等引起，如疱疹性口炎、念珠菌性口炎以及 HIV 感染引起的口腔表现。口腔颌面部感染途径有牙源性感染、腺源性感染、损伤性感染、血源性感染和医源性感染。

一、智齿冠周炎

⇒ 案例引导

案例：患者因自觉右下第三磨牙后区反复肿痛不适 7 个月，近 1 周来进食咀嚼、吞咽、开口活动时疼痛加剧，伴右面部放射性疼痛。查体：患者双侧面部不对称，右面部轻微肿胀，右下颌磨牙后垫区黏膜发红，压痛（±）。17 缺失，咬合关系正常。双侧颞下颌关节活动度基本一致，大张口时疼痛，压痛（－）无弹响，张口度约 3cm，开口型居中。双侧颌下及颈部未触及明显肿大淋巴结。初步诊断：急性第三磨牙冠周炎。

讨论：1. 第三磨牙冠周炎患者存在哪些护理问题？

2. 针对第三磨牙冠周炎存在的护理问题，如何进行治疗和护理？

智齿冠周炎（pericoronitis）是指第三磨牙萌出不全或阻生时，牙冠周围软组织发生的炎症。临床上以下颌第三磨牙冠周炎多见。

【病因及发病机制】

人类种系演化过程中由于食物种类的变化，造成咀嚼器官的退化，导致颌骨长度与牙列所需的长度不协调。下颌第三磨牙是牙列中最后萌出的牙，因萌出位置不足，导致不同程度的阻生。第三磨牙萌出过程中，牙冠可部分或全部被龈瓣覆盖，龈瓣与牙冠之间形成较深的盲袋，食物极易嵌塞于盲袋内（图 10－1）；加之冠部牙龈因咀嚼食物损伤形成溃疡，当机体抵抗力下降、局部细菌毒力增强时可引起冠周炎急性发作。

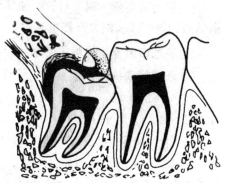

图 10－1 阻生牙引起的盲袋

【护理评估】

1. 健康史

（1）主要发生在 18～30 岁第三磨牙萌出期的青年人。

（2）口腔不清洁，有严重口臭，病灶牙龈袋处有咸味分泌物溢出。

2. 身体状况 患者常表现为急性炎症过程。初期，第三磨牙区牙龈及磨牙后区肿痛不适，进食咀嚼和吞咽时疼痛加剧。炎症加剧期，局部可出现自发性跳痛或沿耳颞神经分布区出现反射性疼痛。感染侵及咀嚼肌时，可出现不同程度的张口受限，甚至出现牙关紧闭。重者可形成脓肿或感染向邻近组织器官和筋膜间隙扩散，可伴有不同程度的全身症状，如畏寒、发热、头痛、全身不适、食欲减退。口腔检查常见下颌第三磨牙萌出不全，牙冠周围软组织红肿、糜烂、触痛。探针可触及阻生牙，可见龈瓣下溢出脓性分泌物。

3. 辅助检查 影像学检查见明显牙阻生，重者血常规检查白细胞总数稍有升高，中性粒细胞增高。

4. 心理－社会评估 缺乏智齿冠周炎疾病的相关知识，因担心疾病预后而产生焦虑心理。

【护理诊断】

1. 牙龈和磨牙后区疼痛 与牙龈肿胀、溃疡、糜烂有关。

2. 张口受限 与局部感染、肿胀有关。

3. 知识缺乏 缺乏智齿冠周炎的预防和治疗知识。

4. 焦虑 与疼痛、张口受限、进食困难有关。

【护理目标】

1. 疼痛减轻或消失。

2. 牙龈肿胀减轻或消失，张口受限得以恢复。

3. 生活能自理，能正常进食。

【治疗及护理措施】

1. 急性期 以抗感染、镇痛、切开引流、增强抵抗力为主。当炎症转为慢性后，尽早拔除不能萌出的阻生牙，以防感染再发。

2. 局部冲洗 治疗以局部处理为重点，局部以清除龈袋内食物碎屑、坏死组织、脓液为主。常用的冲洗液有：生理盐水、1%~3%过氧化氢溶液、1:5000高锰酸钾溶液、0.1%氯已定溶液。需要反复冲洗，直至冲洗液清凉为止。局部擦干，用探针蘸0.5%碘伏、碘甘油或少量碘酚液入龈袋内，并用生理盐水等含漱剂漱口。

3. 切开引流 龈瓣附近形成脓肿的，应及时切开引流并置引流条。取脓液行细菌培养。

4. 使用抗生素 根据口腔颌面部细菌感染的特点应用抗生素，待细菌培养及药物敏感试验明确后，根据药物敏感试验结果选择抗生素。

5. 注意口腔卫生 避免受凉、劳累，适量运动，提高机体抵抗力，以免继发感染。

6. 牙拔除术护理

（1）术前护理 完善辅助检查，询问病史，包括患者的全身健康状况和系统性疾病，以及女性患者的妊娠史和月经史。

1）下列情况，拔牙要慎重 ①有高血压病史，血压≥180/100mmHg的不宜拔牙，需先服用降压药；②有心绞痛、心肌梗死、心力衰竭、严重的风湿性心脏病活动期、心功能Ⅲ级或以上者严禁拔牙；③严重贫血、白血病、血友病的患者严禁拔牙，贫血、血小板减少症，经治疗指标基本正常方可拔牙；④急性肝炎或肝硬化、肝功能损害严重的不宜拔牙，慢性迁延性肝炎、肝功能正常的可考虑拔牙；⑤急性肾炎和肾衰竭的患者不宜拔牙，糖尿病患者血糖未控制的不宜拔牙，血糖控制在8.8mmol/L，无酸中毒症状者可考虑拔牙；⑥严重甲状腺功能亢进症患者禁忌拔牙，经治疗基础代谢率控制在+20%以下、心率<100次/分可予以拔牙；⑦妊娠3个月以内和产前3个月内不宜拔牙，有习惯性流产或早产史的患者妊娠期禁止拔牙，月经期非急性需要应暂缓拔牙；⑧急性炎症期应暂缓拔牙，但对全身情况良好，手术创伤小，拔牙后可以去除病灶，并能达到引流目的可考虑拔牙；⑨恶性肿瘤区域内严禁单纯拔牙，颌面部放射治疗后不宜拔牙，如必须拔牙时，术前、术后3天应使用足量的抗生素，预防放射性骨髓炎的发生。

2）做好解释工作 需向患者说明术中可能出现的情况，使患者做好充分的思想准备，积极主动地配合手术，护理方面也需提前做好应急准备。

3）拔牙器械准备 普通牙拔除器械：口镜1把、口腔镊子1把、牙龈分离器1把、牙挺1把、拔牙钳、刮匙、0.5%碘伏棉球、复方氯已定漱口水、小纱布数块、切开拔牙时需备缝针、持针器、剪刀、咬骨钳。阻生牙拔除在普通牙拔除器械的基础上增加阻生牙凿1把、骨凿1把、金属榔头1把、刀柄1

把、11 号尖刀片、X 线片等。

4）协助患者漱口、围兜、取正确的治疗体位。

5）根据患者的位置调节灯光，将光源集中在手术野。

（2）术中护理 ①主动进行配合，及时传递所需的物品，观察和询问患者术中的情况；②下颌第三磨牙阻生牙拔除需要采取牙冠劈开时，需协助医生将患者的下颌托起，以减少振动。

（3）术后护理 ①体位与活动：拔牙后注意休息，避免剧烈运动。②病情观察：拔牙后纱条或棉球咬合 30 分钟后取出，观察伤口有无出血红肿痛等异常情况；观察患者生命体征，如面部肿胀有无影响呼吸等。③饮食护理：拔牙术后 2 小时后可进温凉的流质或软食，避免太烫或太硬的食物，忌用拔牙侧咀嚼食物，当天禁忌漱口。④疼痛护理：对于创伤较大的拔牙术后，常出现疼痛，对患者进行评估，分别给予相应的护理。

（4）预防并发症 ①切口感染：复杂牙拔除后可能会发生急性感染引起颌面部间隙感染，出现发热、切口红肿热痛、流脓等症状时应及时告知医师，协助引流脓液，结合应用抗生素。②出血：拔牙术后患者牙槽窝内有活动性出血，给予棉球压迫，查找出血部位，判断出血原因，对于渗血明显可置入碘仿纱条止血。③面部肿胀：对创伤大及翻瓣术后肿胀，可根据情况采用冷敷、加压包扎等措施，3～5天内逐渐消退。

【护理评价】

通过治疗和护理，患者是否达到：牙龈肿胀、疼痛减轻或消失，张口度恢复正常，生活完全自理；正确运用智齿冠周炎预防和治疗的相关知识。

二、口腔颌面部间隙感染

⇒ 案例引导

案例： 患者因左侧后牙区疼痛 15 天，继而出现左侧下颌肿胀，伴跳痛，逐渐出现张口受限、吞咽困难、发热等症状入院。查体：患者面形不对称，左侧颌面部、耳垂、颈部肿胀明显，皮肤张力高，局部可扪及波动感，皮温明显升高，触痛明显。口内卫生差，张口受限明显，开口度 1 指，吞咽困难。初步诊断：颌面部间隙感染。

讨论： 1. 颌面部各知名解剖间隙感染时的症状有什么特点？

2. 颌面部间隙感染如何治疗和护理？

口腔颌面部存在着许多潜在间隙，如眶下间隙、颊间隙、颞下间隙、咬肌间隙、翼下颌间隙、舌下间隙、咽旁间隙、下颌下间隙等。这些间隙均为疏松结缔组织，当感染发生时可沿间隙扩散形成蜂窝织炎。此类感染多为牙源性感染，且以需氧菌和厌氧菌混合感染为多，发展迅速，可引起脑脓肿、海绵窦血栓性静脉炎、败血症、纵隔炎等一系列严重并发症。

【病因及发病机制】

1. 眶下间隙感染 眶下间隙位于上颌前部，该间隙感染多来源于上颌尖牙、第一前磨牙和上颌切牙的根尖化脓性炎症和牙槽脓肿，上颌骨骨髓炎的脓液穿破骨膜，或由上唇底部与鼻侧的化脓性炎症扩散至眶下间隙所致。

2. 颊间隙感染 颊间隙位于颊部皮肤和黏膜之间，其感染多来源于上、下颌前磨牙的根尖或牙槽脓肿穿破骨膜，浸入间隙内淋巴结而引起炎症。

3. 颞下间隙感染 颞下间隙位于颧弓深面，借眶下裂与眶内相通，经卵圆孔、棘孔与颅内相通，其感染来源常继发于相邻间隙感染扩散；也可因上颌结节、卵圆孔、圆孔阻滞麻醉或拔牙后的感染所致；上颌第三磨牙冠周炎及上颌后磨牙根尖周感染可直接引起颞下间隙感染。

4. 翼下颌间隙感染 翼下颌间隙位于下颌骨内侧骨壁与翼内肌之间，其感染多来源于下颌智齿冠周炎及下颌磨牙的根尖周炎，也可继发于下颌第三磨牙拔除术后的感染。

5. 咬肌间隙感染 咬肌间隙位于咬肌及下颌升支外侧之间，其感染常继发于智齿冠周炎，是口腔颌面部较多见的间隙感染之一。

6. 舌下间隙感染 舌下间隙位于口底黏膜与下颌舌骨肌之间，内有舌下腺、下颌下腺延长部及其导管、舌神经、舌下神经和舌动脉、舌静脉，两侧口底间隙在口底前份舌系带黏膜下相连。其感染来源于下颌牙源性感染和口底黏膜损伤、溃疡及舌下腺、下颌下腺导管的炎症。

7. 咽旁间隙感染 咽旁间隙位于咽腔侧方，上通颅底，下连纵隔，内有出入颅底的颈内静脉，第Ⅳ～Ⅶ对脑神经等重要结构。其间隙感染常来源于下颌智齿冠周炎、腭扁桃体炎和相邻间隙的感染。

8. 下颌下间隙感染 下颌下间隙位于二腹肌前腹、后腹与下颌骨体部下份所形成的颌下三角内，包括有下颌下腺、下颌淋巴结，并有颌外动脉、面前静脉、舌神经通过，该间隙与多个间隙相通，此间隙感染可蔓延成口底多间隙感染，是临床常见发生感染的间隙之一。

9. 口底多间隙感染 是颌面部最严重的感染之一。多间隙通常指双侧下颌下间隙、双侧舌下间隙及颏下间隙。其感染多为厌氧菌或腐败坏死菌为主的混合感染，称腐败坏死性口底蜂窝织炎。

【护理评估】

1. 健康史 评估眶下间隙感染患者有无上颌骨骨髓炎、上颌牙齿化脓性炎症，有无上唇底部与鼻侧的化脓性炎症发生；颊间隙感染患者有无上、下颌磨牙感染或颊部皮肤损伤发生；颞下间隙感染患者有无翼下颌间隙等感染病史；翼下颌间隙感染患者有无下颌智齿冠周炎、下颌磨牙根尖周炎、颞下间隙感染等病史；咬肌间隙感染患者有无下颌智齿冠周炎、颞下间隙感染等病史；舌下间隙感染患者有无口底黏膜损伤、舌下腺体感染等病史；咽旁间隙感染患者有无智齿冠周炎、腭扁桃体炎和相邻间隙感染等病史；下颌下间隙感染患者有无下颌智齿冠周炎、颞下间隙感染等病史，询问患者进食和呼吸情况；口底多间隙感染患者有无口腔颌面部感染病史和口底软组织损伤或颌骨骨折病史。询问患者吞咽、进食、呼吸、言语情况。

2. 身体状况 口腔颌面部间隙感染患者一般均表现为畏寒、发热、头痛、全身不适、乏力、食欲减退等表现，严重时出现剧烈头痛、寒战、高热、张口受限，甚至出现颅内感染、肺部感染及败血症等并发症。

（1）眶下间隙感染 患者早期以眶下区肿胀、压痛，皮肤发红，张力增大为主；严重时鼻唇沟变浅，睑裂变窄，眶下可触及波动感。

（2）颊间隙感染 患者表现为颊部的肿胀、压痛、皮肤发红，张力增加，脓肿形成后在颊下部扪及波动感。

（3）颞下间隙感染 患者明显张口受限，面部肿胀反而不明显。口腔内检查可见病灶牙。

（4）翼下颌间隙感染 患者面部有时可有下颌支后缘处肿胀。口腔内镜检查可见翼下皱襞肿胀、压痛。

（5）咬肌间隙感染 可见患者面部不对称，患侧咬肌区肿胀、压痛、坚硬。口腔检查可见张口受限、下颌后牙根尖周病变和下颌智齿冠周炎。

（6）舌下间隙感染 患者早期表现为口底舌下肉阜或颌舌沟处肿胀，黏膜发红，明显压痛，舌体抬高。脓肿形成后舌体活动受限，发音不清，进食和吞咽困难。感染继续扩散可致张口受限，严重者可出现呼吸困难。

（7）**咽旁间隙感染** 可见患者口内咽侧壁红肿、膨隆，同侧扁桃体被推向咽腔，脓肿形成可触及波动感。

（8）**下颌下间隙感染** 患者早期出现下颌下区肿胀、压痛，继续向舌下间隙扩散时出现吞咽不适、口底肿胀、舌运动疼痛等症状。

（9）**口底多间隙感染** 患者双侧下颌下、舌下及颏部弥漫性肿胀，皮肤暗红，质硬如板状，可触及捻发感。随着病情恶化，口底和舌体肿胀，舌体抬高不能退缩致前牙呈开𬌗状态，舌尖上抬呈二重舌，舌下肉阜黏膜出血呈青紫色瘀斑状。如果肿胀继续向舌根、会厌和颈部发展，则可出现呼吸困难甚至吸气性四凹征，有发生窒息的危险。

3. 辅助检查 实验室检查示白细胞计数升高，中性粒细胞增多；影像学检查可协助诊断病原牙、涎腺结石、脓肿的位置等；穿刺检查确定脓肿是否形成，并将抽取的脓液送检做细菌培养和药物敏感试验。

4. 心理－社会评估 缺乏颌面部间隙感染的相关知识，因担心疾病预后而产生焦虑心理。

【护理诊断】

1. 疼痛 与炎症反应有关。

2. 体温升高 与组织炎性反应有关。

3. 体液不足 与吞咽困难、张口受限引起摄入量少有关。

4. 有窒息的危险 与感染引起口底组织肿胀有关。

5. 知识缺乏 缺乏口腔颌面部间隙感染早期预防的相关知识。

6. 焦虑 与担心疾病的预后有关。

【护理目标】

1. 疼痛减轻或消失，体温恢复正常。

2. 增加患者的液体摄入量，脱水症状和体征消失。

3. 患者缺氧和呼吸困难症状缓解和消失。

4. 了解疾病的相关知识，焦虑减轻或消失。

【治疗及护理措施】

1. 颌面部间隙感染急性期 以抗感染、镇痛、切开引流、增强抵抗力为主，当炎症转为慢性后，尽早治疗或拔除病灶牙，以防感染再发。

2. 局部冲洗 间隙感染的治疗以局部处理为重点，局部以清除间隙腔内坏死组织、脓液为主。常用的冲洗液有0.9%氯化钠溶液、1%~3%过氧化氢溶液、1∶5000高锰酸钾溶液、复方氯己定溶液。需要反复冲洗，直至冲洗液清亮为止。局部擦干，用探针蘸0.5%碘伏、碘甘油或少量碘酚液入龈袋内，并用生理盐水、复方氯己定等含漱剂漱口。

3. 切开引流 感染部位脓肿形成的，应及时切开引流并置引流条，观察引流是否通畅，观察引流液的颜色、性状和气味；取脓液行细菌培养。

4. 全身治疗 病情严重的给予支持治疗，补充电解质维持酸碱平衡；细菌培养结果未明确之前根据口腔颌面部细菌感染的特点应用抗生素，待细菌培养及药物敏感试验明确后，根据培养结果针对性选择抗生素。

5. 注意口腔卫生 避免受凉、劳累、适量运动，提高机体抵抗力，以免继发感染。

6. 饮食护理 给予营养丰富、易消化的流质饮食，张口受限者采用滴管进食。

7. 呼吸困难患者给予氧气吸入，床旁备气管切开包、负压吸引装置。

8. 健康教育　口腔颌面部间隙感染主要是牙源性和腺源性感染，因此，养成饭后漱口、早晚规范刷牙、保持口腔卫生的习惯非常重要。每半年进行一次口腔检查，对无保留价值的智齿应及时拔除，及时祛除口腔局部刺激因素，如拔除残根、残冠等。

【护理目标】

通过治疗和护理，患者是否达到：局部肿胀、疼痛减轻或消失；张口度恢复正常，生活完全自理；吞咽障碍消失，语言恢复正常；呼吸道通畅，无窒息发生；了解口腔颌面部间隙感染预防和治疗的相关知识。

三、颌骨骨髓炎

颌骨骨髓炎（osteomyelitis of jaw）是指由细菌感染或物理、化学因素使颌骨的骨膜、骨皮质、骨髓及骨髓腔内的血管、神经等产生的炎性病变。临床根据其病理特点和致病因素不同，分为化脓性骨髓炎、婴幼儿骨髓炎和放射性骨髓炎。

⇨ **案例引导**

　　案例：患者左侧上颌后牙区牙龈肿胀、疼痛2个月，牙周溢脓，咀嚼时疼痛加重1周。X线检查示：26处牙槽骨吸收破坏，病变区骨质疏松，不规则性破坏。查体：面部对称、无畸形，左侧颞下颌关节区张、闭口时弹响，张口度约3.8cm，左侧颌下区触及淋巴结肿大，活动可，触痛（±）。上颌磨牙区（26、27）牙周肿胀，深牙周袋（约7mm），挤压后牙周溢脓，26、27牙齿松动Ⅲ度，叩痛（＋）。初步诊断：化脓性颌骨骨髓炎。

　　讨论：1. 颌骨骨髓炎的患者如何治疗和护理？

　　　　　　2. 如何防止放射性骨髓炎的发生？

【病因及发病机制】

颌骨骨髓炎的病原菌主要为金黄色葡萄球菌，其次是溶血性链球菌、肺炎球菌、大肠埃希菌、变形杆菌等，感染途径主要有牙源性感染、损伤性感染和血源性感染。化脓性骨髓炎以牙源性感染最常见，主要发生于下颌骨，临床上分为中央性颌骨骨髓炎和边缘性颌骨骨髓炎。婴幼儿颌骨骨髓炎大多发生于上颌骨，主要为血源性感染。放射性骨髓炎是由放射线引起的颌骨坏死，常继发于颌骨骨髓炎。近年来，由于颌面部恶性肿瘤放射治疗的应用，致使放射性颌骨骨髓炎有增多趋势。

【护理评估】

1. 健康史　了解患者有无感染病史，询问患者进食、呼吸情况，检查患者全身状况，询问患者有无过敏史。

2. 身体状况

（1）根据临床发展过程，分为急性期和慢性期两个阶段。

1）急性期　全身寒战、发热、食欲减退、疲乏无力，白细胞总数升高，中性粒细胞增多；局部剧烈疼痛，呈跳痛，口腔黏膜及面颊部软组织肿胀、充血，病原牙可有明显叩痛及伸长感。

2）慢性期　局部肿胀，皮肤微红，呈慢性发展。口腔内或面颊部可出现多个瘘孔溢脓，肿胀区牙齿松动。

（2）根据病因和病变特点，临床分为两种类型。

1）中央性颌骨骨髓炎　多发生在急性化脓性根尖周炎及根尖周脓肿的基础上，绝大多数发生在下颌骨，因上颌骨有窦腔，骨组织疏松、骨板薄，血液循环丰富，侧支循环丰富，有感染时易穿破骨壁向低位引流，骨营养障碍和骨组织坏死的机会少，死骨形成的区域小，不易发展成弥散性骨髓炎。

2）边缘性颌骨骨髓炎　是继发于骨膜炎或骨膜下脓肿的骨密质外板的炎性病变，常发生于颌面部间隙感染的基础上，多发生于下颌骨。

3. 辅助检查　口腔检查可见面部肿胀、牙龈红肿、牙周袋溢脓；血液检查可出现白细胞计数升高，中性粒细胞增多；X 线检查可协助诊断。

4. 心理－社会评估　缺乏疾病的相关知识，因担心疾病预后而产生焦虑心理。

【护理诊断】

1. 疼痛　与炎症有关。

2. 发热　与骨髓炎症有关。

3. 口腔黏膜受损　与口内和面部出现多个瘘孔有关。

4. 营养缺乏　与张口受限影响进食有关。

5. 知识缺乏　与缺乏骨髓炎的相关知识有关。

6. 焦虑和恐惧　与担心骨髓炎预后不佳有关。

【护理目标】

1. 患者疼痛减轻或消失，体温恢复正常。

2. 补充营养，保证能量供应。

3. 患者了解骨髓炎的相关知识，焦虑和恐惧减轻。

【治疗及护理措施】

1. 全身治疗　给予足量、有效的抗生素，以控制炎症的发展。

2. 创腔冲洗，脓肿切排引流　骨髓腔内有化脓性病灶的，尽早拔除病灶牙，使脓液从拔牙窝内流出，取脓液行细菌培养。

3. 死骨摘除及病灶清除　有颌骨骨质破坏的行死骨摘除后视情况做单颌结扎或颌间夹板固定。

4. 清洁口腔　采用冲洗法进行口腔护理，颌间夹板固定者配合使用儿童牙刷刷洗牙齿的外侧面。

5. 物理治疗　采用超短波红外线理疗和热敷，改善局部血供和张口度。

6. 营养支持　全身给予营养支持，进食营养丰富的流质饮食。

7. 心理护理　耐心听取患者的主诉，感受患者疼痛、进食困难带来的痛苦。

8. 健康教育　肿瘤患者在放射治疗前告知其常规进行牙周洁治，对可能引起感染的病灶牙要进行处理；放射治疗前需取出口内的金属义齿，活动义齿需暂停使用，待放射治疗结束口腔黏膜恢复正常后再使用；放射治疗过程中出现口腔溃疡的，给予金霉素软膏局部涂擦。

【护理评价】

通过治疗和护理，患者是否达到：局部肿胀和疼痛减轻或消失；张口度恢复正常，生活完全自理；患者情绪稳定，对疾病有正确的认识。

第七节　口腔颌面部损伤患者的护理

PPT

一、概述

口腔颌面部损伤（injuries of oral maxillofacial region）多因交通事故、战伤、运动损伤、劳动和生活中的意外伤害所致。口腔颌面部上接颅脑，下接颈部，上、下颌骨附着有牙，口内有舌，是呼吸和消化道的起端。颌面部骨骼及窦腔多，血液循环丰富，面神经、三叉神经等分布其间。了解其特殊的解剖和生理特性，有利于掌握和理解口腔颌面部损伤的特点。

（一）口腔颌面部损伤的特点

1. 丰富的血供对口腔颌面部损伤的意义 口腔颌面部血液循环丰富，患者受伤后易出血，形成血肿。口底、舌根、下颌下等部位损伤时，组织水肿反应快而重，可因水肿、血肿压迫呼吸道而影响呼吸，甚至引起窒息。由于血供丰富，组织抗感染能力和再生修复能力强，创口容易愈合。因此，初期清创缝合的时限相对较宽。伤后 24～48 小时，甚至更长时间的伤口，只要未出现化脓性感染，清创后仍可做初期缝合。

2. 牙在损伤时的意义 口腔颌面部损伤常累及牙，尤其是火器伤时，被损伤的牙碎片向邻近组织飞溅，造成"二次弹片伤"，附着于牙上的结石和细菌被带入深部组织，引起创口感染。颌骨骨折线上的龋坏可导致骨断端感染，影响骨折的愈合。但牙列的移位或咬合关系错乱是颌骨骨折诊断的重要体征。在治疗颌骨骨折时，牙是结扎固定和颌间牵引的重要基础。

3. 易伴有颅脑损伤 口腔颌面部上接颅脑，上颌骨和面中 1/3 部位损伤时易并发颅脑损伤，主要特征是伤后有昏迷史。颅底骨折时可伴有脑脊液鼻漏或耳漏。

4. 常伴有颈部损伤 口腔颌面部下接颈部，为大血管和颈椎所在，下颌骨损伤时容易并发颈部损伤，要注意有无颈部出血、颈椎损伤或高位截瘫。钝器伤及颈部大血管时，有可能在晚期形成颈动脉瘤、假性动脉瘤和动静脉瘘。

5. 易发生窒息 口腔颌面部位于呼吸道上端，损伤时可因组织移位、肿胀、舌后坠、血凝块和分泌物阻塞呼吸道而发生窒息。

6. 影响进食和口腔卫生 口腔颌面部损伤影响进食、张口、咀嚼和语言，吞咽功能受到影响则妨碍口腔的自洁作用。

7. 易发生感染 口腔颌面部窦腔多，口腔、鼻腔、上颌窦等部位相互相通，且窦腔内存有大量的细菌，极易发生感染。

8. 可伴有其他解剖结构的损伤 口腔颌面部有唾液腺、面神经、三叉神经分布，腮腺损伤时可发生涎瘘；面神经损伤时可发生面瘫；三叉神经损伤时可在其分布的区域出现麻木感。

9. 面部畸形 颌面部损伤时，常有不同程度的面部畸形，从而加重患者的心理负担，治疗时应积极恢复其外形和功能，减少畸形的发生。

（二）口腔颌面部损伤的急救

首诊口腔颌面部损伤伤员时，应全面检查，迅速做出伤情判断，根据轻重缓急及时抢救可能危及患者生命的症状。首先解除窒息，然后依次治疗出血、休克及颅脑损伤。

1. 窒息的急救 防止窒息的关键在于早发现、早处理，在窒息发生之前解除窒息的诱因，如已出现呼吸困难，需立即进行抢救。

（1）解除阻塞 迅速用手指或器械清除阻塞物，确保呼吸道通畅。

（2）牵出后坠的舌 用缝线或舌钳将舌牵出，固定在口外。

（3）悬吊下坠的上颌骨骨块 临时用压舌板横放于上颌双侧前磨牙位置，将上颌骨折块向上悬吊，并将两端固定于头部绷带上。

（4）插入通气导管保持呼吸道通畅 插入通气导管解除因咽部和舌根肿胀压迫呼吸道的患者，紧急情况或没有通气导管的情况下，可用粗针头做环甲膜穿刺，争取时间进行气管切开。

2. 止血 根据损伤的部位和出血的来源、程度及现场条件采用相应的止血方法。

（1）压迫止血 ①指压止血：用手指压迫出血部位近心端作为暂时性止血。②加压包扎：清理创面后，将移位的组织瓣复位，在损伤部位覆盖多层敷料，再用绷带行加压包扎。包扎松紧度适宜，避免压迫颈部以免影响呼吸。③填塞止血：开放性伤口纱布填塞后再用绷带加压包扎。

（2）结扎止血　是最可靠的止血方法。对较大的出血点，用血管钳在血管断端夹住，连同血管钳一起妥善包扎后转运伤员。

（3）药物止血　适用于创面渗血和小的动、静脉出血。创面局部涂云南白药、明胶海绵等止血药，全身应用酚磺乙胺、氨基己酸等止血药。

3. 休克的急救

（1）补充血容量　创伤性休克的重要原因是有效循环血容量不足，补充血容量是抢救休克的最重要措施。迅速足量、合理补液，建立 2~3 条有效的静脉通道，首先快速补充平衡液，恢复失血后细胞外液的不足。

（2）镇静、镇痛，维持生命体征稳定，如有异常，立即报告医师。

4. 合并颅脑损伤的急救　严密观察生命体征的变化，减少搬动，卧床休息。适当镇静，但禁用吗啡。有脑脊液鼻漏或耳漏的患者，禁止做填塞和冲洗，以免引起颅内感染。颅内压增高的患者可用甘露醇脱水治疗。若伤后无颅脑损伤症状，也需要严密观察有无颅内血肿、脑水肿情况。

5. 预防感染　尽早进行清创缝合，无条件时应将创口包扎，防止外界细菌污染。受伤后要尽早注射破伤风抗毒素，动物咬伤后要预防性注射狂犬疫苗。

6. 口腔颌面部损伤创伤严重程度评分　创伤严重程度评分有助于快速判断伤情轻重，便于判断是否需要转送和途中的急救护理。简明损伤定级法（abbreviated injury scale，AIS）是将人体分为 9 个区域进行编码，采用六位数字表示。对每一处的损伤根据严重程度从轻到重依次分为 6 度：Ⅰ度为轻度；Ⅱ度为中度；Ⅲ度为较重；Ⅳ度为严重；Ⅴ度为危重；Ⅵ度为最危重，存活的可能性极小。

二、颌面部软组织损伤

案例引导

案例：患者因车祸致面部受撞击，颜面部多处皮肤裂开、擦伤，伴出血 2 小时入院。查体：右面部软组织肿胀，皮肤广泛擦伤，颏下至右颊有一长约 12cm 缝合伤口，右眶下区有一长约 3cm 缝合伤口，右颞部一长约 2cm 缝合伤口。眶周无红肿，无复视，张口度 1 指，颌骨未触及明显骨活动，咬合关系正常，牙齿未见明显损伤。

初步诊断：颌面部软组织损伤。

讨论：1. 颌面部软组织损伤的症状有哪些？
　　　 2. 如何护理颌面部损伤的患者？

颌面部软组织损伤根据伤情和损伤原因分为擦伤、挫伤、切割伤、刺伤、撕裂或撕脱伤、咬伤及火器伤。各类损伤的临床表现和处理方法各有其特点。

【病因及发病机制】

1. 擦伤　皮肤表层破损，少量出血，疼痛明显，创面常附着泥沙。

2. 挫伤　皮下及深部组织遭受挤压损伤而无开放性伤口。常有组织渗血形成的瘀斑，甚至血肿。表现为局部皮肤变色、肿胀、疼痛。

3. 刺（割）伤　皮肤和软组织有裂口，刺伤的创口小而深，切割伤的创缘整齐，但易伤及大血管引起出血。

4. 撕裂或撕脱伤 为较大的机械力量将组织撕裂或撕脱，发生后往往伤情重、出血多、疼痛剧烈。

5. 咬伤 常见的有狗咬伤，偶尔有老鼠咬伤，山区也可见到熊、野猪等动物咬伤。

【护理评估】

1. 健康史 询问患者受伤时间、致伤物、出血量，有无昏迷等。

2. 身体状况

（1）擦伤 皮肤感觉神经末梢暴露，十分疼痛。

（2）挫伤 局部皮肤变色、肿胀、疼痛。

（3）刺（割）伤 伤及大血管，大量出血；伤及面神经，出现面瘫；泥沙和细菌带入创口，易发生感染。

（4）撕裂或撕脱伤 常有皮下和肌肉组织缺损、移位，面骨裸露。

（5）咬伤 可致面颊及唇部组织撕裂、撕脱或缺损，外形和功能受到损害，组织受到严重污染。

3. 辅助检查 摄 X 线片协助诊断。

4. 心理－社会因素 患者突然遭受意外伤害，出现不同程度的焦虑、恐惧心理。

【护理诊断】

1. 疼痛 与组织损伤有关。

2. 组织完整性受损 与外伤有关。

3. 自我形象紊乱 与外伤后颜面部组织缺损、畸形，容貌改变有关。

4. 营养失调 与面部组织损伤代谢增加而进食困难有关。

5. 焦虑和恐惧 与突然遭到的外伤、面部畸形、担心预后不佳有关。

【护理目标】

1. 患者疼痛减轻或消失。

2. 受损的组织愈合。

3. 保证足够的营养，体重下降不明显。

4. 患者焦虑减轻，学会应对焦虑的方法，积极配合治疗和护理。

【治疗及护理措施】

1. 一般护理

（1）密切观察生命体征，做好急诊手术的准备，创口缝合后适当暴露伤口（特别是狗咬伤）或适度的加压包扎。

（2）对已发生感染的伤口，根据创口的污染程度每日数次进行创面湿敷和清洗。待创面清洁，肉芽组织生长后再行进一步的处理。

（3）清洁口腔，根据口腔细菌培养的结果，选择合适的漱口液漱口和冲洗法口腔护理。

2. 饮食指导

（1）根据患者的损伤部位和伤情选择不同的进食方法。口内无伤口、无颌骨骨折的患者一般可正常进食。口内伤口小、已做缝合，张口轻度受限的，可用汤勺喂养；颌间固定的患者可用长滴管进行喂养，必要时经胃管进食，禁用吸管，避免口腔负压导致伤口出血。

（2）以进食清淡的软食为主，禁烟酒，禁食煎、炸、辛辣、硬的刺激性食物，食物温度不能过高；进食完毕检查口腔，协助漱口，保证无食物残留。

3. 其他 做好心理护理，鼓励和安慰患者，促使积极配合治疗，利于康复。

【护理评价】

通过治疗和护理计划的实施，评价患者是否达到：疼痛、肿胀减轻或消失；受损的组织愈合；营养失调得到改善，体重逐渐恢复；情绪稳定，对疾病有正确的认知。

三、牙和牙槽骨损伤

⇒ 案例引导

案例：患者因跌倒撞伤上前牙 3 小时入院。查体：14、24、33，43 缺失，15～24 区域触及颌骨活动，口内少量渗血，张口口形正常，张口度 3 指。初步诊断：牙槽骨骨折。

讨论：1. 牙槽骨骨折的临床表现有哪些？

2. 牙槽骨骨折的患者如何护理？

牙和牙槽骨损伤（injuries of teeth and alveolar process）多见于跌打、撞击等意外伤害。牙损伤分为牙挫伤、牙脱落和牙折 3 类。

【病因及发病机制】

牙挫伤常由于直接或间接的外力作用，使牙周膜和牙髓受损。牙脱位是由于较大的暴力撞击牙，使牙部分或完全脱位。牙折主要由暴力的直接作用或偶尔咬硬物使牙发生冠折、根折或根冠联合折。牙槽突骨折是由于外力直接作用于牙槽突使牙槽突骨折。

【护理评估】

1. 健康史 询问患者全身健康状况，有无严重的全身疾病，有无过敏史。

2. 身体状况

（1）牙挫伤 伤后组织出现充血、水肿，出现叩痛、松动、咬合功能障碍及对冷、热刺激敏感等牙周炎和牙髓炎的症状。

（2）牙脱位 局部牙龈可有红肿、撕裂症状，或并发牙槽突骨折。

（3）牙折 冠折局限于切角或切断部分，只有轻微的过敏感觉；重者使牙髓暴露，则刺激症状较明显；根折时牙齿有松动和触压痛。

（4）牙槽突骨折 骨折片移位可引起咬合错乱，常伴有唇和牙龈组织撕裂、肿胀、牙松动、牙折或牙脱落。

3. 辅助检查 X 线检查可协助诊断。

4. 心理－社会状况 患者突然遭受意外伤害，出现不同程度的焦虑、恐惧心理。

【护理诊断】

1. 急性疼痛 与外伤后牙髓暴露有关。

2. 有误吸的潜在危险 与牙松动或牙脱落有关。

3. 牙齿异常 与牙齿松动或脱落有关。

4. 自我形象紊乱 与外伤后牙缺失、容貌改变有关。

5. 焦虑和恐惧 与突然遭到的伤害有关。

【护理目标】

1. 患者疼痛减轻或消失。

2. 呼吸道通畅，无阻塞性呼吸困难。

3. 患者焦虑减轻，学会应对焦虑的方法，积极配合治疗和护理，接受自身形象的改变。

【治疗及护理措施】

1. 协助医师进行伤口清创缝合、牙复位和牙弓夹板固定。

2. 清洁口腔　选择合适的漱口液漱口和冲洗法口腔护理清洁口腔。

3. 嘱患者进清淡流质或半流质饮食，注意饮食的营养平衡。

【护理评价】

通过治疗和护理计划的实施，评价患者是否达到：疼痛、肿胀减轻或消失；受损的组织愈合；营养失调得到改善；患者掌握正确的漱口方法，保持口腔清洁；情绪稳定，对疾病有正确的认知。

四、颌骨骨折

⇒ **案例引导**

　　案例：患者高处坠落致头面部外伤 1 小时就诊，无昏迷，无恶心、呕吐，口腔及颌面部出血伴剧烈疼痛。查体：面部无畸形，软组织未见明显肿胀，口内见大量渗血，张口及吞咽时疼痛剧烈，张口轻度受限，张口度约 2cm，下颌骨体部压痛（＋），触诊有台阶状。咬合关系错乱，口内黏膜裂伤，可见骨折断端。初步诊断：下颌骨骨折。

　　讨论：1. 颌骨骨折的临床分型有哪些？

　　　　　　2. 各种类型颌骨骨折的症状有哪些？

　　　　　　3. 颌骨骨折的患者如何护理？

颌骨骨折（fractures of the jaws）包括上颌骨骨折、下颌骨骨折和上、下颌骨联合骨折。颌骨骨折和其他部位的骨折一样会出现肿痛、出血、移位、感觉异常和功能障碍等症状和体征，但由于颌骨的解剖结构和生理特点，上、下颌骨形成的固有咬合关系，如处理不当，会影响咀嚼功能。

【病因及发病机制】

多因意外事故所致，少部分可因医源性损伤（如阻生牙劈冠时）。

【护理评估】

1. 健康史　询问患者全身健康状况，有无严重的全身性疾病，有无过敏史。

2. 身体状况　颌骨骨折除具有一般骨折的共性症状和体征外，上、下颌骨骨折还有其特有的表现。

（1）上颌骨骨折　上颌骨骨折按骨折线位置高低分为 Le Fort Ⅰ 型骨折、Le Fort Ⅱ 型骨折、Le Fort Ⅲ型骨折。

1）Le Fort Ⅰ 型骨折　又称上颌骨低位骨折或水平骨折。骨折线从梨状孔水平、牙槽突上方向两侧水平延伸至上颌翼突缝。

2）Le Fort Ⅱ 型骨折　又称上颌骨中位骨折或锥形骨折。骨折线从鼻额缝向两侧横过鼻梁、眶内侧壁、眶底和颧上颌缝，再沿上颌骨侧壁至翼突。有时可波及筛窦达颅前窝，出现脑脊液鼻漏。

3）Le Fort Ⅲ型骨折　又称上颌骨高位骨折或颅面分离骨折。骨折线从鼻额缝向两侧横过鼻梁、眶部，经颧额缝向后到翼突，常导致面中部拉长和凹陷。此型骨折多伴有颅底骨折或颅脑损伤，出现鼻出血、耳出血或脑脊液漏等症状。

（2）**下颌骨骨折** 常因不同部位骨折、不同方向的肌牵引而出现不同的骨折段移位，导致张口受限，咬合错乱、反𬌗或开𬌗等症状，表现为下颌骨运动时出现分段运动；也可损伤牙槽神经，出现下唇麻木。

3. 辅助检查 摄 X 线片检查，CT、三维 CT 重建可协助诊断。

4. 心理 – 社会状况 患者突然遭受意外伤害，出现不同程度的焦虑、恐惧心理。

【护理诊断】

1. 急性疼痛 与外伤骨折有关。

2. 有窒息的危险 与骨折后软腭下塌、舌后坠、异物阻塞咽喉部、口腔组织水肿有关。

3. 咬合紊乱 与牙齿松动、脱落有关。

4. 口腔黏膜完整性受损 与外伤损伤口腔黏膜有关。

5. 自身形象紊乱 与伤后面部畸形、容貌改变及功能受损有关。

6. 焦虑和恐惧 与受到意外伤害、面部畸形等有关。

【护理目标】

1. 患者疼痛减轻或消失。

2. 呼吸道通畅。

3. 咬合关系逐步恢复正常。

4. 患者焦虑和恐惧减轻，能坦然面对自身形象的改变。

【治疗及护理措施】

1. 一般护理

（1）做好急诊患者的应急处理，取适当的卧位、监测生命体征、建立静脉输液通路，做好手术准备、给予心理护理等。

（2）**颌骨骨折固定患者的护理** 注意观察口内的夹板、结扎丝有无脱落、断开、移位以及是否损伤牙龈或唇、颊黏膜等；检查咬合关系是否正常，协助医师随时调整和改变牵引、固定的方向和力量。如使用弹性牵引带固定的患者，在 2~3 周后，即骨折处估计已发生纤维性愈合时，可遵循动静结合的原则，在饭前取下颌间牵引橡皮筋，饭后漱口、清洁口腔后再戴上，但要注意重新固定的位置和方向。

（3）观察生命体征和瞳孔的变化，急诊患者还应观察有无脑脊液鼻漏和耳漏。注意口腔颌面和口内固定装置有无压痛、松脱、移位而需要调整松紧度；观察结扎钢丝有无伤及口腔黏膜；观察咬合关系是否恢复正常。检查口腔和口周黏膜是否溃疡，必要时涂红霉素药膏保护。

（4）**口腔护理** 采用冲洗法口腔护理，用 1%~3% 过氧化氢溶液和 0.9% 氯化钠溶液交替冲洗，每日 2 次。

2. 营养支持 进食高热量、高蛋白、高维生素的流质或半流质饮食。颌间固定患者，可由胃管行肠内营养或用注射器连接头皮针（弃去针头）塞入后磨牙间隙注入流食。

3. 心理护理 判断患者是否焦虑或恐惧，根据不同的心理问题加以疏导。鼓励其表达感受，详细解释治疗过程，让患者能坦然面对自身形象的改变。

【护理评价】

通过治疗和护理计划的实施，评价患者是否达到：疼痛、肿胀减轻或消失；受损的组织愈合；营养失调得到改善；患者掌握正确的漱口方法，口腔清洁；情绪稳定，对疾病有正确的认知。

PPT

第八节　口腔先天性疾病患者的护理

⇨ **案例引导**

　　案例：患儿，男，6个月。患儿出生时即发现左上唇完全性裂开，影响容貌、发音。现为求进一步治疗入院。查体：上唇至鼻底完全裂开，牙槽突可见裂开，并发腭裂。初步诊断：先天性单侧完全性唇裂。

　　讨论：1. 唇裂如何分类？

　　　　　　2. 如何对唇裂患儿进行术前评估？

　　　　　　3. 唇裂患儿围术期如何护理？

一、先天性唇裂

　　唇裂和腭裂是口腔颌面部最常见的先天性畸形。先天性唇、腭裂的患病率约为1∶1000，男、女比例为1.5∶1，男性多于女性。先天性唇裂（congenital cleft lip）常与腭裂并发，也可以单独发生，少数患儿还有其他部位的先天性畸形。

【病因及发病机制】

　　唇裂是胎儿在发育过程中受到遗传、营养和感染等因素的影响，使上颌突未能与内侧鼻突融合而发生裂隙的现象。

【护理评估】

1. 健康史

　　（1）评估患儿年龄、营养、体重、全身发育、饮食能力。一般认为，唇裂整复术最适合的年龄单侧为3~6个月，双侧唇裂为6~12个月，体重达5~6kg或以上。血红蛋白过低、发育欠佳或有胸腺肥大的患儿应推迟手术。

　　（2）患儿唇部裂开的程度，影响进食、吸吮、发音等功能障碍的情况。

　　（3）患儿心脏情况，有无先天性心脏病及胸腺肥大。

　　（4）患儿生命体征情况，观察有无上呼吸道感染、口周皮肤有无感染。对于全身或局部的不正常情况，均应查明原因，待恢复正常后再行手术。

2. 身体状况　唇裂根据裂隙发生部位不同，可分为以下3种。

　　（1）单侧唇裂　又分为单侧不完全唇裂（裂隙未裂至鼻底）和单侧完全唇裂（整个上唇至鼻底完全裂开）（图10-2，彩图8）。

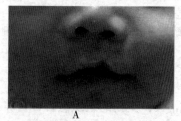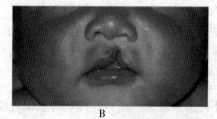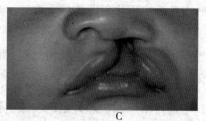

A　　　　　　　　　　　　　B　　　　　　　　　　　　　C

图10-2　单侧唇裂

A. 单侧不完全性（Ⅰ度）唇裂；B. 单侧不完全性（Ⅱ度）唇裂；C. 单侧完全性（Ⅲ度）唇裂

（2）双侧唇裂　又分为双侧不完全唇裂（双侧均未裂至鼻底）；双侧完全唇裂（双侧上唇至鼻底完全裂开）；双侧混合性唇裂（一侧完全裂开，另一侧不完全裂开）（图10-3）。

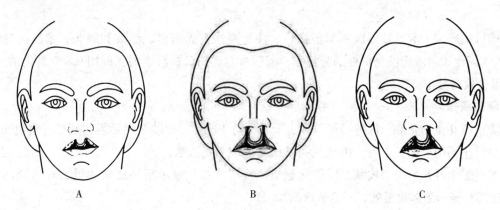

图10-3　双侧唇裂

A. 双侧不完全性（双侧Ⅰ度）唇裂；B. 双侧完全性（双侧Ⅲ度）唇裂；C. 双侧混合性（左侧Ⅲ度，右侧Ⅱ度）唇裂

（3）按裂隙程度分类　Ⅰ度唇裂，只有红唇部裂开；Ⅱ度唇裂，上唇部裂开，但未裂至鼻底；Ⅲ度唇裂，整个上唇至鼻底完全裂开。

3. 辅助检查　术前完善相关检查，血常规及肝、肾功能，必要时行B超检查心脏功能情况。

4. 心理-社会评估　因唇部畸形，患儿有无自我评定差、自卑、孤僻心理；家属对本病治疗方法知识缺乏，存在消极态度。

【护理诊断】

1. 营养失调　与唇部畸形致喂养困难和父母缺乏喂养知识有关。

2. 语言沟通障碍　与唇部畸形致语言不清有关。

3. 有手术切口感染或裂开的危险　与切口局部不清洁和患儿哭闹局部张力过大有关。

【护理目标】

1. 父母掌握唇裂患儿喂养的相关知识，患儿能正常饮食。

2. 发音清晰度得到改善或接近正常。

3. 唇部畸形得到整复，手术切口一期愈合。

【治疗及护理措施】

1. 术前准备

（1）心理护理，向患者及家属介绍唇裂治愈情况，鼓励父母正确认识唇裂，增强其治疗的信心。

（2）局部皮肤准备　术前1天用肥皂水清洗上、下唇和鼻部；用0.9%氯化钠溶液清洗口腔；成人用复方氯己定含漱液漱口。

（3）婴幼儿从入院时停止母乳及奶瓶喂养，训练用汤勺喂养。

（4）术前8小时禁食肉类和油炸食物，术前6小时禁食固体食物（含牛奶）。术前4小时给予10%葡萄糖溶液口服或进食糖水100~150ml，之后禁止饮水（包括糖水、饮料等）。

（5）资料准备，检查病历资料及术前各项检查是否完善。

（6）观察生命体征，有无咳嗽等不适。如有异常及时报告医师。

2. 术后护理

（1）体位与饮食　全身麻醉患者去枕平卧至6小时后取半卧位，以减轻唇部水肿。完全清醒后无呕吐、呛咳者可给少量的温水或糖水，观察半小时无不适者可进食牛奶或其他温凉、流质饮食。

（2）减轻唇部张力，防止伤口复裂　①防止患儿大声哭闹，必要时遵医嘱使用镇静药；②防止抓挠伤口，肘部固定限制，戴保护手套；③禁用奶瓶喂食，禁食硬性食物，禁用吸管，防止碰撞或意外摔伤。

（3）伤口护理　手术当日用敷料覆盖伤口，注意观察有无出血、渗液和肿胀；术后次日则暴露伤口，以0.9%氯化钠溶液清洗伤口处的分泌物，若喂食后或伤口被污染则立即用0.9%氯化钠溶液擦拭，然后用红霉素软膏敷于切口处。

3. 出院健康指导

（1）防止患儿碰伤唇部，保持局部清洁、干燥，防止感染；出院2周后撤去唇弓，避免伤口裂开。

（2）坚持用汤勺喂流食1周，10天后可吮吸母乳或用奶瓶喂食。

（3）术后1个月开始局部按摩，以软化瘢痕。按摩方法：以示指轻压瘢痕处，环形揉动，再以拇指、示指轻捏并轻压唇部瘢痕处，一日数次。

（4）鼻畸形整复术后需放置鼻保持器3~6个月。

二、先天性腭裂

⇒ 案例引导

> **案例：**患儿，男，11个月。患儿出生时发现上腭不完全性裂开，吃奶时奶水从鼻腔漏出，5个月时行唇裂修复术，现家属要求进一步治疗腭裂入院。查体：软腭完全裂开并部分硬腭裂开，裂隙最宽处约1cm，牙槽突未见裂开，未并发唇裂。初步诊断：先天性不完全腭裂。
>
> **讨论：**1. 腭裂如何分类？
>
> 　　　　2. 如何对腭裂患者进行术前评估？
>
> 　　　　3. 腭裂患者围术期如何护理？

先天性腭裂（congenital cleft palate）是颌面部最常见的一种先天性畸形，常与唇裂并发，也可以单独发生，综合征型腭裂患儿通常还有其他部位的先天畸形，最常见的是先天性心脏病。

【病因及发病机制】

腭裂是指胎儿在发育过程，受到遗传、营养和感染等因素的影响，使胚突融合不全或完全不融合所致。

【护理评估】

1. 健康史　评估患者的年龄、营养、体重、全身发育、饮食能力；腭部裂开的程度，影响进食、吸吮、发音等功能障碍的情况。了解患者生命体征情况，观察有无上呼吸道感染及口周皮肤情况。

2. 身体状况

（1）根据硬腭和软腭部的骨质、黏膜、肌层的裂开程度和部位分类（图10-4，彩图9）

1）软腭裂　为软腭裂开，不分左右，一般不伴有唇裂，但以综合征出现多见，如小下颌、软腭肌肉发育不全。

2）不完全性腭裂　软腭完全裂开伴有部分硬腭裂。有时并发单侧不完全唇裂，但牙槽骨完整。

3）单侧完全性腭裂　腭垂至切牙孔完全裂开，和牙槽骨裂相连，常伴有同侧唇裂。

4）双侧完全性腭裂　裂隙在前颌突部分，各自向两侧斜裂，直达牙槽突，鼻中隔、前颌突及前唇部分孤立于中央。

（2）按裂隙程度分度　①Ⅰ度腭裂，仅限于腭垂裂；②Ⅱ度腭裂，部分腭裂，裂开未到切牙孔；

③Ⅲ度腭裂，全腭裂开，由腭垂到切牙区，包括牙槽突裂，常与唇裂伴发。

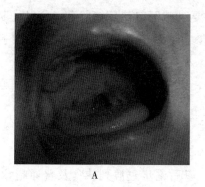 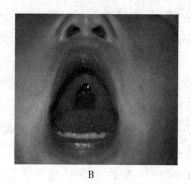 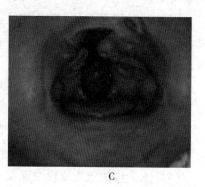

A　　　　　　　　　　　B　　　　　　　　　　　C

图 10-4　腭裂的临床分类

A. 软腭裂；B. 不完全性腭裂；C. 单侧完全性腭裂

3. 辅助检查　术前完善相关检查，血常规及肝、肾功能，必要时行 B 超检查心脏功能情况。

4. 心理-社会评估　患者因颌面部畸形，有自我评定差、自卑、孤僻心理。家属对本病治疗方法知识缺乏，存在消极态度。

【护理诊断】

1. 营养失调　与唇部畸形导致喂养困难和父母缺乏喂养知识有关。

2. 语言沟通障碍　与腭裂导致语言功能发育不全有关。

3. 自我形象紊乱　与面部畸形有关。

4. 有窒息的危险　与口内有分泌物、渗血、术后呕吐有关。

5. 潜在并发症　有感染、出血、复裂、穿孔的危险。

【护理目标】

1. 无窒息发生。

2. 患儿能够正常饮食。

3. 发音清晰度得到改善或接近正常，能大胆、正确地表达自己的要求和愿望。

4. 父母掌握腭裂患儿喂养的相关知识，能坦然面对疾病。

5. 腭部畸形得到修整，手术切口一期愈合，无并发症发生，自信心增强。

【治疗及护理措施】

1. 术前准备

（1）心理护理　向患者或患儿家属介绍腭裂的治疗过程，介绍成功病例，鼓励其正确认识腭裂，增强治疗的信心；多与患者沟通，关心、尊重患者，耐心倾听患者的想法和需求。

（2）预防感染　①注意口、鼻、咽部感染，治疗牙周病或龋病；②术前 3 天用复方氯己定漱口液漱口，若患儿不能配合，则每次进食后喂适量的温水以清洁口腔。

（3）术前 8 小时禁食肉类和油炸食物，术前 6 小时禁食固体食物（含牛奶）。术前 4 小时给予 10% 葡萄糖溶液口服或进食糖水 100~150ml，之后禁止饮水（包括糖水、饮料等）。

（4）观察生命体征、有无咳嗽，如有异常及时报告医师。

2. 术后护理

（1）体位与饮食　全身麻醉患者去枕平卧至 6 小时后取半卧位，以减轻唇部水肿。完全清醒后无呕吐、呛咳者可给予少量的温水或糖水，观察半小时无不适者进食牛奶或其他温凉、流质饮食，从口腔两侧缓慢喂食。

（2）减轻腭部张力，防止伤口复裂　①防止患儿大声哭闹，必要时遵医嘱使用镇静药；②防止抓挠伤口，肘部固定限制，戴保护手套；③禁用奶瓶喂食，禁食硬性食物，禁用吸管，忌碰撞或意外摔伤，患儿口中勿含物。

（3）观察口内分泌物情况　淡红色血性唾液为正常，嘱其侧卧，以便唾液自然流出；若为鲜红色且量多，则可能为术后出血，应及时报告医师。

（4）观察碘仿纱条固定情况，防止纱条脱落后阻塞呼吸道。术后 8～10 天应视情况拆除口内纱条，去除后半小时应避免进食，注意观察有无出血。2 周后拆除创口缝线。

（5）术后应进流质饮食 2 周，术后 2～4 周内进食半流质饮食，以后逐步过渡到软食及普通膳食，防止骨刺、鱼刺等刺伤伤口，避免过度张口。

（6）预防并发症　①咽喉部水肿、窒息：根据患儿年龄选择适宜的气管插管，减轻导管对气管壁的压迫；术中操作尽量减少对组织的创伤；术后给予适量的激素，减轻或防止水肿；口内血性分泌物较多时及时予以彻底吸引，吸引时动作要轻柔。术后患者平卧，头偏向一侧，或适当侧卧，一旦发生窒息，应迅速清理呼吸道，请麻醉医师插管或气管切开。②出血：手术当天出现明显出血点时，及时告知医师处理。③感染：严重感染极其少见，偶尔有局部感染。术后注意口腔卫生，进食后多饮水，以减少食物残留。预防性使用抗生素。④创口裂开或穿孔：创口裂开或穿孔常发生于硬、软腭交界或腭垂处，一旦发生，需向患者或家属做好解释并安慰患者，根据情况行二期手术。

3. 出院健康指导

（1）出院后继续进流质饮食 2 周，2～4 周内进食半流质饮食，以后逐步过渡到软食及普通膳食，避免过度张口。

（2）防止碰撞，嘱患者勿大喊大叫，切忌将手指伸入口内，以免伤口损伤。

（3）保持口腔清洁，加强漱口。

（4）3 个月后进行语音训练。训练方法为：①按摩软腭，患者自己用拇指由硬腭后缘向腭垂方向轻轻按摩；②增加口腔内压力练习，深吸气后紧闭口唇，使口腔内的压力增加到最大时再开启口唇；③吹口琴、吹气球练习等，增强呼气功能锻炼。

【护理评价】

通过治疗和护理，患者是否能够达到：发音清晰度得到改善；唇部畸形得到改善，手术切口达到一期愈合，能主动与他人沟通。

⊕ 知识链接

唇腭裂序列治疗

国际上普遍认为在唇腭裂修复手术之前，特别是完全性唇裂伴有腭裂和鼻畸形的患儿，术前应先行正畸治疗，利用矫治器进行矫治恢复腭裂患儿的牙弓形态，改善患侧鼻小柱过短和鼻翼塌陷，为唇腭裂修复手术创造有利的硬组织条件。实施过程是针对每位患者的病情，由口腔颌面外科、口腔正畸科、牙体牙髓科、牙周科、口腔修复科、神经外科、耳鼻喉科、语言病例学、心理学等多学科成员集体讨论，制定出适合患者的治疗计划和具体实施时间表，有计划、有步骤的整体修复治疗方案。

PPT

第九节 牙列缺损和牙列缺失患者的护理

一、牙列缺损

牙列缺损是指在上、下颌牙列内的不同部位有不同数目的牙齿缺失，导致恒牙牙列不完整。牙列缺损是口腔修复临床常见的多发性缺损畸形。

【病因】

龋病、牙周病、外伤、颌骨缺损、发育障碍等均可造成牙列缺损。

【护理评估】

1. 健康史 询问患者健康状况，有无急、慢性疾病及传染病史，有无其他全身性疾病。了解牙缺失的原因及缺失的时间，近期有无拔牙史等。

2. 身体状况

（1）咀嚼功能减退 如前牙缺失致切割功能受损，后牙缺失致磨碎功能受到影响；久未修复的个别牙缺失，邻牙向缺隙侧倾斜、移位及对殆牙伸长而致咬合紊乱，咀嚼效率降低。

（2）牙周组织改变 缺牙后因邻牙倾斜、移位易致继发龋和引起牙周袋及牙周创伤等。

（3）声音异常 前牙缺失影响发音的准确性及清晰度。

（4）颞下颌关节病变 长期多数后牙缺失且久未修复，可造成颞下颌关节的病变。

3. 辅助检查 口腔卫生状况是否良好，如有牙结石，应洁治后再修复；拔牙后伤口是否愈合；缺牙的数目、部位；摄 X 线片查有无残根，基牙条件是否适合进行固定义齿修复。

4. 心理 - 社会评估 了解患者对固定义齿的认知情况，对磨除较多的牙体组织有无足够的思想准备，是否存在紧张、恐惧心理；家庭经济承受能力等。

【护理诊断】

1. 恐惧 与惧怕磨牙、有创治疗及修复有关。

2. 组织完整性受损 与牙列缺损有关。

3. 发音异常 与牙列缺损致发音异常有关。

4. 知识缺乏 缺乏牙列缺损修复的相关知识。

【护理目标】

1. 患者恐惧心理消除，接受并配合修复治疗。

2. 完成的修复体能满足口腔功能及美观要求。

3. 咀嚼、发音功能逐渐恢复。

4. 了解牙列缺损修复的相关知识。

【治疗及护理措施】

根据检查结果制定治疗方案，可能采用不同的修复方式，包括各项准备、修复治疗所需时间等。患者可根据自己的要求进行选择。修复方式包括固定义齿修复、可摘局部义齿修复、种植义齿修复 3 种。

1. 固定义齿修复 是利用缺牙间隙两端或一端的天然牙或牙根作为基牙，在其上制作固位体，并与人工牙连成整体，利用粘接剂将固位体粘固在基牙上。患者不能取摘修复体。固定义齿适用于缺失牙数目不多的患者。

（1）向患者介绍固定义齿修复的原理和方法及修复后能达到的效果，并告知患者治疗计划。

（2）固定义齿的制作包括基牙牙体预备、取印模、固定义齿试戴粘固等。在护理过程中，首先准备有关的物品和器械，配合医师完成相关临床操作。

（3）心理护理　多数患者对固定义齿修复需进行必要的牙体预备不了解，对磨牙产生恐惧、紧张心理。治疗前，应向患者进行耐心的解释，消除其紧张、恐惧心理，促其主动、积极配合治疗操作。

（4）健康指导　①金属烤瓷桥戴入后，如有不适应及时到医院复诊；②嘱患者不可用修复体咬过硬食物，以免造成义齿崩裂；③保持口腔清洁。

2. 可摘局部义齿修复　是指利用天然牙、黏膜及骨支持，通过固位体卡环和基托将义齿固定在牙列内。恢复缺失牙及其周围缺损组织的解剖形态和生理功能，患者可以自行摘戴牙列缺损修复体。

（1）向患者介绍修复体的优、缺点，并应选用与缺失牙相似的修复体标本让患者观看，使其对修复体外观有初步了解。告知患者可摘局部义齿必备的卡环和基托，需经过耐心戴用一段时间后才能慢慢适应。可摘局部义齿只能部分恢复口腔功能，不可能完全像真牙一样使用，让患者对修复的义齿有正确的认识。

（2）可摘局部义齿的制作包括基牙牙体预备、取印模、确定颌位关系、试戴支架、可摘局部义齿初戴等。备好有关的物品和器械。

（3）心理护理　修复前做好必要的解释工作，消除患者紧张、焦虑情绪，使患者对修复体的质量、功能、感觉有足够的心理准备及客观评价，并使其积极配合修复治疗。

（4）健康指导　①告诉患者初戴义齿常有异物感、发音不清、咀嚼不便、恶心等，但经耐心戴用1~2周后即可习惯。②开始时摘、戴义齿不便，应耐心练习，不可强力摘戴，以免卡环变形。摘取时最好拉取基托，不推卡环；配戴时不要用牙咬合就位，以免卡环变形或义齿折断。③初戴义齿时，让患者不吃硬食物，也不宜咬切食物，先练习吃软食，以便逐渐适应。④初戴义齿后，可能有黏膜压痛现象。若压痛严重，出现黏膜溃疡时，可暂时将义齿取下并浸入冷水中。复诊前2~3小时应戴上义齿，以便医师能准确地找到痛点，以利修改。⑤戴义齿时若有不适，应及时到医院就诊。

3. 种植义齿修复　是将金属钛的种植体植入缺失牙部位牙槽嵴下方的颌骨内，种植体表面与骨组织形成紧密结合－骨整合，稳固的种植体相当于人工牙根，与上方的义齿人工牙（上部结构）连接，起到固定义齿、承受咬合力的作用。牙列缺损者的种植义齿多数采用粘接或螺丝固定的方式，患者不需摘戴义齿，种植义齿需进行手术，治疗周期长，费用较高。

4. 义齿维护

（1）患者应听从医师的建议，并逐渐摸索出适于义齿咀嚼的食物，在义齿的效能得到较好发挥的同时，也能使义齿得到保护。

（2）做好口腔与义齿的日常清洁，勤漱口、勤刷牙，保持口腔卫生，每天早、晚各刷牙一次，饭后漱口；牙刷应选择刷毛较柔软、末端为圆头的牙刷，使用含软性摩擦剂的牙膏；注意清洁义齿的颈部及周围的牙龈组织。

（3）忌将义齿放入沸水或乙醇等药液中，防止变形、变色。清洗时应防止义齿碰撞、摔坏，如发生折断或损坏，应及时修补，并同时将折断部分带来复诊。

（4）种植牙患者尽量少吃含碘、含酸的食物，以防止其对钛种植体表面造成腐蚀，在清刷种植体基桩周围时，动作应轻柔，避免损伤其周围的软组织。

（5）定期复查　定期检查义齿的连接部分是否松动等，如有异常应予以纠正；每隔6个月需到医院进行洁治，及时清除常规刷牙不能去掉的菌斑和结石。

【护理评估】

通过治疗及护理，患者能否达到：能顺利接受治疗；逐步恢复正常咀嚼及发音功能，了解修复相关治疗知识；掌握可摘局部义齿清洗、保养方法。

二、牙列缺失

牙列缺失是指上颌、下颌或上、下颌的天然牙全部缺失，是临床上的常见病和多发病，多见于老年人。牙列缺失对患者的面容改变及咀嚼功能产生重大的影响。为牙列缺失的患者制作的义齿称为全口义齿。

【病因】

常见原因是龋病、牙周病或外伤等原因导致牙齿的全部丧失。

【护理评估】

1. 健康史 了解患者的全身健康状况，是否患有慢性疾病，如心血管疾病、糖尿病等。询问拔牙的时间，了解伤口愈合及牙槽嵴情况。

2. 身体状况

（1）面容改变 口内全部牙齿缺失，出现面下 1/3 变短、软组织塌陷、皱纹加深、口角下垂等面容改变。

（2）发音不清 特别是齿音和唇齿音，影响正常的沟通与交流。

（3）咀嚼功能下降 丧失了牙齿对食物的切割和研磨作用，影响口腔对食物的初步消化，加重胃肠消化负担。

（4）其他 剩余牙槽嵴、颞下颌关节肌肉退行性改变。

3. 辅助检查 检查患者牙槽嵴、口腔黏膜、颞下颌关节等。摄 X 线片以了解患者颌骨骨密度、骨质吸收情况等。

4. 心理－社会评估 了解患者的文化背景及个性特征；评估牙列缺失后对患者的心理影响程度和对全口义齿的认知情况及期望程度；了解患者的经济承受能力。

【护理诊断】

1. 组织完整性受损 与牙列缺失有关。

2. 疼痛 与初戴义齿、练习咀嚼有关。

3. 自卑心理 与牙列缺失、面容改变有关。

4. 知识缺乏 对修复治疗相关知识不了解。

【护理目标】

1. 患者面容恢复，自信心增强。

2. 了解修复治疗的相关知识。

3. 患者能持之以恒，耐心、主动去适应义齿。

4. 患者的咀嚼功能得到恢复。

【治疗及护理措施】

1. 全口义齿制作 包括取印模、颌位关系记录和全口义齿试戴。在护理过程中，备好与全口义齿临床操作有关的物品和器械，配合医师完成各种操作。

2. 心理护理 应耐心向患者介绍全口义齿的特点、同位原理，讲明其与天然牙的区别，告知患者全口义齿不可能与天然牙完全一样，需要患者主动配合及有意识地努力坚持戴用，才能使全口义齿修复获得成功。

3. 健康指导

（1）增强使用义齿的信心　鼓励患者要建立信心去练习，尽量将义齿戴在口中练习使用。初戴义齿常有异物感、发音不清、咀嚼不便、恶心等，告诉患者只要耐心戴用，数日内即可消除。

（2）纠正不良的咬合习惯　在初戴义齿时，患者常不容易咬到正确的正中𬌗位，而影响义齿的固位和咀嚼功能的恢复。应教会患者练习，先做吞咽动作，再做用后牙咬合的动作。

（3）进食指导　口腔条件差、适应能力差且有不良咬合习惯的患者，不宜过早戴用义齿咀嚼食物。初戴的前几天，要求患者练习正中咬合和发音，习惯后再用义齿咀嚼食物。

（4）保持口腔清洁　饭后摘下义齿，用冷水冲洗或用牙刷刷洗后再戴上，以免食物残留义齿表面刺激局部黏膜。睡觉前摘下义齿并浸泡于冷水中，使无牙颌承托区组织得到适当的休息，有利于组织健康。

（5）定期复查　对戴用期间出现的不适，要及时进行修改，做好义齿的保护以保护口腔组织的健康和功能恢复。

【护理评价】

通过修复治疗及护理，患者能否达到：面容恢复，自信心增强；正确佩戴义齿；发音及咀嚼逐步恢复正常，了解修复相关知识。

第十节　口腔颌面部肿瘤患者的护理

PPT

肿瘤是一类严重威胁人类健康的常见病、多发病。在全身肿瘤中，良性肿瘤与恶性肿瘤的比例约为1∶1。口腔颌面部的肿瘤由于包括囊肿、瘤样病变在内，一般良性肿瘤比恶性肿瘤多。对口腔颌面部肿瘤的治疗，良性肿瘤以手术切除为主，恶性肿瘤根据肿瘤的组织来源、细胞分化程度、生长部位、生长速度、临床分期以及患者的健康状况和精神状态等，选择适当的治疗方法。常用的治疗方法有手术、放射治疗、化学药物和中药为主的综合治疗。此外，还有免疫治疗、冷冻治疗、激光治疗等。对肿瘤治疗的护理，护理人员不仅在专业技术上要提供优质护理，而且对患者要有高度的同情心和责任心，随时观察患者在治疗过程中的病情变化和心理状态，还要根据患者特殊问题提供个性化的护理服务，只有充分调动患者全身的抗病能力，提高战胜疾病的信心和勇气，才能收到良好的治疗效果。

一、腮腺多形性腺瘤

多形性腺瘤（pleomorphic adenoma）又称混合瘤（mixed tumor），是唾液腺中最常见肿瘤。其中腮腺发病率最高。发病年龄以30～50岁为多见，女性多于男性。多形性腺瘤由肿瘤性上皮组织和黏液样或软骨样间质所组成。虽然属于良性肿瘤，但处理不当很容易复发。

【病因】

目前病因不明确，可能由多种内在及外在因素相互作用，导致细胞基因突变的结果。

【护理评估】

1. 健康史　了解患者既往有无口腔疾病，该病患病时间，有无触痛及就诊治疗情况。

2. 身体状况　肿瘤表现为耳下区的实质性肿块，表面呈结节状，边界清楚，中等硬度，与周围组织不粘连，有移动性，无压痛。较大者向表面皮肤或黏膜隆起，高起处常较软，可有囊性变，低凹处较硬，多为实质性组织；多次复发者可形成固定的肿块。如果出现肿瘤突然生长加快，并伴有疼痛、面神经麻痹等症状时应考虑恶变。

3. 辅助检查　常采用 CT 扫描或 B 超检查协助诊断。

4. 心理 - 社会评估　了解患者对该疾病的认知程度，手术可能导致的面部瘢痕或面神经损伤有无心理准备；有无焦虑、恐惧心理。

【护理诊断】

1. 焦虑　与担心术后易复发有关。

2. 自我形象紊乱　与面神经麻痹影响容颜、说话、进食有关。

3. 潜在并发症　术中耳颞神经、面神经损伤致耳颞神经综合征。

4. 知识缺乏　缺乏疾病治疗的相关知识。

【护理目标】

1. 了解疾病相关知识，顺利配合手术。

2. 正确认识面部瘢痕，无焦虑心理。

【治疗及护理措施】

多形性腺瘤的治疗以手术彻底切除为原则。

1. 术前护理

（1）心理护理　针对患者对疾病和手术的焦虑、恐惧心理，耐心做好患者的心理护理，鼓励患者树立战胜疾病的信心和勇气，并介绍同种病例术后恢复期的患者与其交谈，使其减轻恐惧感，以最佳的心理状态接受治疗。对术后可能出现的并发症可先告知患者，使其有充分的心理准备。

（2）术前常规护理　监测体温、脉搏、呼吸、血压等，做好口腔护理及药物敏感试验。

（3）术前 1 日做好局部皮肤准备及输血准备。

2. 术后护理

（1）按口腔颌面外科术后常规进行护理。

（2）注意伤口渗血情况及呼吸情况，如有渗血，加压包扎，但防止加压过紧。需观察包扎有无松动、脱落，以防止积液或发生涎瘘。术后 48 小时后可去除负压引流或伤口引流条。

（3）进食营养丰富、易消化的流质或半流质饮食，注意口腔卫生，预防感染。

（4）使用抗生素，饭前 30 分钟肌内注射阿托品 0.5mg，以抑制腺体分泌。

（5）观察术后并发症，如有面神经麻痹，出现口角歪斜，及时报告医师进行局部物理治疗或药物治疗。

【护理评价】

通过治疗及护理，患者是否能够达到：了解疾病相关知识，正确认识手术并发症；无紧张、焦虑心理。

二、舌癌

舌癌（carcinoma of tongue）是常见的口腔癌，多为鳞癌，男性多于女性，但近年来有女性增多及发病年龄更年轻化的趋势。

【病因和发病机制】

病因不明，多数认为其发生与环境因素有关，如热、慢性损伤，紫外线，X 线及其他放射性物质都可成为致癌因素。另外，牙齿残根、锐利的牙尖、不良修复体长期刺激局部引发癌变。神经精神因素、内分泌因素、机体的免疫状态以及遗传因素等都被发现与舌癌的发生有关。

【护理评估】

1. 健康史　详细了解患者的既往史、患病经过、生活环境、饮食习惯、有无吸烟不良嗜好、有无口腔疾病、有无家族遗传史。

2. 身体状况　舌癌多发于舌缘，其次为舌尖、舌背及舌根等处，常为溃疡型或浸润型。一般恶性程度高，生长快，浸润性较强，常波及舌肌而致舌运动受限。有时语言、进食及吞咽均发生困难。晚期舌癌可蔓延至口底及下颌骨，使全舌固定不能运动；向后发展可侵犯腭舌及扁桃体，如继发感染或舌根部癌肿常发生剧烈疼痛，疼痛可放射至耳颞部及整个同侧的头面部。因舌体具有丰富的淋巴管和血液循环，加以舌的机械运动频繁，故舌癌早期便有淋巴结转移，远处可转移到肺部。

3. 辅助检查　X线检查主要用于了解有无颌骨浸润及其侵犯范围；CT和MRI主要用于判断舌癌病损的部位、范围、破坏性质，病变累及范围、大小及性质；肿瘤标志物检查可以协助诊断肿瘤；活检可明确诊断。

4. 心理－社会评估　患者因疼痛、发音及咀嚼进食困难、面容改变导致生活质量下降，存在焦虑、恐惧及烦躁心理。评估家庭支持情况和长期治疗所承担的经济能力。

【护理诊断】

1. 焦虑　与罹患癌症和缺乏治疗与预后相关知识有关。

2. 有窒息的危险　与术后易发生舌后坠、分泌物误吸引起呼吸道阻塞有关。

3. 潜在并发症　伤口出血、移植皮瓣坏死。

4. 有感染的危险　与术后局部创口血性分泌物不易清除有关。

5. 交流障碍　与舌切除有关。

6. 营养失调　与手术创伤致张口受限、咀嚼、吞咽困难有关。

【护理目标】

1. 了解舌癌治疗相关知识，焦虑减轻或消失。

2. 手术前后呼吸道通畅，无呼吸困难及窒息发生。

3. 口腔清洁无异味，创口无出血及感染发生，愈合良好。

4. 能结合文字书写、肢体语言，改善交流状况。

5. 饮食基本能满足机体需要。

【治疗及护理措施】

舌癌以综合治疗为主，常根据病情采取原发癌与颈淋巴联合根治术；对波及口底及下颌骨者可施行颈淋巴结联合清扫术；如有对侧转移应行双侧颈淋巴结清扫术；如超过1/2以上的舌切除，宜行一期舌再造术。

（一）术前护理

1. 做好心理护理，介绍疾病相关知识，减轻患者对手术的焦虑和恐惧，鼓励患者增强信心，以最佳状态接受手术。

2. 做好口腔颌面部外科术前常规护理。如患者病灶过大，需做邻近组织瓣转移或游离组织瓣整复者，仔细检查供皮区皮肤无破损、无感染灶，保护供皮区皮肤完整性，禁止在供皮区做任何穿刺。用肥皂及热水清洁供皮区，然后用75%乙醇消毒后包扎备用。

3. 完善辅助检查，需要做一侧下颌骨切除者，术前应为患者做好健侧的斜面导板，并试戴合适，以便于手术后立即佩戴，防止下颌偏位。

（二）术后护理

1. 按口腔颌面部外科术后常规护理。

2. 体位与活动　术后头部制动 5 天，两侧用盐袋固定头部，头部保持正中位，制动 3～7 天。术后平卧 3 天，第 4 天可头下垫枕。制动结束后患者应避免侧卧。

3. 保持呼吸道通畅　及时清除呼吸道分泌物，防止误吸。防止舌后坠，可用丝线固定舌体并将丝线固定于口周。人工气道稳妥固定，防止脱出，视病情拔除。

4. 病情观察

（1）皮瓣观察　①观察频次：手术当日每 30 分钟观察并记录 1 次，术后第 1～3 天每小时观察、记录 1 次，术后第 4～5 天每 2 小时观察、记录 1 次，第 6 天停止观察。②观察皮瓣颜色：一般术后 1～2 天内皮瓣颜色较苍白，以后逐步恢复正常。如发现皮瓣颜色发紫、变暗，最后为紫黑色，为静脉回流障碍所致或血栓形成，应立即通知医师即行探查，解除静脉回流障碍的原因；如皮瓣表面起水疱或为灰白色，为动脉回流受阻，多为血栓形成或血管痉挛，此时可考虑升高室温，增加抗凝血药与解痉药，若仍无效，应行探查手术。③观察皮瓣温度：皮瓣移植体温度一般低于正常组织 1℃左右，尤其在冬季，可使用烤灯照射。若低于 3～6℃提示有血液循环障碍，应及时报告医师。④观察皮瓣皮纹：皮瓣表面有正常的皮纹皱褶，若发生血管危象，则皮纹消失，移植体肿胀，应报告医师及时处理。⑤观察皮瓣质地：皮瓣移植后仅有轻度的肿胀，若皮瓣明显肿胀，质地变硬，可能出现血管危象，应及时予以抢救。⑥观察移植皮瓣毛细血管充盈反应：用棉签轻压皮瓣，皮瓣颜色在 5 秒内恢复正常则为良好。

（2）供皮区的观察　①应用额部皮瓣时，供区为游离皮瓣，注意包扎是否适宜，有无渗血。②取前臂皮瓣时，患肢手臂适度抬高 15°～30°，观察患肢皮肤温度、色泽、感觉、运动及肿胀情况。③取肋骨皮瓣移植的患者，观察有无呼吸困难及气胸。④取髂骨肌皮瓣移植者，应用沙袋或弹性绷带加压包扎，以起到压迫止血作用。⑤取腓骨肌皮瓣移植者，抬高下肢 15°～30°，保持足中立位，观察足趾颜色、温度、活动情况。

（3）负压引流的护理　①保持负压引流通畅：防止引流管受压、折叠、凝血块阻塞。保持最佳的引流姿势，头高足低位。做好引流管二次固定，防止脱落。②观察引流物的颜色：正常情况下，引流物的颜色由暗红、深红、淡红至血浆样颜色，若引流液量多、混浊，为乳白色，应考虑乳糜漏，为术中损伤胸导管所致，应及时告知医师拔除引流管，配合进行局部行加压包扎，并予以禁食、禁水或低脂饮食。严重时还要重新打开术区，缝合胸导管。③观察记录引流液的量：密切观察引流量并记录。一般术后 12 小时内引流量不超过 250ml。若 12 小时引流量超过 250ml 或短时间内引流过快，引流量过多，颜色呈鲜红色，应考虑有无颈内静脉或小血管出血；若无引流物流出或引流物甚少而面颈部肿胀，可能为引流管阻塞、折叠或放置于伤口部分的引流管位置不佳影响引流所致，应及时通知医师处理。④维持适当的负压：负压吸引的压力应维持在 100～120mmHg。负压吸力过大，会导致回流静脉被压迫闭锁；反之，负压吸力过小，会使创腔内积液引流不畅，两者均影响伤口的愈合。⑤引流器内的引流量达 2/3 满时需倾倒。⑥适时拔除引流管：依据伤口情况，一般在术后 4～7 天、引流管 24 小时引流量少于 20～30ml 时，即可拔除引流管，并行适当伤口加压包扎。拔除引流管后，护士需继续观察伤口肿胀情况。

5. 饮食护理　术后一般经鼻胃管行肠内营养，给予高蛋白、高热量、高维生素的流质饮食，如混合奶、要素饮食进行滴管喂食。滴入要素饮食时速度不宜过快，同时静脉补液，以维持和增强机体免疫力。注意饮食的温度，忌过热。在拔除鼻胃管之前严禁经口进食，拔管后在护理人员的指导下经口进食。

6. 口腔护理　术后因张口有限、咀嚼困难，同时伴有伤口出血，以致漱口不便，必须定时进行口腔护理。可先用 1%～3% 过氧化氢溶液清除口内分泌物及血痂，然后再用生理盐水冲净。也可根据病情嘱患者用氯己定或复方硼砂含漱液漱口，每日 3~4 次，以清洁口腔，减轻口臭，防止口腔感染。

7. 心理护理 给予患者鼓励、安慰；对疼痛者进行评估，根据评分进行相应的护理，以减轻疼痛所致焦虑；选择合适的沟通方式，及时了解患者需求并给予帮助和解决。

8. 配合患者做好后续放射治疗、化学治疗等综合治疗。

【护理评估】

通过治疗及护理，患者能否达到：正确认识疾病，配合各项治疗；恐惧、焦虑及烦躁心理减轻或消失；口腔清洁，伤口无感染；无严重的营养失调。

第十一节 特殊人群的口腔保健

PPT

每个处于不同生命时期的人，其牙齿和口腔都会处于一个特殊状态，从年幼到年长，无论正常人或残疾人，都有各自不同口腔健康方面的问题。由于口腔健康状况和患病特点的不同，自我口腔保健能力和对口腔保健的需求也各有不同。

一、妊娠期妇女的口腔保健

1. 妊娠期口腔保健的重要性 妊娠期是妇女一生中的重要阶段，也是维护口腔健康的重要时期。妊娠期的口腔保健不仅关系到孕妇自身的健康，还与胎儿的生长发育息息相关。因此，妊娠前的口腔健康检查和妊娠期间的口腔健康维护尤为重要。妊娠期口腔保健的目的是使孕妇了解有关妊娠期口腔疾病的危害及预防的基本知识；儿童牙与口腔生长发育的基本知识；营养与胎儿牙生长发育的关系及重要性。

2. 妊娠期口腔保健的特点 由于体内激素水平的改变以及口腔环境、饮食习惯及口腔卫生行为等方面的改变，妊娠期妇女患口腔疾病的风险相应增加。随着妊娠时间的延长，患龋病与牙龈炎的概率均增加。

（1）龋病 妊娠期易发生龋病主要与口腔卫生状况不良有关，原因为：①妊娠性呕吐使唾液的 pH 值降低，釉质脱矿增加龋病的易感性；②妊娠期摄取饮食的次数和数量增加，易造成口腔卫生不良；③妊娠期活动减少，体质下降，生活不便而易放松口腔卫生的维护；④妊娠早期与后期，由于存在早产和流产的危险，给口腔疾病的治疗带来不便，使口腔疾病加重。因此，妊娠期妇女是龋病的高风险人群。

（2）妊娠期龈炎 妊娠时孕激素水平升高、雌激素水平下降，内分泌的改变导致牙龈毛细血管扩张、淤血、炎症细胞和液体的渗出，牙龈组织对口腔细菌的敏感性增加，进而加重牙龈炎症。一般最先于妊娠的第 2 个月出现并在后 3 个月达到高峰。另外，由于激素水平变化引起的内分泌功能紊乱，加上口腔原有局部刺激因素存在，如软垢、牙石、残冠、残根等，一些妊娠期妇女容易发生妊娠期龈炎。

3. 妊娠期口腔保健的内容

（1）妊娠前 妊娠前应主动进行口腔健康检查，及时发现并处理口腔内的疾病或隐患，确保口腔处于健康状态。

（2）妊娠期 ①学习有关孕妇和婴幼儿口腔保健知识；②注重口腔健康维护，掌握正确的口腔保健方法；③注意膳食营养平衡，保证孕妇和胎儿健康需求；④避免不良刺激，慎重用药；⑤把握口腔就诊时机。妊娠期前 3 个月仅限于处理急症，避免 X 线照射；妊娠 4~6 个月是治疗口腔疾病的适宜时期，但也应注意在保护措施下摄 X 线片；妊娠期后 3 个月则应尽可能避免口腔治疗。

二、婴儿期的口腔保健

1. 婴儿期口腔保健的特点　婴儿是指小儿出生后4周到1岁，乳牙继续矿化，陆续萌出的阶段。同时，恒牙胚正处于形成和矿化时期。

（1）鹅口疮　是由白念珠菌感染引起的真菌性口炎。新生儿和6个月以内的婴儿多见，尤其是出生1周以后的早产儿。

（2）出生牙　指从出生到生后30天萌出的牙。

2. 婴儿期口腔保健的内容　母婴之间变形链球菌的传播主要发生在婴儿乳牙萌出阶段。因此，清除牙菌斑应从第一颗萌出的乳牙开始。

（1）保持口腔清洁　牙萌出前每日在哺乳后或晚上睡前，用手指缠上清洁纱布或用乳胶指套擦洗牙龈和腭部。牙萌出时将清洁消毒后的牙齿训练器放在婴儿口腔中，通过咀嚼锻炼颌骨和牙床。婴儿6个月左右第一颗乳牙萌出后，用手指缠上纱布或使用指套牙刷，蘸清水轻轻擦（刷）洗牙面。

（2）避免致龋菌早期定植　致龋微生物由母亲传播到婴幼儿口腔中的平均年龄是19～31个月，医学上称为"感染窗口期"。研究证明，父母可通过亲吻、用自己的筷子喂孩子、把食物嚼碎喂孩子、把食物放到自己口腔中试温度等方式把口腔中的致龋菌传播给婴儿。致龋菌在口腔中定植、生长、繁殖越早，儿童将来患龋病的危险性就越大。

（3）预防早期儿童龋　早期婴幼儿龋是发生在婴幼儿期与饮食密切相关的多因素作用下的慢性感染性疾病。婴儿期常用奶瓶盛含糖的牛奶、果汁等喂养，尤其人工喂养时养成睡前有含奶嘴习惯，长期可导致乳牙发生龋坏。应提倡母乳喂养，定时哺乳。

（4）关注颌面部生长发育　无论人工喂养还是母乳喂养，都应采取正确的喂养姿势。经常偏向一侧喂奶，长期可导致两侧面部发育不对称。人工喂养时，奶瓶不能紧压下颌，也不能将奶瓶过高抬起，否则可造成下颌前突畸形。

（5）首次口腔检查　儿童的第一次口腔检查应在第一颗乳牙萌出后6个月内。

三、幼儿期的口腔保健

1. 幼儿期口腔保健的特点　儿童从1岁开始至满3岁称为幼儿期。这一时期颌面部生长发育迅速，经历了乳牙萌出期和乳牙列完成期。完整健康的乳牙列能够发挥正常的咀嚼功能，保障恒牙和颌面部骨骼的正常生长发育，有利于儿童的准确发音和维持儿童健康的心理状态。

（1）乳牙龋　随着年龄的增长呈快速上升趋势，严重者可引起牙髓炎、根尖周炎，影响恒牙的发育和萌出。

（2）乳牙错𬌗畸形　儿童若有吮指、吐舌、咬下唇、口呼吸等不良习惯，易造成上颌前突、牙弓狭窄、开𬌗等错𬌗畸形。

（3）乳牙外伤　多发生于1.5～2.5岁的幼儿。此期是发生乳牙外伤的高峰阶段。前牙多见，一般由跌倒引起，牙出现松动、折断和脱落现象。

2. 幼儿期口腔保健的内容

（1）养成良好的口腔清洁习惯　父母应选择刷头小、刷毛软、刷毛末端经过磨圆的儿童保健牙刷，早、晚帮助儿童刷牙。儿童刷牙时可使用牙膏，但每次用"豌豆"大小的量。目前不建议3岁以下的儿童使用含氟牙膏刷牙。在儿童牙排列紧密有食物嵌塞时，建议由家长用牙线帮助儿童清除嵌塞的食物残渣。

（2）培养良好的饮食习惯　幼儿供给的食物应碎、软、细、烂、新鲜、清洁，并适当地增加一些粗糙、富有纤维素的食物。切忌食物在口腔中长时间滞留不吞咽，尽量不在睡前吃甜食，进食后应立即漱口或刷牙。1岁以上应停止奶瓶喂养，避免夜间哺乳，餐间零食最好选择低致龋性的食物。

（3）适量补充氟化物　住在低氟地区和龋易感性高的儿童应适量补充氟。目前局部使用的氟化物主要有含氟凝胶、含氟泡沫和含氟涂料等。全身用氟可使用氟片和氟滴剂。

（4）定期检查和治疗乳牙龋　儿童1岁以后应每半年进行一次常规口腔检查。对患有早期龋的儿童应尽早进行充填治疗。通过口腔健康检查，家长可以进行口腔保健咨询，掌握如何进行口腔及牙的清洁和护理。使幼儿逐渐熟悉和适应牙科环境，避免和减少日后牙科就诊时的恐惧心理。

（5）预防乳牙外伤　家长应加强对儿童活动时的监护，防止意外跌倒造成乳牙外伤。乳牙外伤后不易发生牙根折断，常表现为牙松动、疼痛，有时从牙龈沟溢血。如乳牙嵌入牙槽窝内，需通过拍摄X线片观察乳牙根尖的恒牙胚发育，再视情况决定处理办法。

四、学龄儿童的口腔保健

1. 学龄儿童口腔保健的特点　学龄儿童包括学龄前期（3~6岁）、学龄期（6~12岁）和青少年期（12~18岁）。学龄期是牙颌系统的快速生长期，经历了乳牙列、混合牙列和年轻恒牙列3个牙列阶段。学龄期是口腔健康观念和行为的形成期，也是培养终身口腔卫生好习惯的最佳时期。

（1）乳牙龋　3~6岁学龄前期和6~8岁学龄期（小学阶段）是儿童乳牙患龋的高峰期。该阶段乳、恒牙开始替换，牙弓不断生长发育，出现牙间隙，易造成食物嵌塞，引发邻面龋。乳磨牙大面积龋坏还会影响咀嚼和食物营养的摄入，不利于儿童的生长发育。严重龋坏导致的乳牙缺失可影响恒牙的萌出，出现早萌、迟萌或异位萌出，造成错𬌗畸形。

（2）错𬌗畸形　3岁以上的儿童如果长期有吐舌、吮指、咬下唇、张口呼吸等不良习惯，容易造成上颌前突、牙弓狭窄、牙列拥挤和开𬌗等。乳牙期及替牙期的局部障碍，同样是造成错𬌗畸形的常见因素，主要表现为乳牙早失及乳牙滞留。

（3）第一恒磨牙龋坏　第一恒磨牙又称"六龄齿"，是儿童6岁左右萌出的恒磨牙。因其萌出较早，发育尚未成熟，牙体硬组织较薄，矿化程度低，渗透性强，溶解度高，加之𬌗面的窝沟较深，食物残渣及牙菌斑不易清洁，极易发生龋坏。第一恒磨牙如过早龋坏缺失，长期可使邻牙移位，咬合关系异常，形成错𬌗畸形。

（4）牙外伤　7~9岁是学龄儿童牙外伤的高峰期，以前牙为主。主要由于运动量增大，受跌倒和撞击所致。外伤后多表现为牙震荡、牙脱位和牙折。

（5）牙龈炎　中学时期的青少年易发生青春期牙龈炎。主要原因与生长发育期体内激素水平的变化、进食量及次数的增加和不注重口腔卫生的维护有关。其主要表现是前牙牙龈充血、刷牙或咬食物时牙龈出血、水肿、口腔异味等，常可见牙面菌斑堆积。

2. 学龄儿童口腔保健的内容

（1）养成良好的口腔卫生习惯　对3~6岁儿童，父母应学会如何帮助儿童刷牙，选用适合儿童年龄阶段的牙刷。此期主要是培养儿童养成良好的口腔卫生习惯。父母最好与儿童一起早、晚刷牙，餐后漱口。有条件时，家长应每日帮助儿童认真、彻底地刷一次牙（最好是晚上）。6岁以上的学龄儿童应在家长的督促下每天早、晚刷牙。

（2）及时治疗乳牙龋　乳牙的龋坏对儿童的局部影响，主要表现为咀嚼功能下降、邻牙倾斜移位及恒牙异位萌出。对儿童的全身影响主要表现为感染引起的全身性疾病。完整健康的乳牙列能够发挥正常的咀嚼功能，可保障恒牙和颌面部骨骼的正常生长发育，有利于儿童的准确发音，引导恒牙的正常萌出。乳牙龋早期治疗时间短、儿童痛苦小、治疗效果好。

（3）认真保护好第一恒磨牙 第一恒磨牙在牙颌系统中占有非常重要的位置，是上、下关系的主要支柱，并承担最大的咀嚼功能。由于第一恒磨牙解剖、生理结构的特点，在萌出后 2～4 年非常容易发生龋坏，是儿童恒牙列中发生龋坏和因龋丧失最多的一颗牙。因此，在学龄期应特别关注第一恒磨牙的健康，在完全萌出后的 6 个月内及时进行窝沟封闭。

（4）改掉口腔不良习惯 3 岁以上的儿童仍有咬下唇、吐舌、吮指、口呼吸、偏侧咀嚼等不良习惯，应通过劝导方法戒除，否则需到医院通过矫治戒除。对有龋病的儿童要及早治疗，避免单侧咀嚼。对有口呼吸习惯的儿童应及时治疗扁桃体肿大、腺样体肥大或鼻甲肥厚等，以保证呼吸道的通畅，纠正口呼吸。

（5）积极防治错𬌗畸形 前牙反𬌗和开𬌗的原因多由不良喂养方式和吮指等不良习惯造成，也可因多颗乳磨牙过早缺失，迫使儿童用前牙咀嚼，下颌逐渐前伸移位造成。首先应建立良好的咀嚼习惯，积极治疗乳牙龋，恢复咀嚼功能；其次，应戒除口腔不良习惯，防止因咬唇、吮指等不良习惯造成错𬌗畸形；同时家长应注意如有错𬌗畸形，在儿童 12 岁左右乳牙完全替换为恒牙后进行矫正。

（6）积极治疗牙龈炎 预防和治疗青少年牙龈炎的方法是有效刷牙，清除牙菌斑。如刷牙时出血，可选择抑菌、抗炎的牙膏。对于邻面的牙菌斑应配合使用牙线。如果经常刷牙出血并已形成牙石者，要及时进行专业洁治。

（7）预防牙外伤 学龄儿童非常容易发生牙外伤，受伤后应立即到医院就诊。如果整个牙脱落，要用凉开水或自来水冲洗掉污物，不要刷刮牙根部，将干净的牙放回牙槽窝中，或将牙泡在新鲜的冷牛奶、生理盐水或含在口腔内舌下，迅速到医院就诊。牙离开口腔的时间越短，再植成功的概率越大，最好在 30 分钟内接受治疗。对于牙外伤的防护，提倡儿童在运动时使用保护牙托。

3. 幼儿园和学校口腔保健的内容

（1）幼儿园口腔保健 学龄前期（3～6 岁）儿童大部分是在幼儿园。幼儿园担负着儿童保健、教育两项任务。口腔保健工作包括：①做好幼教老师的培训工作，通过举办培训班使他们掌握口腔保健的基本知识和基本技能；②做好儿童口腔保健工作，幼教老师应与专业口腔医师配合，组织儿童定期（最好每半年 1 次）进行口腔检查，并接受专业人员实施的局部用氟防龋措施；③培养儿童良好的口腔卫生习惯及饮食习惯；④与家长及时沟通，密切配合，共同关注和促进儿童的口腔健康。

（2）学校口腔保健 学龄期（6～12 岁）和青少年期（12～18 岁）是我国中小学生在校读书的年龄阶段。学生主要通过以学校为基础的口腔保健项目来获得口腔保健的信息，包括对各种口腔疾病的预防和治疗措施等。学校开展的口腔健康教育：①必须与学生所接受的普通教育同步，使学生在得到口腔健康知识的同时建立起口腔健康的观念；②将口腔健康教育纳入学生的课程，通过丰富多彩的教学形式使学生掌握基本的口腔卫生知识和技能；③课程的内容应循序渐进，根据学生的年龄特点由浅入深的强化教育；④应设立实习课程，如自我观察牙龈颜色与形态、牙刷的选择和正确使用牙线等；⑤除采用课堂书本知识讲授外，还可通过文字宣教、电子宣教、艺术宣教、报告会等多种形式。

五、老年人的口腔保健

1. 老年人口腔保健的特点 1980 年联合国确定 60 岁为人口进入老年阶段的分界线。我国 1999 年就进入了老龄化社会。老年人随年龄增长伴随器官功能减退、基础代谢降低等表现，与口腔相关的各种组织、器官也发生了明显退化，这些改变使老年人口腔疾病的发病及预防具有特殊性。

（1）根面龋和牙龈退缩　老年人由于牙龈萎缩，牙间隙增大，易发生食物嵌塞。牙龈萎缩造成牙根暴露，牙颈部和根面极易发生龋坏，并可致牙本质敏感。老年人由于唾液分泌量减少，自洁作用差，加重根面龋。

（2）牙列缺损和缺失　牙缺失是老年人常见的口腔问题。龋病与牙周病是造成老年人牙缺失的主要原因。随着年龄的增长，老年人缺失牙数增多。当失牙数占全口牙的1/4以上时就会影响口腔的正常功能，主要是咀嚼功能，会逐渐影响食物的消化与吸收。多数、长期的牙缺失还会严重影响老年人的身心健康和生活质量。

（3）口腔黏膜病和口腔癌　老年人是口腔黏膜病的高发人群。口腔黏膜病主要包括4种类型：①伴随年龄增长而出现的以口腔干燥、灼痛、味觉异常为特征的口腔灼痛综合征等疾病；②因牙磨损、脱落、牙残留的尖锐边缘、不良修复体等刺激因素，反复刺激黏膜出现的创伤性溃疡、白色角化等；③因糖尿病、高血压等全身性疾病以及治疗这些疾病的药物而影响口腔的结构及功能，伴发口腔真菌感染等；④与义齿有关的口腔黏膜念珠菌感染，可表现为萎缩性，也可是增生性的，为义齿覆盖区域黏膜下红色斑块。口腔癌的好发年龄是40～70岁，以男性居多。

（4）牙磨耗和楔状缺损　与不正确的刷牙方法、咀嚼硬性食物及年龄的增加等诸多因素相关。磨耗导致牙本质外露，使牙遇到各种刺激敏感或疼痛。重度磨耗还可引发邻面龋，加重牙周组织的负担，导致牙髓炎或根尖周炎。过高、过锐的牙尖或牙颈部过薄时，易造成牙隐裂甚至牙折。

2. 老年人口腔保健的内容　老年人口腔健康的目标是：保留更多功能牙，维持正常的口腔功能状态或通过最低限度的修复，尽可能康复口腔功能，以提高老年人的生活质量，实现牙龄与寿龄的一致。

（1）提高自我口腔保健能力　人老掉牙大多是由于长期患龋病、牙周病等口腔疾病造成的。只要预防和及时治疗口腔疾病，养成良好的口腔卫生习惯，掌握科学的口腔保健方法，就可终生拥有一副健康的牙齿。

（2）注重个人口腔卫生　根据老年人的生理特点及牙、牙周组织的特殊状态，尤其应加强个人的口腔卫生清洁措施。在每日常规早晚刷牙、饭后漱口的基础上，更加注重对牙邻面间隙的清洁。首先，老年人要选择刷头不宜过大、刷毛软而有弹性、刷柄较扁而宽的保健牙刷。可选用含氟牙膏，抗敏感及抑菌、抗炎的牙膏交替使用。除每天早、晚刷牙外，每餐后要用清水漱口。其次，老年人由于牙缝较宽、牙稀松、牙根暴露，应使用间隙刷、牙线和牙签清除存留在邻面及牙根面的食物残渣及牙菌斑。有条件时可选用冲牙器。

（3）定期进行口腔检查　口腔检查最好半年1次，一般至少也应一年检查1次，发现问题，及时治疗和处理。

（4）及时修复缺失牙　不论失牙多少，都应及时进行义齿修复，以减轻余牙的咀嚼负担，恢复口腔的基本功能。修复缺失牙一般在拔牙2～3个月后进行，但也视个人全身健康状况而定。如有活动义齿应每餐后及时摘下，浸泡在义齿清洁液中。久戴义齿常有不适，要定期检查，及时处理或更换义齿，使义齿处于功能状态。

六、残疾人的口腔保健

1. 残疾人口腔保健的重要性　WHO对于残疾人的定义是：由于先天原因或因为年龄、疾病、意外事故，使其身体或精神的完好性发生短暂或永久性伤害，影响生活自理、学习或就业能力者。我国残疾人保障法中规定：残疾人是指在心理、生理、人体结构上，某种组织、功能丧失或者不正常，全部或者部分丧失以正常方式从事某种活动能力的人。目前我国把残疾人分为视力残疾、听力残疾、肢体残疾、言语残疾、精神残疾、智力残疾、多重残疾和其他残疾。残疾人作为一个特殊的社会群体，牙与口腔健康是他们最基本的生存与生活需求之一。由于各种因素的影响，使他们在口腔疾病的治疗和预防上有着和健全人不同的需求。对口腔健康的重视程度低、口腔疾病的患病率高、口腔保健和治疗率低以及对口腔预防保健与治疗的需求大是这个群体的共性。残疾儿童应成为口腔保健的重点人群之一，是口腔医务人员重点服务对象。

2. 残疾人口腔保健的特点

（1）残疾人的口腔健康问题往往严重而又复杂，也很少引起关注。由于自我表达能力受到一定的限制，致使病情不能及时发现，延误了治疗的最佳时机。与健全人相比，残疾人的有些临床体征不典型，客观的检查测试得不出满意的确诊证据，加上各种疾病引起的损伤、障碍与残疾，使自我口腔保健的能力降低和丧失；同时因为精神、智力或躯体残疾，也可使口腔卫生状况极差而导致多种口腔疾病的发生。

（2）根据残疾的类型、残疾年龄和残障程度，残疾人的口腔问题可有不同，但主要表现为龋病和牙周病。

（3）口腔疾病增加了残疾人的痛苦，同时也对营养的摄入及全身健康带来影响。由口腔疾病引起的各种损伤与障碍会导致以咀嚼功能为主的生理功能失常、以语言信息交流为主的社会功能失常和以美观为主的社会心理功能失常。

3. 残疾人口腔保健的内容 残疾人的口腔健康维护更需要亲属、护理人员的帮助，家庭、医疗机构、社会的共同配合和努力。残疾人伤残的类型、自理生活能力的大小、文化素质和生活习性的差别决定了他们口腔疾病的预防效果。残疾儿童是口腔保健的重点人群。

（1）残疾儿童的刷牙 帮助残疾儿童刷牙，应根据具体情况，选择一种容易操作的舒适体位和姿势。可选择以下方式：①让残疾儿童坐在椅子上，帮助者站在其身后，用手稳住残疾儿童头部，使其靠着椅背，可用枕头垫在头后部，刷牙时可让残疾儿童的头稍向后仰起，按正常人的刷牙方法和顺序进行；②让残疾儿童躺在帮助者的腿上进行操作；③让其头部躺在帮助者的肘部；④对于刷牙清洁不到的牙面，应考虑使用牙线。特别注意因残疾儿童哭闹引起的口腔黏膜损伤和误吸。

（2）口腔保健用品的选择 ①改良牙刷：将市售牙刷的刷柄改装后，使其容易握持。如在牙刷柄安装一条较宽的弹力带或尼龙带，或者用海绵、橡皮包裹加厚，使其容易握住牙刷柄。②冲牙器：利用水流的作用将滞留在口腔内的大块食物碎屑冲走，冲牙器是重症残疾儿童日常清洁口腔的一种辅助装置。③部分残疾人也可以使用牙线、牙间隙刷来清洁牙的邻面。

（3）适当应用氟化物 在可能的条件下，应选择使用含氟牙膏刷牙或含氟漱口水漱口。或由专业人员定期使用局部涂氟措施，以预防龋病的发生。

（4）尽早进行窝沟封闭 对于残疾儿童，在其磨牙完全萌出后尽早进行窝沟封闭更为重要。

（5）减少糖与甜食摄取 残疾人的自我控制能力差，应严格限制摄入糖与甜食，只在一日三餐时食用。其他时间避免摄入甜度大、黏性强的食物，要多喝水、少饮用碳酸饮料。

（6）定期口腔检查 口腔专业人员应至少每6~12个月为残疾人进行一次口腔检查，并提供洁治、局部用氟等保健措施。

目标检测

答案解析

一、选择题

1. 对心律失常患者，首选的局部麻醉药物是（　　）

    A. 普鲁卡因　　　　　　　　　B. 利多卡因　　　　　　　　　C. 阿替卡因

    D. 布比卡因　　　　　　　　　E. 丁卡因

2. 口腔颌面部间隙感染最常见的原因是（　　）

    A. 血源性　　　　B. 腺源性　　　　C. 牙源性　　　　D. 外伤性　　　　E. 以上都是

3. 下列间隙感染中最容易导致呼吸困难的是（　　）

    A. 眶下间隙　　　　　　　　　B. 咬肌间隙

    C. 下颌下间隙　　　　　　　　D. 口底多间隙感染

    E. 以上都不是

4. 患者，男，20岁，因右下颌咬肌区肿胀、压痛4天前来就诊。查体：右面部变硬，张口度1指，肿胀部位穿刺有脓。该患者最有可能是颌面部哪一间隙区的感染（　　）

    A. 颞下间隙　　　　　　　　　B. 咬肌间隙　　　　　　　　　C. 下颌下间隙

    D. 口底多间隙感染　　　　　　E. 颊间隙

5. 发生口腔颌面部损伤时，进行抗休克治疗的目的是（　　）

    A. 解除呼吸困难　　　　　　　B. 止血

    C. 恢复组织血液灌流量　　　　D. 恢复牙、骀关系

    E. 以上都是

（6～7题共用题干）

患者，女，45岁，左下阻生第三磨牙拔除。查体：左下阻生第三磨牙局部无红肿等炎性表现，轻微疼痛。X线检查：左下第三磨牙横向阻生。注射局部麻醉药物，短时间内出现头晕、恶心、面色苍白、四肢厥冷、呼吸短促等临床表现。

6. 该患者有可能出现的并发症是（　　）

    A. 中毒　　　　B. 过敏反应　　　　C. 晕厥　　　　D. 感染　　　　E. 暂时性面瘫

7. 对该患者进行的护理措施中，错误的是（　　）

    A. 立即停止注射　　　　　　　B. 立即注射肾上腺素

    C. 迅速将患者平卧，松解衣领　　D. 置患者于头低足高位，保持呼吸道通畅

    E. 吸氧、保暖

（8～9题共用题干）

患者，女，45岁，右下后牙、右下颌角区反复肿胀3个月，开口困难。查体：张口度1.5指，阻生牙牙龈充血、糜烂，挤压有少量的脓液溢出。临床诊断为右下颌骨边缘性骨髓炎。

8. 该患者存在的最主要的护理问题是（　　）

    A. 心理问题　　　　　　　　　B. 进食困难

    C. 疼痛　　　　　　　　　　　D. 间隙感染的可能

    E. 口腔黏膜受损

9. 该患者应采取的主要护理措施是（　　）

  A. 心理护理　　　　　　　　B. 切开引流

  C. 刮除死骨　　　　　　　　D. 适量使用抗生素

  E. 清洁口腔

二、名词解释

阻滞麻醉

三、简答题

1. 口腔颌面部损伤的特点有哪些？

2. 舌癌术后的病情观察有哪些？

书网融合……

    本章小结　　　　　　　　　题库

参考文献

［1］席淑新，肖惠明．眼耳鼻咽喉科护理学［M］．北京：人民卫生出版社，2021.

［2］王宁利，杨柳．眼科学［M］．北京：北京大学医学出版社，2020.

［3］杨培增，范先群．眼科学［M］．北京：人民卫生出版社，2018.

［4］周平，潘松．眼耳鼻咽喉口腔科护理学［M］．西安：第四军医大学出版社，2015.

［5］丁淑贞，刘莹．眼科临床护理［M］．北京：中国协和医科大学出版社，2022.

［6］葛坚，王宁利．眼科学［M］．北京：人民卫生出版社，2015.

［7］美国眼科学会，眼科临床指南［M］．赵家良，译．北京：人民卫生出版社，2013

［8］耿小凤，田梓蓉．耳鼻咽喉头颈外科外科专科护理［M］．北京：人民卫生出版社，2021.

［9］孙虹，张罗．耳鼻咽喉头颈外科学［M］．北京：人民卫生出版社，2018.

［10］韩杰，席淑新．耳鼻咽喉头颈外科护理与操作指南［M］．北京：人民卫生出版社，2019.

［11］李秀娥，王春丽．实用口腔护理技术［M］．北京：人民卫生出版社，2015.

［12］周学东，李龙江．口腔急诊诊疗与操作常规［M］．北京：人民卫生出版社，2018.

［13］葛立宏．儿童口腔病学［M］．北京：人民卫生出版社，2014.

［14］樊明文．牙体牙髓病学［M］．北京：人民卫生出版社，2017.

［15］张志愿．口腔颌面外科学［M］．北京：人民卫生出版社，2012.

［16］林久祥，李巍然．现代口腔正畸学（口腔颌面正畸学）健康、科学、艺术的统一［M］．北京：北京大学医学出版社，2021.

［17］喻京生．五官科护理学［M］．北京：中国中医药出版社，2021.

［18］田道法，李云英．中西医结合耳鼻咽喉科学［M］．北京：中国中医药出版社，2016.

［23］张勤修，陈文勇．中西医结合耳鼻咽喉科学［M］．北京：中国中医药出版社，2021.

彩　图

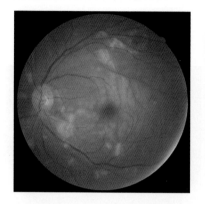

彩图 1a　视网膜中央动脉阻塞

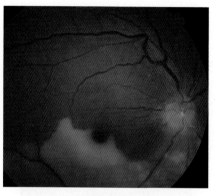

彩图 1b　视网膜分支动脉阻塞

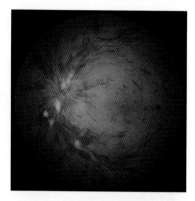

彩图 2a　视网膜中央静脉阻塞

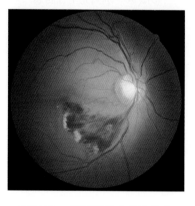

彩图 2b　视网膜分支静脉阻塞

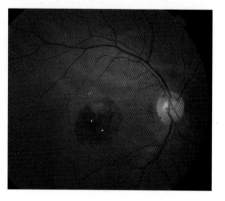

彩图 3　年龄相关性黄斑变性

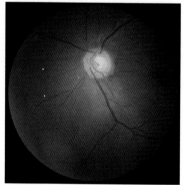

彩图 4　高血压视网膜病变

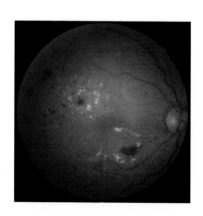

彩图 5　糖尿病性视网膜病变

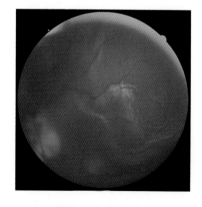

彩图 6　视网膜脱离

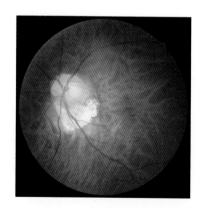

彩图 7　高度近视豹纹眼底

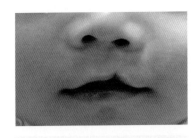

彩图 8a　单侧不完全性（Ⅰ度）唇裂

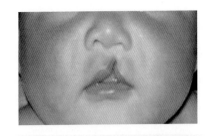

彩图 8b　单侧不完全性（Ⅱ度）唇裂

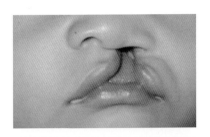

彩图 8c　单侧完全性（Ⅲ度）唇裂

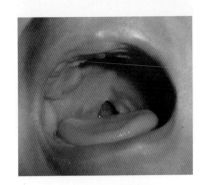

彩图 9a　软腭裂

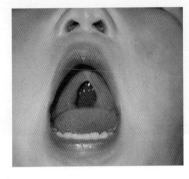

彩图 9b　不完全性腭裂

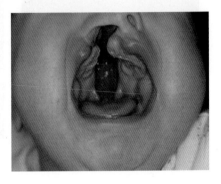

彩图 9c　单侧完全性腭裂